A SAÚDE MENTAL
NO CONTEXTO DA VIDA RELIGIOSA CONSAGRADA E PRESBITERAL

Giuseppe Crea
Vagner Sanagiotto

A SAÚDE MENTAL
NO CONTEXTO DA VIDA RELIGIOSA CONSAGRADA E PRESBITERAL

Entre desafios e esperanças

Paulinas

Agradecimentos

Ao Pe. Edênio Valle (*in memoriam*), pelo apoio e pela inspiração.

Ao Instituto Acolher (ITA), pelo incentivo e pela colaboração nas pesquisas.

Ao diácono permanente José Antônio Schweitzer, pela dedicação e pela disponibilidade na correção ortográfica.

Dados Internacionais de Catalogação na Publicação (CIP)
Angélica Ilacqua CRB-8/7057

Sanagiotto, Vagner
  A saúde mental no contexto da vida religiosa consagrada e presbiteral : entre desafios e esperanças / Vagner Sanagiotto, Giuseppe Crea ; prefácio de Pe. Edênio Valle. – São Paulo : Paulinas, 2024.
  208 p. (Coleção Tendas)

  ISBN 978-65-5808-284-2

  1. Saúde mental – Clero 2. Psicologia e religião I. Título II. Crea, Giuseppe III. Valle, Edênio IV. Série

24-2114   CDD 200.19

Índice para catálogo sistemático:
1. Saúde mental – Clero

1ª edição – 2024

Direção-geral:	*Ágda França*
Editores responsáveis:	*Maria Goretti de Oliveira*
	Antonio Francisco Lelo
Copidesque:	*Mônica Elaine da Costa*
Coordenação de revisão:	*Marina Mendonça*
Revisão:	*Ana Cecilia Mari*
Gerente de produção:	*Felício Calegaro Neto*
Capa e diagramação:	*Claudio Tito Braghini Junior*

Nenhuma parte desta obra poderá ser reproduzida ou transmitida por qualquer forma e/ou quaisquer meios (eletrônico ou mecânico, incluindo fotocópia e gravação) ou arquivada em qualquer sistema ou banco de dados sem permissão escrita da Editora. Direitos reservados.

Cadastre-se e receba nossas informações
paulinas.com.br
Telemarketing e SAC: 0800-7010081

Paulinas
Rua Dona Inácia Uchoa, 62
04110-020 – São Paulo – SP (Brasil)
📞 (11) 2125-3500
✉ editora@paulinas.com.br

© Pia Sociedade Filhas de São Paulo – São Paulo, 2024

Sumário

Abreviaturas e siglas 9

Prefácio 11

Introdução 25

I. O normal e o patológico na vida religiosa consagrada
   e presbiteral 29

   1. Qual normalidade, qual psicopatologia
   e para qual antropologia 30

   2. Saúde mental e psicopatologia na vida religiosa consagrada
   e presbiteral 41

   3. A dimensão espiritual: do contexto clínico
   ao contexto formativo 53

   4. Síntese conclusiva 67

II. Quando a dedicação pastoral se torna um problema:
    o burnout 69

   1. Compreendendo o burnout 71

   2. A síndrome de burnout entre os presbíteros
   e os consagrados 78

   3. A síndrome de burnout entre os presbíteros
   e os religiosos consagrados brasileiros 84

   4. Alguns pontos de discussão sobre o burnout 97

III. As dificuldades psicológicas na área afetiva 103

   1. Aspectos da afetividade 105

   2. A afetividade em transformação permanente 111

3. Sofrimento psicoafetivo e mudança 116

4. Sexualidade e afetividade em um único projeto de amor 126

IV. **Psicopatologia existencial e falta de sentido entre os presbíteros e os religiosos consagrados**....................................133

   1. Frustração existencial e experiência vocacional 135

   2. Os riscos de uma religiosidade desmotivada..............................137

   3. A fé e o bem-estar individual 139

   4. Religiosidade e sentido da vida em um grupo de religiosos consagrados 142

   5. Distúrbio de personalidade e distúrbio de grupo 150

   6. Recuperar a genuinidade da escolha vocacional.........................157

V. **A formação permanente e a prevenção às psicopatologias no contexto eclesial**..161

   1. A psicopatologia e o contexto relacional....................................163

   2. Personalização e contextualização formativa 174

   3. Os componentes de uma formação permanente projetual 180

   4. Síntese conclusiva: vigiar sobre a capacidade de amar 184

   Bibliografia..189

Abreviaturas e Siglas

APA	Associação Psiquiátrica Americana
BIC	Questionário de bem-estar interpessoal comunitário
BS	Busca de Sentido
CNBB	Conferência Nacional dos Bispos do Brasil
CRB	Conferência dos Religiosos do Brasil
CRE	*Coping* Religioso-Espiritual
DP	Despersonalização
DSC	Discurso do Sujeito Coletivo
DSM-5	Manual de classificação diagnóstica de transtornos mentais
EE	Exaustão Emocional
GS	*Gaudium et Spes*
HSS	*Human Service Survey*
ISSL	Inventário de Sintomas de *Stress* para Adultos
ITA	Instituto de Psicoterapia Acolher
ISER	Instituto de Estudos da Religião
JUC	Juventude Universitária Católica
MBI	*Maslach Burnout Inventory*
NIRO	*New Indices of Religious Orientation*
OMS	Organização Mundial da Saúde
PIL	*Purpose in Life*
OFI	Orientações sobre a Formação nos Institutos Religiosos

OSIB	Organização dos Seminários e Institutos Filosófico-Teológicos do Brasil
OT	*Optatam Totius*
OUP	Orientações para a utilização das competências psicológicas na admissão e na formação dos candidatos ao sacerdócio
PA	Realização Pessoal
PC	*Perfectae Caritatis*
PDV	*Pastores Dabo Vobis*
RAFIS	*Ratio Fundamentalis Institutionis Sacerdotalis*
RE	Religiosidade Extrínseca
RI	Religiosidade Intrínseca
USCCB	*Bishops' Committee on Priestly Life and Ministry*
UPS	Universidade Pontifícia Salesiana
VC	*Vita Consecrata*
VFC	A Vida Fraterna em Comunidade

Prefácio

Recebi, com surpresa, o convite que me fez Frei Vagner Sanagiotto, carmelita, que recentemente terminou o doutorado na Universidade Pontifícia Salesiana (UPS – Roma, Itália), para apresentar este livro por ele escrito, em parceria com Padre Giuseppe Crea, missionário comboniano, conceituado professor da mesma Universidade. Agradeço a ambos pela honra.

Por não conhecer Frei Vagner, procurei, primeiro, saber algo mais consistente a respeito da sua especialização no campo do acompanhamento psicopedagógico e psicoterapêutico de presbíteros e consagrados, em formação inicial ou permanente. Nesse sentido, foi suficiente uma breve consulta nas redes de informação bibliográfica para constatar que Frei Vagner faz parte de um grupo de "padres psicólogos" jovens, bem preparados para dar assistência adequada aos religiosos carentes de assistência no enfrentamento de certos distúrbios que entravam seu amadurecimento pessoal, suas vivências comunitárias e sua vida espiritual, com evidentes prejuízos para suas atividades e responsabilidades pastorais.

Auguro que Frei Vagner se associe rapidamente ao promissor grupo de presbíteros e religiosos brasileiros que se especializaram na área da psicologia, nos últimos vinte anos. Este grupo é relativamente grande e terá muito a fazer na atual conjuntura vivida pela Igreja no Brasil. Auguro ainda que este livro seja o primeiro de outros escritos que surgirão em função de uma compreensão mais elaborada do que está se dando com os padres, os religiosos e os seminaristas do Brasil.

Vou dividir minha apresentação em dois pontos. No primeiro, farei um breve relato de minha experiência de formador, pesquisador e terapeuta no imediato pós-concílio. O leitor poderá perceber as diferenças e aproximações que existem entre aqueles tempos turbulentos e as dificuldades a serem enfrentadas nos tempos atuais.

O livro tem como título *A saúde mental no contexto da vida religiosa consagrada e presbiteral*. Foi pensado e escrito no contexto de estudos especializados ou autorrealizados na mesma Universidade em que eu, há meio século, defendi minha tese de doutorado em Psicologia.[1] Um de meus objetivos para voltar ao passado é chamar a atenção do leitor para alguns pontos do livro que podem ajudar a estabelecer uma comparação crítica entre o que aconteceu na Igreja e no mundo nestes últimos cinquenta anos dos padres brasileiros. Naturalmente, há algo em comum entre esses dois momentos históricos, mas há também fenômenos, em parte, chocantes, como os escândalos da pedofilia e o suicídio, em 2022, de um número surpreendente de padres, o que abala o prestígio moral e religioso de que o clero católico desfrutava em outros tempos. Alguns dos problemas de ontem ganharam novos aspectos e proporções; outros são inteiramente novos, mas igualmente graves. O presente livro oferece um bom resumo de alguns dos temas psicológicos abordados que estão sendo discutidos na mídia e enfrentados com muita coragem e ponderação pelo Papa Francisco.

Os dois autores que assinam o livro possuem conhecimento sólido tanto do que dizem os documentos oficiais e oficiosos

---

[1] VALLE, Edênio. *A secularização das atitudes sociorreligiosas*: sua conexão com algumas variáveis selecionadas da personalidade e do ambiente sociocultural. Pesquisa positiva. Tese (Doutorado em Psicologia) – Pontificia Università Salesiana, Roma, 1974.

das autoridades eclesiásticas e canônicas quanto das investigações sociopsicológicas levada a cabo nestes dois primeiros decênios do século. Parece-me que o principal objetivo dos autores – além de oferecer uma visão ampla e atualizada dos dados – é o de conciliar as orientações emanadas da Igreja com o que dizem as pesquisas realizadas no âmbito das Ciências Psi (psiquiatria, psicologia, psicanálise). Ao ler, com mais cuidado, a cópia digitada do livro, não pude deixar de fazer um paralelo entre a situação que encontrei ao regressar ao Brasil em 1965 e a que os "padres-psicólogos" de hoje encontram e irão provavelmente enfrentar nos anos que estão por vir. Os prognósticos para o cenário, que se delineia no futuro próximo, serão tanto ou mais problemáticos do que os que encontrei no início de minha carreira como assessor psicológico de muitas congregações religiosas, masculinas e femininas, seminários maiores e dioceses. De um ponto de vista psicológico/psiquiátrico, os problemas de fundo são semelhantes, mas as circunstâncias sociorreligiosas e culturais em que eles surgem e ressurgem são diversas e, repito, mais desafiadoras e complexas.

Após o Concílio Vaticano II (1962-1965), os padres especializados em psicologia – tais como Valfredo Tepe,[2] Jaime Snoeck[3] e João Mohana[4] – deram início a estudos psicológicos mais elaborados. São textos pioneiros, que merecem ser relidos hoje e que contrastam com os livros, revistas e publicações católicas do pós-concílio, que tendiam mais a comentar e aplicar os documentos do Concílio à nossa realidade presbiteral do que a enfrentar as turbulências psicocomportamentais

---

[2] SANAGIOTTO, Vagner. Psicologia e formação: gestão da crise no contexto formativo. *Convergência*, v. 54, n. 526, p. 42-49, 2019.

[3] SNOEK, Jaime. *Ensaio de ética sexual*. São Paulo: Paulinas, 1981.

[4] MOHANA, João. *Padres e bispos autoanalisados*. São Paulo: Loyola, 2004.

que já se anunciavam. O clima que encontrei, ao chegar, era de muita expectativa e de otimismo quanto à contribuição que a psicologia poderia dar à concretização das reformas ensejadas pelo Concílio. Esse otimismo, porém, durou pouco tempo. Já em fins da década de 1960, os ambientes eclesiásticos começaram a dar sinais de uma exaustão sistêmica (*burnout*) que se espraiou com rapidez por vários setores da Igreja. Os seminários e conventos se esvaziaram; o número de baixas no clero já formado só fazia crescer.

Nesse novo cenário, começou a crescer a demanda por uma ajuda psicológica mais articulada e clinicamente mais qualificada. Os poucos padres e leigos com alguma formação psicológica, que atuavam, eram procurados para terapias, aconselhamentos e diagnósticos, individuais e grupais. Casos graves, que eu chamaria de "anormais", se mesclavam a casos que considerávamos "normais" naquelas condições. Em São Paulo, tentamos dar início a uma assistência clínico-terapêutica mais sistemática e mais organizada ao clero, aos religiosos e aos seminaristas maiores, mas nos sentíamos impotentes ante a enorme onda que ameaçava sufocar-nos.

I

Ao ler com mais cuidado a cópia digitada do livro, não pude deixar de fazer um paralelo, quase espontâneo, entre a situação que encontrei na Igreja Católica do Brasil, nos anos 1960, e a que os "padres-psicólogos" irão encontrar no presente momento, marcado pelos milhões de mortes provocadas pelo coronavírus e pela invasão da Ucrânia pelas forças armadas da Rússia. Os grandes problemas de injustiça, pobreza, desemprego e fome no mundo continuam vitimando ao menos um terço da humanidade, mas não é esse o prisma da análise dos autores,

A saúde mental no contexto da vida religiosa consagrada e presbiteral

que se concentram sobre um problema interno, que preocupa muito a Igreja, e não sobre essas preocupações que afetam em cheio a vida e o ministério do clero. A questão deste livro é mostrar o lado psicológico, que torna mais difícil, hoje, um desenvolvimento saudável dos homens e mulheres que batem à porta da Igreja com um desejo, em geral sincero, de consagrarem suas vidas à evangelização do mundo, no seguimento de Jesus.

Minha intenção, neste prefácio, é a de mostrar que o cenário que se delineia para o futuro imediato da Igreja é tão ou mais problemático quanto o encontrado pelos presbíteros que assumiram o papel de formadores e psicólogos, logo após o término do Vaticano II.

Do ponto de vista psicoterapêutico e psiquiátrico, as circunstâncias sociorreligiosas e culturais que abrem e reabrem, hoje, certas "feridas" psicológicas do clero católico[5] me parecem ser mais desafiadoras do que as que vivíamos no imediato pós-concílio, entre 1966 e 1970. Os padres e religiosas especializados em atendimento ao clero, no Brasil, eram poucos, podendo ser contados nos dedos das mãos. Achavam-se concentrados principalmente no Rio de Janeiro e em São Paulo. Em sua maior parte, limitavam-se a comentar e aplicar os documentos do Concílio a modelos idealizados da realidade e não a dar respostas aos primeiros sintomas do colapso que estava por vir. Estudos psicológicos bem conduzidos eram quase inexistentes no país. O recurso era quase sempre recorrer a análises de autores estrangeiros, só parcialmente aplicáveis ao que se passava com o nosso clero e a nossa vida religiosa consagrada brasileira.

O clima reinante era, em si, de otimismo, em virtude de uma expectativa muito aberta em relação ao que a psicologia

---

[5]   NASINI, Gino. *Um espinho na carne*: má conduta e abuso sexual por parte de clérigos da Igreja católica do Brasil. Aparecida: Santuário, 2005.

poderia dar às reformas ensejadas pelo Concílio. Esse clima, porém, durou pouco. Já em fins da década de 1960, os ambientes eclesiásticos começaram a mostrar sintomas claros de uma exaustão sistêmica (uma espécie de *burnout* coletivo) que se espraiou celeremente pelas casas de formação, seminários e conventos; as vocações começaram a escassear; o número de religiosos e padres que abandonavam suas opções anteriores de vida cresceu a olhos vistos; os rumos da pastoral se orientavam cada vez mais em direção a mudanças, como as trazidas pela opção preferencial pelos pobres, pela teologia da libertação e pelas CEB's. Paralelamente, o Brasil vivia naqueles dias sob uma ditadura militar que teve seu auge no Ato Institucional 5, de 1968. Entre a CNBB e o governo militar cresceram estranhezas que acabaram em perseguições a muitos padres, religiosos e leigos ligados à Igreja. Resultado: o clero e o episcopado foram, aos poucos, se dividindo entre os que defendiam e os que eram contrários, seja ao regime político implantado pelos militares, seja às reformas do Concílio propostas pela Assembleia Episcopal dos Bispos latino-americanos, realizada em 1968, na cidade de Medellín.

Participei ativamente naqueles anos de algumas instituições (como a CNBB, a CRB, o CNP, a OSIB, o CERIS, a AEC, o ISER, a JUC), atuando simultaneamente como padre e como expert em Psicologia. Em meu "ministério" psicológico, aprendi muita coisa que não era ensinada nem nas Universidades nem nas Faculdades de Teologia. Um fator que muito me ajudou, em minha compreensão do que se passava na Igreja, foi a minha progressiva inserção em instituições que tinham condições de sonhar e buscar alguma resposta para os desafios que se multiplicavam. Desse ponto de vista, destaco, com gratidão, três espaços: a PUC-SP, a Faculdade Medianeira (dos jesuítas) e o Instituto de Filosofia e de Teologia, que foram para mim verdadeiros "laboratórios de observação" do que estava acontecendo com o clero brasileiro e onde aprofundei a minha pesquisa doutoral, sob a orientação do salesiano, o professor Pio Sciligo, da Universidade Pontifícia Salesiana, de Roma. Esse professor havia terminado, pouco antes, seus estudos de psicologia social em duas renomadas Universidades dos Estados Unidos (da Califórnia e em Princeton). Mal chegado à Itália, deu início a um centro de computação que tornou viável minha pesquisa de cunho positivo sobre a crise dos padres do Estado de São Paulo.

II

Passo, nesta parte II, à apresentação propriamente dita do livro de Sanagiotto e Crea, que, desde as páginas introdutórias de seu texto, deixaram bem claros os pressupostos teóricos dos quais partiam. Eles afirmam que perdura nas Ciências Psi e na psiquiatria médica uma tendência "a pensar que os problemas são observáveis somente do ponto de vista de um mal que precisa ser extinto", deduzindo daí "uma abordagem classificatória que 'coisifica' o indivíduo" e que corre sério risco de reduzir o ser humano "a nada mais que um neurótico... ou psicótico, com suas pulsões e seus traumas, sem considerar a riqueza da dimensão essencialmente integradora que vivifica e mantém a vida aberta ao futuro".

Segundo os autores, essa posição é a mesma dos documentos e das tomadas de decisão das autoridades da Igreja. Essa deveria ser também a posição dos que trabalham com pessoas (homens e mulheres) de Igreja, que focam a intervenção psicoterapêutica no crescimento integral da pessoa, mesmo quando se acham diante "de condições de particular fragilidade psicológica ou de verdadeiras psicopatologias".

No Instituto de Psicoterapia Acolher (ITA),[6] de São Paulo, ao qual pertenço, ao lado de cerca de dez terapeutas especializados no atendimento de religiosos e presbíteros, a experiência clínica de vinte anos nos levou a assumir um posicionamento teórico bastante próximo ao de Sanagiotto e Crea, procurando manter também na prática uma distinção entre o atendimento terapêutico enquanto tal e o acompanhamento espiritual das muitas centenas de clientes que nos procuraram em busca de ajuda. Essa concepção acha-se seminalmente presente em psicólogos como Gordon Allport, Viktor Frankl, Luigi Rulla, Jhean Lhermite, Robert McAllister, Albert Vander Veldt, Christina Maslach, Hans Selye, Eugenio Fizzotti e outros, que Sanagiotto e Crea citam como referências de fundo para seu livro.

Aliás, também as grandes organizações responsáveis pelo bem-estar psiquiátrico da população mundial – tais como a Organização Mundial da Saúde (OMS) e o mais usado manual de classificação psiquiátrica em todo o mundo, o DSM-5 (Manual de classificação diagnóstica de transtornos mentais) – seguem um rumo que, *mutatis mutandis*, guarda semelhanças com os da Igreja. Um relatório da OMS – já em 2001 – dizia que por espiritualidade deve ser considerado o conjunto de todas as emoções e convicções de natureza não material, supondo que no existir humano haja algo mais que não possa ser captado ou compreendido só com a razão. Uma ideia, uma emoção, um comportamento humano saudável, só podem ser considerados patológicos quando o entorno cultural que os cerca (ou cercou no passado) é também ele doentio. Essa visão psicológica nos remete a questões sobre o significado e o sentido transcendente

---

[6] Fundado no ano 2000, o Instituto Acolher reúne profissionais de diversas áreas, que se dedicam à assistência psicológica e à integração espiritual de religiosos, presbíteros e leigos. Para maiores informações, acessar: institutoacolher.org.br.

do existir humano. Para o DSM-5, o problema religioso-espiritual constitui o "foco" da atenção clínica quando o sujeito tem experiências que implicam questionamentos ou perdas relativas à fé, quando há dificuldades ligadas à conversão ou, ainda, quando a pessoa entra em conflito com valores associados à instituição religiosa.[7]

Essa visão da saúde mental é hoje acolhida por Universidades e centros de pesquisa do mundo inteiro. O *well-being* deveria constituir o cerne mesmo da saúde psíquica de quem opta conscientemente pelo caminho do discipulado de Jesus.[8] Cito como exemplos brasileiros: a Universidade Federal do Rio Grande do Sul,[9] a Universidade de São Paulo[10] e a Universidade de Brasília.[11] Esses ambientes têm endossado tais pressupostos. O Instituto de Psicologia desta última, por exemplo, organizou, em 2010, um concorrido seminário, cujo tema era "Enfrentamento (*coping*) religioso e saúde". O evento reuniu cerca de 200 participantes dos principais centros de estudos da religião do país. O conferencista principal desse seminário foi Kennet Pargament, que fez uma minuciosa apresentação do

---

[7]   SANAGIOTTO, Vagner. Aspetti educativi e risposta vocazionale. In: GRAMMATICO, Salvatore (Org.). *Vocazione*: prospettiva di vita e aspetti educativi. Roma: Rogate, 2022, p. 207-230.

[8]   FRANCIS, Leslie; CREA, Giuseppe. Happiness matters: exploring the linkages between personality, personal happiness, and work-related psychological health among priests and sisters in Italy. *Pastoral Psychology*, v. 67, n. 1, p. 17-32, 2017.

[9]   HUTZ, Claudio Simon (Org.). *Avaliação em Psicologia Positiva*. Porto Alegre: Artemed, 2014.

[10] MITTELSTAEDT, Wojciech. *A religiosidade como um método terapêutico de recuperação de dependentes químicos*: um olhar clínico. Tese (Doutorado em Ciências da Religião), Pontifícia Universidade Católica de São Paulo, São Paulo, 2017.

[11] PAIVA, Geraldo José; ZANGARI, Wellington. VII Seminário "Psicologia e Senso Religioso": enfrentamento (*coping*) religioso e saúde. São Paulo: ANPEPP, 2010, p. 45.

current state de sua "Teoria do enfrentamento religioso", largamente discutida nos Estados Unidos.[12]

O enfrentamento – ou, como se diz em inglês, o *Coping* Religioso-Espiritual (CRE) – é definido por Cairu Vieira Corrêa e outros[13] como a utilização da religião, espiritualidade ou fé para o manejo equilibrado das situações estressantes da vida, das quais nenhum mortal escapa. Cairu e seus colaboradores selecionaram nada menos que 232 artigos que abordam os conceitos e as práticas do CRE. Concluíram que os estudos científicos inspirados nessa teoria são pouco difundidos no Brasil, mas já se acham bem representados em algumas áreas mais específicas, como a Psicologia, a Enfermagem e a Medicina Psiquiátrica. Pessoalmente, considero que o livro de Sanagiotto e Crea pode ser lido e entendido como uma espécie de aplicação psicopedagógica do *"coping* religioso-espiritual" à situação em que parece se encontrar hoje a formação (inicial e permanente) dos clérigos e religiosos da Igreja Católica.

Os autores deram ao seu livro o título de *A saúde mental no contexto da vida religiosa consagrada e presbiteral*. De fato, não estamos diante de um compêndio de psicopatologia, embora os autores, já no *capítulo I*, apresentem considerações psicopatológicas pertinentes sobre o que é normal e o que é desajustado na personalidade e nos contatos relacionais neuróticos encontradiços em ambientes conventuais. A maneira da abordagem e o tratamento da matéria não são os da psicopatologia propriamente dita, como se pode ver, por exemplo, em um livro

---

[12] PARGAMENT, Kenneth. *The Psychology of religion and coping*: theory, research, practice. New York: Guilford, 2001.

[13] CORRÊA, Cairu Vieira; BATISTA, Jeniffer Soley; HOLANDA, Adriano Furtado. *Coping* religioso/espiritual em processos de saúde e doença: revisão da produção em periódicos brasileiros (2000-2013). *Revista PsicoFAE: Pluralidades em Saúde Mental*, v. 5, n. 1, p. 61-78, 2016.

recentemente lançado por Paulo Dalgalarrondo, da Unicamp, que também emprega o termo "psicopatologia" no título de sua introdução à psiquiatria clínica.[14]

O *capítulo II* me pareceu ser o mais vizinho ao campo propriamente psiquiátrico. É dedicado a uma síndrome psiquiátrica muito frequente no agitado e vazio mundo de hoje: o *burnout*. Trata-se de um estado psicossomático que a OMS, em 10 de janeiro de 2022, definiu como sendo uma "doença" resultante de rotinas de trabalho, que esvaziam a pessoa de seus recursos vitais. Dados divulgados pela OMS mostraram que, em 2019, 300 milhões de pessoas sofriam de depressão e 260 milhões atravessavam estados agudos de ansiedade e de pânico. No caso dos padres, constata-se um cansaço pastoral estressante, que não deve ser simplesmente confundido com algo patológico.[15]

Na imprensa brasileira e na internet, têm sido muito comentados os casos de suicídio de padres, alguns ainda bem jovens; ao todo, cerca de dez, só no ano de 2019. Estamos provavelmente diante de um fenômeno, até certo ponto, pouco estudado tanto no clero católico como no evangélico.[16] Seriam todos esses suicídios resultantes de surtos depressivos e esquizofrênicos, ou também de abatimentos e estresses, até certo ponto "normais" em uma época como a nossa? É oportuno

---

[14] DALGALARRONDO, Paulo. *Psicopatologia e semiologia dos transtornos mentais*. Porto Alegre: Artmed, 2018.

[15] VALLE, Edênio. Uma reflexão sobre a fadiga pastoral em presbíteros: estresse, acolhimento, cuidado. In: LABONTÉ, Guy; ANDRADE, Joachim (Org.). *Caminhos para a missão*: fazendo missiologia contextual. Brasília: CCM, 2008, p. 401-421.

[16] DEUS, Pérsio Ribeiro Gomes de. *As influências do sentimento religioso sobre o cristão portador de depressão*. Dissertação (Mestrado em Religião), Universidade Presbiteriana Mackenzie, São Paulo, 2008.

relembrar que, já em 2010, o DSM-IV enumerava nada menos do que 14 modalidades de depressão, que iam da Depressão Maior e de Transtornos de Humor (persistentes ou passageiros) até a Desordens Polares I e II. No Brasil, temos a dissertação de Pérsio Gomes de Deus, que merece atenção.

Há outros casos preocupantes de desarranjos psicológicos, como estados de pânico, de ansiedade e, também, transtornos obsessivos-compulsivos, que hoje não são nada raros em clínicas especializadas no atendimento do clero e da vida religiosa consagrada. Basta pesquisar distúrbios desse tipo ou deveríamos pensar igualmente em outros, como as crises de vazio existencial e a ausência de uma espiritualidade "projetual" personalizada (termo usado pelos autores)?

O *capítulo III* ressalta as dificuldades psicológicas na área da afetividade, com destaque para dois aspectos: de um lado, os aspectos doentios do sofrimento psíquico, que costumam estar na raiz dos problemas neuróticos e psiquiátricos que usualmente se manifestam no relacionamento consigo e com os demais; de outro lado, mostra a importância de uma superação saudável das distorções afetivo-sexuais que podem surgir na caminhada vocacional de um padre a caminho da construção de uma "religiosidade intrínseca" centrada "num projeto pessoal de amor". Ao ler esses três capítulos introdutórios, tive a impressão de que eles constituem como que a base de sustentação psicoteológica e sociopedagógica do que é apresentado nos três capítulos finais do livro.

No *capítulo IV* são apresentados os resultados de uma pesquisa realizada pelos mesmos autores em torno dos conceitos de religiosidade desenvolvidos por Gordon Allport, que distingue entre uma "religiosidade intrínseca" (ou seja, em que a vocação é vivida como um valor interiorizado pelo sujeito), uma "religiosidade extrínseca" (ou seja, a que não toca internamente toda a pessoa) e uma "religiosidade de busca de sentido existencial", em que o transcendente faz parte do modo de ser e viver da pessoa.

Foram usados na pesquisa dois instrumentos: o NIRO (*New Indices of Religious Orientation*)[17] e o PIL (*Purpose in Life*),[18] que mapeiam os propósitos conscientes e inconscientes, por vezes mal elaborados e assimilados pelo sujeito, segundo o logoterapeuta austríaco Victor Frankl. A hipótese que levou à aplicação desses dois instrumentos a uma amostragem de religiosas italianas teve, provavelmente, como razão, conhecer melhor a orientação existencial e espiritual predominante nessas mulheres. Penso que foi por este motivo que a pesquisa foi inserida como capítulo do livro que me cabe apresentar.

O *capítulo V* volta à questão da formação. Parece ser uma quase conclusão do que o livro, como um todo, pretende transmitir ao leitor. Nele, são apresentados os componentes de uma formação inicial e permanente que vise de fato a três finalidades psicopedagógicas principais: a) garantir uma razoável estabilidade e autonomia vocacional de cada candidato; b) promover uma "funcionalidade projetual" dinâmica que avance, apesar de suas possíveis fragilidades; e c) desenvolver um modo de ser que torne real o ideal de testemunhar ao mundo a Boa-Nova do amor de Deus, mesmo sabendo que a Igreja e seus ministros continuam sendo pecadores e santos, e que necessitam purificar-se pela penitência

---

[17] FRANCIS, Leslie et al. The New Indices of Religious Orientation Revised (NIROR): a study among Canadian adolescents attending a Baptist Youth Mission and service event. *Religions*, v. 7, n. 5, p. 56, 2016.

[18] CRUMBAUCH, James; MAHOLICK, Leonard. *Manual of instructions for the purpose in life test.* Munster: Psychometric Affiliates, 1969.

e renovação, como bem recorda a Constituição Dogmática *Lumen Gentium* (n. 8).

Pe. Edênio Valle, SVD

Introdução

A tendência para explicar os fatos da mente com uma diagnose preditiva leva a pensar que os problemas psicológicos são observáveis somente do ponto de vista de um "mal que precisa ser extinto", reforçando a convicção de que os "casos difíceis" são todos iguais. De fato, reduzir as dificuldades psicológicas a uma única dimensão humana carrega o risco de uma abordagem classificatória que "coisifica" o indivíduo, limitando o processo de crescimento (mesmo quando se vive um problema psicológico ou uma patologia psiquiátrica) ao critério do "nada mais que...": nada mais que um neurótico, nada mais que um psicótico, nada mais que um dependente químico, nada mais que um depressivo... Com essa compreensão, ao ser humano é negado o seu significado, sendo reduzido às suas pulsões e aos seus traumas, sem considerar a riqueza da dimensão essencialmente integradora que vivifica e mantém a vida aberta ao futuro.

Os documentos do Magistério da Igreja que enfrentam o delicado tema do problema psicológico na vida religiosa consagrada e presbiteral não acentuam a redução dos danos, mas indicam que, diante dos problemas psicológicos que possam surgir entre os consagrados e os presbíteros, se deve buscar crescer juntos. As intervenções dos especialistas em saúde mental que trabalham no âmbito eclesial deveriam ser focalizadas no crescimento integral da pessoa, mesmo quando se acham diante de condições de particular fragilidade psicológica ou de verdadeiras psicopatologias.

Mesmo que a pesquisa na área da saúde mental, especificamente a psicoterapia, já tenha feito mudanças significativas no que diz respeito à concepção biologicista e ao bem-estar como um fim em si mesmo, ainda temos algumas abordagens e profissionais que dão espaço para as "vantagens" de uma visão naturalista do ser humano. Tal perspectiva estigmatiza os comportamentos como "certos ou errados" e as pessoas como "saudáveis ou anormais". Essa visão comporta muitos riscos no que diz respeito à maturidade e ao discernimento, especialmente para aqueles que trabalham com os problemas psicológicos de quem vive a experiência da consagração vocacional.

Tal visão se torna redutiva, excluindo as numerosas oportunidades de escolha que poderiam fazer a pessoa se abrir a ulteriores explorações de si mesma e do contexto em que vive. As reais mudanças vêm dessa perspectiva, porque ela facilita o crescimento de quem vive um específico mal-estar psicológico. Cuidar do problema psicológico de um religioso consagrado ou de um presbítero deve ser um trabalho que tenha como objetivo despertar novos significados diante da condição de sofrimento em que esse está vivendo, através da exploração contínua da existência na perspectiva da maturidade humana e espiritual. Tal abordagem evolutiva comporta uma atenção privilegiada às experiências que as pessoas vivem. Essas podem se tornar um método de formação permanente, não somente para o indivíduo como também para o contexto relacional no qual ele vive.

No mais, a psicologia nos ensina que cada um reage de modo diverso a um particular evento disfuncional e estressante, segundo a história biológica e psicológica, mas também segundo o significado atribuído a tal evento. Do mesmo modo, a definição das diversas síndromes clínicas reflete modos diferentes com o qual cada um reage quando não está mais em condições de enfrentar a existência. Tudo isso deixa muito claro como a definição de normal e de patológico deve considerar as situações específicas de cada indivíduo.

Eis por que é importante considerar aquilo que acontece na concretude da vida dos religiosos consagrados e dos presbíteros, no modo como cada um se envolve na pastoral. Considerar os diversos sinais que são dados ajuda a desenvolver projetos formativos que tenham incidência no modo de ser da pessoa, mesmo quando se trata de comportamentos "estranhos" e "difíceis". Aprender a observar a realidade ajuda a criar um ambiente de cuidado de uns para com os outros, não somente em palavras, mas em fatos, sobretudo quando um confrade, uma irmã, um irmão no presbitério vive uma condição de sofrimento psíquico: é aí que se precisa reavaliar a autenticidade das relações, aquele espírito de discernimento comum que é capaz de acolher com respeito e firmeza a situação concreta, em vista de uma escolha formativa específica.

São duas as diretrizes que guiam a estrutura deste livro. Antes de tudo, a referência às situações concretas: delinear um perfil projetual que estimule a mudança significa aprender a observar os dados da realidade. Por isso, foram inseridas propositalmente algumas pesquisas, pois, refletir sobre dados reais, recolhidos com o uso dos instrumentos da pesquisa científica, ajuda a trazer à luz os aspectos aos quais se deve prestar atenção, quando se organiza um projeto de formação personalizado.

A segunda diretriz diz respeito à prospectiva formativa/educativa de cada processo de cura. O bem-estar ou a saúde dos religiosos consagrados e dos presbíteros não pode ser somente uma liberdade "de" condicionamentos biológicos ou psíquicos. Precisamos nos direcionar a uma liberdade "para" alguma coisa nova, com a finalidade de melhorar a capacidade de explorar as oportunidades de crescimento, ou conter as eventuais manifestações disfuncionais, permitindo um desenvolvimento maduro.

Esses dois aspectos comportam um modo de olhar a psicopatologia e os "casos difíceis não somente do ponto de vista descritivo como também processual e educativo, para que se facilite o discernimento em vista de uma escolha concreta que auxilie uma real mudança. Isso será possível somente se o religioso consagrado ou o presbítero redescobrir os aspectos motivacionais que estão na base da sua escolha vocacional. Se esse conseguir colher o significado profético da sua vocação, será capaz de tomar decisões que estejam em sintonia com o sentido evangélico da sua existência.

Compreender a vida e a vocação nessa perspectiva libera o religioso consagrado ou o presbítero do determinismo de uma visão patologizante das suas dificuldades psicoafetivas e do reducionismo de certas abordagens psiquiátricas. A ideia de base é que, mudando a abordagem que compreende o diagnóstico psíquico, o religioso consagrado ou o presbítero se abra a um projeto de vida que exige uma clara reorientação e uma verdadeira atenção ao projeto de Deus. Somente assim ele poderá assumir a responsabilidade dos seus comportamentos, recuperando a genuína motivação que caracteriza e acompanha a escolha vocacional, para poder discernir entre aquilo que está errado e as possíveis escolhas a serem feitas.

I   O NORMAL E O PATOLÓGICO NA VIDA RELIGIOSA CONSAGRADA E PRESBITERAL

A discussão sobre o que é normal ou patológico,[1] ao longo do tempo, assumiu conotações diversas. Em sentido amplo, podemos dizer que é "normal" todo aquele que muda, que se transforma e busca viver de maneira diferente os desafios que a vida apresenta. A proposta de leitura das psicopatologias no contexto da vida religiosa consagrada e presbiteral, os possíveis problemas que podem surgir da dedicação ao trabalho pastoral, a vivência da afetividade especialmente quando se torna disfuncional, enfim, as psicopatologias existenciais, nos levam a entender o quanto é importante o cuidado com a saúde mental dos presbíteros e dos religiosos consagrados. O princípio da realidade nos indica que é importante identificar cada circunstância como uma oportunidade de crescimento, em um quadro referencial que permite aos religiosos consagrados e aos presbíteros darem um novo sentido às situações difíceis encontradas ao longo da vida.

Nos nossos contextos diocesanos ou nas nossas comunidades religiosas, com as tantas atividades com as quais estamos envolvidos, ainda temos tempo para nos confrontar reciprocamente com as nossas dificuldades? É comum ouvir relatos de indiferença relacionada às dificuldades psíquicas dos religiosos consagrados ou dos presbíteros, para não haver comprometimento com a vida do outro ou simplesmente para

---

[1] Para aprofundar a temática do normal e do patológico, ler capítulo 4: "A questão da normalidade e da medicalização", em: DALGALARRONDO, Paulo. *Psicopatologia e semiologia dos transtornos mentais*. Porto Alegre: Artmed, 2018.

não se prestar atenção na estranheza daquele que divide um mesmo estilo de vida. Muitas vezes, quando o confrade ou o presbítero se apresenta com as suas estranhezas, pensamos logo que não temos tempo para nos preocupar com essas coisas que sempre se repetem.

Um princípio básico orientador das páginas deste livro é que a história de cada pessoa deve ser lida segundo os significados que são atribuídos aos fatos. Isso requer empenho, atenção e respeito, mesmo quando o religioso consagrado ou o presbítero se manifesta com uma história de vida que não esperávamos encontrar. Nas páginas deste capítulo, privilegiamos uma abordagem propositiva que comporta um trabalho de paciência e de perseverança, de estabilidade e de progressão.

1. Qual normalidade, qual psicopatologia e para qual antropologia

Dentro do amplo contexto formativo no ambiente eclesial, cada vez mais se observam as contribuições da psicologia para a formação inicial e permanente ao cuidado dos presbíteros e dos religiosos consagrados que passam por dificuldades de diversas ordens, especialmente as psíquicas. Porém, não podemos deixar de considerar o contexto socioambiental no qual os religiosos consagrados e os presbíteros interagem, justamente porque, no interno das relações eclesiais, encontramos muitos desafios.

Algumas abordagens específicas, podemos dizer unilaterais, identificam um tipo de psicopatologia característica do estilo de vida dos religiosos consagrados e dos presbíteros, como se fossem "doentes especiais", para os quais temos que ter uma classificação psicológica que considere tão somente a sua dificuldade e o seu comportamento disfuncional simplesmente porque estão inseridos no contexto eclesial. Mas será que é verdadeiramente assim? Até que ponto é possível definir um determinado problema psíquico segundo as categorias diagnósticas particulares, correspondentes ao especial estilo de vida dos religiosos consagrados e dos presbíteros?

Enquanto conceito, "a psicopatologia, em acepção mais ampla, pode ser definida como o conjunto de conhecimentos referentes ao adoecimento mental do ser humano".[2] Porém, conforme enfatizaremos nas páginas do presente livro, embora o objeto de estudo seja o ser humano na sua totalidade, os limites da ciência psicopatológica consistem precisamente em nunca se poder reduzir por completo o ser humano a conceitos psicopatológicos.[3] Tal conceitualização é importante, porque a sintomatologia, em essência, possui uma *forma* (alucinação, delírio, ideia possessiva etc.) e um *conteúdo* (culpa, religiosidade, perseguição etc.). A sintomatologia, ou seja, a específica manifestação dos conteúdos psicopatológicos, pode ser observada, por um lado, pelo processo de como os diferentes sintomas se manifestam e, por outro, pelo preenchimento dos conteúdos ou temáticas específicos. Assim, os contornos específicos dos sintomas, os temas e histórias que preenchem essas manifestações dependem da história de vida singular do paciente e da cultura em que vive.

A tendência de explicar os fatos da mente com um diagnóstico preditivo conduz aqueles que vivem uma condição de desajuste emotivo ou relacional a sentir-se apontados como "desequilibrados" ou "sem esperança". Tantas vezes ouvimos um discurso muito comum dentro dos nossos contextos da

---

[2]   DALGALARRONDO, *Psicopatologia e semiologia dos transtornos mentais*, p. 26.

[3]   Ibid.

vida religiosa consagrada e presbiteral: "Ele tem problema somente quando quer". Com essa compreensão, muitas pessoas se sentem impotentes e incapazes de reagir, porque, enroladas nos seus comportamentos negativos, trazem para a vida comum situações que perturbam a evangelização daqueles que se consideram "normais".

Os documentos do Magistério da Igreja que enfrentam o delicado tema do desajuste psíquico na vida consagrada e presbiteral não acentuam os aspectos que determinado mal-estar provoca na comunidade. Mas como crescer junto com o confrade ou o presbítero que não está bem? Conforme lemos na *Vida fraterna em comunidade*: "Ocasião particular para o crescimento humano e a maturidade cristã é conviver com pessoas que sofrem, que não se encontram à vontade na comunidade e que, por isso, são motivo de sofrimentos para os irmãos, perturbando a vida comunitária".[4]

Nos contextos eclesiais, cada vez mais se fala dos problemas psicológicos na vida religiosa consagrada e presbiteral. A motivação para tal debate não deve obscurecer as motivações fundamentais, sobretudo quando se tem o risco de fazer psicodiagnósticos que categorizam o indivíduo, classificando-o segundo categorias diagnósticas isoladas, que se tornam pouco úteis para o crescimento e a mudança daquele que sofre.

A psicologia clínica já percorreu um longo caminho, no qual superou o biologismo e o bem-estar hedonístico como parâmetros de conforto para lidar com os problemas de ordem psíquica. Porém, infelizmente, ainda há uma tendência de dar espaço a uma visão que estigmatiza os comportamentos

---

[4] CONGREGAÇÃO PARA OS INSTITUTOS DE VIDA CONSAGRADA E AS SOCIEDADES DE VIDA APOSTÓLICA. *A Vida Fraterna em Comunidade*: *congregavit nos in unum Christi amor*. São Paulo: Loyola, 1994, n. 38.

A saúde mental no contexto da vida religiosa consagrada e presbiteral

como certos ou errados e as pessoas como saudáveis ou anormais. Essa visão, quando aplicada à vida religiosa consagrada e presbiteral, traz muitos riscos, justamente porque distorce o caminho do amadurecimento e do discernimento, especialmente para quem experiencia um estado de sofrimento psíquico na sua consagração vocacional. Tal visão se torna redutiva, porque tende a etiquetar as pessoas e a excluir as numerosas opções e escolhas que possibilitam ulteriores mudanças capazes de facilitar o crescimento, mesmo quando se encontra uma específica dificuldade psíquica. Que sentido existe em falar de "ocasião particular para o crescimento" diante dos "casos difíceis", quando não se considera a dimensão transcendental da consagração religiosa ou presbiteral mesmo diante de problemas de ordem psicológica?

Sabemos que os indivíduos reagem de maneira muito diversa a um particular evento, principalmente aquele que pode ser disfuncional ou estressante. Na base de tal personalização, encontramos o significado psicológico que determinada situação específica pode ter e, portanto, segundo a história biológica e psicológica de cada um. Há pessoas que conseguem administrar algumas dificuldades pontuais através da autorregulação; outras precisam de um maior suporte externo. Às vezes podemos hipotetizar uma espécie de limite de contenção para determinado problema psicológico, que varia de pessoa para pessoa, mesmo que seja vivenciado pelo sujeito como tensão e desconforto.

Além das razões que já elencamos, é importante sublinhar que as diferenças resistentes entre as pessoas pressupõem cautela na generalização do psicodiagnóstico clínico. A mesma definição de determinada síndrome deveria refletir os diferentes modos com os quais as pessoas reagem quando não estão mais em condições de enfrentar a existência. Tudo isso nos leva a concluir que a definição de "normalidade" e de "patológico" precisa considerar o contexto específico no qual cada um está inserido.

Consideramos importante proteger o psicodiagnóstico e a intervenção clínica da precariedade das abordagens unilaterais (uma cura unicamente psiquiátrica ou biológica, o psicologismo etc.). Sublinhamos que a atenção às dificuldades dos confrades ou dos presbíteros, quando apresentam problemas psíquicos, deve necessariamente incluir horizontes mais amplos que compreendam os fatores intencionais e criativos do espírito humano.

1.1 Estilo pessoal e dificuldade adaptativa na vida religiosa consagrada ou presbiteral

As características que identificam cada um podem ser vistas como um conglomerado de traços de personalidade que, reunidos em torno de um ponto comum, dão contorno à identidade de determinada pessoa. De fato, do ponto de vista funcional, cada pessoa precisa de alguns pressupostos de base que caracterizam a construção da sua individualidade. Na estrutura deste livro, indicamos três deles:

a) *As características genéticas:* precisa-se considerar que não se tem um "registro" de anomalias particularmente graves ligadas ao sistema hereditário. Pode acontecer que algumas experiências do processo evolutivo tenham sido adequadamente integradas às características genéticas. Essas ajudaram a enfrentar determinadas necessidades reais, graças aos diversos estímulos recebidos ao longo do processo de crescimento, em âmbito formativo, relacional e afetivo;

b) *Os fatores traumáticos:* importante considerar os fatores que poderiam alterar o sistema de personalidade e a sua funcionalidade, seja no quesito fisiológico (traumas fisiológicos ou doenças orgânicas), seja no psicológico (trauma psicológico, estresse permanente devido a alguma condição externa etc.);

c) *Os fatores contextuais:* enfim, deve-se considerar o contexto relacional de referência onde a pessoa está inserida, e sabemos que na vida religiosa consagrada e presbiteral, fundamental para a maturidade e o crescimento de cada um, é importante considerar a comunidade religiosa ou a fraternidade presbiteral diocesana.

Como a maior parte dos atributos humanos, a estruturação desses pressupostos de base da personalidade não é distribuída de modo que tenhamos um sentido lógico e coerente. Podemos encontrar indivíduos que são desorganizados, hiperemotivos e facilmente distraídos, mas que desenvolvem de modo impecável/adequado a função que lhe foi confiada na comunidade. Talvez possamos encontrar um religioso consagrado inseguro (apego inseguro), que se doa plenamente aos trabalhos paroquiais, mas que na comunidade age como um tirano, principalmente quando percebe que os confrades continuam a "julgá-lo", do mesmo modo como as pessoas fazem na paróquia. Citamos esses dois exemplos, exatamente, para sublinhar que em cada um de nós existem expressões caracterológicas complementares, porém, outras que apresentam contraste e desequilíbrio, quando confrontadas com o ambiente que nos circunda.

Portanto, o reagrupamento das diversas dimensões que definem o estilo pessoal com o qual o indivíduo enfrenta a tarefa da vida, no processo de crescimento, não pode ser considerado, *a priori*, patológico, principalmente quando se manifesta disfuncional em um determinado contexto. É fundamental abrir-se para acolher os recursos e as potencialidades, sobretudo quando convergem com uma antropologia que acolhe o projeto vocacional.

As características de cada indivíduo – mesmo aquelas que são disfuncionais – trazem como conteúdo uma história de vida e uma leitura feita do mundo, com as quais apresenta, para si mesmo e para os outros, sua compreensão daquilo que é real. Das convicções de base que as pessoas têm sobre si mesmas e sobre o ambiente em que vivem, derivam modelos de pensamento, vivências emotivas e comportamentos compatíveis com a própria visão de mundo. Por exemplo, uma religiosa consagrada que supõe ser mais competente que as outras irmãs de comunidade poderá validar essa convicção enfatizando os seus atributos positivos e, ao mesmo tempo, as dificuldades que as outras irmãs podem apresentar. O fato de que alguns têm características diferentes dos outros é, de qualquer modo, verdadeiro para todos os seres humanos. No exemplo apresentado, foi enfatizado somente os aspectos disfuncionais para a estabilidade comunitária. Com tal comportamento, assegura-se um modo prejudicial oriundo do desequilíbrio relacional de uma consagrada que, porém, afeta toda a comunidade.

Imaginamos com isso que cada estilo de personalidade comporta sempre vantagens e desvantagens. Um confrade organizado e disciplinado, por exemplo, tenderá a fazer bem determinado trabalho, quando esse requer atenção aos detalhes. Esse mesmo confrade poderá apresentar dificuldades nas situações em que não consegue planificar o próprio comportamento antecipadamente. Em outras palavras, os mesmos traços de caráter que ajudam a pessoa a desenvolver um bom trabalho em determinado contexto podem ser um peso no âmbito relacional interno de uma comunidade religiosa. Se, além disso, os seus comportamentos desadaptativos são rígidos e estereotipados, podem se tornar patológicos, sobretudo, se o sujeito não consegue mais se adaptar às necessidades ambientais e às próprias necessidades intrapsíquicas.

Essas observações nos levam a concluir que os problemas psicológicos na vida religiosa consagrada e presbiteral têm uma história e uma evolução. Não podemos reduzi-los simplesmente à etiqueta psiquiátrica sem considerar a complexidade da pessoa que cresce e amadurece humana e vocacionalmente, mesmo quando é psicologicamente frágil e tem dificuldade. Por isso, o psicodiagnóstico, quando pouco compreensivo para com a complexidade do indivíduo, arrisca confundir a natureza do problema, desencadeando visões unilaterais por parte da pessoa que vive o problema psíquico, mas também por parte do ambiente relacional circundante.

Por outro ponto de vista, quando o problema psicológico é considerado como parte do processo de crescimento, aquele que vive junto ao confrade ou ao presbítero em dificuldade poderá considerar não somente o "porquê" do comportamento desajustado, mas também "como" os diversos aspectos intrapsíquicos e relacionais colaboram no desequilíbrio da pessoa. O objetivo é que a comunidade ou o presbitério facilitem comportamentos diversos de adaptação funcional, para que na dificuldade apresentada por um confrade ou presbítero, com a ajuda daqueles que vivem juntos, se construa um caminho de maturidade humana e vocacional.

1.2 O problema psicológico e os valores individuais

Quando os problemas psicológicos são colocados somente em uma perspectiva reparadora, como se fossem um desequilíbrio mecânico que deve ser resolvido, corre-se o risco de ativar intervenções passivas. Cria-se um ambiente em que o indivíduo é "etiquetado" como problemático, tendo o percurso de cuidado "terceirizado", sendo colocado sob o cuidado de um experto em resolver problemas (comunidades terapêuticas, psiquiatra, psicólogo, superior da comunidade, um código de conduta etc.). Nesses casos, geralmente, se cria uma fórmula ou uma norma de comportamento aceitável para que o problema seja considerado resolvido. "Agora estou indo ao psicólogo – dizia uma jovem irmã consagrada – porque não falam em outra coisa na minha comunidade, especialmente agora que todos sabem que eu não me sinto bem." Frases como essas, ouvidas com frequência nos ambientes eclesiais, partem de comportamentos comunitários que não deixam espaço para alternativas. O problema é colocado sob determinada "identidade" que precisa ser mudada simplesmente porque é considerada errada!

A abordagem do problema psicológico, entendido como um mal que deve ser extinto, leva a buscar uma intervenção "miraculosa", à qual é delegada a restauração do equilíbrio perdido, partindo da convicção de que somente essa forma de tratamento é válida. Sabemos muito bem que delegar as questões humanas somente ao plano espiritual, biológico ou psicológico coloca em movimento todo um sistema encerrado nas questões fisiológicas e nas reações psíquicas. De fato, toda vez que são observados somente os efeitos, por exemplo, dos comportamentos patológicos do indivíduo transcuram-se e diminuem-se as suas intenções, e até mesmo o significado da vocação humana.

A abordagem patológica dos eventos e das dificuldades mentais, como momentos de crise e de ruptura, força a interpretar os fenômenos psíquicos como momentos episódicos, com o início (do comportamento disfuncional do confrade ou presbítero difícil), uma causa (o seu problema, a sua história passada, as suas feridas) e uma possível conclusão (entregando a regulação do comportamento a um experto no assunto). Nesse caso, restaurando um comportamento considerado "normal", se ativa ao máximo um código de conduta que define as margens de tolerância de determinado comportamento transgressivo, mas sem ativar uma real mudança de vida.

Uma determinada Congregação religiosa de vida ativa, empenhada no trabalho de caridade aos mais necessitados, instituiu um método para prevenir comportamentos considerados inadequados ou até mesmo ilícitos dos próprios membros. Esse método se baseava em um código de comportamento cujo princípio não eram os valores da correção fraterna, mas um sistema acusatório, no qual qualquer um dos membros, quando suspeitasse de algo que estivesse errado, poderia indicar ao superior-geral os comportamentos afetivos considerados inadequados dos confrades.

Esse código de conduta pressupunha que o confrade que tivesse qualquer suspeita poderia investigar a vida e as coisas do confrade suspeito, e até mesmo entrar no seu quarto, com o objetivo de encontrar provas que confirmassem algo errado ou de que "ele tem todas as características de quem não é normal". Poderíamos perguntar-nos: com qual objetivo se faziam essas coisas? A resposta veio de um dos membros dessa Congregação, durante uma assembleia provincial na qual se tinha discutido a validade do método usado: "Para evitar que o mal domine sobre o bem dos princípios da moral". Outro confrade comentou: "É um pecado que esse método não nos permita viver com autenticidade e profundidade as relações entre nós; para proteger a Congregação, somos constritos a nos proteger da desconfiança e da suspeita recíprocas".

Esse modo de culpabilização do confrade ou do presbítero que errou não servirá para aproximar-se dele nem para ajudá-lo a mudar, mas sim para distanciá-lo, com o objetivo de proteger a tranquilidade daqueles que – pelo menos aparentemente – demonstram comportamentos lícitos. Sabemos o quanto é delicada a confiança recíproca em um contexto particular, onde as vivências afetivas são tensas e conflitantes. Se, de fato, as pessoas não têm certa honestidade recíproca, sobre a base de quais sentimentos poderão discernir os seus comportamentos?

A abordagem que estamos desenvolvendo nas páginas deste livro não exclui a importância do cuidado integral (aspectos biológicos, do cuidado espiritual) nem, muito menos, o diagnóstico psiquiátrico, que são importantes para identificar algumas categorias que avaliam os comportamentos difíceis, a fim de cuidar do religioso ou presbítero em dificuldade. Tudo isso requer cautela para não se cair na armadilha de interferir casualmente e de maneira ineficaz.[5] O caminho do discernimento e da maturidade de cada indivíduo, que toca o mistério de cada pessoa, influencia o projeto vocacional que é desenvolvido em uma história de vida.

Por isso que, em determinados contextos relacionais no ambiente eclesial, é "conveniente etiquetar" um religioso consagrado ou presbítero com um determinado distúrbio ou desajuste psicológico. Talvez isso ajude a estabelecer um nível de

---

[5] SCILLIGO, Pio. Le controingiunzioni come strategie protettive. *Psicologia, Psicoterapia e Salute*, v. 10, n. 1, p. 21-37, 2004.

conveniência aceitável ("para o bem de todos...", "fechamos um olho para o modo como ele age"...), mas certamente não ajuda, enquanto método, para o crescimento e a maturidade daquele que foi chamado a uma vocação específica.

O risco de uma abordagem classificatória é o de reduzir a dificuldade psíquica a uma única dimensão, de "coisificar" o indivíduo ao arbítrio de uma taxicomania psiquiátrica, limitando o processo de crescimento que foi "adormecido"; tudo isso segundo os critérios de "nada além de": nada além de um neurótico, nada além de um alcoólico, nada além de um depressivo. Seguindo essa perspectiva, é tirado do ser humano o significado mais profundo das suas vivências, que passa a ser reduzido ao movimento das suas pulsões e dos seus traumas, sem considerar a riqueza da sua dimensão essencial, que se vivifica em uma totalidade integrada, sempre aberta ao futuro.[6]

2. Saúde mental e psicopatologia na vida religiosa consagrada e presbiteral

Os estudos sobre a saúde mental dos presbíteros e dos religiosos consagrados, em uma perspectiva histórica, se reduzem a uma série de observações feitas no ambiente médico, com aspecto descritivo de prontuários clínicos, que, de certa forma, não indicam grandes novidades no âmbito da pesquisa científica. Mesmo que importante, isso induz a uma abordagem individualista das diversas problemáticas, muitas vezes desconsiderando o contexto sociorreligioso, que com frequência é causa desencadeante de determinados problemas que, às vezes, se manifestam como psicopatologias. No Brasil, de maneira

---

[6] FIZZOTTI, Eugenio (Org.). *Chi ha un perché nella vita...*: teoria e pratica della logoterapia. Roma: LAS, 1993.

particular, não encontramos um conjunto de pesquisas que siga padrões científicos para nos ajudar a entender a saúde mental dos presbíteros e dos religiosos consagrados em seus diversos aspectos, do ponto de vista religioso, sociológico e psicológico.

De fato, ainda estamos nos primeiros passos para construir uma tradição de pesquisa que nos ajude a analisar a problemática daqueles que estão "envolvidos com o sagrado". Nessa mesma linha de pensamento se encontra o desenvolvimento de programas preventivos no âmbito da formação permanente. Ultimamente, com a problemática dos abusos sexuais e dos casos de suicídio, manifestou-se maior interesse sobre o que acontece à "sombra dos conventos e seminários"; nem sempre, porém, sobre a base de dados vindos da análise objetiva dessa realidade. Essa falta de pesquisas que sigam um rigor metodológico nos impede de organizar um conhecimento sistematizado com propostas concretas que visem mudar os fatores causadores de psicopatologias dentro do âmbito eclesial.

Geralmente, no âmbito eclesial, a saúde mental e as psicopatologias entre os presbíteros e religiosos consagrados permanecem sob o véu de um certo mistério, com uma ideia de que, não afrontando determinados problemas, se evitam os escândalos, principalmente aqueles midiáticos. De fato, no contexto eclesial brasileiro, não existe um levantamento compreensivo sobre os estudos feitos na área da saúde mental do clero e da vida religiosa consagrada, muito menos se vê esse tipo de pesquisa em um horizonte próximo.

2.1 A saúde mental do clero e dos religiosos consagrados como objeto de estudo

A saúde mental dos religiosos consagrados e do clero é um argumento desde muito tempo discutido dentro do âmbito eclesial. De certo modo, do ponto de vista histórico, podemos observar um duplo centro de interesse: um que emerge de dentro dos contextos eclesiais, baseado principalmente nas observações dos comportamentos cotidianos; e outro que surge das pesquisas da psiquiatria e da psicologia, principalmente a partir da metade do século XX, que, usando o conhecimento científico, trouxe dados concretos para um psicodiagnóstico mais compreensivo.

Em relação ao primeiro centro de interesse – dentro do contexto eclesial –, observamos que os documentos do magistério eclesial que trataram do assunto, por exemplo, o Código de Direito Canônico promulgado por Bento XV no ano de 1917, instruíam precisamente sobre as condições para se discernir e examinar os candidatos que indicassem algum tipo de impedimento à ordenação presbiteral, do qual indicamos apenas as relacionadas à psiquê: a epilepsia (*epilepsia*), a loucura (*vel amentes*) e a possessão (*vel a daemone possessi*).[7]

Poucos anos depois, na perspectiva do discernimento vocacional, interrogando-se sobre a possibilidade do exame psiquiátrico dos candidatos à vida religiosa consagrada e presbiteral, no ano de 1938, o cardeal Eugenio Pacelli (futuro Papa Pio XII), no exercício de secretário do Estado do Vaticano, pediu um parecer sobre essa possibilidade a um famoso psiquiatra francês da época, chamado Octave Pasteau, que nomeou o médico Jean Lhermitte para escrever uma resposta ao cardeal Pacelli.[8]

Com uma pesquisa tipicamente eclética, Lhermitte combinou abordagens hereditárias, orgânicas e psicológicas para

---

[7] BENEDICTI XV. *Codex Iuris Canonici*. Romae: Typis Polyglottis Vaticanis, 1917.

[8] SEGRETERIA DI STATO DEL VATICANO. *Affari Ecclesiastici Straordinari in Francia*. Archivio Storico Vaticano, 1937-1946, Pos. 564, Fasc. 45.

entender a origem da "doença mental". Segundo o autor, os problemas mentais encontram sua origem nas "tendências", nos "instintos" e na "constituição" do psiquismo "perceptíveis já na infância e na adolescência".[9] O argumento da predisposição ao adoecimento mental justificava a investigação científica que evidenciava a *herança* psíquica do candidato ao sacerdócio,[10] a qual, segundo o autor, é a principal causa do adoecimento mental.

A tarefa da psicologia, conforme Lhermitte, é definida como "o estudo do caráter, da afetividade e do humor".[11] A peculiaridade da abordagem é que a psicologia foi inserida no âmbito da saúde mental entre os presbíteros. Após essa introdução sistêmica da disciplina, Lhermitte aborda o tema da sexualidade, que ele chamou de "o problema que pode ser o mais importante":[12] a "hiperatividade sexual", que poderia ser revelada já na infância. O conselho de Lhermitte é prevenir esses problemas já no início da formação à vida presbiteral.

Em relação à segunda fonte de interesse – pesquisa empírica –, as primeiras pesquisas que se ocuparam da saúde mental do clero, de modo científico e sistemático, remetendo à primeira metade do século passado,[13] geralmente têm como fonte

---

9   Ibid., ff. 83r.

10   Ibid., ff. 81r.

11   LHERMITTE, Jean; DELAY, Jean; PARCHEMINEY, George. *Note sur la psychanalyse*: archives de la Province de Paris des Carmes déchaux. Archives du Père Bruno de Jésus-Marie "La Belle Acarie". Avon, 1943, p. 3.

12   SEGRETERIA DI STATO DEL VATICANO, *Affari Ecclesiastici Straordinari in Francia*, ff. 84r.

13   MOORE, Thomas. Insanity in Priests and Religious. Part. I: the rate of insanity in priests and religious. *The American Ecclesiastical Review*, v. 95, p. 485-498, 1936a; MOORE, Thomas. Insanity in Priests and Religious. Part. II: the detection of pre psychotics who apply for admission to the priesthood

A saúde mental no contexto da vida religiosa consagrada e presbiteral

primária as experiências clínicas daqueles que buscam ajuda nos centros de saúde que tratam dos distúrbios psiquiátricos.[14]

Em pesquisas recentes, têm-se considerado aspectos específicos do multifuncionamento psíquico, assim como também as motivações que sustentam certas psicopatologias.[15] Outras pesquisas se concentram em compreender como os presbíteros e os religiosos consagrados "funcionam" em determinado contexto, por exemplo, na pastoral ou no serviço de assistência social, focalizando a atenção aos efeitos negativos sobre a saúde física e psíquica.[16] Sobretudo quando, motivados pela responsável dedicação pastoral, devem enfrentar condições de sobrecarga de trabalho, de estresse, sentindo o peso das expectativas em relação à função que desenvolvem.

Tudo isso é agravado quando não se tem uma adequada sustentação da instituição ou da comunidade à que se pertence.[17]

Não faltam também pesquisas sobre os aspectos problemáticos da personalidade, como a baixa autoestima, os modelos de personalidade imaturas, as diversas disfunções no campo da sexualidade e da afetividade.[18] Nesse sentido, um

---

or religious communities. *The American Ecclesiastical Review*, v. 95, p. 601-613, 1936b.

[14] MCALLISTER, Robert; VANDERVELDT, Albert. Factors in mental illness among hospitalized clergy. *The Journal of nervous and mental disease*, v. 132, p. 80-8, 1961.

[15] FALKENHAIN, Marc et al. Cluster analysis of child sexual offenders: a validation with Roman Catholic priests and brothers. *Sexual Addiction & Compulsivity*, v. 6, n. 4, p. 317-336, 1999.

[16] FRANCIS, Leslie; JONES, Susan. *Psychological perspectives on Christian ministry*: a reader. Leominster: Gracewing, 1996.

[17] VIRGINIA, Stephen. *Burnout* and depression among Roman Catholic secular, religious, and monastic clergy. *Pastoral Psychology*, v. 47, n. 1, p. 49-67, 1998.

[18] TEMPLER, Donald. Review of personality and psychopathology research with clergymen, seminarians and religious. *Catalog of Selected Documents in Psychology*, v. 4, p. 1-25, 1974.

particular interesse se desenvolveu no estudo dos distúrbios de personalidade particularmente debilitantes, como, por exemplo, a depressão,[19] a ansiedade,[20] o neuroticismo e a instabilidade de humor.[21]

Outras pesquisas se concentraram nos aspectos do relacionamento com o mundo circunstante, em particular nas problemáticas relativas às disfunções e às psicopatologias relacionais, como os conflitos interpessoais e as relações de dependência no interior das comunidades religiosas.[22]

2.2 O uso dos testes psicológicos

Dentro do âmbito dos instrumentos usados para a pesquisa diagnóstica entre os presbíteros e os religiosos consagrados, especialmente os desenvolvidos para explorar as características da personalidade, encontramos aqueles que deram ênfase aos aspectos patológicos, caracterológicos e estruturais de personalidade. Em particular, recordamos o *Minnesota Multiphasic Personality Inventory*, o *Eysenck Personality Questionnaire*, o *16 Personality Factor Questionnaire*, o *Millon Clinical Multiaxial Inventory*, o *Sympton Check list-90*, somente para apresentar alguns.[23]

---

[19] VIRGINIA, Burnout and depression among Roman Catholic secular, religious, and monastic clergy.

[20] KNOX, Sarah; VIRGINIA, Stephen; LOMBARDO, John. Depression and anxiety in Roman Catholic secular clergy. *Pastoral Psychology*, v. 50, p. 345-358, 2002.

[21] FRANCIS, Leslie; RODGER, Raymond. The influence of personality on clergy role prioritization, role influences, conflict and dissatisfaction with ministry. *Personality and Individual Differences*, v. 16, n. 6, p. 947-957, 1994.

[22] VIRGINIA, Burnout and depression among Roman Catholic secular, religious, and monastic clergy.

[23] Para um resumo dos estudos, consultar: PLANTE, T. G. Psychological consultation with the Roman Catholic Church: integrating who we are with what we do. *Journal of Psychology and Christianity*, 22(4), p. 304-308, 2003.

A saúde mental no contexto da vida religiosa consagrada e presbiteral

O uso dos instrumentos padronizados nos permite recolher informações sobre as problemáticas referentes à personalidade dos religiosos consagrados e dos presbíteros, sendo que esses dados poderão ser usados no desenvolvimento de programas formativos que considerem o específico das características de personalidade de cada um. Por exemplo, podemos nos perguntar se a capacidade de um presbítero de levar em frente os seus compromissos está correlacionada às características de sua personalidade e como isso pode influenciar no seu empenho vocacional. A aplicação dos testes em um contexto de observação dos fenômenos de personalidade parte do pressuposto de que, do conhecimento das unidades fundamentais e abstratas da personalidade, seja possível descrever a singularidade de cada pessoa.

Além disso, o uso de instrumentos padronizados oferece as bases para o tratamento e a prevenção dos problemas encontrados no cotidiano dos presbíteros e dos religiosos consagrados, mas, sobretudo, como conseguir resolvê-los. Em termos mais complexos, refere-se a uma concepção evolutiva das estratégias de adaptação da pessoa, ao conhecimento do sistema de autoconservação do sujeito, oferecendo indicações úteis para um programa formativo personalizado, para ser aplicado durante todo o processo de crescimento humano e espiritual. Isso permite observar o desenvolvimento integral da pessoa, que não se limita aos aspectos psicopatológicos, mas se abre as novas oportunidades que podem surgir ao longo das experiências vividas.

O uso dos instrumentos para proceder um diagnóstico, quando integrado com o interesse formativo que se desenvolve em um sentido vocacional, pode ser utilizável em vários níveis: para detectar os aspectos da qualidade interna do sujeito, os aspectos conflituosos, as defesas, os esquemas relacionais, dentre outros.

Tais diferenciações diagnósticas são úteis do ponto de vista da planificação dos processos formativos, porque permitem desenvolver projetos de vida, a partir da observação de pontos críticos e estruturais, para delinear estratégias de prevenção, principalmente quando a pessoa deve enfrentar determinados problemas.

2.3 O psicodiagnóstico e a vocação

O normal e o patológico, no contexto da vida religiosa consagrada e presbiteral, são marcados pela complexidade, conforme enfatizamos nas páginas precedentes. Uma das ferramentas psicológicas que cada vez mais está sendo requerida é o psicodiagnóstico. Mas como integrar o psicodiagnóstico no percurso formativo? Tal conceitualização é fundamental para evitar erros de abordagem que levem a confundir o percurso formativo ou, até mesmo, a fazer um mal uso dos relatórios clínicos, geralmente entregues às instituições e ao próprio sujeito requerente. O principal objetivo da clareza teórica é evitar que as riquezas surgidas no psicodiagnóstico acabem no arquivo confidencial da Diocese ou da Congregação Religiosa.

Definimos o psicodiagnóstico na perspectiva vocacional como "o diagnóstico psicológico da personalidade dos vocacionados. É um método científico de conhecimento e intervenção sobre o psiquismo dos sujeitos, sobre a estrutura e dinâmica da personalidade, com particular referência às atitudes e motivações necessárias para prosseguir com a vocação religiosa ou presbiteral em um determinado carisma ou Diocese".[24] Nesta

---

[24] DEL CORE, Giuseppina. Psicologia e vocazione. Quale rapporto? Possibilità e limiti dell'intervento. In: CALTEMI, Tonino; LUPARIA, Marco Ermes; PALUZZI, Silvestro (Org.). *Gli dei morti son diventati malattie*: psichiatria, psicologia e teologia in dialogo. Roma: Sodec, 2002, p. 5.

definição, podemos ver que a psicologia se situa em um ponto específico dentro de um caminho mais amplo, que inclui a vocação que se desenvolve no percurso existencial, que sustenta o caminho do crescimento humano e vocacional.

Para desenvolver um percurso psicodiagnóstico que tenha um objetivo formativo, é imprescindível ir além dos sintomas ou do mal-estar psicologicamente debilitante, para focalizar os aspectos propositivos que caracterizam a estrutura da personalidade. Por isso, enfatizaremos com frequência que o psicodiagnóstico terá seu objetivo alcançado quando encontrar ressonância na cotidianidade. Porém, não de maneira desordenada, mas inserido em um projeto vocacional.

A projetualidade vocacional considera os recursos presentes no momento, nos quais as forças vitais podem ser engajadas para caracterizar o desejo de adaptação e mudança que perdura por toda a existência. Essa visão construtiva do ser humano é parte integrante de um projeto personalizado de aprendizagem ao longo da vida, que inclui um percurso de mudanças reais, qualificando não só a classificação das categorias diagnósticas ou o tipo de desajuste psíquico, mas, sobretudo, a busca de sentido que cada um carrega dentro de si mesmo, como uma contínua tensão dinâmica, orientada para o desenvolvimento humano e vocacional.[25]

Do ponto de vista vocacional, o psicodiagnóstico motiva o sujeito e o contexto formativo a orientar e a progredir na direção de um determinado objetivo, apesar dos obstáculos e eventos adversos que possam surgir ao longo do caminho formativo/vocacional. Dessa forma, o vocacionado, o presbítero ou o religioso consagrado pode se conscientizar de que é possível

---

[25] SANAGIOTTO, Aspetti educativi e risposta vocazionale.

mudar em um determinado momento, seja ele motivado por uma problemática psicológica específica, seja pelas mudanças vindas nas diversas fases da existência. Tal compreensão psicodiagnóstica contribui para evitar a redução dos sujeitos a uma categoria diagnóstica padronizada, buscando, ao contrário, novas oportunidades de sentido existencial. Esse é o objetivo do psicodiagnóstico na perspectiva formativa: implementar uma dinâmica transformadora que vá da conscientização das necessidades individuais à construção de novos significados que abranja a globalidade de toda a existência.

Dos resultados vindos de um processo de psicodiagnóstico na perspectiva vocacional, o vocacionado, o presbítero ou o religioso consagrado pode retomar o próprio caminho evolutivo, para poder dar um significado projetual à própria existência. Essa processualidade considera os eventos individuais que causaram o sofrimento para recuperar a capacidade de simbolizar, transformar e criar, em colaboração e em harmonia com os demais; no contexto eclesial referimo-nos à vida comunitária ou à fraternidade presbiteral. Essa perspectiva tem um valor vocacional, porque motiva o sujeito a sair de uma concepção determinista dos problemas psicológicos para avançar para uma nova forma de viver. É uma necessidade primordial que impulsiona cada vocacionado, presbítero ou religioso consagrado para uma qualidade de vida, para a capacidade de integrar-se em uma evolução constante e criativa.

Essa aspiração à mudança envolve uma compreensão diferente dos fatores presentes na personalidade (categorias diagnósticas), pois estimula o vocacionado, o presbítero ou o religioso consagrado, por meio de um planejamento formativo, a sair da compreensão "confortável" da problemática psicológica. O objetivo do psicodiagnóstico na perspectiva vocacional é estimular a natureza transformadora da escolha vocacional. Em outras palavras, é a redescoberta do planejamento vocacional ao interno de toda a existência.

Dessa forma, novos elementos de natureza formativa são introduzidos no psicodiagnóstico, na perspectiva vocacional: antes de tudo, mas também a dimensão evolutiva. A dimensão histórica permite identificar a continuidade pela qual é possível explicar por que alguém possui determinadas características. A dimensão evolutiva, por sua vez, permite compreender as mudanças ocorridas ao longo do tempo e que, portanto, podem continuar presentes na história de alguém.

A combinação dessas duas dimensões, ou seja, a histórica e a evolutiva, permite distinguir o particular na unidade, não só como componente categórico e estrutural da personalidade, mas também como dinamismo prospectivo do desenvolvimento evolutivo que se faz presente na forma como cada um encara a vida. A integração desses novos elementos, como parte constitutiva do processo formativo, ajuda a reavaliar o diagnóstico psicológico – bem como qualquer outra intervenção psicológica –, através de um trabalho qualificado de formação continua. Isso acontece porque permite explicar como funcionam determinados comportamentos, considerados funcionais ou disfuncionais, que o vocacionado, o presbítero ou o religioso consagrado coloca em movimento para se descrever, entendendo por que os usa.

Portanto, não basta perguntar como a pessoa é constituída ou classificar as patologias em incubação; não basta focar no que torna a personalidade estruturada como ela é, com um código distintivo específico que categoriza um certo modo de ser ou uma determinada psicopatologia. Também é importante considerar como a pessoa organiza a si mesma e as suas relações interpessoais, para ver como pode continuar em um processo de crescimento, baseado nas características de personalidade que se destacam. E isso só é possível "observando", avaliando a forma como a vida é encarada. Conhecer a pessoa em suas características atuais não é tudo, mas é o ponto de partida que ajuda a explicar sua história evolutiva.

Por isso que o psicodiagnóstico na perspectiva vocacional deve ajudar o vocacionado, o religioso consagrado ou o presbítero a identificar as convicções mais profundas que estão presentes na estrutura de sua personalidade, e não se limitar a uma relação descritiva da pessoa. Só assim será possível facilitar a integração das diferentes dimensões de si mesmo, classificadas em tipos específicos, com os recursos à disposição do sujeito, que geralmente "escapam" às classificações diagnósticas usuais, harmonizando-os numa perspectiva evolutiva condizente com as necessidades existenciais, por vezes obscurecidas por um estilo de adaptação estereotipado, ligado ao passado.

Assim, o indivíduo, único em sua humanidade e em suas características básicas, pode ser protagonista das mudanças, reapropriando-se de seu projeto vocacional, redescobrindo o fundamento de sua própria existência. Da sua singularidade e capacidade de adaptação, já vivenciada ao longo do ciclo evolutivo e da sua história pessoal, surge aquela oportunidade que está em consonância com o desenvolvimento existencial.

Por isso é importante resgatar o potencial do psicodiagnóstico, inserido em um determinado estilo de vida. Tal dinâmica possibilita integrar os elementos identificados nas categorias diagnósticas, com uma nova capacidade de adaptação, que leva em conta a dimensão vocacional das aspirações pessoais, que muitas vezes se tornam problemáticas em um determinado estilo de envolvimento pastoral, por exemplo. Somente a partir desses aspectos pode-se retomar o caminho do crescimento, enriquecido por novos entendimentos e novos horizontes a serem vividos. Dessa forma, revive-se aquele desenvolvimento evolutivo em que os vários componentes da personalidade se integram na totalidade do ser, inserido na realidade.

Estamos cientes de que não é possível classificar todos os aspectos da personalidade ou habilidades individuais, sem considerar como o indivíduo as utiliza nas diferentes fases de sua existência. Também não é possível separar a descrição de um sintoma ou psicopatologia do desenvolvimento da existência do sujeito, mesmo quando se trata de um problema definido nos critérios diagnósticos que enquadram a gravidade do comportamento. Qualquer diagnóstico estrutural, por mais preciso que seja, não pode abranger toda a variabilidade presente na história existencial do indivíduo, nem se aproximar de novos significados que surjam na narração da vida e das relações significativas que envolvem toda a existência.

Portanto, um psicodiagnóstico, se quisermos que seja realmente útil para a vida e para um percurso formativo (inicial ou permanente), não se pode reduzir a elencar os fatores específicos responsáveis pelo bem-estar ou mal-estar do sujeito. Isso se aplica mesmo quando o indivíduo está bem motivado, como no caso do psicodiagnóstico no início da trajetória vocacional.

3. A dimensão espiritual: do contexto clínico ao contexto formativo

A relação entre religiosidade e saúde mental tem um longo caminho, construído na diversidade de conclusões e pontos de observação. As pesquisas científicas abordaram a temática, seja na perspectiva histórica especulativa, seja na pesquisa clínica de caráter empírico. No limite dessa relação temos o fenômeno religioso, por nós abordado como a manifestação de uma experiência feita com o transcendente. Através do fenômeno religioso observamos como as pessoas se relacionam com o transcendente (a experiência mística, a fé vivida na simplicidade etc.), mas também como lidam com a vida em sentido amplo. Além do aspecto vivencial, o fenômeno religioso pode atrair pelo seu aspecto excepcional e, em alguns casos, a experiência religiosa pode ser a manifestação de uma psicopatologia, seja ela com um diagnóstico claro ou em evolução preeminente.

Além do aspecto científico identificado nas pesquisas, temos o aspecto da prática clínica. O profissional da saúde mental precisa decidir se um determinado comportamento faz parte da vivência de um fenômeno religioso, ou seja, uma experiência espiritual, ou se é um sintoma psicológico usado para enfrentar os problemas da vida, isto é, a manifestação de uma psicopatologia. O diagnóstico da experiência religiosa problemática não é tarefa fácil, e, muitas vezes, acontecem erros marcados pelo preconceito construído socialmente em torno da relação entre a religião e a ciência, ou, até mesmo, pelo despreparo do profissional, nem sempre conhecedor do contexto formativo da vida religiosa consagrada e presbiteral.

Desde o surgimento do código Z65.8 no contexto do psicodiagnóstico,[26] observamos um aumento significativo no interesse em pesquisas sobre a relação entre a religião e a espiritualidade no contexto clínico, bem como na capacitação

---

[26] WORLD HEALTH ORGANIZATION. *ICD-10*: Classifications of Mental and Behavioural Disorder – Clinical Descriptions and Diagnostic Guidelines. Geneva: World Health Organization, 1992.

dos profissionais da saúde mental para o diagnóstico dos chamados "pacientes religiosos".[27] Embora exista uma mudança positiva na psiquiatria e na psicologia em relação à religião e à espiritualidade, o que pode ser visto no código Z65.8 da classificação do DSM-5-TR,[28] tais conceitos podem promover a medicalização e a psiquiatrização dos problemas ou experiências anteriormente consideradas existenciais,[29] religiosas ou espirituais.[30]

Para além das questões psicopatológicas da experiência religiosa problemática, importantes quando nos referimos ao psicodiagnóstico na perspectiva vocacional, poderíamos perguntar-nos: como ativar o recurso da espiritualidade para o crescimento humano e vocacional? Tal pergunta nos coloca o desafio de indicar uma provável abordagem teórica que permita fazer um psicodiagnóstico no qual a religião e as experiências espirituais – características da vocação à vida religiosa consagrada e presbiteral – sejam consideradas como potenciais recursos. Muito mais que "fechar-se" a uma abordagem psicológica, parece-nos fundamental que, no contexto do psicodiagnóstico na perspectiva vocacional, seja considerada a experiência religiosa como uma dimensão a ser analisada, principalmente para entender até que ponto uma

---

[27] CAMBUY, Karine; AMATUZZI, Mauro Martins; ANTUNES, Thais Assis. Psicologia clínica e experiência religiosa. *Revista de Estudos da Religião*, n. 3, p. 77-93, 2006.

[28] AMERICAN PSYCHIATRIC ASSOCIATION. *Manual Diagnóstico e Estatístico de Transtornos Mentais – DSM-5-TR.* 5. ed. Porto Alegre: Artmed, 2023, p. 836.

[29] GIOVINI, Matteo et al. Scopi esistenziali e psicopatologia. *Cognitivismo clinico*, v. 8, n. 2, p. 116-135, 2011.

[30] PETEET, John; LU, Francis; NARROW, William. *Religious and spiritual issues in psychiatric diagnosis*: a research agenda for DSM-V. Arlington: American Psychiatric, 2011.

determinada resposta vocacional não é a manifestação de uma provável psicopatologia.

O fato é que o modo de viver a religiosidade incide particularmente na vida dos religiosos consagrados e dos presbíteros, justamente porque diz respeito às motivações que sustentam a escolha vocacional, o envolvimento pastoral e a missão evangelizadora. Além disso, um modo distorcido de viver a religiosidade pode se tornar particularmente disfuncional, enfatizando os conflitos psíquicos que já estavam presentes na estrutura da personalidade. Citamos, por exemplo, o religioso consagrado ou o presbítero que percebe Deus como uma figura punitiva, como alguém que pode castigar. Os níveis de ansiedade e de mal-estar podem aumentar à medida que aumenta a desorientação e a insegurança oriundas de um contexto pastoral, por exemplo, fazendo vacilar a já frágil estrutura de personalidade.

A situação pode se tornar ainda mais problemática se encontramos traços de personalidade particularmente vulneráveis a um certo modo de viver a religiosidade. Um vocacionado que busca a vida religiosa consagrada ou presbiteral e apresente um traço de personalidade obsessivo, por exemplo, pode endereçar ao comportamento religioso as suas dificuldades psíquicas, colocando em movimento toda uma dinâmica de rigidez estereotipada, arriscando-se a acentuar as suas problemáticas psíquicas interiores.

Definitivamente, se, de uma parte, a fé dos religiosos consagrados e dos presbíteros é o núcleo motivador da vida e da vocação, que o projeta ao sentido mais autêntico da existência, de outra parte existem aspectos da religiosidade que podem ser vividos ou percebidos de maneira negativa, particularmente naqueles consagrados que já têm uma

A saúde mental no contexto da vida religiosa consagrada e presbiteral

estrutura de personalidade que tende a intensificar certas atitudes desadaptativas.[31]

3.1 Pressupostos teóricos para um diagnóstico diferencial

Em se tratando dos manuais de psicopatologia, é possível observar uma evolução conceitual que, de certo modo, vem acompanhada por diversos avanços e preocupações em nível teórico. Um ponto importante de ser observado é que a experiência religiosa problemática passa a ter uma abordagem em termos psiquiátricos; porém, faz-se necessário que se estabeleçam parâmetros com os quais se possa elaborar um diagnóstico diferencial e integrativo para evitar, principalmente, a patologização das experiências humanas.

Em termos da evolução histórica do conceito, o CID-10[32] inseria os estados de transe no contexto das psicopatologias (F44.3), anteriormente conhecidas como histeria. O DSM-IV[33] e o DSM-5,[34] por sua vez, permitiam ao profissional proceder com um diagnóstico em que os estados de transe fossem tratados como manifestações de problemas religiosos ou espirituais, com a possibilidade de um diagnóstico diferenciado. Entre os códigos V do DSM-IV que são análogos aos códigos Z do CID-10 ("fatores que influenciam o status da saúde e o contato com os serviços de saúde"), existe um código diretamente relacionado à religião e à espiritualidade chamado "problema

---

[31] KOENIG, Harold, Research on religion, spirituality, and mental health: a review. *Canadian Journal of Psychiatry*, v. 54, n. 5, p. 283-291, 2009.

[32] WORLD HEALTH ORGANIZATION, *ICD-10*.

[33] AMERICAN PSYCHIATRIC ASSOCIATION. *Diagnostic and Statistical Manual of Mental Disorders*: DSM-IV. Washington: American Psychiatric Association, 1995.

[34] AMERICAN PSYCHIATRIC ASSOCIATION. *Manual Diagnóstico e Estatístico de Transtornos Mentais*: DSM-5. Porto Alegre: Artmed, 2014.

religioso ou espiritual" (V62.89), que faz parte do conceito mais amplo chamado "outras condições que podem ser o foco da atenção clínica". No CID-10, como parte dos códigos Z, esse diagnóstico só pode ser levado em consideração dentro do próprio código Z predefinido 71.8 ("outros serviços de consultoria específicos") ou do código Z65.8 ("outros problemas especificados relacionados a circunstâncias psicossociais").

No atual DSM revisado (DSM-5-TR)[35] e no CID-11,[36] houve uma unificação dos códigos, sendo que o código Z65.8 representa as questões relacionadas ao "problema religioso ou espiritual". Entre as características diagnósticas, o código Z65.8 refere-se a situações críticas e repentinas, que representam breves respostas aos problemas religiosos ou espirituais específicos, tais como: traumas, problemas familiares e relacionais, decepção com a Igreja, a mudança de crenças ou de religião, as diversas perdas, doenças físicas, esgotamento religioso, conflito de consciência, crise de identidade.[37] Os autores do código intitulado "problema religioso ou espiritual" enfatizam a importância de incluir nesse código experiências anormais, como: experiências de pico, experiências de quase morte, estado de possessão demoníaca, experiência de precedentes encarnações, experiência de ser sequestrado por uma força estrangeira, contatos com espíritos ou uma experiência psíquica, crises xamânicas, experiências intensas relacionadas à meditação ou a outras práticas espirituais.[38]

---

[35]   Ibid.

[36]   WORLD HEALTH ORGANIZATION. *ICD-11*: International Statistical Classification of diseases and related health problems. Switzerland: WHO, 2022.

[37]   SPERRY, Len. *Spirituality in clinical practice incorporating the spiritual dimension in psychotherapy and counseling*. Philadelphia: Brunner-Routledge, 2001.

[38]   Ibid.

Eles dividiram essas experiências em dois grupos principais: no primeiro, foram incluídas as experiências de crises associadas a uma mudança de consciência; no segundo, foram incluídas as experiências que levaram à abertura de uma pessoa a dimensões psicologicamente mais sutis. A característica distintiva entre um grupo e outro é o fator impacto positivo, apesar do "sofrimento psíquico" que essas experiências possam ter causado, isto é, se considera como critério prático o desenvolvimento pessoal e espiritual dos pacientes.[39]

A seção do DSM-5-TR, dedicada à problemática da experiência religiosa/espiritual, manteve os pressupostos teóricos presentes na versão anterior. Nessa edição, o código Z65.8 traz uma lista dos "problemas relacionados a outras circunstâncias psicossociais, pessoais e ambientais". No entanto, de maneira semelhante ao DSM-5, o conteúdo do código Z65.8 não foi alterado, sendo descrito nos mesmos termos, ou seja, essa categoria pode ser usada quando houver um problema religioso ou espiritual no contexto clínico que leva a experiências angustiantes e/ou desadaptativas.[40]

Portanto, o DSM-5-TR assume que a religião faz parte da cultura, e a inclusão da religião e/ou espiritualidade na psicoterapia indica que esta pertence às preferências pessoais do paciente.[41] Além disso, o psiquiatra ou o psicólogo são eticamente incentivados a ajudar o paciente de

---

[39] LUKOFF, David et al. Religious and spiritual considerations in psychiatric diagnosis: considerations for the DSM-V. *Religion and psychiatry*: beyond boundaries. New York: John Wiley & Sons, 2010, p. 423-444.

[40] AMERICAN PSYCHIATRIC ASSOCIATION, *Manual Diagnóstico e Estatístico de Transtornos Mentais*, 2014.

[41] Ibid., p. 869-871.

uma maneira que leve em consideração o contexto cultural e religioso.[42]

Esses contextos podem ser usados não apenas para identificar problemas religiosos e espirituais correspondentes aos conceitos culturais de sofrimento, mas também ser implementados na avaliação da religião ou da espiritualidade de um indivíduo, considerada uma ferramenta para lidar com estressores psicossociais. De acordo com a hipótese do modelo médico orientado sintomatologicamente, adotado no DSM-5-TR, deve-se fazer o diagnóstico da religião ou espiritualidade do paciente quando esta causa problemas no seu funcionamento cotidiano.[43] A espiritualidade ou religiosidade é levada em consideração no contexto clínico principalmente quando é problemática.

3.2 O perfil diagnóstico: a emergência espiritual

Quando nos referimos à emergência espiritual, um primeiro ponto que deve ser considerado é a definição de experiência anômala. Na literatura especializada, existem diferentes definições, porém, convergem para uma característica comum: há uma diferença entre os tipos de experiências, como também das explicações comumente aceitas sobre a realidade.[44] Entretanto, a experiência anômala se diferencia da psicopatologia.

---

[42]   TURNER, Robert et al. Religious or spiritual problem: a culturally sensitive diagnostic category in the DSM-IV. *Journal of nervous and mental disease*, v. 183, p. 435-444, 1995.

[43]   REID, William; WISE, Michael. *DSM-IV*: training guide. New York: Brunner-Mazel, 1995.

[44]   CARDEÑA, Etzel; LYNN, Steven; KRIPPNER STANLEY. *Varieties of anomalous experience examining the scientific evidence*. Washington: American Psychological Association, 2014.

Para compreender a complexidade entre a experiência anômala e a psicopatologia, citamos quatro possíveis relações:[45]

1. *A sobreposição entre experiência anômala e psicopatologia*, ou seja, a experiência anômala em si é considerada a própria enfermidade;
2. *A experiência anômala contribui para o desenvolvimento de uma psicopatologia*: pela própria reação do *indivíduo* (ex.: ansiedade ou o desenvolvimento de delírios para lidar com experiências perceptuais incomuns) ou do *meio*, que pode rejeitar a experiência e o indivíduo, considerando-os como bizarros, demoníacos ou loucos;
3. *Quando a psicopatologia contribui para a experiência anômala*: essa contribuição pode ser de modo direto (uso de substâncias e/ou transtornos de humor gerando alucinações) ou indireto (psicopatologia gerando estresse que pode desencadear a experiência anômala);
4. *Particularidades do indivíduo que predispõem tanto para a experiência anômala quanto para a psicopatologia*: eventos vitais traumáticos, traços de personalidade (abertura para experiências), alterações neurológicas etc.

Em se tratando do perfil diagnóstico, os psiquiatras e psicólogos que desenvolveram o código Z65.8 consideram essas experiências anômalas como manifestações de "emergências espirituais". Uma experiência religiosa se torna uma

---

[45] ALMEIDA, Alexander Moreira de; LOTUFO NETO, Francisco. Diretrizes metodológicas para investigar estados alterados de consciência e experiências anômalas. *Archives of Clinical Psychiatry*, v. 30, n. 1, p. 21-28, 2003.

"emergência espiritual" quando o processo de crescimento humano se torna caótico. Os indivíduos que vivem esses episódios podem sentir que seu senso de identidade está entrando em colapso, que seus antigos valores não são mais verdadeiros e que sua realidade pessoal está mudando radicalmente. Em muitos casos, novos domínios da experiência mística e espiritual entram em suas vidas de maneira repentina e dramática, causando medo e confusão. Eles podem experimentar ansiedade, ter dificuldade de lidar com a própria vida, com o trabalho e os relacionamentos diários, podendo, inclusive, manifestar temor pela própria sanidade mental.[46]

Em outras palavras, a *emergência espiritual* não é culturalmente incompreensível para ser denominada como transtorno mental. Ela geralmente aparece como resultado de um envolvimento com práticas espirituais que pode levar a uma "sobrecarga psicológica", que não é, contudo, um sinal de psicopatologia.[47] Deve-se estar particularmente atento a dois tipos de manifestação das experiências religiosas/espirituais: 1) visões místicas das vozes da psicose; e 2) "a noite escura da alma" do quadro depressivo clínico.[48]

Os critérios que ajudam a diferenciar uma *emergência espiritual* de uma psicopatologia não são fáceis de serem identificados, porque, entre as diferentes experiências que geralmente caracterizam a prática espiritual (ouvir a voz de Deus, ver vultos etc.), encontramos sintomas similares no transtorno mental (pensamento ilógico, comportamento desorganizado etc.).

---

[46] DUBIN-VAUGHN, Sarah. Review of spiritual emergency: when personal transformation becomes a crisis. *The Humanistic Psychologist*, v. 19, n. 1, p. 114-115, 1991.

[47] LUKOFF et al., Religious and Spiritual Considerations in Psychiatric Diagnosis.

[48] SPERRY, *Spirituality in clinical practice incorporating the spiritual dimension in psychotherapy and counseling.*

A saúde mental no contexto da vida religiosa consagrada e presbiteral

A diferença se estabelece quando na emergência espiritual – o que ajuda a planificar um diagnóstico diferencial – se percebem as seguintes características:[49]

1. Ter conhecimento e discursos tematicamente relacionados a tradições espirituais ou mitológicas;
2. Ter abertura à exploração da experiência espiritual vivida;
3. Não apresentar nenhuma desorganização conceitual.

A presença de um fator agravante, isto é, a existência de um diagnóstico psicopatológico prévio, está na base da experiência espiritual psicopatológica.

Em síntese, até o surgimento do DSM-IV, em suas versões anteriores e no CID, ou seja, até o ano de 1994, as experiências religiosas e espirituais, quando relatadas no contexto do psicodiagnóstico, eram consideradas causadoras da psicopatologia ou de sua expressão de sintomas na vida dos pacientes. O papel positivo da religião no funcionamento mental humano foi minimizado ou negado.[50] Um novo olhar sobre esses temas veio com a quarta edição do DSM, na qual mais espaço é dedicado aos aspectos culturais dos transtornos mentais por meio do desenvolvimento do "glossário de sintomas relacionados à cultura" e do "esquema de formulação cultural". Também foi levado em consideração que religião e espiritualidade não são sinônimas – mesmo que uma possa incluir a outra –, e isso pode afetar o funcionamento humano de maneira diferenciada.

---

[49] LUKOFF, David; LU, Francis; TURNER, Robert. From spiritual emergency to spiritual problem: the transpersonal roots of the new DSM-IV category. *Journal of Humanistic Psychology*, v. 38, n. 2, p. 21-50, 1998.

[50] LARSON, David B. et al. Religious content in the DSMIII-R glossary of technical terms. *American Journal of Psychiatry*, v. 150, p. 1884-1885, 1993.

3.3 Psicopatologia existencial: a questão da falta de sentido

Em uma recente pesquisa, propomo-nos a analisar a relação entre a inteligência emocional e os domínios de personalidade psicopatológicos entre os presbíteros e os religiosos consagrados brasileiros.[51] Entre as conclusões que nos interessam no contexto deste capítulo, evidenciamos que existem alguns fatores socioculturais que são significativos no desenvolvimento de determinadas psicopatologias, especialmente as ligadas à vivência vocacional. Em se tratando da inteligência emocional, por exemplo, os dados nos indicaram que os presbíteros e os religiosos consagrados que têm entre 41 e 50 anos de idade apresentam certa dificuldade em manejar as próprias emoções.[52]

Em outra pesquisa, dessa vez no contexto da práxis pastoral, indicamos o perfil dos religiosos consagrados e dos presbíteros mais suscetíveis a envolverem-se em uma dinâmica pastoral que pode conduzir à síndrome de *burnout*: entre 31 e 40 anos de idade, com até 20 anos de ordenação presbiteral ou votos perpétuos (quanto menor esse tempo, maior a probabilidade) e que trabalham mais de 50/60 horas semanais.[53]

Muitos dos aspectos patológicos que evidenciaremos nas páginas deste livro, especificamente no que diz respeito aos presbíteros e aos religiosos consagrados, têm um fio condutor

---

[51] SANAGIOTTO, Vagner; PACCIOLLA, Aureliano. A relação entre inteligência emocional e os domínios de personalidade psicopatológicos entre os padres e religiosos brasileiros. *REVER*, v. 22, n. 2, p. 157-171, 2022.

[52] Ibid., p. 165.

[53] SANAGIOTTO, Vagner; PACCIOLLA, Aureliano. Exaustos, porém, realizados! Análise descritiva da síndrome de *burnout* entre os padres e religiosos brasileiros. *Revista Eclesiástica Brasileira*, v. 82, n. 321, p. 193-207, 2022.

comum que faz referência a certo mal-estar que vai além dos sintomas psicopatológicos, mas que diz respeito às motivações que estão na base de toda escolha vocacional. Esse mal-estar, tantas vezes, não encontra um nome específico nos manuais psicodiagnósticos, manifestando-se, porém, no modo como se vive a experiência com o sagrado.

Neste ponto do nosso livro, já é bastante claro que, entre os presbíteros e os religiosos consagrados, encontramos determinadas problemáticas que podem tornar-se condições psicológicas desadaptativas, quando não verdadeiras psicopatologias. Nestes últimos anos, por causa de uma grande quantidade de casos problemáticos que vieram à tona, emerge a intenção de afrontar essas situações com audácia por parte da Igreja, promovendo formação aos seus membros para discernir as vocações à luz das questões psicológicas.

Neste capítulo, além da classificação dos manuais de psicopatologias, gostaríamos de voltar a nossa atenção para um âmbito que, à primeira vista, parece não ter a devida consideração diante do amplo campo das problemáticas que podem surgir na vida dos religiosos consagrados e dos presbíteros: as questões relacionadas à vivência da fé. Mas é possível que a motivação religiosa – muito importante na escolha vocacional – se torne causa de mal-estar e de desajuste psicológico? Às vezes a resposta a uma pergunta como esta pode ser mais complexa que a classificação psicopatológica, sobretudo quando a experiência religiosa perde o impulso e se reduz a práticas desmotivadoras. Pior ainda, quando esse tipo de mal-estar vem disfarçado de uma fé habitual e estéril.

A perda do sentido vocacional da existência é particularmente negativa não somente para a psiquê, mas sobretudo para o sentido que se dá à própria vida, que se reflete, além dos comportamentos, nas motivações mais profundas do religioso consagrado ou do presbítero. Já nos anos 1960, Crumbaugh se referia à chamada "neurose noogênica" como um mal-estar não identificável, como um determinado distúrbio psicofísico.[54] Nos últimos anos, os estudos empíricos da logoterapia, por exemplo, indicam que a falta de sentido na vida tem algo em comum com muitas das psicopatologias clássicas que, por si mesmas, não são identificáveis com uma específica categoria diagnóstica, mas se referem aos aspectos motivacionais problemáticos.[55]

Na vida dos religiosos consagrados e dos presbíteros, tal problemática é constantemente referida como a incapacidade de reconhecer as motivações de base que sustentam o chamado de Deus a uma vocação específica. São motivações que dizem respeito à experiência de fé, ao empenho carismático, ao trabalho pastoral, enfim, aos aspectos que envolvem a pessoa em um projeto vocacional. Sem essa perspectiva motivacional, os religiosos consagrados e os presbíteros correm o risco de perder o significado que unifica a escolha vocacional, que é confirmada a cada dia.

De fato, para quem não consegue redescobrir o significado transcendente das experiências que vive, a perda de sentido adquire um contorno especial, justamente porque se torna perda de sentido vocacional, sobretudo quando não se consegue mais integrar os eventos da vida com uma visão projetual e totalizante da própria existência.

---

[54] CRUMBAUGH, James; MAHOLICK, Leonard. An experimental study in existentialism: the psychometric approach to Frankl's concept of noogenic neurosis. *Journal of Clinical Psychology*, v. 20, n. 2, p. 200-207, 1964.

[55] SANAGIOTTO, Vagner. Logoterapia in tempo di crisi pandemica. In: PACCIOLLA, Aureliano; CREA, Giuseppe (Org.). *Esistenzialismo e scienze umane*. Milano: FrancoAngeli, 2021, p. 179-193.

4. Síntese conclusiva

Quando um religioso consagrado ou um presbítero se encontra em condições particularmente difíceis, torna-se importante a presença de um ambiente relacional que ajude todos a redescobrirem o rosto de Cristo que sofre e se manifesta na vida em comum, mesmo quando a presença de um confrade ou de um presbítero em dificuldade torna tudo isso difícil e pouco gratificante. O trabalho de evangelização é colocado à prova justamente no momento mais árduo, porque, "quando a fidelidade se torna mais difícil, é preciso oferecer à pessoa o apoio de uma maior confiança e de um amor mais intenso, no âmbito pessoal e comunitário".[56]

Tal ajuda permite redescobrir a serenidade do caminho comum, alegre, não porque não exista problema, mas porque na dificuldade o religioso consagrado ou o presbítero pode redescobrir a motivação mais profunda que o une aos outros membros da congregação, afrontando as situações com um coração diferente, com a consciência de que somente o cuidado de uns para com os outros pode suportá-los nas suas fragilidades humanas. Desse modo, a presença do confrade ou do presbítero que sofre com dificuldades psicológicas será uma ocasião concreta para cada irmão de consagração ou presbitério que vive ao nosso lado aprender a amar segundo a lógica do Evangelho e para redescobrirmos, juntos, "o sentido da aliança que Deus tomou a iniciativa de estabelecer e não a entende desdizer".[57]

---

[56] CONGREGAÇÃO PARA OS INSTITUTOS DE VIDA CONSAGRADA E AS SOCIEDADES DE VIDA APOSTÓLICA. *A Vida Fraterna em Comunidade: congregavit nos in unum Christi amor*, n. 70.

[57] Ibid.

Com este capítulo introdutório lançamos as bases para a reflexão que virá nas páginas seguintes. Talvez as chaves propostas para a leitura da realidade vivida por muitos religiosos consagrados e presbíteros nos levem a considerar uma utopia viver de tal modo. Porém, tudo isso deve ser feito seguindo um projeto formativo permanente, que considere toda a existência daquele que sofre a causa de um mal-estar psicológico. Como estamos abordando a temática em um contexto específico da vida religiosa consagrada e presbiteral, tal projeto precisa considerar o contexto relacional como ferramenta terapêutica na sustentação do equilíbrio psicológico.

II QUANDO A DEDICAÇÃO PASTORAL SE TORNA UM PROBLEMA: O BURNOUT

O que acontece, psicologicamente, com os profissionais que trabalham intensamente com os problemas psicológicos, sociais ou físicos dos outros? Presbíteros, religiosos e religiosas consagradas, voluntários, todos aqueles que se dedicam aos diversos contextos pastorais, com amor e paixão, dando o melhor de si mesmos, correm o risco de exaurir as próprias energias psíquicas e o entusiasmo vocacional.

O risco de consumir-se pelos outros não é exclusivo daqueles que estão envolvidos com a pastoral, mas caracteriza todos aqueles profissionais de quem o trabalho exige um envolvimento com as necessidades imediatas dos outros, sejam elas físicas ou psicológicas. Uma das características desse tipo de trabalho é assumir a função como uma missão existencial, em que há um envolvimento emocional entre o profissional e quem ele precisa ajudar. Também esses que tanto ajudam podem se cansar de ajudar. Quando o cansaço se torna excessivo, o estresse que surge diz respeito não somente ao desgaste físico por causa do excesso de trabalho, mas também é algo que atinge o estilo de vida pessoal, as relações interpessoais e, como consequência, as motivações que os impulsionam a dedicar-se aos outros.

Também aqueles que se dedicam ao trabalho pastoral correm o risco de que a dedicação aos outros vá além do cansaço do trabalho cotidiano. Em um mundo sempre mais complexo e secularizado, existem muitas razões para dizer que o anúncio do evangelho é, tantas vezes, uma tarefa árdua e cansativa. O trabalho pastoral desenvolvido pelos presbíteros e consagrados, geralmente, é marcado por falta de tempo para preparar-se, pelo acúmulo de funções, por desafios impostos pelos novos estilos pastorais etc. Enfim, também entre os presbíteros e os consagrados existem muitos motivos para o estresse.

O cansaço dos presbíteros e dos consagrados parece ter um perfil todo particular: o estresse vindo da práxis pastoral pode se radicalizar, sobretudo quando não se tem a consciência de que estão imersos no ativismo emotivamente disfuncional. É uma espécie de "neurose pastoral", que consome a energia, tornando-se danosa para o presbítero ou o religioso consagrado, para a comunidade eclesial, para a Diocese ou a Congregação Religiosa.

Desde o início do século passado, o estresse se tornou um desafio para diversos pesquisadores da saúde mental relacionada ao trabalho. Uma das metáforas usadas para descrever um estado ou um processo de exaustão mental, principalmente desde o início dos anos 1970, é o conceito de *burnout*. Além de ser uma metáfora, o *burnout* tornou-se uma fonte de preocupação no campo da saúde mental, trazendo uma multiplicação de pesquisas sobre a temática.

Pretendemos, com este capítulo, apresentar os parâmetros teóricos fundamentais que sustentam a pesquisa empírica sobre *burnout*. Dividimos nossa argumentação em duas partes: a) a contextualização teórica, na qual nos concentraremos em evidenciar as bases epistemológicas que sustentam o nascimento do *burnout*; b) o desenvolvimento da pesquisa empírica entre os presbíteros e os religiosos consagrados, em sentido mais amplo, porém, tendo em vista as pesquisas realizadas entre o clero e os religiosos consagrados brasileiros.

A saúde mental no contexto da vida religiosa consagrada e presbiteral

1. Compreendendo o burnout

Quando falamos da síndrome de *burnout*, estamos nos referindo ao êxito de um processo de esgotamento psicológico que influencia trabalhadores que, de algum modo, têm contato constante com pessoas. Geralmente o *burnout* é constatado nas profissões em que os profissionais têm um forte envolvimento emotivo, como acontece com os médicos, os psicólogos, os professores e outras profissões em que se ocupar dos outros significa carregar um pouco da existência da outra pessoa, assim como acontece com tantos presbíteros e religiosos consagrados empenhados continuamente no serviço e na dedicação aos outros. Geralmente, nesse tipo de profissão, os profissionais se encontram em situações nas quais não é fácil dar soluções aos problemas e às dificuldades que os outros apresentam, aumentando o esforço no empenho em ajudar.

Mas podemos nos perguntar: o que é a síndrome de *burnout*? O *burnout* é a síndrome de quem se esgota, com comportamentos que se transformam facilmente em insatisfação pessoal, com fácil e contínua irritação, direcionada àqueles com os quais se desenvolve um trabalho de ajuda. É a síndrome de quem se esgota, sem uma sintomatologia precisa, mas de maneira muito sutil, quase imperceptível e, sobretudo, permanecendo ao longo do tempo. Enfim, podemos dizer que o *burnout* se apresenta como uma dinâmica essencialmente ligada ao desenvolvimento de determinado trabalho.

O ciclo do *burnout* inicia-se com a lenta sensação de exaustão e de cansaço emocional. A primeira característica do *burnout* é esse forte sentimento de *exaurimento emotivo*, pelo qual a pessoa acaba se sentindo emotivamente sobrecarregada das exigências que os outros apresentam. "Eu não consigo mais!", dizia um jovem presbítero que buscava suporte psicológico para levar em frente as iniciativas pastorais entre os jovens da sua paróquia. Desiludia-se cada vez que não era ouvido em seu entusiasmo: os jovens não participavam, geralmente se lamentavam quando tinham que fazer algo, eram sutilmente hostis em se envolver na proposta pastoral do jovem presbítero. "Quanto mais eu me envolvo, menos eles entendem. Acho que devo me esforçar para ser um pouco mais paciente."

Um pouco mais paciente, um pouco mais criativo, um pouco mais disponível... Enfim, a solução parece ser aquela de fazer um pouco mais de esforço, um pouco mais que, porém, desgasta, principalmente aqueles que são zelosos pelo trabalho pastoral. O comportamento que se desenvolve é aquele de demonstrar a si mesmo como sendo capaz de fazer bem todas as coisas e de fazê-las sempre mais.

A necessidade de responder a situações como essas conduz ao exaurimento, que faz o indivíduo se sentir esgotado do ponto de vista emocional, sem força para recomeçar, percebendo-se inadequado. Nesse ponto a pessoa tenderá a fugir do envolvimento, adotando estratégias defensivas para proteger-se da sobrecarga emotiva que está vivenciando, limitando-se ao contato mínimo necessário com os outros. Assim, começa a prevalecer uma atitude de indiferença, acompanhada do desinteresse emotivo por aquilo que faz. Essa atitude de *despersonalização* se traduz em comportamentos de intolerância: a pessoa começa a tratar os outros de modo impessoal e distante, para não se deixar dominar pelas emoções que experimenta.

Esses sentimentos negativos minam aquilo que existe de mais profundo e importante na vida da pessoa, a tal ponto que começa a considerar negativamente a si mesma e o seu trabalho. "Onde eu estava com a cabeça quando aceitei esse trabalho?", dizia uma irmã religiosa que tinha apenas começado a trabalhar em uma periferia de uma grande cidade. Mas logo depois repetia com tom consolador: "Porém, se eu não aceitasse, nós teríamos que fechar essa missão tão importante para o carisma da Congregação". Talvez ela não se recorde das outras ocasiões em que tinha se dedicado tanto ao trabalho, mas logo depois se cansava tanto que as superioras tinham de transferi--la para outra comunidade. E assim sucessivamente.

O círculo do *burnout* se completa quando, além de estar exaurido e nervoso, se acrescenta a *insatisfação* com aquilo que se está fazendo. É o momento em que não se consegue mais desenvolver o trabalho que até então era feito com grande dedicação: o presbítero ou o religioso consagrado não sente mais nenhum entusiasmo e não encontra nenhuma satisfação por aquilo que inicialmente foi a atividade escolhida como vocação. Neste último tópico, emerge uma característica específica entre os religiosos consagrados e presbíteros: eles nem sempre reconhecem que não estão satisfeitos com o trabalho desenvolvido, porque, no fundo, estão se referindo à própria experiência vocacional.

1.1 O lento processo de desenvolvimento do burnout

Tudo o que foi descrito nas páginas anteriores pode ser sintetizado nas quatro fases que nós apresentaremos nas páginas seguintes, que correspondem aos diversos momentos típicos do desenvolvimento do *burnout*. Em termos práticos, pode ser que a realidade apresente um desenvolvimento um pouco diferente. Os passos que apresentamos aqui são de uma lógica progressiva, sobretudo para aqueles que se envolvem em fazer o bem aos outros e o fazem com um espírito vocacional, como no caso dos presbíteros e dos religiosos consagrados. Entender o desenvolvimento da síndrome de *burnout* pode ser um fator de prevenção e de formação, na medida em que o indivíduo é consciente de como vive a sua dedicação aos outros.

Em todo caso, parece claro que, além da classificação do distúrbio emotivo derivado da sobrecarga no trabalho pastoral, existe uma história pessoal que devemos considerar, na qual os comportamentos disfuncionais se desenvolvem em um complexo sistema de adaptação do indivíduo ao seu contexto. Tais dinâmicas podem somar-se às dificuldades psicológicas, tornando-se uma psicopatologia com graves incidências relacionais. Porém, podem se transformar em uma nova oportunidade formativa, a partir das condições de fragilidade e de mal-estar psicológico que a pessoa vive. Segundo as indicações de Jerry Edelwich,[1] as fases do ciclo do *burnout* são assim sintetizadas:

a) *Entusiasmo idealizado*: é caracterizado por um forte investimento motivacional, assumido como ideal norteador do processo de escolha de uma determinada vocação, geralmente voltada ao serviço aos outros. O que marca a escolha vocacional é a motivação de doar-se plenamente ao serviço do outro. Tais motivações são geralmente acompanhadas da expectativa de ter sucesso naquilo que se está fazendo ou, ainda mais, de melhorar as condições das pessoas às quais dedica o seu trabalho;

b) *Estagnação*: nessa fase o trabalho não satisfaz todas as necessidades de dedicação aos outros, por isso se passa de uma grande dedicação inicial a uma gradual diminuição do interesse e do empenho. Isso aos poucos conduz a um certo fechamento, a uma certa passividade no confronto com o ambiente e

---

[1] EDELWICH, Jerry; BRODSKY, Archie. *Burn-out:* stages of disillusionment in the helping professions. New York: Human Sciences Press, 1980.

com as pessoas com as quais se tem contato coti-dianamente. Essa fase é facilmente reconhecida no modo como o religioso consagrado ou o presbítero vive as relações: é um momento no qual as relações são percebidas como estressantes, o clima de comunidade se torna tenso, os conflitos interpessoais na paróquia se acentuam, mas ninguém fala sobre isso, pois todos preferem ignorar tais realidades, tendo em vista certo bem-estar de todos;

c) *Frustração*: nessa fase, o pensamento dominante é aquele de não ser mais capaz de ajudar ninguém, acompanhado de uma sensação de inutilidade e de não corresponder às reais exigências das pessoas com as quais desenvolve o seu trabalho. Nesse ponto o indivíduo se questiona não somente sobre o significado dos eventos estressantes, mas também sobre o sentido do seu trabalho. Podem ser acrescentados, então, alguns fatores à frustração: a sensação de não ser apreciado pelos superiores, pouca colaboração dos confrades, pouco interesse da instituição. Reina a convicção de uma inadequada preparação para o tipo de atividade que se está desenvolvendo;

d) *Desempenho emocional*: nessa fase se verifica uma gradual passagem da empatia à apatia; temos uma verdadeira insensibilidade operativa. É um momento no qual a pessoa, ao invés de reagir e enfrentar diretamente as condições estressantes e os conflitos presentes, se defende, entrincheirando-se em um desinteresse motivacional e emocional.

A base dessa dinâmica de progressivo exaurimento tem um modo distorcido de entender a relação consigo mesmo e com o mundo externo, como também um modo inadequado de enfrentar os aspectos afetivos e relacionais necessários para o crescimento evolutivo. O excesso de perguntas externas (da parte das pessoas, da instituição etc.) e a exagerada expectativa interna proposta pela pessoa (a necessidade de reconhecimento, mecanismos de projeção afetiva etc.) podem colocar em movimento um circuito do qual o sujeito se defende, alterando o modo de se comportar com os outros.

No caso da vida religiosa consagrada e presbiteral, temos uma soma de fatores que, quando não são bem administrados, colocam em movimento o processo de *burnout*: o serviço aos outros como sentido de missão vocacional, a persistente busca de ajuda da parte dos fiéis, a incapacidade de o consagrado/ presbítero regular essa ajuda aos outros, a falta de tempo para descansar, o acúmulo de atividades etc. Tudo isso contribui para um envolvimento emotivo com aqueles que buscam ajuda; porém, quando não é alternado com práticas saudáveis de cura de si mesmo, tende a se tornar motivo de distanciamento das pessoas e tantas vezes da própria vocação.

1.2 Os muitos fatores do burnout

Quem trabalha com a pastoral diocesana ou quem é empenhado com o carisma do Instituto Religioso tenta desenvolver da melhor forma possível a missão que lhe foi confiada, procurando administrar as situações que enfrenta no desenvolvimento da práxis pastoral. Além do aspecto institucional, poderíamos dizer que o religioso consagrado ou o presbítero é um agente ativo na integração com o contexto, que se traduz em um intercâmbio e adaptação constantes com a realidade em que está inserido.

Em tais dinâmicas interativas, o indivíduo tem uma função fundamental, já que pode perceber os eventos como uma ameaça estressante (aos quais reage negativamente), ou como uma oportunidade para adaptar-se diante dos novos desafios (construir relações para estar bem como os outros e na atividade que desenvolve). De fato, a forma como o indivíduo lê os eventos contextuais onde está inserido poderá ajudá-lo a identificar os recursos à disposição no enfrentamento das problemáticas ou, ao contrário, poderá contribuir para aprofundar relações desajustadas.

No contexto das atividades nas quais os presbíteros e os religiosos consagrados estão inseridos, essa visão adaptativa permite não somente restabelecer um equilíbrio nos níveis relacionais, mas também facilita o envolvimento positivo na busca das melhores estratégias para enfrentar as situações julgadas como estressantes. Nesse sentido, não podemos atribuir somente a um fator as causas do estresse. Seria muito simples pensar em paróquia estressante, em um bispo/superior estressante, em uma pastoral estressante etc.

O *burnout* é muito mais do que a soma de eventos estressantes. É uma dinâmica de adaptação na qual interagem os diversos componentes psicossociais e motivacionais, em que o indivíduo tem uma parte importante na forma como avalia e orienta as suas escolhas contextuais. As situações assumirão ou não um caráter estressante segundo os significados atribuídos aos eventos. As reações aos eventos estressantes serão ou não eficazes segundo a percepção do indivíduo sobre as situações, bem como sobre a forma como ativa os recursos pessoais para enfrentar determinados eventos.

Quando falamos do estresse ou do *burnout* na vida religiosa consagrada e presbiteral, referimo-nos a um problema que afeta o aspecto mais radical e concreto da vocação: o modo de doar-se aos outros. Por isso que é importante que os religiosos consagrados e os presbíteros aprendam a monitorar o modo de fazer pastoral, a forma como se colocam à disposição dos outros e como assumem os trabalhos confiados a eles pelas Congregações Religiosas e pelas Dioceses. Não é difícil encontrar frades, irmãs e presbíteros que se lamentam da qualidade da formação recebida nos seminários e nos conventos, principalmente no que diz respeito à complexidade do ministério pastoral ou dos trabalhos assumidos nos Institutos Religiosos. Não basta simplesmente oferecer uma boa formação conteudista, mas também é preciso prepará-los para enfrentar as situações da vida cotidiana.

Em conclusão, quando o indivíduo se sente estressado, não é somente porque tem uma sobrecarga de um único evento, por exemplo, as reuniões pastorais, o cuidado com a obra social etc. O estresse nasce de uma interação complexa entre os eventos ambientais e toda uma série de fatores psicológicos, como a expectativa que o sujeito tem, as suas experiências antecedentes, a presença ou não de um tecido social capaz de oferecer afeto e sustentação.

2. A síndrome de burnout entre os presbíteros e os consagrados

A partir dos anos 1970, o desenvolvimento das pesquisas empíricas sobre *burnout*, especificamente entre profissionais da saúde, foi muito promissor.[2] No âmbito eclesiástico, os pesquisadores começaram a perceber que o tipo de atividade exercida pelos presbíteros e pelos religiosos consagrados poderia

---

[2]   MASLACH, Christina; JACKSON, Susan. Patterns of burnout among a national sample of public contact workers. *Journal of health and human resources administration*, v. 7, n. 2, p. 189-212, 1984.

conduzir ao esgotamento psicológico.[3] Do ponto de vista histórico, já no início dos anos 1980, as autoridades eclesiásticas, especialmente nos Estados Unidos, concluíam que muitos presbíteros excessivamente zelosos corriam grande risco de sofrer de esgotamento psicológico.[4] As preocupações iniciais das autoridades eclesiásticas dos Estados Unidos, baseadas na observação intuitiva da situação problemática (não necessariamente em pesquisas padronizadas), conduziram a uma importante mudança de mentalidade que colocou no centro das atenções os fatores estressantes relacionados à práxis pastoral dos presbíteros e dos religiosos consagrados.

No entanto, à medida que se desenvolveram pesquisas empíricas no âmbito eclesial, surgiram indícios de que o *burnout* poderia não ser tão grave como comumente se pensava. Fichter[5] foi um dos primeiros a sugerir que a avaliação do *burnout* poderia ser excessiva. Em sua pesquisa realizada com os presbíteros norte-americanos, concluiu que apenas 6,2% dos participantes eram potencialmente expostos ao *burnout*. Embora reconheça a realidade estressante da vida sacerdotal, Fichter levantou a hipótese de que não podemos subestimar a capacidade que esses têm de lidar com as situações estressantes.

É certo que ambas as conclusões que citamos careceram de rigor metodológico, o que os levou a subestimarem a real dimensão do *burnout*. Porém, um fato deve ser ressaltado: desde o início do desenvolvimento epistemológico da síndrome de *burnout*, os pesquisadores colocam os efeitos psicológico de

---

[3] SANFORD, John. *Ministry burnout*. Louisville: Westminster/John Knox Press, 1982.

[4] BISHOPS' COMMITTEE ON PRIESTLY LIFE AND MINISTRY. The priest and stress. *The Furrow*, v. 33, n. 7, p. 429-439, 1982.

[5] The myth of clergy burnout. *Sociological Analysis*, v. 45, n. 4, p. 373-382, 1984.

determinada forma de envolvimento sob análise. Com o desenvolvimento de ferramentas de pesquisa empírica, especificamente o *Maslach Burnout Inventory – Human Service Survey* (MBI-HSS), o estudo com presbíteros e religiosos consagrados tem se concentrado na abordagem empírica, que segue os rigores da pesquisa científica. Muito mais do que a sensação de que algo estava errado, o uso de instrumentos psicológicos estandardizados possibilitou não apenas delinear as características psicológicas dos presbíteros e dos religiosos consagrados mais suscetíveis ao *burnout*, mas também permitiu desenvolver projetos direcionados para a formação permanente.

2.1 Aspectos empíricos do burnout entre os presbíteros e os religiosos consagrados

Nos últimos anos, as pesquisas indicam que a incidência da síndrome de *burnout* tem aumentado entre aqueles que atuam na esfera social, nas chamadas profissões de ajuda.[6] Essa realidade também é constatada entre os presbíteros e os religiosos consagrados.[7] Diante dessa realidade e das pesquisas que foram feitas, podemos compor um amplo quadro argumentativo, que abrange toda uma série de áreas relacionadas à síndrome de *burnout* entre presbíteros e os religiosos consagrados, como, por exemplo, o diagnóstico, as causas e, sobretudo, as possíveis intervenções multidisciplinares.

---

[6] ADAMS, Christopher et al. Clergy burnout: a comparison study with other helping professions. *Pastoral Psychology*, v. 66, n. 2, p. 147-175, 2016.

[7] VIRGINIA, Stephen. Burnout and depression among Roman Catholic secular, religious, and monastic clergy; RAJ, Antony; DEAN, Karol. Burnout and depression among catholic priests in India. *Pastoral Psychology*, v. 54, n. 2, p. 157-171, 2005; CREA, Giuseppe. Correlati psicologici e motivazionali in un caso specifico di burnout professionale: il burnout tra preti e suore. *Rassegna di Psicologia*, v. 35, n. 2, p. 61-75, 2018.

Quando falamos do *burnout* na perspectiva da pesquisa empírica, os princípios teóricos amplamente utilizados entre os presbíteros e os consagrados são os de Christina Maslach et al., que no ano de 1981 desenvolveram um instrumento psicológico chamado *Maslach Burnout Inventory* (MBI-HSS).[8] O *burnout* é definido como uma síndrome caracterizada pela exaustão emocional (EE), pela despersonalização (DP) e pela redução da realização pessoal (PA).

Com o uso da teoria desenvolvida por Maslach et al. e do MBI, podemos encontrar basicamente três grandes áreas de pesquisa. A primeira delas pressupõe que o *burnout* entre os presbíteros e os religiosos consagrados é o mesmo encontra-do entre as outras profissões com características similares.[9] Essa abordagem indica que o *burnout* é a soma de fatores externos, geralmente relacionados a questões administrativas e institucionais. A segunda área procura compreender o papel das características vocacionais (entendida como o abando-no de práticas religiosas) no desenvolvimento do *burnout*.[10] Essa abordagem estabelece uma convergência teórica com a teologia e com as experiências que caracterizam a vocação. Uma terceira linha de pesquisa atribui o *burnout* às características de personalidade.[11] Essa abordagem se refere ao fato

---

[8] MASLACH, Christina; JACKSON, Susan; LEITER, Michael. *Maslach Burnout Inventory: manual*. Menlo Park: Mind Garden, 1996.

[9] HILLS, Peter; FRANCIS, Leslie; RUTLEDGE, Christopher. The factor structure of a measure of burnout specific to clergy, and its trial application with respect to some individual personal differences, *Review of Religious Research*, v. 46, n. 1, p. 27, 2004.

[10] ROSSETTI, Stephen J.; RHOADES, Colin. Burnout in catholic clergy: a predictive model using psychological and spiritual variables, *Psychology of Religion and Spirituality*, v. 5, n. 4, p. 335-341, 2013.

[11] FRANCIS; CREA, Happiness matters: exploring the linkages between personality, personal happiness, and work-related psychological health among priests and sisters in Italy. *Pastoral Psychology*, v. 67, n. 1, p. 17-32, 2017.

de que traços de personalidade podem, por si só, conduzir ao *burnout*.

É importante sublinhar que, mesmo que tenhamos indicado linhas de pesquisa, geralmente o *burnout* é estudado considerando os diversos fatores contextuais (variáveis sociodemográficas), as experiências características da escolha vocacional e a hipótese que se busca aprofundar. Essas características compõem uma ampla gama multifatorial que deixa mais claros os elementos da complexa síndrome de *burnout*.

2.2 Considerações diagnósticas do burnout entre os presbíteros e os religiosos consagrados

A partir das pesquisas realizadas é possível identificar os elementos que caracterizam a síndrome de *burnout* entre os presbíteros e os religiosos consagrados. Em primeiro lugar, há uma tendência teórica usada pelos pesquisadores para identificar o *burnout*: o esgotamento psicológico causado pela dedicação ao outro, de acordo com os princípios teóricos do *burnout*. As pesquisas, frequentemente, usam ferramentas psicológicas que ajudam a esclarecer as causas do *burnout*: a síndrome de *burnout* não é definida apenas por uma exaustão psicológica, uma característica do estresse ao interno do *burnout*, mas também é a consequência de um conjunto de fatores que podem confirmá-lo ou servir de suporte para o desenvolvimento de projetos formativos.[12] Além disso, para se chegar a um diagnóstico preciso, devem ser utilizadas ferramentas que auxiliem o diagnóstico diferencial, considerando as características apresentadas pelo paciente e pela atividade realizada.

---

[12] ADAMS et al., Clergy *Burnout*.

Embora as pesquisas indiquem o aumento do esgotamento psíquico entre os presbíteros e os religiosos consagrados, esses parecem prosperar na vocação. A pesquisa sobre *burnout* geralmente se concentra nas características do trabalho; porém, entre os presbíteros e os religiosos consagrados a práxis pastoral não é uma relação com clientes. A práxis pastoral representa o desenvolvimento da própria vocação, que não é considerada um trabalho em sentido tradicional, mas a concretização do chamado feito por Deus. Curiosamente, pesquisas indicam que os presbíteros e os religiosos consagrados experimentam satisfação pessoal com a prática pastoral, mas, simultaneamente, se descrevem esgotados psicologicamente. Isso nos parece um paradoxo, talvez uma limitação da literatura científica, visto que, enquanto entre outros entrevistados com características semelhantes à vida religiosa consagrada e presbiteral o esgotamento psicológico leva a uma baixa realização pessoal, entre os presbíteros e os religiosos consagrados, esse esgotamento conduz a uma elevada satisfação com a prática pastoral.[13] Em outras palavras: exaustos, mas satisfeitos.

Com base nos dados das pesquisas com o MBI-HSS, podemos concluir que a síndrome de *burnout* entre os presbíteros e os religiosos consagrados pode ser vista como: a) a presença de exaustão emocional, que no entanto não os impede de continuar em seu ministério;[14] b) o cuidado incansável com os outros reduz a capacidade de sentir satisfação em cuidar do outro, o que caracteriza o início do processo de

---

[13] HERRERA, Helena López et al. Multivariate analysis of burnout syndrome in Latin-American priests. *Psicothema*, v. 26, n. 2, p. 227-234, 2014.

[14] GAUTIER, Paul; FICHTER, Stephen; PERL, Paul M. *Same call, different men:* The evolution of the priesthood since Vatican II. Minnesota: Liturgical Press, 2012.

despersonalização;[15] c) o sentimento de *realização pessoal* não é afetado significativamente, ou seja, o presbítero ou o religioso consagrado pode estar satisfeito com a práxis pastoral, mas mesmo assim pode manifestar a síndrome de *burnout*, sem que tenha conhecimento disso.

3. A síndrome de burnout entre os presbíteros e os religiosos consagrados brasileiros

Depois de traçar um quadro geral da síndrome de *burnout* entre os presbíteros e os religiosos consagrados, queremos estudar, de maneira mais específica, a síndrome de *burnout* no contexto eclesial brasileiro. O contexto eclesial internacional possui uma vasta literatura. No âmbito latino-americano, as pesquisas empíricas realizadas entre os presbíteros, os religiosos e as religiosas consagradas ainda são limitadas, sendo que, no Brasil, o número de pesquisas empíricas é ainda mais escasso. Obviamente, isso não significa que o problema do *burnout* não exista, nem que não tenha sido abordado no campo da pesquisa.

Nas páginas que se seguem, iremos dedicar-nos a entender a síndrome de *burnout* entre os presbíteros e os religiosos consagrados brasileiros em três pontos: o primeiro é entender como surgiu a preocupação com o *burnout* na práxis pastoral; o segundo elemento fará um aporte teórico à pesquisa com o objetivo de identificar a abordagem utilizada e os resultados alcançados; o terceiro elemento, o operacional, apresenta os

---

[15] FREUDENBERGER, Herbert; RICHELSON, Geraldine. Burn-out the high cost of high achievement; MASLACH, Christina. *La sindrome del Burnout:* il prezzo dell'aiuto agli altri. Assisi: Cittadella, 1997.

resultados concretos das pesquisas realizadas no âmbito eclesial brasileiro.

3.1 Aspectos introdutivos da síndrome de burnout no âmbito eclesial brasileiro

A síndrome de *burnout* entre os presbíteros e os religiosos consagrados brasileiros é um amplo campo de pesquisa que inclui uma variedade de abordagens. O problema do *burnout* no âmbito eclesial brasileiro foi indicado por uma pesquisa da *International Stress Management Association* (IS-MA-BR), em uma amostra de 1.600 profissionais que atuam nas chamadas "profissões de ajuda".[16] Os resultados indicaram que os presbíteros e os religiosos consagrados representavam o grupo no qual a síndrome de *burnout* era observada com maior frequência e intensidade: 25% deles se sentiam exaustos fisicamente, enquanto a taxa de *burnout* de policiais, por exemplo, era de 23% e a de executivos de empresas era de 21%.

Em um primeiro momento, as autoridades eclesiásticas e grande parte dos pesquisadores envolvidos com a saúde mental dos presbíteros e dos religiosos consagrados brasileiros não tinham uma resposta satisfatória das reais causas do *burnout*. Como resposta ao problema, a síndrome de *burnout* foi definida em duas perspectivas: a) "a síndrome do bom samaritano desiludido",[17] cujas consequências recaem

---

[16] VALLE, Edênio. Estresse ou fadiga de compaixão nos religiosos de hoje? *Convergência*, v. 55, n. 737, p. 791-801, 2010.

[17] FIGLEY, Charles. Compassion fatigue as secondary traumatic stress disorder: an overview. In: FIGLEY, Charles (Org.). *Compassion fatigue*: coping with secondary traumatic stress disorder in those who treat the traumatized. New York: Brunner/Mazel, 1995, p. 1-20.

sobre o cansaço vindo pelo empenho no cuidado dos ou-tros;[18] b) no papel intermediário da instituição eclesiástica, a qual pode contribuir ou evitar o estresse entre seus membros.[19] Essas abordagens teóricas pressupõem que, no âmbito eclesial brasileiro, as raízes da síndrome de *burnout* remontem à lenta transformação do entusiasmo pessoal em uma gradual desilusão com a práxis pastoral.

Sem dúvida, é a motivação vocacional que impele os presbíteros e os religiosos consagrados a se dedicarem aos outros. Porém, na práxis pastoral, em uma perspectiva mais ampla, os sintomas podem assumir configurações diferentes que, às vezes, podem ser confundidas com a síndrome de *burnout*. Em uma instituição eclesiástica pode-se certamente constatar o "cansaço por compaixão", justamente porque a ação pastoral se dirige aos mais necessitados. É característico da práxis pastoral que o ministério presbiteral tenha um envolvimento empático com o sofrimento dos outros. De fato, é um "trabalho" que pode ser exigente, especialmente quando os presbíteros ou os religiosos consagrados, além de estarem com outros, decidem compartilhar com eles seus sofrimentos e esperanças.

No entanto, o "cansaço por compaixão" é um dos (variáveis) estressores na esfera eclesial e não deve ser confundido com o estresse, nem mesmo com a síndrome de *burnout*. O "cansaço por compaixão", quando presente no âmbito eclesial, dirige-se à práxis pastoral em que as conclusões alcançadas seguem critérios vocacionais e teológicos. O ponto de partida é

---

[18] VALLE, Estresse ou fadiga de compaixão nos religiosos de hoje?; VALLE, Edênio; BENEDETTI, Luiz Roberto; ANTONIAZZI, Alberto. *Padre, você é feliz?* Uma sondagem psicossocial sobre a realização pessoal dos presbíteros do Brasil. São Paulo: Loyola, 2004.

[19] PEREIRA, William Cesar Castilho. *Sofrimento psíquico dos presbíteros*: dor institucional. Petrópolis: Vozes, 2012.

o desejo de "ser chamado por Deus para" fazer algo usando os recursos pessoais como dons. À medida que o ministério presbiteral ou o trabalho do religioso consagrado ou do presbítero se desenvolve, alguns ficam cansados, outros se desgastam, outros se sentem realizados quanto mais trabalham, apesar do cansaço ou do esgotamento. O que distingue o *burnout* do "cansaço por compaixão" consiste precisamente em esclarecer de que diagnóstico estamos falando.

A distinção diagnóstica é fundamental para evitar erros na avaliação do fenômeno. Onde a "fadiga por compaixão" é definida como estresse crônico – que em níveis elevados leva à síndrome de *burnout* –, em sentido mais específico pode significar nada mais do que a presença de estresse na fase de resiliência.[20] A tensão ligada ao fator espiritual (convergência teológica e vocacional), que pode causar o sofrimento mental, surge de um contexto em que os presbíteros e os religiosos consagrados (ou a própria comunidade eclesial) se propõem a ideais muitas vezes inatingíveis. A idealização como critério normativo de como se comportar é a base de muitas tensões, ansiedades e desconfortos psicológicos.[21] De fato, a literatura confirma que, em ambientes eclesiais muito rígidos, os seus membros terão mais chances de desenvolver *burnout* e até mesmo outras psicopatologias.[22]

Uma pesquisa qualitativa desenvolvida por Simões[23] entre um grupo de religiosas consagradas brasileiras indicou que em

---

[20]   SELYE, Hans. *Stress in health and disease.* Boston: Butterworths, 1976.

[21]   VALLE; BENEDETTI; ANTONIAZZI, *Padre, você é feliz?*

[22]   PEREIRA, *Sofrimento psíquico dos presbíteros.*

[23]   *O significado da síndrome de burnout no discurso do sujeito coletivo de religiosos de uma instituição eclesial de vida ativa.* Tese de Mestrado. Universidade de São Paulo, São Paulo, 2017, p. 67.

determinados ambientes eclesiais se tem a ideia de que os efeitos psicológicos do estresse não deveriam ser considerados como um problema de saúde mental e, portanto, clínico, mas sim "moral". Pode parecer simples, mas muda tudo, principalmente em relação às estratégias usadas para promover o cuidado pessoal. O autor indica que entre as estratégias apontadas pelas entrevistadas, o perfeccionismo, a idealização vocacional e a oração são as principais práticas usadas para lidar com a síndrome de *burnout*. A esse ponto podemos concluir que as práticas religiosas são usadas como cura primária para enfrentar um problema que é de ordem psicológica. Em sua pesquisa empírica, que levou em consideração as variáveis espirituais, Rosimar Dias concluiu que os elementos teológicos são variáveis que caracterizam a vida e a práxis pastoral dos presbíteros e dos consagrados, mas esses não apresentam dados que sustentem qualquer definição operacional entre fatores espirituais e a síndrome de *burnout*.[24]

A breve distinção epistemológica introduzida enfatiza que os elementos teológicos distintivos da vocação presbiteral e religiosa devem ser considerados como uma das variáveis dentro da área conceitual da síndrome de *burnout*. Por isso, é importante investigar como as pesquisas têm definido o *burnout* entre os presbíteros e os consagrados brasileiros.

3.2 As características da síndrome de burnout no âmbito eclesial brasileiro

Como já apontamos nos parágrafos anteriores, as (poucas) pesquisas realizadas até agora evidenciam um alto nível de *burnout* entre os presbíteros e os religiosos consagrados brasileiros.

---

[24] Burnout among catholic priests in Brazil: prevalence and associated factors. *Interação em Psicologia*, v. 23, n. 2, p. 255-267, 2019.

Além da constatação do problema, outra realidade emergiu: a escassez de estudos que investiguem o tema segundo critérios empíricos que, em outros contextos socioculturais, já têm um *corpus* literário sólido. A literatura especializada no assunto nos indica que o *burnout* entre os presbíteros e os religiosos consagrados é uma questão complexa, porque, além das características específicas desse grupo, as ferramentas utilizadas para medir o nível de *burnout* ainda estão em desenvolvimento. No âmbito presbiteral e religioso consagrado, os pesquisadores têm utilizado principalmente o MBI-HSS como ferramenta de pesquisa. De maneira compreensiva, indicamos, em seguida, as principais contribuições e conclusões a que as referidas pesquisas chegaram.

Uma das primeiras pesquisas que utilizou uma metodologia estandardizada, para estudar a síndrome de *burnout* entre o clero brasileiro, foi a tese de doutorado de Maria Fátima Morais.[25] Por meio de um método quantitativo, o objetivo da pesquisa foi medir os níveis de estresse, *distress* e *burnout*, para compará-los com as estratégias de *coping*, entre os presbíteros responsáveis pela formação dos seminaristas.

Com uma amostra de 103 participantes, o resultado indicou que 88% dos presbíteros apresentam sintomas de estresse na fase de resistência, enquanto apenas 2,9% apresentam esgotamento psicológico.[26] Embora os dados indiquem altos níveis de estresse, isso não significa necessariamente um diagnóstico de *burnout*. Uma análise mais acurada dos resultados obtidos indica que as escalas de exaustão emocional (EE) e despersonalização (DP) estabeleceram correlação significativa com as variáveis *idade* e *tempo* em que esses presbíteros analisados *exerciam a*

---

[25] *Stress, burnout, coping em padres responsáveis pela formação de seminaristas católicos.* Tese de Doutorado. Pontifícia Universidade Católica de São Paulo, São Paulo, 2008.

[26] Ibid., p. 146.

função de formadores. Os presbíteros mais jovens (entre 26 e 36 anos) tinham probabilidade moderada a alta de se tornarem emocionalmente exaustos. Quanto à variável tempo em que os presbíteros desempenhavam a função de formadores, os resultados indicam que aqueles que ocuparam o cargo por até cinco anos tinham 39% de probabilidade de relatar altos níveis de esgotamento emocional. Resultados significativos também foram encontrados entre os presbíteros que desenvolviam a função de formadores por até um ano, sendo que 82,4% deles apresentaram altos índices de despersonalização.

A pesquisa de Morais propõe uma metodologia padronizada, que leva em consideração as ferramentas psicológicas reconhecidas pela comunidade científica (MBI-HSS, Estratégias de *Coping* de Lazarus e Folkman e o ISSL – Inventário de Sintomas de Stress para Adultos), aplicadas no âmbito eclesial. Essa metodologia nos indicou a real dimensão do esgotamento psíquico entre o clero. Apesar dessa contribuição, o *burnout* – medido pelo MBI e avaliado por pesquisas como adequado quando administrado entre os presbíteros – não foi analisado no seu complexo campo teórico, mas apenas no aspecto descritivo de seu impacto diagnóstico. Além disso, a amostra analisada representa apenas uma das áreas possíveis de trabalho entre o clero, isto é, a formação dos seminaristas.

Outra pesquisa que se tornou referência na esfera eclesial brasileira foi realizada por Willian Castilho Pereira.[27] Com abordagem qualitativa e tendo mais de vinte anos de entrevistas coletadas usadas como fonte de material da pesquisa, o autor leva em consideração o *burnout* submetido ao chamado "silêncio sagrado", em que as "coisas que não são ditas" se tornam fonte de sofrimento psíquico para os presbíteros e, consequentemente,

---

[27] PEREIRA, *Sofrimento psíquico dos presbíteros.*

para a própria instituição eclesiástica. Utilizando uma metodologia de entrevista semiestruturada, baseada em um esquema de entrevista flexível e não padronizada, o autor observou comportamentos e atitudes dos entrevistados, com o objetivo de analisar o fenômeno do *burnout* de um ponto de vista psicológico, teológico, sociocultural e institucional.

Com uma ampla gama de elementos analisados, Pereira apresenta-nos uma lista dos sintomas relatados pelos entrevistados, pela qual concluímos que o *burnout* é o processo de esvaziamento das expectativas sobre a vocação idealizada.[28] As consequências recaem não só no esgotamento mental, motivado pelo desajustamento na práxis pastoral, mas também nos aspectos individuais e institucionais que, em alguns casos, conduzem a graves problemas psicológicos.

A contribuição do autor para a reflexão sobre a síndrome de *burnout*, no clero brasileiro, foi refletir sobre o problema a partir das estruturas eclesiais; levando em consideração o aspecto eclesiológico institucional, a análise realizada não se concentra somente em uma culpa individualizada, mas também se direciona aos sintomas que emergem do contexto histórico-social.[29] As conclusões a que chegou Pereira, apesar de serem de caráter geral, convidam a Igreja a desenvolver uma pastoral orientada para o cuidado do clero, uma pastoral que pressupõe intervenções não só em âmbito individual como também institucional.

Outra pesquisa qualitativa, realizada por Thales Epov Simões,[30] com o método denominado "Discurso do sujeito coletivo

---

[28] Ibid., p. 68.

[29] Ibid., p. 136.

[30] *O significado da síndrome de burnout no discurso do sujeito coletivo de religiosos de uma instituição eclesial de vida ativa.*

– DSC", analisou pensamentos, sentimentos, crenças, hábitos, valores de um grupo de dez religiosas que trabalhavam no meio dos mais pobres. O objetivo do autor foi coletar e analisar, por meio do discurso sobre o estresse, os fatores geradores de sofrimento e como esses são considerados no ambiente em que os sujeitos vivem, na instituição religiosa à qual as entrevistadas pertenciam. A ideia básica era identificar o imaginário coletivo referente a esgotamento emocional, despersonalização e realização pessoal, sem, no entanto, administrar *Maslach Burnout Inventory*.

A partir das respostas recolhidas, Simões identificou algumas atitudes recorrentes que conduzem ao *stress/distress*, entre as quais indicamos:[31] a sensação de estarem cansadas; de ajudar os outros, mas não serem ajudadas; o cansaço não só pela pastoral desenvolvida, mas também pelas experiências vividas no ambiente institucional comunitário; o uso de estratégias de enfrentamento incorretas, motivadas sobretudo por "coisas que não foram ditas"; o uso de representações socialmente reconhecidas, que podemos chamar de "sofrimento pela vocação". Segundo o autor, o cansaço é interpretado à luz do chamado estresse moral, que subestima os cuidados pessoais e o bem-estar para manter a idealização vocacional.

Embora as conclusões da pesquisa indiquem que o estresse tem forte incidência entre as religiosas que responderam à pesquisa, Simões destaca que esse não se refere necessariamente a um diagnóstico de *burnout*, ainda que exaustão emocional, despersonalização e realização pessoal estejam presentes no discurso das entrevistadas. A contribuição da pesquisa consiste especificamente na interpretação que é dada ao *burnout*, isto é, do ponto de vista da experiência narrada por quem vivencia seus sintomas. Simões também percebeu que as consagradas, para manter a

---

[31]   Ibid., p. 66.

sua idealização vocacional, tomam decisões de enfrentamento disfuncionais, em uma tentativa de continuar a cumprir a missão que lhes foi confiada. As religiosas entrevistadas consideraram que o esgotamento psíquico fazia parte da vocação.

Encontramos na pesquisa feita por Rosimar Dias[32] um avanço no estudo empírico entre o clero brasileiro. Em uma amostra com 242 entrevistados, utilizando metodologia quantitativa, o autor interpretou o *burnout* usando o MBI-HSS. Os resultados obtidos indicaram que o clero brasileiro apresenta baixos índices de *burnout*, quando comparados com os resultados normativos do MBI-HSS.[33] Essa mesma conclusão pode ser encontrada quando comparada a outras pesquisas entre os presbíteros e os religiosos consagrados.[34] Mesmo assim, o autor ressalta os altos níveis de exaurimento emotivo entre o clero brasileiro, chegando a 2/3 com pontuação moderada a alta, nessa escala específica do MBI-HSS.

Entre as conclusões importantes que interessam às páginas deste capítulo, o autor indicou que as variáveis sociodemográficas, tais como idade, tempo de ordenação presbiteral, quantidade de horas trabalhadas, possuem correlação significativa com as escalas do MBH-HSS, determinando, em alguns casos, altos níveis de *burnout*. Considerando as características vocacionais próprias do ministério presbiteral, a pesquisa ressalta que, quanto menores forem a satisfação ministerial, o suporte social e a prática espiritual, o presbítero tende a ter maior probabilidade de desenvolver a síndrome de *burnout*, pelo menos em algumas das suas dimensões, que poderão

---

[32] DIAS, Burnout among Catholic priests in Brazil.

[33] MASLACH et al. *Maslach Burnout Inventory*: manual.

[34] ROSSETTI; RHOADES, Burnout in catholic clergy: a predictive model using psychological and spiritual variables.

conduzir ao exaurimento psicológico. A conclusão de Dias é que os presbíteros que estão satisfeitos com a sua vocação, que dispõem de um bom suporte social, que cuidam de si mesmos e têm algum tipo de prática espiritual serão mais bem-sucedidos em suportar o estresse conectado à práxis pastoral.

Em uma outra pesquisa que encontramos resultados relevantes, pesquisamos um grupo de quatrocentos presbíteros e religiosos consagrados de todas as partes do território nacional, com o objetivo de descrever as principais características da síndrome de *burnout* no âmbito eclesial brasileiro.[35] Os dados que recolhemos, através de uma pesquisa empírica, indicaram níveis médios/altos de exaurimento emotivo, altos níveis de despersonalização e altos níveis de realização pessoal. Além disso, o perfil dos entrevistados mais suscetíveis ao *burnout* foi descrito como de jovens adultos entre 31 e 40 anos de idade, com até 20 anos de ordenação presbiteral ou votos perpétuos (quanto menor esse tempo, maior a probabilidade) e que trabalham mais de 50/60 horas semanais.

Em outra pesquisa, feita no âmbito da vida religiosa consagrada feminina, entrevistamos 147 religiosas consagradas de todo o Brasil.[36] O objetivo foi analisar o papel da vida comunitária no desenvolvimento da síndrome de *burnout*. Usando o MBI-HSS e o BIC (Questionário de bem-estar interpessoal comunitário) como instrumentos de pesquisa, os autores ressaltam que as religiosas consagradas mais suscetíveis ao *burnout* também se concentram em faixas etárias mais jovens (até 40 anos de idade), com menos

---

[35] SANAGIOTTO; PACCIOLLA, Exaustos, porém, realizados! Análise descritiva da síndrome de *burnout* entre os padres e religiosos brasileiros.

[36] SANAGIOTTO, Vagner; CAMARA, Claudia; PACCIOLLA, Aureliano. A síndrome de *burnout* na Vida Religiosa Consagrada feminina: as contribuições da vida em comunidade. *Angelicum*, v. 99, n. 1, p. 39-63, 2022.

A saúde mental no contexto da vida religiosa consagrada e presbiteral

tempo de votos perpétuos, e tendem ao exaurimento psicológico no desenvolvimento de seus trabalhos apostólicos.

Em termos gerais, os dados indicaram que, quanto maior for o nível de satisfação com a vida em comunidade, menores serão os níveis de despersonalização e de exaurimento emotivo; da mesma forma, quanto maior for o nível de satisfação com a comunidade, maior será o grau de realização pessoal com o trabalho realizado. Porém, a vida em comunidade é afetada quando seus membros apresentam a síndrome de *burnout*? Os resultados indicaram que sim, especificamente a realização pessoal dos seus membros. Enfim, uma boa qualidade da vida em comunidade aumenta a resiliência contra o *burnout*; enquanto uma baixa qualidade da vida em comunidade, entre as religiosas consagradas, pode aumentar o esgotamento psíquico e, como consequência, influenciar a qualidade do trabalho desenvolvido.

Enfim, em uma outra pesquisa, analisamos o papel das características de personalidade com tendências psicopatológicas no desenvolvimento da síndrome de *burnout*. Com uma amostra de 293 presbíteros e religiosos consagrados de todo o território brasileiro, usando o MBI-HSS e o PID-5 (FB), concluímos que são mais propensos ao *burnout* os mais jovens (até 40 anos de idade). No que diz respeito às características de personalidade com tendências psicopatológicas, concluímos que, quanto mais frequentes e intensas forem as experiências com altos níveis de uma ampla variedade de emoções negativas, maior será a possibilidade do desenvolvimento do exaurimento emotivo, da despersonalização e da redução da realização pessoal. Acrescenta-se que evitar a experiência socioemocional, incluindo o retraimento das interações interpessoais, contribui significativamente para o desenvolvimento da síndrome de *burnout*.

3.3 A síndrome de burnout entre os presbíteros e os religiosos consagrados

Apesar do escasso número de pesquisas empíricas sobre a síndrome de *burnout* entre os presbíteros e os religiosos consagrados brasileiros, como indicamos nos parágrafos anteriores, notamos a prioridade dada à teoria de Christina Maslach et al. e ao MBI-HSS como ferramenta de pesquisa empírica.[37] Em conclusão, as pesquisas mencionadas ao longo deste capítulo nos indicam que os presbíteros e os religiosos consagrados brasileiros apresentam níveis elevados de *burnout*, se comparados com os presbíteros norte-americanos,[38] porém, nível baixo se comparados à média dos presbíteros latino-americanos,[39] assim como aos dados normativos do MBI-HSS.[40]

Desde os primeiros estudos realizados com os presbíteros e os religiosos consagrados brasileiros[41] até o uso de instrumentos estandardizados de pesquisa,[42] os pesquisadores se

---

[37] DIAS, Burnout among Catholic priests. In: BRAZIL; MORAIS, *Stress, burnout, coping em padres responsáveis pela formação de seminaristas católicos*; SANAGIOTTO; CÂMARA; PACCIOLLA, A síndrome de *burnout* na Vida Religiosa Consagrada feminina: as contribuições da vida em comunidade; SANAGIOTTO; PACCIOLLA, Exaustos, porém, realizados! Análise descritiva da síndrome de *burnout* entre os padres e religiosos brasileiros.

[38] ROSSETTI; RHOADES, Burnout in catholic clergy: a predictive model using psychological and spiritual variables.

[39] HERRERA, Helena López. *Incidencia del síndrome de burnout en sacerdotes católicos latinoamericanos y su relación con la inteligencia emocional*. Tese de Doutorado. Universidad de Salamanca, Salamanca, 2009; VICENTE-GALINDO, María Purificación et al. Estimating the effect of emotional intelligence in wellbeing among priests. *International Journal of Clinical and Health Psychology*, v. 17, n. 1, p. 46-55, 2017.

[40] MASLACH et al., 1996.

[41] VALLE, Estresse ou fadiga de compaixão nos religiosos de hoje?

[42] SANAGIOTTO; CÂMARA; PACCIOLLA, A síndrome de *burnout* na Vida Religiosa Consagrada feminina: as contribuições da vida em comunidade;

empenharam em descrever a síndrome de *burnout* da melhor maneira possível. Os resultados obtidos nas pesquisas empíricas indicam que, entre os presbíteros e os religiosos consagrados brasileiros, há um número significativo (principalmente entre os mais jovens) dos que se sentem esgotados psicologicamente, sobrecarregados de trabalho pastoral e que vivenciam níveis clinicamente elevados de *burnout*.[43] Dentre as características mais importantes, indicamos uma: quanto menores forem os índices das variáveis idade, tempo de ordenação presbiteral ou consagração religiosa, satisfação vocacional, suporte social e autocuidado, maior será o desgaste emocional e a despersonalização. Outra tendência emerge no contexto eclesial brasileiro quando o assunto é a síndrome de *burnout*: há uma tendência de se subestimar as reais dimensões diagnósticas, considerando o sofrimento como elemento constitutivo da vocação.

4. Alguns pontos de discussão sobre o burnout

Muitos estudos sobre o *burnout* no âmbito da pastoral confirmam que se trata de uma síndrome correlacionada seja às características psicológicas individuais, seja às condições psicossociais que dizem respeito ao ambiente de trabalho ou ao grupo de pertencimento. Nesse sentido, sublinhamos a necessidade de que os presbíteros e os religiosos consagrados

---

SANAGIOTTO; PACCIOLLA, Exaustos, porém, realizados! Análise descritiva da síndrome de *burnout* entre os padres e religiosos brasileiros.

[43] DIAS, Burnout among Catholic priests in Brazil; MORAIS, *Stress, burnout, coping em padres responsáveis pela formação de seminaristas católicos*; SANAGIOTTO; CAMARA; PACCIOLLA, A síndrome de *burnout* na Vida Religiosa Consagrada feminina: as contribuições da vida em comunidade; SANAGIOTTO; PACCIOLLA, Exaustos, porém, realizados! Análise descritiva da síndrome de *burnout* entre os padres e religiosos brasileiros.

aprendam a monitorar a forma como se dedicam aos outros, para evitar que, no desenvolvimento da práxis pastoral, característica que concretiza a vocação, se desenvolva um quadro psicopatológico.

Os religiosos consagrados e os presbíteros estão sempre em contínuo contato com as necessidades aos quais se dedicam. A dedicação dos presbíteros e dos religiosos consagrados tem como base uma motivação profunda, em particular, de ter que testemunhar sempre o amor cristão. Tais motivações carismáticas os envolvem emotivamente a fazer-se tudo para todos.

Muitas vezes, no desenvolvimento pastoral os presbíteros e os religiosos consagrados podem se sentir não somente úteis, mas também indispensáveis para os outros. Tais comportamentos são acentuados quando impulsionados por um ideal, um carisma pessoal irrenunciável. São tantos exemplos de presbíteros e de religiosos consagrados que consideram que determinada pastoral ou obra social é sua, que sem eles não seguirá em frente. São comportamentos que se desenvolvem em contextos que enfatizam determinadas atitudes disfuncionais.

Também os presbíteros e os religiosos consagrados se cansam. O que é pior, às vezes, há o risco do cansaço em âmbito motivacional e vocacional: não é tanto por causa do trabalho pastoral que se exaurem, mas porque se sentem desmotivados a fazer aquele trabalho. De fato, de um lado sentem que devem submeter-se a uma quantidade excessiva de pedidos de ajuda das pessoas; de outro lado, existe o perigo de cuidarem muito dos outros e negligenciarem o cuidado consigo mesmos. Observar essa dinâmica é importante para entender quais são os impulsos motivacionais que levam os presbíteros e os religiosos consagrados a dedicarem-se aos outros, principalmente para observar os sintomas psicopatológicos em uma relação desequilibrada entre o ideal da consagração e a realidade pastoral.

4.1 Ter tempo para reconhecer os dons de Deus

Também os presbíteros e os religiosos consagrados podem esgotar-se dedicando-se aos outros, sobretudo se o entusiasmo dedicado é pouco equilibrado, ou talvez, autorreferencial. Ao mesmo tempo são as fragilidades e as dificuldades que ajudam a sintonizar o processo de crescimento com a resposta vocacional. Por isso a exaustão emocional pode se tornar uma ocasião preciosa para aprender a arte de cuidar de si mesmo, em particular do estilo em que administra e vive as emoções.

"Exercitas a cura de almas? Não descuides por causa disso o cuidado de ti mesmo, e não te dês aos outros até ao ponto de não restar nada de ti, para ti próprio. Certamente, deves ter presente a recordação das almas de quem és pastor, mas não te esqueças de ti mesmo."[44]

Não descuide de si mesmo! É mais que urgente sair de uma lógica de categorização das vivências disfuncionais – mesmo que importantes para entender o mal-estar que a pessoa está vivendo – para entrar em uma perspectiva de novos significados a serem dados aos sintomas vindos do *burnout*, valorizando assim o potencial do presbítero ou do religioso consagrado, ao invés somente de cuidar das "feridas" vindas das ações inconsistentes. Se olharmos para os presbíteros e os religiosos consagrados considerando que eles são emocionalmente frágeis e psicologicamente inconsistentes, podemos tornar a situação

---

[44] BORROMEO, Carlo. *Acta Ecclesiae Mediolanensis*. Brixiae: Apud Societatem Brixiensem, 1603, n. 1178.

deles pior, pois adormecemos as suas potencialidades. Se os consideramos naquilo que "podem ser" enquanto chamados por Deus, a prevenção formativa se torna uma "possibilidade de ser", um projeto em que podemos nos empenhar – o religioso, presbítero, os superiores responsáveis – para dar uma resposta vocacional que esteja em consonância com o projeto de Deus.

Mesmo quando a pessoa não consegue mais, quando é muito trabalho, quando tem muitas coisas para fazer, é necessário encontrar tempo para uma formação que tenha incidência no estilo pastoral e relacional do religioso consagrado ou do presbítero, para ajudar a olhar com realismo para aquilo que está vivendo. O conhecimento dos próprios limites pode suscitar processos inovativos, principalmente para decidir fazer alguma coisa por si mesmo, isso se o religioso/consagrado é ciente de alguma dimensão psíquica, particularmente vulnerável às condições de estresse, que poderá conduzi-lo a viver no limite da psicopatologia.

O que tentamos transmitir nestas páginas sobre a síndrome de *burnout*, especificamente entre os religiosos consagrados e os presbíteros, nos ensina que existem algumas categorias da estrutura de personalidade que, quando disfuncionais, são muito mais do que problemas que devem ser combatidos ou usados para etiquetar a pessoa ("deixa pra lá, esse padre é meio estranho mesmo"), podendo se tornar uma oportunidade para tomar decisões que seguem a lógica da prevenção formativa permanente. Assim, o presbítero ou o religioso consagrado se encaminha na direção da oportunidade de vida que tenha como centro o desejo de bem-estar vocacional.

Diagnosticar as oportunidades à disposição significa reconhecer as potencialidades presentes como dom e valorizá-las

A saúde mental no contexto da vida religiosa consagrada e presbiteral

criativamente na história pessoal e vocacional: na própria identidade, nas próprias crenças, no estilo relacional, nas características de personalidade, no desejo de se doar aos outros. Isso concorre para que tudo seja orientado ao significado mais profundo da existência, fazendo escolhas que sejam coerentes com o projeto de vida a que a pessoa aderiu.

Desse modo, o cuidado de si mesmo se torna um caminho de conversão, em que predispõe a pessoa a reconhecer os dons de Deus na experiência concreta de cada dia, mesmo quando está cansada e fadigada. Isso a ajudará a envolver-se em um altruísmo com o fim de um bem autêntico para os outros e de crescimento contínuo de si mesmo.

III | AS DIFICULDADES PSICOLÓGICAS NA ÁREA AFETIVA

Até agora estivemos desenvolvendo conceitos relacionados aos problemas que podem surgir no cuidado com os outros e, especificamente, nos dedicamos à temática da síndrome de *burnout*. De certo modo, a dedicação pastoral distorcida pode gerar problemas relacionados à saúde física e psicológica, afetando profundamente a motivação vocacional, visto que a práxis pastoral não é somente um trabalho, mas também a concretização da consagração vocacional.

Uma outra temática relevante para o atual contexto da vida religiosa consagrada e presbiteral diz respeito à afetividade. Em se tratando da práxis pastoral, muito mais do que lidar com o afeto, referimo-nos ao amor ao próximo como forma de consagração. Mas o que acontece quando o amor ao próximo é influenciado pelas problemáticas psíquicas do sujeito? Quais são os parâmetros que nos permitem identificar as disfunções vindas do "amor pastoral"? O fato é que podemos reconhecer a imaturidade afetiva das pessoas à medida que aprendemos a reconhecer os ambientes nos quais elas se revelam imaturas, com atitudes e comportamentos concretos.

Um primeiro ponto que devemos afrontar é o conceito de afetividade. Já nesse princípio nos deparamos com algumas dificuldades, porque tudo dependerá da teoria e dos objetivos com os quais se aborda essa temática. No contexto deste livro, entendemos a afetividade como um conjunto de reações psicofísicas presentes em cada expressão de vida. Tais reações tendem a perdurar e ressoar no mais profundo de cada ser humano, criando uma condição interior estável que serve como ponto de referência, predispondo o indivíduo a viver, de certo modo, experiências gratificantes ou frustrantes, dando lugar ao apego ou a uma aversão relativamente estável às relações com as pessoas ou as coisas.

Dentro do universo afetivo se desenvolvem relacionamentos interpessoais de dedicação ou de sobrecarga emotiva, de harmonia ou de desacordo com os outros, em particular, quando nos referimos ao ambiente comunitário como o da vida religiosa consagrada e presbiteral. É nesses ambientes que os presbíteros e os religiosos consagrados expressam a alegria ou a tristeza dos relacionamentos interpessoais, segundo as condições socioambientais nas quais se encontram. São inúmeros os exemplos de relações afetivas que se configuram realmente patológicas dentro dos nossos ambientes religiosos: relações de autoridade disfuncionais, conflitos comunitários infindáveis por motivos nem sempre claros.

Porém, a afetividade não pode ser vista somente na perspectiva do problema. No universo afetivo, pode ser encontrada uma fundamental capacidade de mudança, favorável ao crescimento, à medida que se melhora a capacidade de avaliar os aspectos relacionais. A descoberta desse aspecto, a que podemos chamar de maturidade afetiva, fortalece os valores carismáticos e vocacionais que motivam não somente um comportamento pontual como também toda a existência. Com esse ponto de vista, a maturidade afetiva é estreitamente ligada ao desenvolvimento de um sistema motivacional profundo, que sustenta todo um projeto de vida que seja aberto para o futuro.

Em um aspecto mais amplo, o processo de crescimento afetivo é intrinsecamente conexo ao modo como alguém aprendeu a estabelecer relações interpessoais ao longo da vida.

Em situações conflituosas ou não, esses estilos relacionais servem como modelo com os quais as relações interpessoais serão construídas no presente. Não é diferente quando falamos da vocação à vida religiosa consagrada e presbiteral, sendo que esses estilos relacionais são trazidos para dentro dos ambientes eclesiais. Esse é um dado importante, porque as relações interpessoais que se estabelecem nos ambientes comunitários caracterizam não somente a vocação, mas também toda a existência.

De certo modo, a vivência afetiva dentro dos contextos comunitários é a soma de um passado de aprendizado com um presente de relações interpessoais. Isso significa que aprender a amar de maneira "saudável" é aprender a crescer na totalidade do ser, através de relações que sejam congruentes com a escolha de vida, que aos poucos se consolida como uma resposta vocacional. Com o crescimento progressivo, as pessoas aprendem sempre mais a receber e a doar amor: receptividade e doação são os dois polos entre os quais se desenvolve e se potencializa o dinamismo afetivo.[1]

1. Aspectos da afetividade

A afetividade tem sido um desafio histórico para a vida religiosa consagrada e presbiteral. Nem sempre foi fácil lidar com os afetos, principalmente no contexto formativo, que tem como objetivo preparar os futuros presbíteros e religiosos consagrados para que sejam humanamente maduros e especialistas em relações humanas edificantes. Sem dúvida, a afetividade é uma função essencial na vida humana e não seria

---

[1] GIORDANI, Bruno. *Risposta dell'uomo alla chiamata di Dio*: studio psicologico sulla vocazione. Roma: Rogate, 1980.

diferente no contexto religioso.[2] Quando, nos contextos das comunidades religiosas, se vive uma afetividade harmoniosa com as escolhas e os valores que guiam o comportamento, certamente se garantirão relações profundamente humanas.[3]

Nos últimos anos, a afetividade e a sexualidade dos presbíteros e dos religiosos consagrados se tornaram conhecidas nas mídias pelos escândalos.[4] Além disso, os religiosos consagrados experimentam outras tantas situações cotidianas ligadas à afetividade nos conventos e nos seminários:[5] relações comunitárias conflituosas, autoritarismo, baixa autoestima etc. Muitos se questionam sobre o que acontece no período da formação, o porquê de esses problemas não serem identificados e informados, dentre outras perguntas.

A Igreja, nos diversos documentos sobre o processo formativo, tem se posicionado em relação aos temas da afetividade e da sexualidade.[6] Na mesma medida, foram tomadas atitudes para evitar escândalos de diversas ordens nos contextos eclesiais, especialmente referentes à nossa temática.[7]

---

[2]　FRANCISCO. *Exortação Apostólica Evangelii Gaudium – A alegria do evangelho*, São Paulo: Paulinas, 2013, n. 198.

[3]　GAMBINI, Paolo; ROGGIA, Giuseppe; LLANOS, Mario Oscar. *Formazione affettivo-sessuale: itinerario per seminaristi e giovani consacrati e consacrate*. Bologna: EDB, 2017.

[4]　FARRELL, Derek. Sexual abuse perpetrated by Roman Catholic priests and religious. *Mental Health, Religion & Culture*, v. 12, n. 1, p. 39-53, 2009.

[5]　ALMEIDA, André Luiz Boccato. Da ferida incurável à cicatrização dolorosa: uma reflexão propositiva diante dos desafios formativos na igreja. In: VEIGA, Alfredo César; ZACHARIAS, Ronaldo (Orgs.). *Igreja e escândalos sexuais*: por uma nova cultura formativa. São Paulo: Paulus, 2019.

[6]　CNBB, *Diretrizes Para Formação dos Presbíteros. Documentos da CNBB 110*. Brasília: Edições CNBB, 2019.

[7]　FRANCISCO, Lettera del Santo Padre al Popolo di Dio; FRANCISCO, Linee guida per la protezione dei minori e delle persone vulnerabili.

Porém, não basta ler os sinais dos tempos com um olhar pessimista. No desenvolvimento psicoafetivo dos presbíteros e dos religiosos consagrados, é importante considerar os aspectos formativos e transformadores ao interno da busca pelo bem-estar existencial. O componente afetivo é parte integrante de tais perspectivas de crescimento, justamente porque cada pessoa é chamada por Deus para se envolver em um projeto de amor pelos outros. Portanto, falar sobre afetividade na vida religiosa consagrada e presbiteral significa falar da vocação em si mesma. Quando essa afetividade tem traços disfuncionais ou patológicos, torna-se importante individuar e discernir aquilo que conduz alguém a distorcer os afetos, fazendo-os se tornar desadaptados, seja na opção de vida, seja na prática pastoral.

Um fator importante que deve ser considerado é que a afetividade está presente na vida de cada pessoa, desde o nascimento, e se desenvolve durante todo o percurso da existência. Essa perspectiva tem um significado adaptativo, porque melhora a integração da pessoa ao ambiente em que vive. Além disso, tem um forte valor educativo e projetual, por não se tratar somente de uma bagagem emocional recebida em herança de uma estrutura genética, mas de um desenvolvimento que se dá durante toda a vida. Desde a infância, como um agente ativo, a pessoa estabelece relações afetivas que vão estruturando a forma como essa se relacionará com os outros durante todo o período de crescimento.

Além dos aspectos do ciclo evolutivo, a afetividade tem um forte laço com o sistema motivacional na medida em que se prospecta para o futuro. Na vida religiosa consagrada e presbiteral, é o componente motivacional que precisa ser redescoberto, porque a atenção a um autêntico impulso vocacional pode se tornar um fator regulador e curativo nas situações de desajuste afetivo, para que o religioso consagrado ou o presbítero se torne sintonizado com o sentido do amor evangélico.

1.1 Formar um coração capaz de amar

O amor que leva um presbítero ou um religioso consagrado a fazer uma escolha de consagração total da própria vida a Deus é um amor que tem como objetivo um estilo de vida voltado à fidelidade a esse dom recebido. Esse amor é experimentado cotidianamente em um caminho de conversão na relação com Deus e com os irmãos, para os quais um dia consagrou toda a vida. O aspecto relacional é o ponto em que o religioso consagrado ou o presbítero é chamado a viver a própria vocação de modo personalizado, segundo os dons recebidos de Deus.

Ao longo da vida, podem se desenvolver processos de desajustes psicoafetivos nos quais o presbítero ou o religioso consagrado passa por profundas crises e dificuldades. Algumas condições disfuncionais na área afetiva podem comprometer seriamente a capacidade de amar de um presbítero ou de um religioso consagrado. Isso tudo tende a se acentuar se, na história de vida, algumas necessidades (afetivas, de autoestima, de pertencimento etc.) não foram adequadamente satisfeitas. Em determinado conflito, comunitário ou pastoral, poderão emergir determinados comportamentos e relações profundamente desadaptativas, conduzindo a situações problemáticas e negativas para o contexto pastoral e para o convívio social.

De fato, é nos relacionamentos interpessoais que algumas disfunções afetivas se desenvolvem de maneira grave, sobretudo quando atingem pontos importantes da escolha vocacional. Eis por que não se pode formar para fazer escolhas pastorais quando não se considera a forma como se ama o outro. Por isso é importante um discernimento paciente e atento, que tenha parâmetros claros para avaliar e "diagnosticar" a consistência da dinâmica afetiva. Se essa formação e discernimento não acontecem, então a práxis pastoral pode ser seriamente comprometida.

A formação afetiva se torna ainda mais importante quando consideramos o aspecto pastoral e evangélico, no qual os religiosos consagrados e os presbíteros desenvolverão o chamado vocacional. É importante sempre pensar nos fiéis, no povo de Deus, com o qual cada presbítero ou religioso consagrado desenvolverá a sua missão apostólica. É importante formar pessoas que sejam testemunhas de um amor evangélico. "O formador tem que ter em mente que o formando que hoje está sob sua responsabilidade no futuro cuidará do povo de Deus. É preciso sempre pensar no povo de Deus. Pensemos naquele consagrado ou presbítero que tem um coração ácido como o azeite: não são feitos para o povo de Deus."[8]

As ações e os comportamentos afetivos são componentes essenciais para o anúncio evangélico, talvez mais importantes que o apego a algumas convicções morais. "Que o Senhor nos ajude a seguir pelo caminho dos Mandamentos, mas olhando para o amor a Cristo rumo ao encontro com Cristo, conscientes de que o encontro com Jesus é mais importante do que todos os Mandamentos."[9] Por isso, vigiar e monitorar o modo de amar e de ser amado é vital para a missão, não somente do religioso consagrado ou do presbítero, mas de toda a Igreja, que é

---

[8] SPADARO, Antonio. "Svegliate il mondo!" Colloquio di Papa Francesco con Superiori Generali. *La Civiltà Cattolica*, v. 165, n. 3925, p. 3-17, 2014.

[9] FRANCISCO. *Audiência Geral 11 de agosto de 2021 – Catequese sobre a Carta aos Gálatas*, Vatican, disponível em: <https://www.vatican.va/content/francesco/pt/audiences/2021/documents/papa-francesco_20210811_udienza-generale.html>.

responsável pelo modo como forma e cuida dos seus ministros e consagrados. Aqueles que se consagram e trabalham com os outros por vocação precisam de uma formação permanente no que diz respeito às competências afetivas e relacionais. Amar os outros, nos tantos serviços pastorais (paróquias, obras sociais, missões *ad gentes*, nas comunidades religiosas etc.), significa não apenas se responsabilizar pela vida daqueles que nos foram confiados e que vêm ao nosso encontro para satisfazer a sede de Deus, mas também por tantas outras necessidades psicológicas e sociais.

A afetividade não pode ser lembrada somente quando surgem os problemas, principalmente quando surgem casos psicopatológicos que geralmente são considerados como casos isolados. Por isso, é sempre importante sublinhar que a formação permanente, em outras palavras, o cuidado consigo mesmo, deve estar no centro da atenção do presbítero ou do religioso consagrado.[10] A resposta que o mundo espera de quem se consagra a Deus é de um testemunho do amor de Cristo. Os resultados de um certo modo superficial de formar a afetividade dos futuros presbíteros e religiosos consagrados podem ser observados por todos. Não basta virar a página, considerando que tudo está bem, muito menos alimentar a ilusão das soluções "espiritualizantes": faz-se necessária uma mudança de mentalidade e de atitude.

Por isso é que, nas páginas deste livro, repetiremos muitas vezes a importância de vigiar a si mesmo, para aprender a cuidar de si mesmo, a formar-se permanentemente: vigiar a si mesmo, cuidar de si mesmo, é uma condição necessária

---

[10]   SANAGIOTTO, Vagner; PACCIOLLA, Aureliano. Formação à afetividade na vida religiosa consagrada: uma investigação empírica sobre os contextos formativos. *Revista Eclesiástica Brasileira*, v. 80, n. 317, p. 504-518, 2020.

A saúde mental no contexto da vida religiosa consagrada e presbiteral

para a qualidade da práxis pastoral, da fidelidade vocacional, da realização existencial. Isso pressupõe uma contínua busca pela maturidade afetiva que oriente o coração e a mente para os valores do crescimento existencial.

Não podemos falar em formação vocacional sem nos referir a uma progressiva educação do desejo de amar, que é particularmente significativo para aqueles que são chamados a viver segundo o amor e o estilo de Jesus Cristo. Em outras palavras, referimo-nos à necessidade de um estilo de vida capaz de formar toda a existência. Muitas vezes, nos contextos formativos, nos contentamos com formandos que sejam altruístas, bons, que não incomodam quase ninguém. Sem perceber, formamos pessoas que aprendem a evitar os seus próprios conflitos, que vivem verdadeiramente imersas em suas dificuldades interiores. Alguns estilos formativos tendem a aprofundar um certo mal-estar motivacional que, mais cedo ou mais tarde, corroerá a identidade vocacional do religioso consagrado ou do presbítero.

Todos os aspectos que elencamos são um convite à formação inicial e permanente, a voltar a atenção aos aspectos evidentes da vocação para, partindo de pontos concretos e cotidianos, desenvolver programas formativos que considerem a existência do religioso consagrado ou do presbítero. Um olhar atento aos comportamentos disfuncionais ajudará a "diagnosticar", no tempo oportuno, para desenvolver projetos formativos personalizados que ajudem a orientar para toda a vida.

2. A afetividade em transformação permanente

A história do desenvolvimento psicoafetivo de uma pessoa não pode ser considerada somente como uma série de eventos pontuais, que maximizam comportamentos que ajudam no desenvolvimento do bem-estar. O desenvolvimento psicoafetivo é a história do desenvolvimento permanente experimentado durante todo o arco da existência, do nascimento até a morte. Por isso, é importante que a maturidade psicoafetiva seja formada considerando a totalidade da existência. Um grande risco para a maturidade afetiva é partir de modelos predefinidos de comportamentos ou de dons padronizados, em que se deixa pouco espaço para o crescimento humano e espiritual. A maturidade psicoafetiva se desenvolverá quando forem considerados aspectos como: liberdade, responsabilidade, motivação, objetivos na vida etc. Todos esses são aspectos fundamentais para o desenvolvimento integral da pessoa.

Considerar o crescimento como um processo de desenvolvimento progressivo permite descobrir as tantas oportunidades que se têm à disposição, que reforçam o testemunho de amor, mudando os comportamentos, quando são inadequados. Além disso, no percurso do desenvolvimento, o religioso consagrado ou o presbítero é chamado a realizar um projeto de vida aberto aos valores existenciais, que orientam a um amor prospectivo em plena sintonia com a realização de si mesmo.

No sentido como estamos desenvolvendo o crescimento psicoafetivo, a dimensão motivacional e espiritual é fundamental porque qualifica o desenvolvimento, orientando a novos horizontes de sentido, abertos aos significados que vão além das exigências imediatas, e levando o ser humano a uma existência transcendente. A afetividade participa dessa prospectiva, porque predispõe os religiosos consagrados e os presbíteros a um projeto vocacional aberto às diversas experiências relacionais nas quais o indivíduo aprende a amar na mesma medida que se sente amado por Deus.

A saúde mental no contexto da vida religiosa consagrada e presbiteral

Tais perspectivas também são importantes diante das situações críticas: mesmo em situações de crise, ainda resta, dentro de cada presbítero ou religioso consagrado, um espaço destinado à abertura e ao crescimento, um espaço destinado ao cuidado de si mesmo. Partindo dessa abordagem, vejamos quais são os aspectos afetivos que caracterizam o desenvolvimento continuado da existência, o acolhimento do caráter evolutivo da afetividade.

2.1 Desenvolvimento afetivo e crescimento pessoal

O desenvolvimento humano e vocacional não acontece de modo uniformizado para todas as pessoas, nem em todas as dimensões da personalidade, diferenciando-se segundo as situações pessoais e institucionais nas quais cada um vive. À medida que a pessoa amadurece os diversos aspectos de si mesma, assume uma individualidade caracterizante de modo sempre mais distintivo e pessoal.

Essa mesma lógica acontece quando o assunto é a afetividade, que se desenvolve de modo diferenciado, segundo a história de cada um e os diversos contextos de crescimento. Com o passar do tempo, os diversos componentes afetivos contribuem para um processo de maturidade que é multidirecional, na medida em que contribuem para o desenvolvimento global de cada um. A maturidade afetiva é o resultado da contínua transformação, dos processos de mudança que cada um vive dentro do espaço da complexidade da vida.[11]

Além disso, o desenvolvimento afetivo não é estático, mas dinâmico e flexível, no sentido de que é possível adaptar-se a

---

[11] SUGARMAN, Léonie. *Psicologia del ciclo di vita*: modelli teorici e strategie d'intervento. Milano: Raffaello Cortina, 2003.

um determinado comportamento afetivo segundo as exigências e condições motivadoras, que contribuem para o inteiro processo de crescimento. Porém, esse desenvolvimento não se adapta somente às novas conquistas, mas também às perdas significativas. Compreende-se, com isso, que o desenvolvimento não é simplesmente um processo de acúmulo de competências caracterizantes. É a expressão de um momento de crescimento, mas também dos momentos de retrocesso em todo o período do desenvolvimento humano. Em outras palavras, a maturidade afetiva compreende um caminho de competências que podem ser alcançadas, mas também de insucessos que precisam ser, de qualquer modo, integrados.

Por exemplo, um religioso consagrado ou um presbítero que envelhece deve aprender a viver a afetividade, entendida como a dedicação pastoral, em uma nova perspectiva. De certo modo, não consegue mais desenvolver os trabalhos pastorais que fazia antes, mas pode contribuir com a sabedoria acumulada ao longo do tempo. Isso representa uma oportunidade que reforça a capacidade de amar de modo criativo e envolvente, mesmo quando a vitalidade da práxis pastoral diminui.

Tudo isso requer uma contínua capacidade de discernimento nas diversas situações da vida, para dar à própria existência uma direção que seja congruente com as motivações vocacionais presentes desde o primeiro chamado, aprendendo a renunciar àquilo que é incoerente e a acolher aquilo que está em consonância com o estilo de vida escolhido.

No amplo quadro da formação permanente, para o crescimento harmonioso, cada religioso consagrado ou presbítero, do mais jovem ao mais ancião, precisa, por um lado, estar atento às dificuldades que possam surgir na área afetiva; por outro lado, precisa fortalecer os comportamentos que indiquem possibilidades educativas/formativas, com as quais se enfrentarão os problemas. A partir dessas oportunidades, faz-se necessário desenvolver projetos formativos que visem integrar todos os aspectos da vida humana.

No ciclo da vida, a capacidade de equilíbrio entre as perdas e as conquistas não é uniforme, mas assume orientações diversas segundo as vivências de cada um. Ser consciente desse aspecto é importante do ponto de vista da formação permanente, justamente porque permite não somente integrar aspectos que poderiam tornar-se fonte de desajuste psicológico, mas também reconhecer os próprios limites e fazer escolhas conforme a própria identidade que está em contínua transformação. O desenvolvimento em qualquer momento da vida é uma expressão conjunta de aspectos de crescimento e de perda. Pressupõe-se que cada progresso no desenvolvimento indique um momento de capacidade adaptativa, assim como também a capacidade de perder alguma coisa que até então era importante.[12]

2.2 A maturidade afetiva em uma perspectiva formativa

A maturidade psicoafetiva, entendida como o processo de crescimento contínuo, oferece à pessoa a oportunidade de abrir-se a uma visão diferente da própria história de vida, porque permite olhar os diversos momentos em um quadro unitário que dá significado projetual a toda a existência. O desenvolvimento assume uma perspectiva que caracteriza e envolve cada momento singular, porque tem ocasiões para crescer e para integrar as diversas instâncias de um indivíduo em uma

---

[12] BALTES, Paul. Theoretical propositions of life-span developmental psychology: on the dynamics between growth and decline. *Developmental Psychology*, v. 23, n. 5, p. 611-626, 1987.

única prospectiva de maturidade. Com essa abordagem, a vida é vista e vivida como um desenvolvimento integrado de estágios, nos quais os indivíduos têm desafios para enfrentar, mas também competências para conquistar, no interior de um único quadro vital e unitário.

Essa concepção do desenvolvimento coloca em relevo a interação entre as diversas necessidades humanas para favorecer o crescimento geral dos diversos componentes da personalidade. Somente assim se incentiva o desenvolvimento integral e harmônico, exatamente porque cada parte concorre para o fluxo contínuo que se integra em uma unidade.[13]

Cada estágio do desenvolvimento exerce influência sobre os outros em função do grau de maturidade alcançado em cada momento, em um suceder de tarefas evolutivas que interpelam as pessoas a fazerem escolhas adequadas para continuar o caminho de crescimento. Isso será possível à medida que cada pessoa aperfeiçoar e ajustar o seu modo de estar com os outros, sobretudo com os outros afetivamente significativos, já que é em cada ambiente que a pessoa encontra suporte afetivo indispensável para superar as dificuldades e para seguir o seu caminho evolutivo, para um pleno desenvolvimento da personalidade.

3. Sofrimento psicoafetivo e mudança

Ao longo deste livro, já sublinhamos que a pessoa não é destinada a submeter-se às dificuldades e crises. Todos são chamados continuamente a responder significativamente às situações em que vivem, mesmo quando se está passando por

---

[13] ARTO, Antonio. *Psicologia evolutiva*: metodologia di studio e proposta educativa. Roma: LAS, 1990.

A saúde mental no contexto da vida religiosa consagrada e presbiteral

momentos que causam sofrimento psicológico. O crescimento humano indica claramente que a vocação está em constante renovação, e cada religioso consagrado ou presbítero é convidado a colher os sinais das mudanças e a direção para onde apontam os novos caminhos vocacionais. Essa mesma lógica vale para aqueles que passam por determinada dificuldade ou crise vocacional e existencial. Se existem crises ou bloqueios no desenvolvimento, o religioso consagrado ou o presbítero pode colher, entre as muitas possibilidades, aquela que lhe permite prosseguir na busca por um sentido para toda a existência.[14]

Considerar o sofrimento psicoafetivo em um processo de mudança significa ter consciência de que as condições de mal-estar não podem e não devem ser ignoradas. Tais eventos precisam ser reconhecidos e diagnosticados com competência, para que se desenvolvam programas formativos que reativem o itinerário de crescimento, que coloquem cada presbítero ou religioso consagrado novamente na busca dos valores mais profundos, indo além da dificuldade, considerando que cada ser humano está em processo de crescimento.

Com isso queremos dizer que as condições de sofrimento devem ser lidas na perspectiva da "emergência formativa", impulsionando o religioso consagrado ou o presbítero em dificuldade, em sentido mais amplo a comunidade, Congregação Religiosa ou Diocese, a cuidar e a reavivar a fonte afetiva que facilita o crescimento. Quando a fidelidade se torna difícil, é preciso oferecer ao religioso consagrado ou ao presbítero a sustentação fidedigna de um amor mais intenso, seja em âmbito pessoal, seja comunitário, através de uma atenção formativa que envolva a totalidade da pessoa.

---

[14] SANAGIOTTO, Psicologia e formação: gestão da crise no contexto formativo.

Mas podemos nos perguntar: qual é o significado do sofrimento afetivo nos religiosos consagrados e presbíteros que, por vocação, são chamados a amar como Jesus amou?

3.1 O risco de uma afetividade "doente"

Felizmente não é mais um tabu falar sobre sofrimento psicoafetivo no contexto da vida religiosa consagrada e presbiteral, não somente porque mudanças necessárias foram motivadas pelos escândalos, mas, sobretudo, porque os momentos difíceis da vida são oportunidades para o crescimento. Isso ajuda a perceber que a maturidade afetiva é uma meta com a qual orientamos o itinerário de contínua transformação humano-espiritual. Ao mesmo tempo, faz com que uns se sintam responsáveis pelos outros, sem falsas justificações que os levam a dizer: "Por acaso sou eu o responsável pelo meu irmão?" (Gn 4,9). "Numa comunidade verdadeiramente fraterna, cada um se sente corresponsável pela fidelidade do outro; cada um dá seu contributo para um clima sereno de partilha de vida, de compreensão, de ajuda mútua; cada um está atento aos momentos de cansaço, de sofrimento, de isolamento, de desmotivação do irmão; cada um oferece seu apoio a quem está aflito pelas dificuldades e pelas provações."[15]

Certamente, as razões para o mal-estar, que tantas vezes os religiosos consagrados e os presbíteros vivem, são tantas: modelos formativos que nem sempre educam aos valores, frágil identidade das novas gerações, complexidade do mundo moderno etc. É verdade que o confronto com o mundo, que rivaliza os valores e ideais da vida, pode evidenciar as fragilidades

---

[15] CONGREGAÇÃO PARA OS INSTITUTOS DE VIDA CONSAGRADA E AS SOCIEDADES DE VIDA APOSTÓLICA, *A Vida Fraterna em Comunidade: congregavit nos in unum Christi amor*, n. 57.

A saúde mental no contexto da vida religiosa consagrada e presbiteral

psicológicas, levando a renunciar à claridade evangélica que conduz os religiosos consagrados nas veredas do mundo, enfatizando medos, angústias existenciais, entre outras situações que observamos em nossos ambientes religiosos.

A consequência da perda da clareza pode ser muito negativa, porque cria uma profunda fissura entre aquilo que se professa e aquilo que se vive, entre a perspectiva do ideal de consagração e uma vida afetiva contraditória e incoerente, sobretudo quando algumas inconsistências dizem respeito à forma como se vive o amor evangélico na pastoral e na vida em comunidade com os confrades: quanto maior a cisão entre ideal e realidade, tanto mais se reduz a motivação vocacional.

A incongruência entre os valores proclamados e as motivações profundas dos indivíduos, entre uma identidade aparente e uma afetividade confusa, pode levar a efeitos desastrosos no processo formativo permanente, sobretudo se quem tem a responsabilidade de formar não consegue entrar no mundo afetivo do outro por causa das próprias barreiras afetivas; o risco é alimentar uma psicopatologia, gerando um contexto de distorção afetiva. "Devemos formar o coração. Ao contrário, formamos pequenos monstros. E depois esse pequeno monstro forma o povo de Deus. Isso me dá arrepios!"[16]

A consequência se torna ainda mais problemática quando o religioso consagrado ou o presbítero tem um histórico de distúrbios ligados à afetividade, como instabilidade de humor, dependência afetiva, distúrbios na sexualidade e outras psicopatologias relacionais. Nesses casos, o mal-estar pessoal pode se transformar em um comportamento desviante, altamente destrutivo para si mesmo e para os outros.

---

[16] SPADARO, "Svegliate il mondo!" Colloquio di Papa Francesco con Superiori Generali.

Isso nos leva a afirmar que não basta identificar um certo desajuste afetivo para providenciar uma intervenção específica. Cada mal-estar psíquico tem uma história de desenvolvimento, tantas vezes lento e impercebível, mas persistente e progressivo. Geralmente, nos contextos formativos, determinados problemas afetivos que se tornam escândalos já tinham sidos identificados no percurso formativo, porém, pouco foi feito ou, talvez, se tenham usado práticas interventivas ineficazes. De fato, ao longo do desenvolvimento de determinadas psicopatologias na área afetiva, a pessoa deixa sinais claros de que alguma coisa não está bem. Se isso é considerado em uma perspectiva formativa, mudanças podem acontecer. Caso não, então danos poderão surgir, e seus exemplos conhecemos nos nossos contextos eclesiais.

3.2 Estilos desadaptativos e evolução dos problemas psicoafetivos

A abordagem categorial e "patológica" das dificuldades mentais nos conduz a interpretar os fenômenos psíquicos como momentos episódicos, com um início, uma causa e um provável desfecho.

Sabemos, porém, que as pessoas reagem de maneira diferente a determinados eventos que podem ser disfuncionais e extremamente estressantes, de acordo com o significado psicológico que determinados episódios podem ter para cada um. Temos alguns presbíteros e religiosos consagrados que conseguem administrar determinadas dificuldades psíquicas em um contexto que facilita a regularização da instabilidade emotiva; outros precisam de algum tipo de controle externo, justamente porque não conseguem autocontrolar-se. De qualquer modo, podemos imaginar algum tipo de ajuda personalizada, que possa diminuir a tensão de um determinado problema na área afetiva.

Mesmo diante dessas situações, cada um tem suas características de personalidade que organizam e unificam os conjuntos dos afetos. As características de personalidade envolvem não somente a transformação das situações, mas também servem como indicativos de pontos que podem ajudar a desenvolver a afetividade na perspectiva da inteira existência.

Todavia, como entre a maioria dos seres humanos, as diferentes dimensões da personalidade não são distribuídas de modo uniforme e lógico, para serem integradas coerentemente. Portanto, o reagrupamento das diversas dimensões, que definem o estilo pessoal com o qual cada um enfrenta a vida em um percurso de crescimento, não pode ser considerado, *a priori*, uma psicopatologia quando se manifesta disfuncional em um determinado contexto. O percurso de crescimento precisa ser entendido como um espaço de individualização de recursos e de potencialidades, em que é possível fazer convergir a diversidade de cada um com o objetivo do desenvolvimento de um projeto vocacional.

As características de cada pessoa comportam aspectos sobre a vida e sobre o modo de viver a afetividade que são intrinsecamente adaptativos para o indivíduo, mas que podem ser um exemplo de uma parcela da realidade para si mesmo e para os outros. Das convicções de base sobre si mesmo e sobre o ambiente em que se vive, derivam modelos de pensamentos, vivências emotivas e comportamentos compatíveis com a visão de mundo desenvolvida por cada um.

O nosso ponto de partida é que cada estilo de personalidade traz consigo vantagens e desvantagens no relacionamento com o ambiente no qual o indivíduo interage. Um religioso consagrado ou um presbítero organizado e disciplinado, por exemplo, tende a ser atencioso com as pessoas que lhe foram confiadas, quando a sua práxis pastoral requer atenção e cuidado com os detalhes. O mesmo religioso consagrado ou presbítero com essas características, porém, poderá ter dificuldade quando não pode planificar os seus comportamentos com antecedência, por exemplo, se os outros não compartilham de suas ideias ou da forma como se desenvolve a prática pastoral. Em outras palavras, os mesmos traços de personalidade que são adaptáveis em determinado contexto poderão ser disfuncionais em um contexto psicoafetivo diferente. Se os comportamentos são rígidos e estereotipados, podem se tornar psicopatológicos, sobretudo, para satisfazer as suas próprias necessidades afetivas.[17]

Nos fenômenos psíquicos de determinada pessoa, existe sempre uma dúplice prospectiva que devemos considerar: por um lado, os aspectos gerais do caráter de cada um, como os traços e os hábitos comportamentais que representam o modo como cada um percebe a si mesmo, a ponto de identificarmos uma estrutura psicológica, um estilo de personalidade, que fornece uma descrição global do funcionamento do indivíduo; de uma outra parte, o modo como uma determinada pessoa se adapta no contexto em que está inserida, com o desenvolvimento que caracteriza o seu modo de se exprimir segundo cada situação que enfrenta.

Um desequilíbrio entre essas duas dimensões (estrutural e evolutiva) pode incidir negativamente no funcionamento psíquico, até se traduzir em um mal-estar que, se amplificado pelas dificuldades individuais, gera comportamentos

---

[17] PINKUS, Lucio Maria. *Autorealizzazione e disadattamento nella vita religiosa.* Roma: Borla, 1991.

A saúde mental no contexto da vida religiosa consagrada e presbiteral

desadaptados e, em alguns casos, psicopatológicos. Algumas características são tão enraizadas na estrutura de personalidade que o indivíduo inconscientemente nem se dá conta de que a natureza das suas ações é autodestrutiva. Alguns problemas psicológicos representam um tipo de distorção dos normais tratos de personalidade, que se refletem no modo com o qual se reflete o passado no presente e na forma como se programa o futuro, sobre a base de motivações que parecem desconexas com a realidade.

Os projetos de formação permanente, o cuidado que o religioso consagrado ou o presbítero tem consigo mesmo, deveriam estar atentos aos tantos sinais premonitórios de tais distorções, com uma constante atitude de consciência e vigilância que ajude a fazer emergir aquilo que se vive, sem desvalorizar certos problemas que se arriscam tornar "normais" determinadas situações psicopatológicas. Isso pode tornar-se um risco para o religioso consagrado ou o presbítero, ou até mesmo para comunidades inteiras.

3.3 Confusão afetiva e problemática comunitária

"Cada vez que não me sinto escutado, ao invés de resolver as questões de maneira madura, devo praticamente 'surtar' para que alguém me entenda", compartilhava um presbítero diocesano que tinha desenvolvido comportamento de distanciamento em relação aos membros de sua Diocese. Quando situações como essa acontecem, seja nos encontros do clero ou dos membros de uma Congregação Religiosa, surge um silêncio fúnebre. No final, tudo continua da mesma forma. São ambientes de relações nos quais os membros aprenderam a conviver com pessoas que são ouvidas somente quando "saem da casinha", porém, mesmo assim, tudo termina na indiferença.

Sem perceber, o silêncio dentro das províncias e Dioceses se torna um laboratório de mal-estar, não somente para os confrades que agem de maneira desproporcional como também para todo o grupo.

Se um religioso consagrado ou um presbítero diocesano tem uma estrutura psicológica frágil para enfrentar determinados problemas, ele se habitua a ativar mecanismos desadaptativos para ser ouvido, influenciando significativamente na vida da comunidade e na práxis pastoral, criando problemas para si mesmo e para os outros. Nesses casos, a dificuldade intrapsíquica de um membro se conectará com fatores relacionais do ambiente no qual vive, amplificando sofrimentos que, às vezes, se tornam parte ativa de toda uma província ou Diocese.

Pode se tratar de situações muitas vezes inócuas – incompreensão, ciúmes, antipatia – que, porém, podem confirmar rígidas convicções sobre si mesmo, sobre os outros e sobre o mundo. O excesso de rigidez determina e influencia algumas reações disfuncionais, partindo de uma visão negativa de si mesmo e do ambiente externo que foram interiorizadas: sensação de perseguição ("estão fazendo isso para me prejudicar"), sensação de culpa ("eu sou a causa de tudo isso"), o fechamento sobre si mesmo ("não fala mais com ninguém, nem participa dos encontros da província ou da Diocese"), enfim, o pessimismo ("nessa Congregação ninguém presta"). Esses são prejuízos que influenciam o modo de viver as relações e a capacidade de estabelecer confins saudáveis no relacionamento com os outros.

Em alguns casos, determinados comportamentos disfuncionais pertencem à estrutura relacional de um grupo ou de uma instituição de pertencimento. Algumas vezes determinados comportamentos são aprendidos durante a convivência formativa, principalmente nos períodos da formação inicial,

A saúde mental no contexto da vida religiosa consagrada e presbiteral

como imaturidade relacional, conflitos intergeracionais, disputas internas por paróquias ou funções, formação deficitária, conflitos de funções etc. Em síntese, são comportamentos que, se enfatizados ou repetidos, podem incidir negativamente na estrutura de personalidade dos presbíteros ou dos religiosos consagrados que pertencem à determinada Congregação Religiosa ou Diocese.

Numerosos estudos confirmam que os presbíteros e os religiosos consagrados são particularmente sensíveis ao influxo desses comportamentos e atitudes, que se refletem negativamente não somente no sistema psicoafetivo como também no estilo da vida religiosa consagrada e presbiteral. Um exemplo disso ocorre se a dedicação altruística, a alma do cuidado pastoral, não for equilibrada nos aspectos emotivos e caso não se considere a capacidade relacional do sujeito, correndo-se o risco de fluir em comportamentos desadaptativos, em determinados casos verdadeiras psicopatologias, sobretudo quando o indivíduo não é capaz de reconhecer os aspectos negativos das suas reações.

Além disso, a imaturidade afetiva dos membros de uma Congregação Religiosa ou de uma Diocese é confrontada com a imaturidade afetiva do próprio grupo. "Cada vez que uma das nossas irmãs entra no refeitório com o mau humor estampado no rosto" – recontava uma superiora durante uma assessoria de formação permanente –, "automaticamente ninguém da comunidade fala. Naquele momento se respira um ar pesado... parece que estamos em um funeral. Às vezes tenho a sensação de que a sua presença nos trará algo de ruim!" O risco de que surjam verdades escondidas, que poderiam revelar-se muito dolorosas para uma comunidade, justifica certos comportamentos ou até mesmo tolerar como não muito preocupante, preferindo-se a lógica do mal menor à clareza das situações. De fato, o silêncio amargo do confrade mal-humorado ativa a atitude passivo-agressiva de parte de toda a comunidade. A incomunicabilidade era a solução menos danosa para toda a comunidade, mesmo que em detrimento do bem comum. Enfim, o estilo disfuncional do presbítero ou do religioso consagrado que está mal consigo mesmo se sobressai à sensibilidade emotiva de toda uma comunidade, fazendo surgir atitudes de sofrimento mascarado ou explícito nos outros, mesmo que se adotem comportamentos para fazer com que tudo esteja bem. Tudo isso nos indica que as psicopatologias dos casos difíceis podem misturar-se com as condições de inadequação e de mal-estar que se instalam nos contextos relacionais, até criar um clima de desconforto existencial que pode desembocar em relações conflituosas e ambíguas, fonte de estresse e de desconforto humano e vocacional.

4. Sexualidade e afetividade em um único projeto de amor

Cada um é chamado a amar segundo a própria vocação. Fazendo isso, o presbítero ou o religioso consagrado se empenha em amar segundo o estilo de Deus, que quer o bem do outro e instaura com cada criatura um relacionamento livre de possessão. Integrar esse estilo espiritual no próprio modo de amar significa endereçar as energias, as motivações, em um equilíbrio que ajude a integrar o fisiológico e o relacional em uma direção existencial.

Por isso que, no processo de formação integral do presbítero ou do religioso consagrado, o crescimento afetivo não pode ser desconexo de um adequado desenvolvimento saudável da própria sexualidade. A dimensão sexual não pode ser pensada de maneira separada da vida da comunidade em geral. De fato, a sexualidade se mostra como uma dimensão que perpassa toda a vida e toda a cultura, conexa com outras expressões fundamentais da existência humana pessoal e coletiva, entre essas a corporeidade, o amor, a amizade e a Religião. Além disso, a sexualidade deve ser considerada estreitamente conexa com a identidade de cada um, na sua unicidade individual e de gênero.

Ter consciência da própria identidade como homem e mulher significa reconhecer a contribuição que cada um pode dar com a própria sexualidade a um projeto de amor e realizá-lo no concreto de tantos encontros significativos que caracterizam a maturidade afetiva. A acolhida da identidade como homem e mulher permite abrir-se à diversidade e equilibrar a recíproca diversidade, inserindo-a em um único projeto de vida.

A integração da competência sexual em um único projeto de amor orienta o presbítero ou o religioso consagrado a objetivos coerentes com o desenvolvimento da identidade mais profunda. Isso requer um adequado sentimento de confiança em si mesmo e no outro, um suficiente sentido de autonomia, uma fidelidade aos empenhos relacionados à escolha de vida. Além disso, requer um equilíbrio na capacidade de amar através de relacionamentos intensos e livres, caracterizados por um estilo interpessoal e não possessivo, que requer o bem do outro. Desse modo se aprende não somente a conter e padronizar os próprios impulsos sexuais, mas também a realizar uma paternidade ou uma maternidade que gera vida para a Igreja.[18]

---

[18] CONGREGAÇÃO PARA OS INSTITUTOS DE VIDA CONSAGRADA E SOCIEDADES DE VIDA APOSTÓLICA. *Orientações sobre a Formação nos Institutos Religiosos*. Vatican, n. 13. Disponível em: <https://www.vatican.va/roman_curia/congregations/ccscrlife/documents/rc_con_ccscrlife_doc_02021990_directives-on-formation_po.html>. Acesso em: jul. 2023.

Se, ao invés, são considerados separadamente o aspecto motivacional-vocacional e o biológico, enfatiza-se uma visão parcial da afetividade e da sexualidade. O que pode levar ao risco de absolutizar a potencial capacidade de amar, ressaltando um amor muito idealizado, que pode tornar-se intolerante, não modelado pela humildade interior. As consequências dessa separação podem ser muitas e tantas vezes desadaptativas, justamente porque influenciam negativamente no desenvolvimento psicoafetivo e no modo de viver a missão de consagrado, que exige um amor livre, próprio de alguém que fez uma escolha de dedicar a vida ao serviço dos outros e dos irmãos de caminhada vocacional. Lemos na *Vida fraterna em comunidade*:

> Todavia as dificuldades nessa área são, muitas vezes, a caixa de ressonância de problemas nascidos em outros lugares: uma afetividade-sexualidade vivida com atitude narcisístico-adolescencial ou rigidamente reprimida, que pode ser consequência de experiências negativas anteriores à entrada na comunidade, mas também consequência de frustrações comunitárias ou apostólicas.[19]

Daí surge a urgência de projetos formativos que considerem e deem ajuda aos presbíteros ou aos religiosos consagrados para cuidarem de si mesmos e do modo como amam os outros, e para se conscientizarem das próprias dificuldades sexuais ao longo de todo o desenvolvimento existencial. Para aqueles que são formadores, a atenção aos aspectos da sexualidade é muito importante: devemos investir tempo em formar os futuros presbíteros e religiosos consagrados em um modo adequado de

---

[19] CONGREGAÇÃO PARA OS INSTITUTOS DE VIDA CONSAGRADA E AS SOCIEDADES DE VIDA APOSTÓLICA, *A Vida Fraterna em Comunidade: congregavit nos in unum Christi amor*, n. 37.

A saúde mental no contexto da vida religiosa consagrada e presbiteral

evangelização, considerando importante a avaliação da forma como cada um cuida de si mesmo e como acessa as motivações afetivas, diagnosticando as eventuais dificuldades que progressivamente se desenvolvem.

No mais, o estilo de vida de cada um indicará momentos nos quais se poderá observar os sinais de uma afetividade cansada ou de uma sexualidade desordenada. "O predomínio de emoções negativas, fatores de hostilidade, dependência, inadequação social e, ao mesmo tempo, o predomínio de problemas não resolvidos",[20] são ocasiões que tornam ainda mais importante a necessidade de uma formação permanente específica, atenta às problemáticas reais que surgem em cada religioso consagrado ou presbítero.

Uma atitude formativa que deverá ser evitada é a lógica do "deixar acontecer" sem transformar os problemas afetivo-sexuais em conteúdo formativo, pois, com isso, se corre o risco de reforçar os aspectos não evoluídos da personalidade, a ponto de se normalizar um problema no qual não é possível mais distinguir a gravidade do desvio de personalidade, com consequências comportamentais psicopatológicas, muitas vezes mascaradas por idealizações pseudoespirituais que desvalorizam não apenas aquele que sofre, mas também toda uma comunidade religiosa ou diocesana.

4.1 A urgência formativa diante das distorções afetivas

"Nós acostumamos os nossos padres a ter tudo quanto precisam; quando são contrariados na paróquia, criam verdadeira guerra com os paroquianos", lamentava-se um bispo

---

[20] CONGREGAZIONE PER L'EDUCAZIONE CATTOLICA. Orientamenti educativi per la formazione al celibato sacerdotale. *Enchiridion Vaticanum*. Città del Vaticano: EDB, 1974, v. 5, 1982, p. 188-256.

falando do comportamento entre os presbíteros de sua Diocese. "São muito mimados, qualquer dificuldade já pensam em jogar tudo pro alto." É verdade que alguns sinais de mau uso do *status* presbiteral, por exemplo, irritam somente de escutar; porém, por trás de determinadas atitudes, existem indícios de que alguma coisa não está bem. Isso serve para todos os possíveis comportamentos que, de certo modo, reprovamos. É importante ter consciência dos problemas que se acumulam, sobretudo quando são psicoafetivos, em que os sinais do mal--estar são mais difíceis de reconhecer, justamente porque se escondem nos modos habituais de se relacionar com os outros.

Isso serve para as patologias – como as dependências sexuais – inconvenientes em contextos como o da vida religiosa consagrada e presbiteral. Se um presbítero ou um religioso consagrado vive uma sexualidade desordenada, a ponto de não conseguir controlar os seus instintos, pode criar comportamentos que incomodam o contexto relacional e que não podem ser ignorados. Se determinados comportamentos não são abordados ou discutidos, poderão desenvolver-se cada vez mais situações insustentáveis.

Por isso, não é somente importante cuidar das psicopatologias quando se manifestam, mas também estar atentos aos sinais de um mal-estar psicoafetivo que, tantas vezes, se esconde atrás de uma aparente normalidade relacional. Determinados comportamentos criam ambientes desmotivadores: o ciúme, o egocentrismo, as raivas encobertas, a disputa por funções, a busca de poder a todo custo etc.; todas são situações que somente um psicodiagnóstico inserido em um projeto de resposta vocacional poderá trazer à luz. Quando isso não é feito, situações que poderiam ser cuidadas anteriormente se transformam em problemas difíceis, tantas vezes insuportáveis para as comunidades eclesiais.

Em uma determinada Congregação Religiosa, o superior me pedia ajuda: "Você poderia vir na nossa comunidade para ajudar a convencer um dos nossos irmãos a se tratar". Mas, se existe uma comunidade, por que pedir ajuda de um psicólogo? "A última vez que tentamos ajudá-lo – respondia o superior – ele não se deixou cuidar. Ultimamente, consegue viver somente com um cachorro que ele tem. Nesse momento basta que você nos ajude a suportá-lo." Quando se chega a esse ponto, a tentação de fazer de conta que nada acontece é muito grande.

Não é somente questão de criar intervenções individuais que substituam uma formação permanente, tantas vezes chata e sem sentido, feita de cursos e palestras, mas de olhar para as necessidades reais que vivem os membros das comunidades religiosas e diocesanas. Trata-se, então, de privilegiar uma abordagem que coloque, no centro, a realidade que vivem os presbíteros e os religiosos consagrados, como lugar de transformação contínua. É na vida, compreendida como resposta vocacional, que cada um é chamado a converter-se e a cuidar de si mesmo.

Eis por que, quando se fala de sofrimento psíquico entre os presbíteros e os religiosos consagrados, se deve desenvolver uma perspectiva não somente curativa, mas também educativa/formativa e projetual, porque somente quando se evidenciam os motivos das mudanças esperadas será possível chegar à escolha em conexão com a vida e a consagração. Quando surgem sinais clínicos preocupantes para o religioso consagrado ou o presbítero e para a instituição, ao invés de reenviar ou esconder os problemas, tem-se a oportunidade de acolher a ocasião para fazer escolhas que considerem um modo diferente de estabelecer contato com o sofrimento humano e com as prováveis psicopatologias.

Se, ao invés disso, existe a mentalidade de deixar acontecer ("empurrar com a barriga"), os membros de determinados ambientes formativos permanentes se habituarão às situações indesejadas dos seus membros, normalizando perigosamente graves problemas, aos quais reagem sempre e somente em situações de emergência humano-existencial. Basta pensar nos problemas sexuais mais graves que, geralmente, são confundidos com comportamentos que idealmente deveriam conduzir ao cuidado pastoral. Quando a lacuna entre as perspectivas idealizadas e a realidade de uma afetividade disfuncional se torna excessiva, o religioso consagrado ou o presbítero se arrisca a conformar-se a um estilo de vida superficial, pouco relevante, radicalizado nas incertezas psíquicas, sobretudo quando o ambiente em que vive finge que nada está acontecendo.

IV PSICOPATOLOGIA EXISTENCIAL E FALTA DE SENTIDO ENTRE OS PRESBÍTEROS E OS RELIGIOSOS CONSAGRADOS

Muitos dos aspectos patológicos evidenciados nas páginas deste livro, especificamente no que diz respeito aos presbíteros e aos religiosos consagrados, têm um fio condutor comum que faz referência a certo mal-estar que vai além dos sintomas psicopatológicos, mas que diz respeito às motivações que estão na base de toda escolha vocacional. Esse mal-estar, que tantas vezes não conseguimos nomear, pode ser encontrado na síndrome de *burnout*, por exemplo, que é um modo desadaptativo de cuidar do outro em suas necessidades humanas e espirituais. Da mesma forma, indicamos essa tendência em algumas condições de imaturidade afetiva, que se apresenta de uma maneira disfuncional de manifestar o amor pelo outro.

Neste ponto do nosso livro, já é bastante claro que, entre os presbíteros e os religiosos consagrados, encontramos determinadas problemáticas que podem tornar-se condições psicológicas desadaptativas e, quando não, verdadeiras psicopatologias. Nestes últimos anos, por causa de uma grande quantidade de casos problemáticos que vêm à tona, emerge a intenção de afrontar essas situações com audácia por parte da Igreja, desenvolvendo centros de escuta e denúncias, mas também promovendo formação aos seus membros para discernir as vocações à luz das questões psicológicas. As recentes intervenções do Papa Francisco, no que diz respeito aos casos de pedofilia, por exemplo, deixam bem clara a direção que deve ser tomada para resolver as situações problemáticas, ao invés de esconder ou de se acomodar diante do sofrimento do outro.

Neste capítulo, deixamos um pouco de lado a taxomania clássica das psicopatologias para voltar a nossa atenção para um âmbito que, à primeira vista, parece não ter a devida consideração diante do amplo campo das problemáticas que podem surgir na vida dos religiosos consagrados e dos presbíteros: a questão das motivações de fé.

O que podemos dizer da fé dos presbíteros e dos religiosos consagrados? Como a motivação religiosa – muito importante na escolha vocacional – pode se tornar causa de mal-estar e de desajuste psicológico? Às vezes a resposta a estas perguntas podem ser muito mais invasivas que uma doença física ou psíquica, sobretudo quando a religiosidade perde o impulso e se reduz às práticas desmotivadoras. Pior ainda quando esse tipo de mal-estar vem disfarçado de uma fé habitual e estéril.

A perda do sentido vocacional da existência é particularmente negativa não somente para a psiquê, mas, sobretudo, para o sentido que se dá à própria vida, que se reflete, além de nos comportamentos, também nas motivações mais profundas da pessoa. Nos anos 1960, Crumbaugh[1] já se referia à chamada "neurose noogênica" como um mal-estar não identificável, como um determinado distúrbio psicofísico. Nos últimos anos, os estudos empíricos da Logoterapia, por exemplo, indicam que a falta de sentido tem algo em comum com muitas das psicopatologias clássicas e[2] que a frustração existencial, por si mesma, não é identificável com uma específica categoria diagnóstica, mas se refere aos aspectos motivacionais que se tornam problemáticos.

---

[1] An experimental study in existentialism.

[2] SANAGIOTTO, Logoterapia in tempo di crisi pandemica.

A saúde mental no contexto da vida religiosa consagrada e presbiteral

Na vida dos religiosos consagrados e dos presbíteros, tal problemática é constantemente referida como a incapacidade de reconhecer as motivações de base que sustentam o chamado de Deus a uma vocação específica. São motivações que dizem respeito ao caminho de fé, ao empenho carismático, ao trabalho pastoral, todos aspectos que envolvem a pessoa em um projeto vocacional. Sem essa perspectiva motivacional, os religiosos consagrados e os presbíteros correm o risco de perder o significado que unifica a escolha vocacional, que é confirmada a cada dia.

De fato, para quem não consegue redescobrir o significado transcendente das experiências que vive, a perda de sentido adquire um contorno especial, justamente porque se torna perda de sentido vocacional, sobretudo quando não se consegue mais integrar os eventos da vida com uma visão projetual e totalizante da própria existência.

1. Frustração existencial e experiência vocacional

Quando um presbítero ou um religioso consagrado perde de vista o sentido orientador das próprias escolhas de vida, ele entra em uma espiral de mal-estar profundo. Talvez possamos dizer que seja pior do que determinados problemas psicológicos pontuais, porque toca as raízes da existência e da sua identidade como vocacionado e como ser humano. Recordamos, nesse ponto, que o chamado de Deus se realiza plenamente na vida de uma pessoa que decide consagrar-se inteiramente, a ponto de a vocação se tornar parte integrante da própria vida em sentido existencial. Quando a crise atinge esse ponto nevrálgico, a pergunta pelo sentido da vida atinge a globalidade do ser e, consequentemente, a vocação.

O fato é que quando se perdem as motivações mais autênticas do chamado de Deus, corre-se o risco de bloquear o crescimento vocacional. O religioso consagrado ou o presbítero que não consegue dar uma resposta coerente ao sentido vocacional da própria vida pode se tornar profundamente desiludido, por não ver realizado o ideal vocacional com o qual orientou os aspectos mais genuínos da vida. Por isso, tantas vezes se preenche o vazio existencial com atitudes que, ao invés de colaborarem com o sentido da vida, aumentam o vazio existencial: preocupação com a autoimagem, com aquilo que os outros vão falar, com o desenvolvimento de projetos pessoais, com o ativismo ideológico. Todos esses comportamentos, com o tempo, tendem a esvaziar-se, deixando somente o próprio egocentrismo.

"O que me toca profundamente – contava um presbítero idoso que atendia às comunidades religiosas como diretor espiritual – é o vazio interior que as pessoas trazem dentro de si mesmas. Alguns presbíteros não encontram nem ao menos uma explicação para o vazio que sentem. Simplesmente... não conseguem mais."

Diante da falta de motivo pelo qual um religioso consagrado ou um presbítero realizou tantas coisas importantes na vida, ele pode tomar decisões radicais, como, por exemplo, abandonar a vocação à vida religiosa consagrada ou presbiteral. A maioria das vezes, a atitude mais comum é aquela de se tornar um "funcionário do sagrado", ou seja, realizar, sem envolvimento em primeira pessoa, a atividade designada pela Congregação Religiosa ou Diocese. "A sensação que fica, dizia um religioso consagrado envolvido em uma dinâmica desmotivadora, é de se viver uma religiosidade estranha, de ser padre, mas sem saber o porquê." Quando os religiosos consagrados ou os presbíteros estão saturados do envolvimento vocacional supérfluo, estes não conseguem mais identificar o porquê de ainda estarem dentro do contexto eclesial.

A saúde mental no contexto da vida religiosa consagrada e presbiteral

"Os religiosos que deixam a vida religiosa consagrada, na maior parte dos casos, não são melhores ou piores daqueles que perseveram; em muitos casos, são bons religiosos, se considerarmos os indicadores da vida de oração, de fraternidade e de empenho pastoral ou missionário. Contrariamente a tudo aquilo que observamos, não são religiosos insatisfeitos e limitados nos traços fundamentais da vida consagrada que abandonam, mas geralmente são homens muito empenhados na vida regular ou pelo menos dentro da média."[3]

Totalmente empenhados, mas sem conseguir identificar o porquê de continuarem com a vocação: por que rezar, por que cuidar, por que se preocupar? Quando o religioso consagrado ou o presbítero perde de vista o motivo que sustentava a sua escolha de vida, significa que está vivendo um mal-estar que é bem mais profundo, de natureza existencial, que diz respeito não somente à boa vontade para restaurar o chamado vocacional, mas também a repensar as motivações que sustentam a sua escolha de vida.

2. Os riscos de uma religiosidade desmotivada

Um aspecto particular da falta de sentido diz respeito ao modo como as pessoas vivem a religiosidade. Na versão revisada do DSM-5 (*Manual Diagnóstico e Estatístico de Transtornos Mentais*),[4] o problema religioso e espiritual é abordado no contexto dos problemas correlatos a circunstâncias psicossociais e ambientais, ao qual se deve fazer um diagnóstico diferencial,

---

[3] UNIONE SUPERIORI MAGGIORI. Approccio alla realtà degli abbandoni. In: *Fedeltà e abbandoni nella vita consacrata oggi*. Roma: Litos, 2005.

[4] AMERICAN PSYCHIATRIC ASSOCIATION, *Manual Diagnóstico e Estatístico de Transtornos Mentais*, 2014.

baseado na vivência do contexto sociocultural, conforme enfatizamos no capítulo I.

"Um problema religioso ou espiritual pode constituir um *focus* de atenção clínica quando o sujeito tem experiência estressante que implica a perda, ou quando coloca em discussão a fé, quando tem problemas associados à conversão ou quando entra em conflito com valores associados à Igreja ou outra instituição religiosa."[5]

O modo de viver a religiosidade incide, particularmente, na vida dos religiosos consagrados e dos presbíteros, justamente porque diz respeito às motivações que sustentam a escolha vocacional, o envolvimento pastoral e a missão evangelizadora. Se a fé é ambígua e destacada da vida, veremos desmoronar as motivações interiores, arriscando-nos a não encontrar o sentido da existência. Além disso, um modo distorcido de viver a religiosidade pode se tornar particularmente disfuncional, sobretudo quando o indivíduo polariza as suas energias em si mesmo, enfatizando os conflitos psíquicos que já estavam presentes na estrutura de personalidade. Citamos, por exemplo, o religioso consagrado ou o presbítero que percebe Deus como uma figura punitiva, como alguém que pode castigar. Os níveis de ansiedade e de mal-estar podem aumentar à mesma medida em que aumenta a desorientação e a insegurança, fazendo vacilar a já frágil estrutura de personalidade.

A situação pode se tornar ainda mais problemática se encontramos traços de personalidade particularmente vulneráveis a um certo modo de viver a religiosidade. Um religioso consagrado que apresente um traço de personalidade obsessivo,

---

[5] SANAGIOTTO, Vagner. Psicodiagnosi, logoterapia e spiritualità. In: CREA, Giuseppe; PACCIOLLA, Aureliano (Orgs.). *Logoterapia e psicodiagnosi. Presupposti per un trattamento cognitivo-esistenziale*. Roma: Alpes, 2022, p. 127-142.

por exemplo, pode endereçar ao comportamento religioso as suas dificuldades psíquicas, colocando em movimento toda uma dinâmica de rigidez estereotipada, arriscando-se a acentuar as suas problemáticas psíquicas interiores.

Definitivamente, se, de uma parte, a fé dos religiosos consagrados e dos presbíteros é o núcleo motivador da sua vida, que o projeta ao sentido mais autêntico da existência, da outra parte, existem aspectos da religiosidade que podem ser vividos ou percebidos de maneira negativa, particularmente naqueles religiosos consagrados que já têm uma estrutura de personalidade que tende a intensificar certas atitudes desadaptativas.[6]

3. A fé e o bem-estar individual

O modo de viver a religiosidade influencia significativamente na escolha vocacional e na capacidade de abrir-se ao significado intencional da existência. No contexto da vida religiosa consagrada e presbiteral, a fé, entendida como busca de sentido, está na base da experiência vocacional. "A religiosidade como busca de sentido envolve a pergunta existencial, honestamente enfrentada em sua complexidade."[7] Gordon Allport afirma que a religiosidade age "como um motivo dominante, um ímã que impõe às outras dimensões da existência o dever de orientar o seu percurso".[8]

Tais características orientadoras e intencionais da Religião pertencem à verdadeira identidade do religioso consagrado ou

---

[6]   KOENIG, Research on religion, spirituality, and mental health.

[7]   BATSON, Daniel; SCHOENRADE, Patricia A. Measuring religion as quest: 1) validity concerns. *Journal for the Scientific Study of Religion*, v. 30, n. 4, p. 416-429, 1991.

[8]   ALLPORT, Gordon. *L'individuo e la sua religione*. Leumann: LDC, 1972.

do presbítero, fundamentam a sua capacidade de atribuir significado às coisas e de fazer perguntas sobre o porquê da existência, buscando dar resposta quando se encontra diante dos eventos que "sacodem" as certezas interiores.

No âmbito da pesquisa, Allport e Ross distinguem duas modalidades contrastantes de viver a motivação religiosa, que foram por eles definidas como *orientação intrínseca* e *orientação extrínseca*. Segundo esses autores, "as pessoas com uma orientação extrínseca tendem a usar a Religião para sua finalidade", enquanto as pessoas com orientação intrínseca "encontram a sua motivação de base na Religião",[9] fazendo de tudo para interiorizá-la e segui-la plenamente.

Com essas duas afirmações, Allport e Ross pretendiam oferecer definições não somente descritivas, mas também valorativas do estilo religioso do indivíduo. Segundo o modelo proposto pelos autores, a orientação intrínseca delineia uma abordagem mais madura da religiosidade em respeito à orientação extrínseca, que é mais centralizada nos aspectos exteriores e utilitaristas.

Além dessas duas orientações, há um aspecto da fé que vai além e diz respeito à "busca do sentido religioso" da existência, uma atitude que impulsiona a pessoa a propor-se interrogações sobre a vida e sobre Deus. Essa dimensão diz respeito à capacidade de colocar em discussão as certezas das próprias crenças e leva a perceber a precariedade e a incerteza da própria fé, não como desestabilizadora, mas como um aspecto que abre à mudança e ao crescimento. A essência da pessoa pertence a tal característica orientadora e intencional da Religião, porque fundamenta a sua identidade na medida em que é capaz de

---

[9] ALLPORT, Gordon; ROSS, Michael. Personal religious orientation and prejudice. *Journal of Personality and Social Psychology*, v. 5, n. 4, p. 432-443, 1967.

atribuir significado às coisas, perguntar-se sobre o porquê da existência e buscar respostas além de si mesma.

A *orientação intrínseca* apresenta uma visão interiorizada da religiosidade e a *orientação extrínseca*, ao contrário, a exterioridade dos aspectos da fé daquele que acredita; a *orientação existencial*, que diz respeito aos aspectos "questionadores" da fé, se refere a uma religiosidade inspirada na pergunta existencial, envolvendo seu relacionamento com Deus e com os outros. Também na vida religiosa consagrada e presbiteral, esses três distintos estilos motivacionais podem ter um impacto diferente, segundo o modo com que os religiosos consagrados e os presbíteros se abrem ao sentido vocacional da existência.

Um presbítero intrinsecamente motivado pode sentir-se particularmente bem consigo mesmo, sustentado em um contexto institucional que reforça e privilegia uma atitude de obediência, nos moldes da tradição. O religioso consagrado ou o presbítero, extrinsecamente motivado, poderá se sentir bem em um contexto eclesial que apoie os aspectos de um ministério centrado na exigência reguladora das normas formais. Uma religiosa centrada na orientação da busca de sentido pode sentir-se particularmente bem em um contexto institucional que sustente uma atitude aberta às novidades que a resposta religiosa faz emergir da vida.

Sobre a base de tudo isso, seria possível imaginar que os presbíteros e os religiosos consagrados, no estilo motivacional em que refletem melhor o contexto institucional com o qual operam, experimentam um nível mais elevado de abertura de si mesmos e de busca de sentido, sentindo-se adequados na sua escolha vocacional. Essa tendência permite que eles possam crescer na busca do significado vocacional da sua existência.

Mas o que acontece quando falta tal impulso motivacional ou quando a motivação de fé se mistura com as problemáticas psíquicas? São muitas as evidências científicas que confirmam a correlação entre os aspectos patológicos da personalidade e os comportamentos religiosos disfuncionais, que se refletem sobre as motivações vocacionais.[10]

De fato, quando a vivência da fé não é suficiente para integrar os aspectos motivacionais que impulsionam a identidade do religioso consagrado ou do presbítero para as realidades transcendentes, esse se sentirá mais vulnerável na sua estrutura de personalidade, encontrando mais dificuldade em enfrentar e superar os desafios emergentes da precariedade do cotidiano e da própria existência. Eis por que é importante descobrir aquela parte de si mesmo que abre à dimensão do sagrado, mesmo quando não se tem certeza das razões de por que fazer isso.

4. Religiosidade e sentido da vida em um grupo de religiosos consagrados

A religiosidade como busca de sentido envolve toda a vida do religioso consagrado ou do presbítero. A motivação de base da escolha vocacional tem uma profunda conexão com a busca de sentido. Se a pergunta por sentido não colhe os fatos da vida ou é rigidamente ligada a aspectos idealizados da fé, o religioso consagrado ou o presbítero arrisca-se a utilizar a Religião para satisfazer as próprias necessidades individualistas ou para justificar as problemáticas presentes na estrutura de personalidade. O confronto entre as motivações da fé e

---

[10] FINCH, Atticus. Motivations for the ministry: a pathological view. *American Ecclesiastical Review*, n. 95, p. 601-613, 1965.

o sentido na vida é um bom indicador de como os religiosos consagrados e os presbíteros vivem a sua resposta vocacional. Nesse sentido, os aspectos existenciais podem muito bem integrar a gama de fatores que compõem o diagnóstico projetual vocacional, principalmente considerando os aspectos que motivam a vida e a vocação.

No caminho da formação permanente, é importante monitorar a vivência do estilo de religiosidade, através da observação dos comportamentos relacionados à vivência da fé. Isso permite verificar se se trata de uma fé equilibrada nas suas dimensões, que ajuda o indivíduo a crescer e amadurecer nos aspectos intencionais e propositais da existência, ou, ao contrário, se é uma fé que aumenta a frustração e a insatisfação interior, sobretudo quando é vivida de modo aparente e ilusório.

Para verificar o conteúdo que estamos expondo, foi feita uma pesquisa com 155 presbíteros e religiosos consagrados de diversas Congregações Religiosas para identificar se o estilo motivacional (entendido como orientação religiosa) é associado ao bem-estar existencial (em termos de sentido na vida).

A nossa hipótese de pesquisa era: aqueles que estão envolvidos em uma escolha vocacional para toda a vida, tal como os religiosos consagrados, tendem a uma orientação religiosa intrínseca – isto é, uma religiosidade convicta e pessoal –, correlacionada a um alto nível de sentido na vida. A nossa hipótese se justifica porque a vida religiosa consagrada e presbiteral é composta de homens e mulheres que colocaram no centro de suas vidas um credo religioso interiorizado e estável. Provavelmente não consentem uma fé instável ou insegura, centralizada sobre a dúvida e sobre os interrogativos existenciais.

4.1 Os instrumentos usados na pesquisa

A pesquisa realizada tinha uma base empírica, quantitativa e explorativa. Foram usados alguns instrumentos de pesquisa, adaptados para colher os aspectos representativos das convicções mais profundas dos religiosos consagrados que responderam à nossa pesquisa. O objetivo dessa pesquisa não foi somente de "diagnosticar" as categorias de pertencimento às diversas orientações de fé, mas também analisar como a espiritualidade dos entrevistados se integra com a orientação vocacional de suas vidas. Também o contrário se tornou uma hipótese possível, ou seja, como alguns aspectos da atitude religiosa podem colocar em risco as motivações de fundo e a perspectiva orientadora das escolhas na vida, alimentando vivências disfuncionais na psique.

Para explorar a orientação religiosa, foi usado o *New Indices of Religious Orientation* (NIRO).[11] Esse instrumento serve para destacar a orientação religiosa: a religiosidade extrínseca, entendida como religiosidade externa e funcional; a religiosidade intrínseca, entendida como a Religião como um valor em si mesma; e a religiosidade como busca existencial e transcendente da vida. O outro instrumento usado é o *Purpose in Life* (PIL)[12], que mede a sensação do vazio existencial ou, ao contrário, a consciência de que a vida tenha sentido para ser vivida.

4.2 O perfil da religiosidade entre os religiosos consagrados

A análise dos resultados da nossa pesquisa nos indicou que os instrumentos usados são adequados para estudar o grupo

---

[11] FRANCIS et al., The New Indices of Religious Orientation Revised (NIROR).

[12] CRUMBAUCH; MAHOLICK, *Manual of instructions for the purpose in life test.*

dos religiosos consagrados, demonstrando uma boa consistência interna (alfa de Cronbach). Encontramos uma correlação significativa e positiva entre idade e religiosidade intrínseca, sugerindo que, nos religiosos consagrados que responderam à pesquisa, a religiosidade intrínseca pode se desenvolver com o passar dos anos, à medida que aumenta a idade, ou seja, quanto maior a idade dos religiosos consagrados, maior será a convicção religiosa.

Analisando a correlação parcial entre as variáveis, na perspectiva da variável idade, encontramos, nos dados, uma correlação significativa e positiva entre a religiosidade intrínseca e o sentido da vida (PIL). Porém, em uma correlação negativa entre a escala "busca de religiosidade" do NIRO e o sentido da vida do PIL não encontramos nenhuma correlação significativa entre religiosidade extrínseca e sentido da vida.

Mas qual o perfil que encontramos nos dados da nossa pesquisa? Antes de tudo, os religiosos consagrados que responderam à pesquisa indicam que vivem uma fé dinâmica, que se desenvolve à medida que aumenta a idade. Trata-se de religiosos consagrados com uma fé "segura", que não toleram incertezas, sobretudo se oriundas dos interrogativos da vida, das situações que devem ser enfrentadas. Em síntese, parece que os religiosos consagrados que responderam à nossa pesquisa, à medida que envelhecem, se tornam mais convictos, mas também menos flexíveis no modo de viver a fé. Se por um lado isso pode ser bom, enquanto demonstram segurança e determinação, por outro lado pode se tornar um risco, principalmente quando devem responder às incertezas provindas do futuro, que, em grande parte, são necessárias para enfrentar os desafios e dúvidas da vida.

Em situações símiles, os religiosos consagrados com esse perfil poderiam refugiar-se em uma fé destacada da realidade.

Talvez pudessem reforçar problemáticas psicológicas mais profundas, principalmente aqueles que buscam segurança naquilo que a Religião ou a instituição pode oferecer, garantindo certa defesa das próprias inseguranças afetivas.

4.3 Religiosidade, neurose noogênica e rigidez

Os religiosos consagrados analisados na nossa pesquisa pertenciam somente a algumas Congregações Religiosas, portanto, os resultados devem ser interpretados com muita cautela, evitando generalizar as conclusões chegadas. Porém, elencamos alguns pontos que podem ser úteis para um processo de formação permanente, considerando os aspectos motivacionais que surgem dos comportamentos dos religiosos consagrados. Além disso, a fé e a religiosidade têm um valor educativo na história vocacional dos religiosos consagrados, podendo fazer parte do crescimento evolutivo da pessoa, mesmo quando surgem eventos frustrantes na vida.

No que diz respeito ao resultado da nossa pesquisa, podemos indicar alguns pontos fortes e outros pontos de risco. De maneira geral, poderíamos dizer que os religiosos consagrados analisados tendem a ser intrinsecamente motivados na sua fé; isso permite que eles se sintam adequados no âmbito institucional, envolvendo-se ativamente como consagrados, sobretudo quando se encontram vivendo um carisma que requer uma fé radicada em convicções de tipo dogmático e institucional.

Do mesmo modo, não é sempre que essa orientação intrínseca ajuda a superar as provas da vida e a enfrentar os desafios do mundo externo. Ao contrário, quando aparecem eventos que fazem "balançar" as velhas certezas, parece que são os religiosos consagrados mais convictos que correm o risco de absolutizar o próprio mundo interno, enrijecendo-se em uma religiosidade feita muito mais de rotinas que de oportunidades.

De fato, aqueles que são mais seguros dos próprios princípios religiosos nem sempre conseguem aceitar os fatores de dúvida e de dificuldades existenciais. Quando isso acontece, a fé desses religiosos consagrados é abalada pelas situações que geram incertezas interiores. Estes poderiam sentir-se desorientados e perder o sentido vocacional da escolha de vida.

As correlações emersas no nosso estudo levar-nos-iam a pensar que os religiosos consagrados, analisados na nossa pesquisa, nem sempre são abertos a aceitar as dúvidas de fé, uma dimensão que requer não somente sólidas convicções religiosas, mas também certa disponibilidade interior de ir ao encontro da incerteza da presença de Deus. Por isso, diante dos eventos da vida que colocam em discussão as seguranças da fé (por exemplo, uma doença, uma mudança repentina, conflitos comunitários, crises...), esses poderiam fechar-se nos aspectos dogmáticos das crenças religiosas, em vez de confiar no mistério transcendente.

Se por um lado tais atitudes dão crédito à solidez da formação espiritual que os religiosos consagrados acumularam ao longo dos anos, por outro lado, poderiam tornar-se um fator de risco, porque uma religiosidade rígida não basta para garantir a capacidade de adaptação, sobretudo, quando se confronta com condições de crises que desestabilizam as "crenças". Isso pode levar à impressão de um vazio interior e perda de sentido que corrói não somente a estrutura psíquica, mas também os aspectos motivacionais (e com isso a fé) presentes em cada vocação.

Tais resultados ajudam a refletir sobre a urgência de uma formação religiosa aberta, não somente aos aspectos do conteúdo, mas também às incertezas da fé: se as dúvidas e as crises são percebidas como um perigo, o religioso consagrado ou o presbítero tenderá a fechar-se em si mesmo, em vez de ver tais crises como uma ocasião para o crescimento. Tais circunstâncias poderiam ser uma ocasião para dar uma resposta coerente com a vocação escolhida, mesmo quando se vivem momentos difíceis.

Por isso é importante que, em cada programa de formação permanente, se tenha uma clara proposta educativa que ajude a consolidar as certezas dogmáticas e racionais da fé, mas também se reconheça a "juventude do espírito que permanece independentemente do tempo",[13] mesmo nas situações frustrantes da vida. Infelizmente, em muitos contextos eclesiais, a formação de base se concentra somente nos aspectos do conteúdo da fé e da espiritualidade, que geralmente não se integram à realidade que os formandos vivem, por exemplo, no convívio com os outros membros de uma comunidade eclesial na qual deverá administrar o complexo mundo emotivo das relações pastorais.

Não basta acreditar fortemente, muito menos somente ter uma fé "sólida" para aprender a crescer, respondendo ao sentido e às perguntas que a vida propõe. Nem mesmo basta uma formação permanente baseada nos conteúdos estáveis ou no entusiasmo tranquilizante, se, depois de tudo isso, a fé não se traduz em testemunho concreto nas diversas situações propostas pela vida.

---

[13] JOÃO PAULO II. *Exortação apostólica pós-sinodal Vita Consecrata*. São Paulo: Paulinas, 1996, n. 70.

A saúde mental no contexto da vida religiosa consagrada e presbiteral

O perfil de um presbítero ou de um religioso consagrado pouco motivado, de uma fé aberta à dúvida, poderia liderar uma problemática de desajuste ou de confusão que com o tempo se refletirá no modo de viver com os outros e no modo de olhar para o futuro. "Não entendo por que o meu modo de ser padre não me ajudou a gerenciar as minhas pulsões sexuais", dizia com espanto um presbítero que participava de um grupo de formação permanente, quando recontava a incongruência entre as convicções religiosas e os comportamentos ambíguos que às vezes tinha com as mulheres. "Mesmo que eu reze continuamente a Deus que me tire esses desejos... não entendo por que ele não me escuta. Eu peço para ser fiel a Ele, mas não me escuta; não consigo entender!"

Quando a religiosidade, mesmo motivada por uma fé profundamente fundamentada, se cansa de abrir-se às realidades que trazem "incerteza e insegurança", o religioso consagrado ou o presbítero pode sentir-se privado da segurança motivacional que alimentou a sua escolha vocacional no passado.

A vida apresenta situações nas quais se faz necessário renovar o desejo de viver uma religiosidade coerentemente com o sentido vocacional da existência, convidando o religioso consagrado ou o presbítero a abrir-se à modalidade transformativa, que vai além daquilo que tranquiliza. São essas as situações nas quais não são dadas como certas as vivências religiosas, entendidas como a busca de sentido, sobretudo, se essa última não oferece as mesmas garantias tranquilizadoras das convicções religiosas.

De fato, as motivações de fé, mesmo quando centradas em convicções interiores e dogmaticamente fundamentadas, nem sempre sustentam os religiosos consagrados e os presbíteros diante dos desafios evolutivos que a vida apresenta, especialmente se essas razões enraízam a fé em uma visão de religiosidade autorreferencial. Uma religiosidade como essa, segura e impecável, poderia vacilar diante de situações nas quais o que está em jogo são os aspectos mais profundos da existência, quando se deve enfrentar as incertezas da vida.

Às vezes, as consequências são dramáticas do ponto de vista psicológico, porque incidem sobre o sentido da identidade do religioso consagrado ou do presbítero, como a perda da autoestima, um sentido geral de desilusão e falimento na vida, o sentir-se impotente diante das dificuldades, a perda de significado na existência em seu sentido mais amplo.

A contradição que o indivíduo percebe dentro de si mesmo, entre as necessidades de uma fé que dê certezas e o sofrimento psíquico de sentir-se desorientado e incapaz de reencontrar o suporte da existência, é altamente disfuncional e pode incrementar a fuga à introversão e criar barreiras defensivas. Isso pode acontecer, sobretudo, para quem vive uma experiência de fé distorcida, coercitiva e fortemente estereotipada.

5. Distúrbio de personalidade e distúrbio de grupo

Quando as disfunções dos sujeitos se entrecruzam com aspectos ligados às motivações e ao ideal do grupo ou da instituição de pertencimento, como uma comunidade religiosa, por exemplo, o risco de surgirem comportamentos problemáticos aumenta significativamente. De fato, se as condições psicológicas de um religioso consagrado ou de um presbítero o levam a viver a fé e o carisma de modo distorcido ou ambíguo, criam-se condições interpessoais que desestabilizam o sujeito e o grupo de pertencimento, desfavorecendo o modo de viver as relações. Nos tópicos a seguir, propomos um exemplo

A saúde mental no contexto da vida religiosa consagrada e presbiteral

tirado do testemunho de alguns religiosos consagrados que viveram, em primeira pessoa, algumas condições de ambiguidades comunitárias, entre o ideal comum e a disfuncionalidade psíquica.

5.1 A felicidade doentia de uma comunidade "apimentada"

Em uma comunidade religiosa tudo parecia andar muito bem, vivia-se o carisma da Congregação Religiosa, todos eram firmes na fé e se sentiam motivados. Em um determinado momento, os religiosos consagrados se encontraram envolvidos em algumas dinâmicas "estranhas", a partir de alguns episódios que pareciam banais, mas que com o tempo se revelaram pervasivos nas relações interpessoais. Em certo ponto, era como se todos tivessem decidido dar um "gosto" diferente à vida em comunidade. Um "gosto" não teórico, nem ideal, mas prático, representado em uma bonita planta de pimenta que estava na entrada do convento, para dar as boas-vindas a todos que quisessem contribuir com aquele novo estilo de comunidade. Parece surreal, mas não é!

Desde que existia aquela nova ordem, mesmo que implícita, tudo na casa tinha gosto de pimenta: a salada, o arroz, a carne... Aos poucos e, sem dar-se conta, o gosto da pimenta invadia não somente o cardápio, mas também a linguagem, os hábitos, as relações, os valores... Tudo se tinha tornado simplesmente "ardido ultimamente, como se o freio inibitório usado para viver juntos e estabelecer limites tivesse se quebrado", observou um membro da comunidade. Por pouca coisa, já se levantavam as vozes para responder de um modo sarcástico ao confrade que não colocava a cadeira no seu devido lugar, por exemplo. Da mesma forma, por muito pouco se difundiam fofocas, que faziam juízos "ardidos" e ofensivos. A comunicação inautêntica se tornava a moeda de troca com a qual cada um ganhava reconhecimento pessoal.

Os hábitos estavam se modificando e se tornando cada vez mais rígidos. Tomemos por exemplo o hábito de rezar juntos: aquilo que era habitual, como rezar juntos a liturgia das horas, mesmo que limitado pelo fato de que os vários membros da comunidade tinham trabalhos diversos, foi substituído por ritmos diferentes. A sala de televisão se tornou o lugar de encontro, geralmente "regado" por comida e bebida. A propósito do beber, aos poucos se tornou algo "ardido" que se infiltrou sutilmente no cotidiano, quase imperceptível, mas de modo fiel e constante. Tais hábitos se tornaram um novo ritmo comunitário.

Os membros dessa comunidade não suportavam uns aos outros pela visão diferente que tinham do carisma, dos ideais de vida, da forma como se conduzia a pastoral: coisas que não eram mais discutidas entre eles. De fato, ninguém ousava mais compartilhar aquilo que acontecia nos seus respectivos trabalhos. Mas, para beber, bastava uma troca de olhares, quase para desmascarar que, no fundo, não faziam nada de mal, justificando tudo com a mesma frase que de vez em quando circulava entre eles: "Vamos tomar um *drink*?". Porém, com o passar do tempo, passou-se de uma garrafa de vinho para garrafas de vinho, e assim por diante. "Mas que mal tem? No fundo, esse é o momento em que nos encontramos e faz com que nos sintamos um pouco mais família", dizia um deles, que ficava até meia-noite tomando algumas taças de vinho. Pecado que terminava o dia sozinho, até secar a garrafa de vinho.

No mais, a frase "que problema tem?" nós já a ouvimos muitas vezes em outras situações, e, no exemplo citado, se tornou uma convicção que levava aquela comunidade religiosa a não acolher mais ninguém em casa, justamente porque a vivência comunitária demonstrava o modo como estavam vivendo a consagração religiosa. Tantas vezes, até mesmo os confrades de outras comunidades, quando precisavam pernoitar, eram hospedados em hotéis ou casas de amigos, sempre com uma desculpa que não convencia mais ninguém. Muitas vezes o "que problema tem?" vai além, como nos casos de abusos de várias espécies. Certamente não podemos comparar algumas taças a mais de vinho com situações de abuso. Porém, a dinâmica que se cria é muito símile, sobretudo quando se pensa que a comunidade "apimentada" em tudo contribuía para tornar a convivência mais "picante", aquietando os ânimos e embriagando os desejos.

O mais interessante é que tais comportamentos habituais parecem normalizar um desvio subjacente que, porém, algumas vezes aflorava, fazendo com que os membros daquela comunidade elevassem a voz uns contra os outros. Mas todos faziam de conta que não viam nada. Todos tinham outras coisas para pensar, saciados do gosto "picante" que sedava a necessidade de não falar sobre o que estava acontecendo entre eles na vida de comunidade.

Além disso, desconsideravam o fato de que, entre os membros daquela comunidade, as psicopatologias se mostravam de diversas formas: havia um deles que desaparecia por vários dias, empenhado em tarefas a algumas dezenas de quilômetros de distância do convento; todos sabiam que ele não conseguia lidar com os vários problemas que tinha com a pastoral social da paróquia, que por muitos anos tinha começado a beber álcool de forma abusiva, que cultivava relações ambíguas, tudo isso por razões pastorais.

Ambientes do tipo que estamos descrevendo não são raros dentro das nossas Congregações Religiosas. São verdadeiros laboratórios de infelicidade! Não somente pelo estilo de vida, que no fundo não incomoda mais como em tempos passados, mas também porque é nesses contextos relacionais que se fermentam psicopatologias subjacentes à estrutura de personalidade. Quem pode perceber, em um contexto em que as relações são sobrecarregadas do caos de cada um, a fragilidade psíquica dos confrades que estão "afundando" na bebida? Como tomar consciência da necessidade de afeto do confrade que busca gratificação em relações ambíguas?

No gosto "picante" daquela comunidade "apimentada", não havia espaço para uma atenção às situações concretas das necessidades particulares dos seus membros. A felicidade tinha um "gosto picante" de tudo aquilo que acontecia sobre a voracidade das particularidades de seus membros, a uso e consumo das próprias necessidades egoístas.

Se um estilo relacional de tal gênero continua no tempo e se torna um clima generalizado no interior de uma comunidade conventual, ou talvez no interior de uma Congregação Religiosa, eis que entra a amargura da desilusão e do falimento. Tais ambientes comunitários reforçam as dúvidas sobre as competências relacionais e motivacionais, florescendo os sinais de ansiedade e de irritação, até quando começam a emergir perguntas sobre a própria identidade pessoal e existencial, sobretudo em quem é psicologicamente mais frágil a tais situações. As razões para a existência se reduzem a não se sentir mais feliz com a vida e com a vocação.

5.2 Dos problemas comunitários à fragilidade da fé

Como podemos observar na descrição dessa comunidade "particular", os comportamentos são inconciliáveis com as crenças de fé que motivam a convivência. Enquanto grupo,

A saúde mental no contexto da vida religiosa consagrada e presbiteral

os membros sentirão a necessidade de reduzir a sensação de incongruência que adverte para a cisão entre o ideal de consagração e a vivência ambígua. Nesse ponto, o sistema relacional "doente" de uma comunidade se torna altamente patológico e conivente com as diversas "disfuncionalidades da fé", presentes na estrutura de personalidade de cada membro da comunidade.

Se existe um membro da comunidade que vive uma religiosidade intrínseca com forte sentido de culpa e medo, o seu mal-estar pode se manifestar em comportamentos ritualistas de significado quase mágico, que servem para sedar a angústia que adverte para o seu estado psíquico. Se tais comportamentos são reforçados por um distúrbio psicológico de personalidade, as consequências serão evidentes, não somente para o sujeito que a vive, mas também para todo o ambiente em torno dele. "Quando ele reza a missa, precisa fazer tudo que ele diz. Parece que tem uma liturgia feita especialmente para ele. Até mesmo a comunhão, coitado daquele que ousa querer comungar pegando a hóstia com a mão!", partilhava um paroquiano sobre o modo como determinado presbítero conduzia a liturgia eucarística.

Um presbítero ou um religioso consagrado com disposição a uma neurose obsessiva, por exemplo, tenderá a alimentar dentro de si mesmo uma visão de Deus intransigente e implacável. A resposta tende a ser de orientação religiosa de tipo extrínseco, baseado em proibições e preceitos a serem seguidos de forma rígida. O problema é que tais comportamentos e visão de vida serão transmitidos aos outros, devido à função de liderança que um presbítero exerce nos ambientes eclesiais.

"Eu tenho pensamentos constantes de que Deus vai me punir", contava-nos uma irmã religiosa que tinha a visão de um Deus que castiga: "Tenho a sensação de que Deus me punirá pelo meu comportamento agressivo na relação com as irmãs da minha comunidade. Isso causa problemas quando estou junto com elas, o que aumenta a minha raiva. Já tentei ignorar ou suprimir tais pensamentos, neutralizá-los multiplicando as minhas orações, mas não consigo e sempre me sinto exausta. A coisa pior é que me sinto obrigada a repetir tais esforços espirituais, em resposta ao medo de que Deus me possa punir, estabelecendo a mim mesma regras que devo seguir rigidamente".

Poderia parecer uma dinâmica redutiva nos limitarmos a casos graves. Mas comportamentos alimentados por uma religiosidade baseada em convicções doutrinais rígidas e inflexíveis interferirão na dinâmica cotidiana dos presbíteros e dos religiosos consagrados. É o caso dos presbíteros e dos religiosos consagrados a quem parece que tudo está em ordem, porém, "se questionamos essa fé ritualista" – dizia um psicólogo que trabalha com presbíteros e religiosos consagrados em dificuldade psíquica –, "não sobra mais nada, não saberá mais o que fazer da vida".

O aspecto negativo de tais vivências também se reflete nos ambientes relacionais onde o religioso consagrado ou o presbítero em dificuldade vive (comunidade religiosa, o presbitério, a paróquia, o colégio etc.). Isso poderá gerar um clima de hostilidade nas relações com aqueles que praticam e defendem concepções religiosas diferentes; em outras situações, poderá incentivar comportamentos superficiais com atitudes de conformidade passiva, sem deixar-se questionar por aquilo que acontece ao seu redor.

Tais comportamentos representam mecanismos de defesa que servem para restaurar um nível de normalidade aparente, que assegure aos membros de um determinado grupo

A saúde mental no contexto da vida religiosa consagrada e presbiteral

(Diocese, comunidade religiosa ou Congregação Religiosa) estabilidade das certezas e das motivações comuns. Ao mesmo tempo, servem para atenuar o desvio que determinados comportamentos representam no interior do grupo, criando um certo clima de empatia superficial que tende a manter em ordem os comportamentos ritualistas, evitando, assim, questionamentos que possam desestabilizar a fé frágil e desprovida de raízes que a sustentam. Esses comportamentos justificam a vivência de determinado presbítero ou religioso consagrado, porém, as motivações do grupo tendem a diminuir, já que se enfatiza um clima de superficialidade, anestesiando os valores proféticos de uma fé que gere escolhas corajosas.

6. Recuperar a genuinidade da escolha vocacional

A consciência do significado vocacional, enquanto escolha de vida, pode se tornar um elemento que ajuda na reconstrução motivacional do religioso consagrado ou do presbítero. O simples fato de sentir ter nas próprias mãos o caminho de crescimento humano e espiritual faz com que se reativem os recursos disponíveis para o crescimento humano e vocacional.

Recuperar o indivíduo na sua perspectiva existencial será possível à medida que se encontrar um propósito para viver e para enfrentar de modo diferente o sofrimento que carrega. Cada pessoa é única e irrepetível; da mesma forma, a vocação. O caminho do cuidado pessoal é um processo lento e constante, associado a uma crescente consciência do sentido vocacional da própria vida, fundado nas motivações da fé.

Recuperar a genuinidade vocacional, que caracteriza e acompanha a escolha vocacional, significa aprender a discernir tudo aquilo que não está bem, em vista das escolhas cotidianas que precisam ser feitas, procurando crescer e melhorar a cada dia. E quando a fé é frágil e duvidosa? A problemática da fé é ainda um desafio para redescobrir as motivações que vivificam as escolhas de vida. Não é sempre fácil reconhecer que um presbítero ou um religioso consagrado tenha dificuldade com a sua fé. Já desse ponto se criam muitas barreiras que impedem o crescimento humano e vocacional. Talvez ainda devamos crescer na consciência de que as dificuldades podem estimular o potencial de amadurecimento do indivíduo, para que se abra a novas oportunidades de conversão que permeiem cada instante da existência.

A atenção à cotidianidade, como lugar de cuidado nos momentos de crise, ajuda a olhar as situações de fadiga e de envolvimento emocional não tanto como motivo de perda de sentido, mas como atitude de autêntica esperança. Tal visão permite restaurar o valor pedagógico da vocação, como caminho de conversão à santidade. A psicologia, em convergência com o percurso vocacional, ajudará a refletir as dificuldades em termos de novos significados, atribuindo novas oportunidades nas quais se efetuam mudanças na vida e nos comportamentos, envolvendo os outros que são significativos e fazem parte da história de vida.

Tais atitudes fazem emergir com força a necessidade de congruência entre ideal de vida e dedicação aos outros, feita de realizações e de falimentos, de alegria e de sofrimento; uma necessidade que impulsiona o religioso consagrado ou o presbítero a dedicar-se com responsabilidade às escolhas que o orientam na direção de uma totalidade integrada à própria vocação.

É importante restabelecer a confidência com as vivências motivacionais que caracterizam o chamado vocacional, prestando atenção àqueles comportamentos específicos que alimentam o caminho de fé. Desse modo, o religioso consagrado ou o presbítero pode voltar a descobrir uma fé que não é somente fadiga ou feita de meras convicções dogmáticas, mas também é verdadeiramente aberta ao mistério de Deus, capaz de confiar Nele, mesmo quando parece humanamente difícil.

V

A FORMAÇÃO PERMANENTE E A PREVENÇÃO ÀS PSICOPATOLOGIAS NO CONTEXTO ECLESIAL

A formação permanente, para ser eficaz, precisa responder às exigências e às problemáticas atuais daqueles que se dedicam ao trabalho pastoral no âmbito eclesial, de maneira especial os presbíteros e os religiosos consagrados, ativando mudanças efetivas quando existem situações graves, como aquelas elencadas por nós nas páginas deste livro. Conforme lemos na *Pastores Dabo Vobis*:

> A formação permanente ajuda o presbítero a vencer a tentação de reduzir o seu ministério a um ativismo que se torna fim em si mesmo, a uma impessoal prestação de coisas mesmo espirituais ou sagradas, a um mero emprego ao serviço da organização eclesiástica. Só a formação permanente ajuda o padre a guardar com amor vigilante o "mistério" que traz em si para o bem da Igreja e da humanidade.[1]

Para que a formação permanente seja significativa na vida dos religiosos consagrados e dos presbíteros, é importante sair da lógica formativa episódica e ocasional, como acontece quando se acentuam unicamente os conteúdos intelectuais ou as "exortações espiritualizantes". Temos necessidade de uma mudança na perspectiva formativa. Em vez de ser centralizada nas urgências, que busque desenvolver projetos formativos permanentes que considerem a realidade pastoral e vocacional

---

[1] JOÃO PAULO II. *Pastores Dabo Vobis*: sobre a formação dos sacerdotes. São Paulo: Paulinas, 1992, p. 72.

dos religiosos consagrados e dos presbíteros; que olhe para o futuro com o objetivo de prepará-los para enfrentar os desafios. Nesse processo, seria fundamental deixar espaço para se avaliar e reelaborar o projeto vocacional, que poderá ser adequado segundo os desafios de cada época.

Em todos os lugares, ali onde a Igreja testemunha o Evangelho de Cristo, existem tantas problemáticas que a formação permanente precisa estar atenta, com sabedoria e competência. Essa deve ser eficiente não somente nos aspectos técnicos das intervenções formativas, mas também nas motivações que possibilitem a renovação, assim como é recomendado pelo magistério da Igreja. Trata-se de ajudar o religioso consagrado ou o presbítero a redescobrir as raízes da própria identidade vocacional, em um percurso que conduza à maturidade humana, que é parte integrante da resposta vocacional.

A atitude de renovação formativa permanente deve considerar o inteiro percurso do desenvolvimento humano e vocacional, espaço onde cada um se responsabiliza pelo caminho percorrido, tornando cada momento uma ocasião para aprofundar a condição de ser filho de Deus e chamado a uma vocação específica. A formação permanente deve ser parte de um *continuum* formativo, em que são integrados os diversos níveis de acompanhamento para dar forma e consistência à inteira identidade humana e espiritual de cada religioso consagrado ou presbítero.

Nas páginas deste livro, demonstramos de diversos modos as consequências psíquicas de quando temos religiosos consagrados e presbíteros que não estão preparados para enfrentar os desafios que surgem no âmbito pastoral. Por isso, enfatizamos que na formação permanente se faz necessário um acompanhamento personalizado, que ajude o presbítero

A saúde mental no contexto da vida religiosa consagrada e presbiteral

ou o religioso consagrado a enfrentar os desafios de viver e anunciar o Evangelho, especialmente nas relações com os outros e na maturidade afetiva. É preciso oferecer-lhe essa oportunidade, reavivando a sensibilidade do cuidado comum, com uma clara perspectiva de continuidade, porém, com ritmos diversificados, visto que o caminho de crescimento pessoal é diferente para cada um.

1. A psicopatologia e o contexto relacional

É possível falar de psicopatologia na vida religiosa consagrada e presbiteral? É possível que aqueles que acolheram o convite de Deus para consagrar-se a um amor perfeito se deixem levar por condições de grande fragilidade psicológica, a ponto de perderem de vista o valor da sua consagração? Olhando para as diversas situações que a realidade nos apresenta e pela experiência com o atendimento clínico, especificamente com a vida religiosa consagrada e presbiteral, parece-nos que sim.

Quando as pessoas vivem em condições de instabilidade que não lhes permitem enfrentar, de modo adequado, as atividades cotidianas, causadas por disfunções específicas nos âmbitos intrapsíquico e interpessoal, podemos falar em uma dificuldade individual que poderá desembocar em uma psicopatologia. E, quando se trata de alguém com um histórico relacionado a problemas de ordem psicológica, é importante que se busque ajuda de um profissional da saúde mental.

O objetivo da reflexão que desenvolvemos ao longo deste livro não é colocar em dúvida a gravidade de certas psicopatologias, nem insinuar que o problema psicológico seja um fator irreparável e episódico do qual precisamos nos defender. Propomos olhar a pessoa que vive um determinado sofrimento psicológico na perspectiva do crescimento e da mudança. Para que isso aconteça, não basta sublinhar os diversos fatores de incongruência ou de problemas psicológicos, mas definir tais dificuldades dentro de um quadro de referimento propositivo, a partir de uma concepção de pessoa aberta à intencionalidade. Com esse trabalho de integração, a vida cotidiana tem uma tarefa de se tornar, para todos, uma autêntica escola de fraternidade, onde os religiosos consagrados e os presbíteros se exercitam no amor de uns para com os outros.[2]

Cuidar uns dos outros na comunidade religiosa ou na Diocese significa envolver-se em um caminho de formação contínua – também para aqueles que vivem em dificuldade –, em um processo de aprendizado com relações que possam ser autênticas, que facilitem uma maior flexibilidade entre pessoas que se querem bem. Desse modo, aquele que sofre não é somente um confrade que devemos suportar, um problema que devamos resolver, ou alguém que temos de manter perto de um psicólogo ou de um psiquiatra, mas sim um "irmão ferido e necessitado de ajuda",[3] que está vivendo uma história psíquica diversa e sofrida.

Devemos ser sinceros e considerar que isso não é fácil de desenvolver em nossos contextos religiosos. Toma muito tempo daqueles que estão em torno, porque a estranheza do confrade pode gerar um mal-estar que afeta todo o grupo. De fato, a experiência clínica nos ensina que alguns problemas psicológicos individuais envolvem a sensibilidade emotiva de um grupo, fazendo surgir atitudes desajustadas ou mascaradas da parte dos outros membros. Em certos casos, surgem

---

[2] CONGREGAÇÃO PARA OS INSTITUTOS DE VIDA CONSAGRADA E AS SOCIEDADES DE VIDA APOSTÓLICA, *A Vida Fraterna em Comunidade*: *congregavit nos in unum Christi amor*, n. 25.

[3] Ibid., n. 37.

A saúde mental no contexto da vida religiosa consagrada e presbiteral

comportamentos que, objetivamente, perturbam a tranquilidade de viver em comunidade. Isso significa que as psicopatologias dos religiosos consagrados ou dos presbíteros considerados como "casos difíceis" podem se entrecruzar com as condições de inadequação ou de mal-estar em uma comunidade religiosa ou fraternidade diocesana.

Em outras palavras, as dificuldades psicológicas de um religioso consagrado ou de um presbítero poderão misturar-se, de modo complementar, com as dinâmicas interpessoais e com as estruturas organizativas do ambiente no qual ele se encontra. Em casos problemáticos, poderá haver uma interação entre os estímulos conflitantes de um grupo e as reações patológicas do indivíduo, criando um tipo de complementaridade funcional, amplificando a dinâmica disfuncional. Por isso, no final de tudo, os "normais" reforçam as suas crenças – "Com essa pessoa não podemos fazer mais nada" – e o considerado "problemático" se convencerá de que "aqui todos têm problema comigo". Tudo isso contribui para aumentar o desgaste psicológico do confrade ou do presbítero com algum tipo particular de fragilidade psicológica, que repercute no ambiente relacional em que está inserido.

Peguemos o exemplo de um presbítero que se acostumou a estar sempre disponível às diversas necessidades práticas da sua Diocese. Não há nada de errado nisso! De um ponto de vista externo, a sua atitude é muito louvável, característica de um bom presbítero, se não fosse pelo fato de que, no final de cada "boa ação", surge um sentimento de frustração que às vezes se manifesta de maneira mascarada no confronto com os outros irmãos de presbitério. Falando sobre o seu comportamento, esse presbítero diocesano sempre disposto a ajudar dizia: "Às vezes me sinto sufocado com os contínuos pedidos de ajuda, principalmente quando os meus irmãos no presbitério querem que eu faça tudo do jeito deles". E ainda acrescentava: "Mas no fundo me sinto satisfeito em poder ajudar; isso eu faço sempre. Infelizmente, eles não são capazes de apreciar tudo isso, sei que eles jamais entenderão isso...".

A consciência extremamente sensível desse presbítero e a sua generosidade com os outros se conjugam mal com a rigidez e a dureza que tem consigo mesmo. Controla tudo no seu ambiente diocesano, assim como controla a si mesmo, sendo sempre consistente com a avaliação do comportamento dos outros, fundamentada no cânone da aceitação, da compreensão e da justificação.

Com o passar do tempo, entendemos que são os outros que se sentem sufocados pelo seu estilo obsessivo e perfeccionista, com constante tensão mascarada, que progressivamente se transforma em verdadeiros conflitos interpessoais. O diálogo com os outros se centraliza em atitudes subjacentes – mas não expressas – entre o grupo, que parece dizer "não te aguentamos mais!", e o presbítero louvável, que ajuda sempre e parece responder "vocês são uns ingratos!". Uma coisa interessante acontece nos encontros do clero: todos continuam a elogiar--se reciprocamente com frases de agradecimento, escondendo, porém, uma mensagem de sutil hostilidade que demonstra a necessidade de manter distância uns dos outros para evitar incompreensões e tensões. Recordemos: quando as posições são rígidas e bloqueadas em atitudes defensivas, consideradas necessárias para proteger a própria autoestima, não é possível abrir-se a novos significados relacionais!

1.1 Acolher a dificuldade do irmão de caminhada

Simplificando ao máximo a classificação das patologias de uma pessoa que vive um mal-estar psicológico, podemos distinguir os distúrbios em duas categorias:

A saúde mental no contexto da vida religiosa consagrada e presbiteral

a) Os distúrbios que incidem de maneira notável sobre a capacidade de análise da realidade da parte de uma pessoa, que limitam a sua autonomia: são distúrbios particularmente graves, que minam profundamente a estrutura da pessoa e a sua capacidade de funcionamento no contexto interpessoal e intrapsíquico. Nesses casos, é fundamental recorrer à ajuda de um profissional da saúde mental que conheça a complexidade que determinadas situações comportam;

b) Os distúrbios de funcionamento, que incidem na capacidade de análise da realidade e na capacidade de autonomia da pessoa, mas não de maneira grave. São os distúrbios que se manifestam na dificuldade de adaptação e dependem da estrutura de personalidade do indivíduo ou da situação das relações interpessoais no contexto no qual ele vive. Nesse último caso, trata-se dos distúrbios alimentados por conflitos, que provocam ansiedade, tensão e impotência, que repercutem no modo de relacionar-se com o mundo que o circunda. Quando, diante de condições difíceis, a pessoa não consegue alcançar uma solução realista, ficando em um grave estado de angústia, da qual se defende através de mecanismos neuróticos que, mesmo que aliviem a ânsia, interferem no normal funcionamento da vida cotidiana, criando ulteriores problemas para si e para os outros.

Na vida religiosa consagrada e presbiteral, geralmente, encontramos tais dificuldades de desajuste que, com o tempo, podem tornar-se verdadeiras condições de patologias intrapsíquicas de tipo crônico.[4] Trata-se de tantas pequenas fadigas

---

[4] PINKUS, *Autorealizzazione e disadattamento nella vita religiosa.*

relacionais, incompreensões, ciúmes, antipatias, que se refletem em comportamentos reativos e desajustados, com sentimentos de perseguição ("todos estão contra mim"), de culpa generalizada ("eu sou a causa de tudo isso que está acontecendo"), mutismo ("nesta comunidade não tem nada que funcione"), dentre outros. São comportamentos que incidem diretamente na vida das pessoas, podendo conduzir a um mal-estar psicológico, principalmente, naqueles que já têm algum tipo de dificuldade ou alguma fragilidade psíquica.

Esse quadro complexo pode ser aumentado se, além da estrutura de personalidade dos religiosos consagrados ou dos presbíteros, encontramos problemas relacionais dentro dos grupos religiosos e das instituições. Por exemplo, quando há intensas incompreensões entre as diversas etapas de formação, transferências paroquiais por interesses nem sempre claros, mudanças contínuas nas funções da comunidade etc., isso tudo pode incidir sobre a personalidade do indivíduo e se tornar ocasião de mal-estar ulterior.

Se uma pessoa é habituada a uma certa atividade e improvisadamente é retirada do seu encargo sem uma adequada explicação, ou talvez receba um diagnóstico de uma doença que limite o seu modo de viver com autonomia, a sua capacidade de adaptação se torna comprometida. Tal situação poderá desencadear comportamentos disfuncionais que vêm acompanhados de um sentido de impotência, de sentimentos de raiva, desconforto, melancolia, depressão, que se refletirão no grupo, o qual passa a se alimentar de tais disfunções. Se, além disso, a pessoa já apresenta dificuldades de integração da sua própria personalidade, tais fatores poderão tornar-se altamente desagregadores para ela mesma, conduzindo-a a ter reações de tipo patológico.

A saúde mental no contexto da vida religiosa consagrada e presbiteral

Com tais indicações, que considerem o indivíduo e o grupo como responsáveis pelo mal-estar comunitário, podemos falar de psicopatologias na vida religiosa consagrada e presbiteral? Segundo as pesquisas, sim, mas não é esse o ponto. Não se trata de verificar somente por que a pessoa reage de um certo modo, ou quanto estressados são os membros de uma comunidade que vivem com ela, que já não consegue mais suportar tal situação. Do ponto de vista propositivo, trata-se de redescobrir como em cada circunstância, mesmo diante de certos comportamentos "anormais", a pessoa e o ambiente em que ela está inserida continuam a ser depositários para uma persistente potencialidade transformadora. Esse ponto de vista considera a dinâmica das autênticas oportunidades, permitindo descobrir interações contrastantes com aquelas disfuncionais, que já são conhecidas e talvez com as quais os membros de uma comunidade religiosa ou de uma Diocese já se tenham habituado a conviver.

1.2 O problema psicológico como possibilidade de crescimento

Indicamos no parágrafo anterior que o mal-estar psicológico se estrutura como um processo no qual a "normalidade cotidiana" se deforma em configurações psíquicas que se traduzem em um problema. No processo diagnóstico, o fato de examinar tais condições psicológicas não significa, necessariamente, que todas as possibilidades foram abarcadas, inclusive as que conduzem ao crescimento do indivíduo.

Não basta sentir-se compreendido com uma "etiqueta" que nomeia o mal-estar psicológico para enfrentar o problema de modo eficaz. É preciso ir além e empenhar-se em aproximar-se do religioso consagrado ou do presbítero que sofre do seu contexto relacional, de maneira especial daquele que está envolvido em uma particular dinâmica relacional, marcada pelo conflito. "O paradoxo – dizia um presbítero responsável por um setor da evangelização da Diocese – é que somos muito mais propensos a salvar aqueles que estão longe do que nos colocar em um espírito de evangelização com aqueles que pertencem ao mesmo presbitério." Se existe entre os membros do clero ou da fraternidade religiosa um mal-estar relacional, a dificuldade se amplifica. Sabemos muito bem que, quando alguém passa por algum tipo de problema psicológico, haverá alguma incidência na compreensão de "normalidade" presente dentro de um determinado grupo relacional.

A exigência de olhar os fenômenos psíquicos em uma perspectiva propositiva dará aos religiosos consagrados e aos presbíteros – também àqueles que passam por momentos de dificuldade – a dignidade da sua condição humana. Tal visão não reduz o indivíduo a andar em círculo em torno das suas "feridas" inconscientes e das suas patologias psiquiátricas, mas o abre a um projeto de vida que o transcende e dá significado a todos os eventos da sua história individual e interpessoal. O sentido amplo de tal abordagem considera os eventos positivos que conduzem à satisfação, mas também aqueles tristes que o desorientam, como no caso de uma doença física ou psíquica.

Consideramos como certo que a compreensão totalizante de um estado de mal-estar psicológico na vida religiosa consagrada e presbiteral necessita de um maior envolvimento da parte dos religiosos consagrados ou dos presbíteros que interagem com aquele que passa por qualquer tipo de dificuldade de ordem psicológica. De certo modo, isso fará surgir as fragilidades e os limites presentes em determinado contexto comunitário.

A compreensão de tal novidade processual nos leva a uma situação diversa de interação entre os protagonistas envolvidos com os problemas psicológicos e o mal-estar que vem dessa interação. De fato, tais dinâmicas colocam em jogo um pouco de todos, mas permitem explorar novos terrenos operativos, reforçando as perspectivas que estimulam as pessoas a deixarem os seus lugares de conforto. A redescoberta das razões motivadoras e o envolvimento em um contexto permitem aos religiosos consagrados e aos presbíteros reconciliarem a sua história existencial e vocacional com o seu modo de viver. Olhando um pouco além, permitem às comunidades religiosas e às Dioceses avaliarem os processos de maturidade dos seus membros, os quais abrangem as situações de sofrimento presentes nos diversos contextos relacionais.

O documento *A vida fraterna em comunidade* se refere a essa perspectiva evolutiva do mal-estar psicológico, quando define a dificuldade psíquica como "ocasião particular para o crescimento humano".[5] Isso significa aproximar-se da situação e das pessoas, não somente para classificar "carências" e "excessos", mas também para entender o processo de maturidade que permite redescobrir a totalidade de cada religioso consagrado ou presbítero, inserido em um caminho de crescimento e busca de significado que caracteriza cada vocação humana. Podemos dizer que manter essa visão totalizante e construtiva da pessoa requer estabelecer uma contínua busca de significados nos eventos relacionais. Dessa forma, a história da vida se constituirá, através dos fatos narrados em seus eventos, de forma estável e progressiva.

---

[5] CONGREGAÇÃO PARA OS INSTITUTOS DE VIDA CONSAGRADA E AS SOCIEDADES DE VIDA APOSTÓLICA, *A Vida Fraterna em Comunidade: congregavit nos in unum Christi amor*, n. 38.

E se nos encontramos diante de um mal-estar psicológico? Mesmo nesses casos as relações se tornam espaços teologais, lugares privilegiados para compreender significados novos. Tal dinâmica favorece a integração com sentido profundo, que permite olhar de forma diferente não somente o mal-estar singular, mas também a plenitude da vida do confrade ou do presbítero chamado a uma vocação específica.

1.2.1 O mal-estar psicológico como oportunidade de sentido

Tudo aquilo que dissemos até agora nos conduz a um modo diferente de conceber a saúde mental no contexto da vida religiosa consagrada e presbiteral: olhar para o mal-estar psicológico na perspectiva daquilo que tem valor para a pessoa, para levá-la a descobrir a capacidade de crescimento humano e vocacional que cada um traz consigo. No contexto da vida religiosa consagrada e presbiteral, tal perspectiva de crescimento é fundamental para a história vocacional de cada um, no seu modo de ser em comunidade e de viver na concretude o carisma pessoal.

Em tal perspectiva, o religioso consagrado ou o presbítero não será somente o resultado de um esquema pré-fabricado sobre o que é saúde mental, mas se abrirá a novas possibilidades. O mal-estar psicológico, entendido dessa maneira, se torna uma oportunidade para progredir na direção de um projeto inscrito na história concreta de cada um. Na forma como desenvolvemos o nosso argumento, será também uma oportunidade de crescimento para a comunidade religiosa ou a fraternidade diocesana. Isso conduzirá a não privilegiar os "saudáveis" em detrimento dos "problemáticos", e também

A saúde mental no contexto da vida religiosa consagrada e presbiteral

facilitará a compreensão ao redor de um modo comum, dos comuns significados e dos objetivos compartilhados, onde aquele que sofre se descobre com uma tarefa para realizar, com a sua bagagem de vida, mesmo que esteja vivendo uma determinada situação particularmente problemática em nível psicológico.

O projeto de vida e da vocação se desenvolve como um ato de autoconsciência e de autorresponsabilidade. É nesse caminho que o ser humano constrói significados, na medida em que se torna consciente do fato de ser protagonista da história que constrói. O processo formativo permanente precisará reconhecer o radical benefício dessa responsabilidade. Quando o religioso consagrado ou o presbítero se envolve em primeira pessoa na tarefa de tomar decisões importantes, certamente construirá novos horizontes para a vida e para a consagração.

1.2.2 A formação permanente em tempos difíceis

Quando um religioso consagrado ou um presbítero se encontra em condições particularmente difíceis, torna-se importante a presença de um ambiente relacional que ajude todos a redescobrirem o rosto de Cristo que sofre e se manifesta na vida em comum, mesmo quando a presença de um confrade ou de um presbítero em dificuldade torna tudo isso difícil e pouco gratificante. O trabalho de evangelização é colocado à prova justamente quando é mais difícil, porque, "quando a fidelidade se torna mais difícil, é preciso oferecer à pessoa o apoio de uma maior confiança e de um amor mais intenso, no âmbito pessoal e comunitário".[6]

---

[6]   Ibid., n. 70.

Tal ajuda permite redescobrir a serenidade do caminho comum, não porque não existam problemas, mas porque na dificuldade os religiosos consagrados ou os presbíteros podem redescobrir a motivação mais profunda que os une, afrontando as situações com um coração diferente, com a consciência de que somente o cuidado de uns para com os outros pode nos suportar nas nossas fragilidades humanas. Desse modo, a presença do confrade ou do presbítero que sofre com suas dificuldades psicológicas será uma ocasião concreta para se aprender a amar segundo a lógica do Evangelho, para redescobrir todos juntos "o sentido da aliança que Deus tomou a iniciativa de estabelecer e não a entende desdizer"[7] com cada irmão de consagração ou de presbitério que vive ao nosso lado.

2. Personalização e contextualização formativa

O conceito de formação permanente, que estamos apresentando nas páginas deste livro, diz respeito às situações cotidianas que vivem os presbíteros e os religiosos consagrados, às fadigas de cada dia que geralmente são pouco percebidas ou até mesmo permanecem escondidas; situação que até mesmo os presbíteros e os religiosos consagrados não percebem. São dificuldades socioafetivas silenciosas, difíceis de cuidar com os métodos habituais: não basta um ano sabático, os exercícios espirituais, a transferência de uma comunidade para outra, para resolver as dificuldades psíquicas acumuladas ao longo do tempo, como, por exemplo, os conflitos interpessoais, o *burnout* na prática pastoral, as condições de sobrecarga emocional causadas por eventos específicos.

---

[7] Ibid.

A saúde mental no contexto da vida religiosa consagrada e presbiteral

No mais, se as inconsistências intrapsíquicas são descuidadas, se os religiosos consagrados e os presbíteros tendem a distorcer o ideal da convivência para corresponder aos seus interesses individualistas, o inteiro processo de crescimento arrisca ser bloqueado por vivências que com o tempo não permitem proceder com total dedicação a Cristo e à sua missão. Quando persistem tais circunstâncias disfuncionais, eis que surge a amargura da desilusão e do falimento, as dúvidas sobre a própria competência relacional e motivacional, os sinais de ansiedade e de irritabilidade com os outros, a ponto de parecem interrogações sobre a própria identidade pessoal e vocacional.

Uma ampla pesquisa efetuada sobre a saúde mental dos clérigos na América do Norte[8] revelou que a maior parte dos presbíteros e dos religiosos consagrados entrevistados se encontrava com algum tipo de "dificuldade psicossocial", que se manifestava disfuncional, principalmente nos momentos críticos das diversas fases evolutivas da vida. O grande risco, em situações como essas, é de se intervir somente para cuidar dos problemas pontuais e sintomáticos, de remoção do mal-estar, mas sem harmonizar tais intervenções com o processo de bem-estar psíquico e espiritual da escolha vocacional. Mesmo sabendo que poderia trazer benefício para o percurso psicoeducativo, tal perspectiva geralmente não é colocada em prática, seja no âmbito pessoal, seja no institucional.

Um claro projeto de formação permanente, personalizado segundo a história pessoal de cada presbítero ou religioso consagrado, considera as condições de sofrimento para ajudar

---

[8] KENNEDY, Eugene et al. Clinical assessment of a profession: Roman Catholic clergymen. *Journal of Clinical Psychology*, v. 33, n. 1, p. 120-128, 1977.

a superar o silêncio da conveniência superficial e confusa. Nas páginas deste livro, várias vezes sublinhamos como o grupo de pertencimento (Congregação Religiosa ou Diocese) pode ser motivo de crescimento motivacional, mas também pode ser um laboratório para desenvolver psicopatologias que se nutrem da indiferença e do mórbido silêncio "sagrado". Por isso é importante ajudar o religioso consagrado ou o presbítero e o seu grupo de pertencimento a recontarem a própria história, a manifestarem a diversidade de valores e a exprimirem o próprio sofrimento.

Um projeto formativo que integre o aspecto pessoal e o comunitário em um único objetivo será possível à medida que a formação permanente, além de ser personalizada, for também contextualizada. Isso passa pelo cuidado com os vários contextos comunitários nos quais os presbíteros e os religiosos consagrados vivem e trabalham (comunidades religiosas, fraternidades sacerdotais, presbitério diocesano).

O desenvolvimento de um programa formativo precisa ser claro, processual (a breve, médio e longo prazo), e ajudar a transformar as problemáticas relacionais que surjam. Sem essa organização formativa permanente, os ambientes comunitários e presbiterais correm o risco de se tornar "viveiros" de mal-estar que fortalecem as fragilidades psicológicas, especialmente daqueles presbíteros e religiosos consagrados mais suscetíveis a desenvolver comportamentos incongruentes com as escolhas de vida.

A consciência da dinâmica comunitária e da vivência entre os presbíteros diocesanos ajuda a assumir o controle das incongruências que florescem, sem silenciá-las, fazendo-as vir à tona, para que as pessoas aprendam a amar-se e a tomar decisões que integrem a diversidade em um projeto comum.

"A comunidade educa: isso nos ensinam as ciências humanas quando sublinham a importância, o significado e os valores das relações interpessoais. A comunidade educa e forma porque ajuda a descobrir os aspectos imaturos daqueles que vivem em fraternidade."[9]

Para que isso aconteça, é preciso que as relações sejam minimamente autênticas, que os conflitos sejam explicitados, que a dedicação pastoral seja "supervisionada", que o ambiente de comunidade e do presbitério seja de sustento e não de crítica negativa. Mas, sobretudo, é necessário que cada presbítero ou religioso consagrado saiba redescobrir a própria capacidade de amar e de relacionar-se, condições indispensáveis para abrir-se a uma verdadeira entrega.

A radicalidade desse amor, modulado segundo o estilo de Cristo, quer que cada um se coloque no horizonte da doação; os presbíteros e os consagrados, nessa perspectiva, não terão medo de se encontrar, de trabalhar juntos, de se apoiar, porque sabem que isso é uma vantagem para todos, já que o amor de Cristo impulsiona sempre a serem servidores e companheiros de uma "viagem" feita entre irmãos.

2.1 O desenvolvimento humano dura toda a vida

Nas diversas fases do processo do desenvolvimento humano e espiritual, sob a base dos comportamentos relacionais cotidianos, o ser humano demonstra as competências para enfrentar os momentos críticos que envolvem a história pessoal e interpessoal. É no cotidiano que ele será capaz de aprender novas habilidades interativas, assumindo a vida como uma tarefa

---

[9] BRODINO, Giuseppe; MARASCA. Mauro. *La vita affettiva dei consacrati*. Fossano: Esperienze, 2002, p. 109.

aberta, com a qual tem a responsabilidade de envolver-se em primeira pessoa, para dar sentido ao que faz e aos relacionamentos que vive.

A plenitude da maturidade não se reduz à satisfação das necessidades psicofísicas ou à realização de potencialidades humanas, mas se projeta na direção dos princípios últimos que guiam cada ser humano a procurar e a encontrar, na própria história, os "vestígios da presença de Deus, que guia toda a humanidade para o discernimento dos sinais da sua vontade redentora".[10]

É na tarefa de existir que o religioso consagrado ou o presbítero se deixará ajudar nas suas tendências de base que caracterizam o seu desenvolvimento. É na capacidade de construir vínculos positivos com os outros que ele é impulsionado a explorar criativamente o ambiente e as situações, discernindo aquilo que está de acordo com o crescimento vocacional da própria vida.

Porém, a pessoa não realiza a si mesma entrincheirando-se nas próprias certezas, mas abrindo-se com as próprias competências à reciprocidade com o outro. Essa capacidade relacional é uma característica constitutiva da natureza humana desde o início da história evolutiva. Feito à imagem e semelhança de Deus, o ser humano se realiza no seu ser para com os outros, nas relações, "pois o homem, por sua própria natureza, é um ser social, que não pode viver nem desenvolver as suas qualidades sem entrar em relação com os outros".[11]

A vida adulta, etapa na qual se encontram os presbíteros e os religiosos consagrados, é caracterizada pela transformação da própria história e do ambiente em que se vive. Nessa fase,

---

[10] JOÃO PAULO II, *Exortação apostólica pós-sinodal Vita Consecrata*, n. 79.

[11] CONCÍLIO VATICANO II. *Gaudium et Spes*: Constituição Pastoral do Concílio Vaticano II sobre a Igreja no mundo de hoje. São Paulo: Paulinas, 1971, n. 12.

A saúde mental no contexto da vida religiosa consagrada e presbiteral

participa-se de um processo de mudança que dá a direção à própria maturidade, reforçando não somente a busca do bem-estar, mas também respondendo à necessidade de transcendência.

2.2 O contexto relacional e as experiências de sentido

O desenvolvimento do caminho de fé se entrecruza necessariamente com a realidade psíquica e interpessoal de cada um. A integração humana e espiritual permite ao indivíduo redescobrir a vocação de ser colaborador com o projeto criativo de Deus. Com o envolvimento pastoral cotidiano, o presbítero ou o consagrado se responsabiliza pela sua vida e pelas suas ações, assim como pela construção de novos significados que se relacionam com as diversas realidades que encontra no percurso da sua existência.

Um desenvolvimento autêntico da vida espiritual não vem do nada, mas sim de um contexto cultural formado por tradições, sustentado por uma rede comunicativa e estrutural comunitária, o que indica como a vida espiritual se realiza com outros e para os outros; tudo isso no interior de uma visão da história. Uma espiritualidade autenticamente madura favorece, de fato, um conjunto de motivações e comportamentos que colocam a pessoa em condições de intuir a estrutura simbólica das coisas; isso leva a entrar no significado, ultrapassando o aspecto superficial, colocando-se em sintonia profunda com o seu entorno, evitando a fuga da realidade, principalmente quando encontramos uma dependência regressiva das pessoas e das coisas.

Se as circunstâncias são favoráveis ou se surgem dificuldades e conflitos, o presbítero ou o religioso consagrado será capaz de dar um sentido aos eventos e de fazer escolhas adequadas. A perspectiva de uma conversão permanente valoriza a contribuição pessoal que cada um pode dar a esse processo exploratório, com o objetivo de chegar a uma plena realização de si mesmo dentro de um projeto vocacional, reconhecido como dom de Deus e realizado através da mediação das relações interpessoais.

3. Os componentes de uma formação permanente projetual

Diante da complexidade do mundo de hoje, torna-se fundamental delinear um perfil operativo para a formação permanente dos presbíteros e dos religiosos consagrados e suas respectivas Dioceses e Congregações Religiosas, tendo presente a perspectiva projetual. Para se tornar operativo, propomos que o projeto de formação permanente seja personalizado e contextualizado.

3.1 A estabilidade formativa: ter claro o horizonte formativo

Em primeiro lugar, consideramos fundamental que, para o desenvolvimento de um projeto de formação permanente, precisa haver um ponto de partida que seja transparente e sirva como fundamento para que se possa construir um projeto formativo. Ter um ponto de partida estável transparece estabilidade formativa dentro de um processo com uma perspectiva construída na perseverança vocacional e no acompanhamento constante. Tal perspectiva pressupõe um projeto que revise os passos dados e os desafios que se deve enfrentar, já que se trata de um estilo que não é limitado às emergências psicológicas que precisam ser resolvidas, mas que persiste no tempo e nas diversas fases da vida e da vocação do religioso consagrado ou do presbítero.

Essa solidez é feita, antes de tudo, do permanente crescimento humano e espiritual e da contínua redescoberta do dom vocacional. Essa se renova e amadurece aos poucos, à medida que o religioso consagrado ou o presbítero a reconheça como um ponto de referência para a escolha que faz a cada dia. "Há uma juventude do espírito que permanece independentemente do tempo: está relacionada com o fato de o indivíduo procurar e encontrar, em cada fase da vida, uma tarefa diversa a cumprir, um modo específico de ser, de servir e de amar."[12]

O relacionamento consigo mesmo e com o seu mundo interior, a maturação afetiva, a gestão das crises fazem parte dessa continuidade formativa, onde cada um aprende a enfrentar os problemas concretos, tendo claros os pontos de referência vocacional. Se o presbítero ou o religioso consagrado reconhece e elabora as crises que surgem nos diversos momentos da sua história evolutiva, poderá consolidar uma maturidade que o projeta além, para chegar a uma plenitude de vida que corresponde ao seu projeto vocacional.

3.2 A funcionalidade projetual: projeto vocacional realista

Em segundo lugar, para que uma formação permanente esteja inserida em um projeto vocacional, deve-se considerar o aspecto funcional, derivado da dinâmica dos eventos cotidianos e das relações interpessoais. A formação permanente não é algo a que devemos recorrer só quando surgem situações difíceis. Ao contrário, precisa-se de um trabalho contínuo e cada vez mais integrado, principalmente quando o religioso consagrado ou presbítero se defronta com problemas de diversas ordens. "O ideal comunitário não deve fazer esquecer que toda

---

[12] JOÃO PAULO II. *Exortação apostólica pós-sinodal Vita Consecrata*, n. 70.

realidade cristã se edifica sobre a fraqueza humana. A 'comunidade ideal', perfeita, ainda não existe: a perfeita comunhão dos santos é meta na Jerusalém celeste."[13]

Somente a partir da concretude do cotidiano que o religioso consagrado ou o presbítero redescobre a vida verdadeira que Deus continua a doar, que dá sentido a toda a sua existência. Desse modo, experimenta novos métodos de ação, abre-se aos relacionamentos interpessoais, aprende a traduzir a caridade pastoral em comportamento evangélico, tudo isso segundo o testemunho de Cristo, o Bom Pastor. Para que isso aconteça, é necessária uma formação permanente, com um claro percurso que sirva como referência e que atinja a realidade, criando, assim, um projeto que se desenvolverá ao longo do tempo. Essa projetualidade real, reconhecida no concreto de cada evento, dá sentido à escolha que a pessoa deve realizar para realinhar-se com a opção fundamental da própria existência.

3.3 A criatividade formativa: dinâmica formativa

Enfim, há um componente criativo do qual devemos ter consciência: a formação inicial ou permanente não se trata de um trabalho estático, nem de uma sequência de intervenções mais ou menos conectadas entre si (formação inicial, ano sabático, curso de especialização, segundo noviciado...), mas é um trabalho dinâmico, que usufrui de novos recursos e novas oportunidades prontas para serem despertadas. A criatividade ajuda a moldar os próprios recursos para poder usufruir outros recursos, orientando a pessoa a novos horizontes que ajudem a acolher os sinais dos tempos presentes em torno de si mesma.

---

[13] CONGREGAÇÃO PARA OS INSTITUTOS DE VIDA CONSAGRADA E AS SOCIEDADES DE VIDA APOSTÓLICA, *A Vida Fraterna em Comunidade: congregavit nos in unum Christi amor*, n. 26.

A saúde mental no contexto da vida religiosa consagrada e presbiteral

Essa parte criativa diz respeito à capacidade de o sujeito refinar as próprias competências, seu modo de amar e de se relacionar com os outros, de ativar projetos que correspondam aos tempos atuais. Sem dúvida, isso é a abertura do coração e da mente à ação criativa do Espírito Santo, que age na Igreja e na humanidade, convidando o presbítero ou o religioso consagrado a não ser um espectador passivo, mas um agente de mudança na missão pastoral que lhe foi confiada.

A consciência dessa renovada vitalidade tem como pano de fundo a confiança de que, mesmo diante das dificuldades, se tenha um suporte no percurso de crescimento do religioso consagrado ou do presbítero. Essa é uma visão que impulsiona o sujeito a tomar decisões com base em uma consciência mais realista dos próprios limites e das próprias fragilidades. Somente desse modo será possível integrar fé e vida, o ideal de consagração e a realidade da prática pastoral e dos contextos comunitários.

Aqueles que estão envolvidos nas atividades pastorais e que devem enfrentar os problemas que elencamos nos diversos capítulos deste livro, se não assumem um modo de integração contínua entre fé e vida, arriscam ficar aprisionados entre as tantas fragmentações da prática pastoral e da história que cada um traz consigo. Formadores, superiores das comunidades religiosas, presbíteros, administradores paroquiais nos diversos níveis de responsabilidade são todos chamados em primeira pessoa a conjugar o ideal professado com uma maior sensibilidade às situações concretas em que vivem, em âmbito intrapsíquico e interpessoal.

Temos consciência de que tudo isso não é fácil de administrar e, sobretudo, expõe as fragilidades psicológicas já presentes na psique dos presbíteros e dos religiosos consagrados.

Mesmo assim deve ser implementado devido à concretude dos fatos que assegura a perspectiva da mudança, visto que se tem consciência da especificidade do que precisa ser feito e do percurso de maturidade da pessoa.

4. Síntese conclusiva: vigiar sobre a capacidade de amar

O projeto de formação permanente deve acompanhar a capacidade de amar e de ser amado dos presbíteros e dos religiosos consagrados, cuidando especialmente daqueles aspectos que são particularmente sensíveis às condições de crise e de mudança. Um especialista de comunhão e de humanidade não poderá jamais ser considerado como pronto, pois o aprendizado é progressivo e se refina ao longo de toda a vida, sobretudo, quando aparecem condições difíceis que colocam em dúvida as velhas convicções.

Por isso é importante canalizar a afetividade para relações intensas e livres, caracterizadas por qualidades humanas que sejam coerentes com o projeto vocacional. Essa força é que ajudará a reconhecer os valores das diversas dimensões da personalidade e a dar um significado existencial à dedicação aos outros, compreendida como um dom gratuito de si mesmo, espelhado no exemplo de Cristo, o Bom Pastor.

Fazer isso significa ser consciente das boas intenções, mas também das tantas fragilidades psíquicas. Vigiar sobre si mesmo, cuidar de si mesmo, é uma condição necessária para a qualidade e a fidelidade à consagração ou ao presbiterato, porque somente vigiando sobre a própria condição psicoafetiva se é capaz de discernir com um amor responsável e oblativo. Ter conhecimento da forma como se ama, elemento fundamental

A saúde mental no contexto da vida religiosa consagrada e presbiteral

para a solução do problema da identidade, não é algo que se adquire mendigando eventuais sinais de afeto e gestos gratificantes, mas sim descobrindo um dom que já existe (o amor de Deus criador) e que se vai descobrindo na leitura da própria história.

Conhecer o percurso de vida que se fez história, em uma dinâmica de resposta ao chamado de Deus, não somente ajuda a estar melhor consigo mesmo como também facilita uma atitude diferente na relação com as pessoas que foram confiadas para o cuidado pastoral. De fato, ter consciência dos próprios limites promove comportamentos autênticos com os outros, permitindo relacionar-se sem que se acentuem as próprias fragilidades e inseguranças.

A aceitação do outro como aceitação de si mesmo não é o resultado de um julgamento, mas de uma decisão: a decisão de considerar a existência do outro, um reconhecimento do seu direito de existir, não como um ato de generosidade, mas como um dever, uma constatação da realidade. É esse o ponto no qual é possível decidir sobre a natureza das relações que se quer estabelecer com os outros. Consolidar essa capacidade de amar e de ser amado ajuda a clarificar o próprio projeto de vida, a dar respostas de sentido correspondentes ao chamado de Deus.

Considerar a formação permanente na perspectiva que estamos apresentando ajuda a reorientar a pessoa para horizontes de sentido, redescobrindo as potencialidades presentes, mesmo nos momentos mais difíceis. Através da intencionalidade que impulsiona para a mudança, o religioso consagrado ou o presbítero é convidado a seguir com uma fidelidade que permanece no tempo, que pressupõe uma contínua tensão, que dá continuidade à adesão ao seguimento de Jesus. De fato, o projeto de formação permanente não serve para resolver problemas, mas para enfrentar os problemas de maneiras diversas, aprendendo a administrá-los sem perder de vista o ideal da própria vida.

É por isso que, ao longo do percurso da formação permanente, não podemos iludir-nos em oferecer/receber receitas prontas que resolvam as dificuldades dos religiosos consagrados e dos presbíteros, nem nos acomodar na ideia de que, oferecendo conteúdos extraordinários, finalmente se reacenderá a luz de uma espiritualidade enfraquecida pelo ativismo pastoral. Não bastam os momentos de formação por conveniência, os anos sabáticos, os retiros espirituais feitos com o objetivo de "pensar nos problemas", sem que tudo isso não tenha alguma incidência real nas vivências problemáticas dos religiosos consagrados e dos presbíteros.

Devemos cada vez mais construir projetos de formação permanente que ensinem os presbíteros e os religiosos consagrados a não fugir das dificuldades derivadas do cotidiano, já que essa fuga faz com que as diversidades se transformem em conflitos interpessoais, que talvez motivem disfuncionalidades capazes de corroer a fidelidade à vocação comum e deteriorar o clima geral de convivência. É preciso formar os presbíteros e os religiosos consagrados para conviverem com suas fragilidades e transformá-las, e, no caso de problemáticas complexas, para ensinarem a procurar por ajuda antes que seja tarde demais.

Desenvolver um projeto de formação permanente significa oferecer potencialidades e responsabilidade. Essa tem por objetivo integrar as imperfeições na resposta vocacional, além de reconhecer as problemáticas, tornando-as claras em nível consciente: aprendendo a falar sobre o que está acontecendo com alguém de confiança, seja um diretor espiritual, um amigo, um profissional da saúde mental... É falando que tornamos possível trabalhar realisticamente com os problemas para organizar mudanças reais e concretas.

Mas certos assuntos são difíceis de falar, é difícil lidar com determinadas situações. Realmente é preciso falar? Certamente! Diríamos que, sobretudo, quando é difícil falar sobre o problema que se está enfrentando, é aí que o processo formativo permanente convida a tirar as máscaras da superficialidade e a tomar decisões significativas para mudar as situações que se revelam destrutivas para o religioso consagrado ou para o presbítero e, tantas vezes, para toda a comunidade eclesial. Somente assim se aprende a ampliar a consciência construtiva das diversas dimensões que fazem parte dos problemas interpessoais, em vista de um campo mais amplo de respostas relacionais autênticas, que agilizam o crescimento comum.

Isso permitirá dar uma perspectiva de real renovação aos esforços transformadores que o religioso consagrado ou o presbítero está colocando em movimento, elaborando respostas eficazes e coerentes como caminho de perfeição e de santificação. Isso caracteriza a busca e o desejo da vocação à vida religiosa consagrada e presbiteral.

Bibliografia

ADAMS, Christopher et al. Clergy *burnout*: a comparison study with other helping professions. *Pastoral Psychology*, v. 66, n. 2, p. 147-175, 2016.

ALLPORT, Gordon. *Divenire: fondamenti di una psicologia delle personalità*. Firenze: Giunti Barbèra, 1974.

ALLPORT, Gordon. *L'individuo e la sua religione*. Leumann: LDC, 1972.

ALLPORT, Gordon; ROSS, Michael. Personal religious orientation and prejudice. *Journal of Personality and Social Psychology*, v. 5, n. 4, p. 432-443, 1967.

ALMEIDA, André Luiz Boccato. Da ferida incurável à cicatrização dolorosa: uma reflexão propositiva diante dos desafios formativos na igreja. In: VEIGA, Alfredo César; ZACHARIAS, Ronaldo (Org.). *Igreja e escândalos sexuais*: por uma nova cultura formativa. São Paulo: Paulus, 2019.

AMERICAN PSYCHIATRIC ASSOCIATION. *Manual Diagnóstico e Estatístico de Transtornos Mentais – DSM-5-TR*. 5. ed. Porto Alegre: Artmed, 2023.

ARTO, Antonio. *Psicologia evolutiva*: metodologia di studio e proposta educativa. Roma: LAS, 1990.

BALTES, Paul. Theoretical propositions of life-span developmental psychology: on the dynamics between growth and decline. *Developmental Psychology*, v. 23, n. 5, p. 611-626, 1987.

BAQUERO, Victoriano. Vida Religiosa e vida afetiva. *Convergência*, v. 46, n. 446, p. 593-600, 2011.

BATSON, Daniel; SCHOENRADE, Patricia A. Measuring religion as quest: 1) validity concerns. *Journal for the Scientific Study of Religion*, v. 30, n. 4, p. 416-429, 1991.

BENEDICTI XV. *Codex Iuris Canonici*. Romae: Typis Polyglottis Vaticanis, 1917.

BENTO XVI. *Viagem Apostólica aos Estados Unidos*: entrevista concedida pelo Santo Padre aos jornalistas durante o voo para os Estados Unidos da América. 2018. Disponível em: <https://www.vatican.va/content/benedict-xvi/pt/speeches/2008/april/documents/hf_ben-x-vi_spe_20080415_intervista-usa.html>. Acesso em: 15 mar. 2023.

BENTO XVI. *Carta aos católicos da Irlanda*. 2010a. Disponível em: <https://www.vatican.va/content/benedict-xvi/pt/letters/2010/documents/hf_ben-xvi_let_20100319_church-ireland.html>. Acesso em: 15 mar. 2023.

BENTO XVI. *Homilia na Santa Missa por ocasião da conclusão do Ano Sacerdotal*. 2010b. Disponível em: <https://www.vatican.va/content/benedict-xvi/pt/homilies/2010/documents/hf_ben-xvi_hom_20100611_concl-anno-sac.html>. Acesso em: 15 mar. 2023.

BENTO XVI. *Viagem Apostólica ao Reino Unido*: encontro com os jornalistas durante o voo para o Reino Unido. 2010c. Disponível em: <https://www.vatican.va/content/benedict-xvi/pt/speeches/2010/september/documents/hf_ben-xvi_spe_20100916_interv-regno-unito.html>. Acesso em: 15 mar. 2023.

BENTO XVI. *Meditazioni e preghiere del cardinale Joseph Ratzinger, Via Crucis al Colosseo, Venerdì santo 2005*. 2005. Disponível em: <https://www.vatican.va/news_services/liturgy/2005/via_crucis/it/station_09.html>. Acesso em: 15 mar. 2023.

BISHOPS' COMMITTEE ON PRIESTLY LIFE AND MINISTRY. The priest and stress. *The Furrow*, v. 33, n. 7, p. 429-439, 1982.

BORROMEO, Carlo. *Acta Ecclesiae Mediolanensis*. Brixiae: Apud Societatem Brixiensem, 1603.

BRODINO, Giuseppe; MARASCA, Mauro. *La vita affettiva dei consacrati*. Fossano: Esperienze, 2002.

CAMBUY, Karine; AMATUZZI, Mauro Martins; ANTUNES, Thais Assis. Psicologia clínica e experiência religiosa. *Revista de Estudos da Religião*, n. 3, p. 77-93, 2006.

CARABALLO, Mariela. Síndrome de *burnout* en sacerdotes de una Diócesis de Argentina. *Dios y el hombre*, v. 3, n. 2, 2019.

CARLOTTO, Mary Sandra; CÂMARA, Sheila Gonçalves. Análise da produção científica sobre a síndrome de *burnout* no Brasil. *Psico*, v. 39, n. 2, p. 152-158, 2008.

CARNES, Patrick. Out of the shadows: understanding sexual addiction. Minnesota: Hazelden Publishing & Educational Services, 2011.

CASTELLAZZI, Vittorio Luigi. *L'abuso sessuale all'infanzia*: incesto e pedofilia, abusati e abusanti, accertamenti e interventi psicoterapeutici. Roma: LAS, 2007.

CHANDLER, Diane. Pastoral *burnout* and the impact of personal spiritual renewal, rest-taking, and support system practices. *Pastoral Psychology*, v. 58, n. 3, p. 273-287, 2009.

CLARK, Ave. *Lights in the darkness*: for survivors and healers of sexual abuse. Mineola: Resurrection Press, 1993.

CNBB. *Diretrizes para formação dos Presbíteros*. Brasília: Edições CNBB, 2019. Documentos da CNBB 110.

CONCÍLIO VATICANO II. *Constituição Pastoral Gaudium et Spes*: sobre a Igreja no mundo de hoje. São Paulo: Paulinas, 1971.

CONCÍLIO VATICANO II. *Decreto sobre a formação sacerdotal Optatam Totius*. 1965. Disponível em: <http://www.vatican.va/archive/hist_councils/ii_vatican_council/documents/vat-ii_decree_19651028_optatam-totius_po.html>. Acesso em: 15 mar. 2023.

CONGREGAÇÃO PARA A DOUTRINA DA FÉ. *Vademecum sobre alguns pontos de procedimento no tratamento dos casos de abuso sexual de menores cometidos por clérigos*. 2020. Disponível em: <https://www.vatican.va/roman_curia/congregations/cfaith/documents/rc_con_cfaith_doc_20200716_vademecum-casi-abuso_po.html>. Acesso em: 15 mar. 2023.

CONGREGAÇÃO PARA EDUCAÇÃO CATÓLICA. *Orientações para a utilização das competências psicológicas na admissão e na formação dos candidatos ao sacerdócio*. Disponível em: <https://www.vatican.va/roman_curia/congregations/ccatheduc/documents/rc_con_ccatheduc_doc_20080628_orientamenti_po.html>. Acesso em: 15 mar. 2023.

CONGREGAÇÃO PARA O CLERO. *O dom da vocação presbiteral*. São Paulo: Paulinas, 2017.

CONGREGAÇÃO PARA OS INSTITUTOS DE VIDA CONSA-GRADA E AS SOCIEDADES DE VIDA APOSTÓLICA. *A vida fraterna em comunidade: congregavit nos in unum Christi amor*. São Paulo: Loyola, 1994.

CONGREGAÇÃO PARA OS INSTITUTOS DE VIDA CONSA-GRADA E AS SOCIEDADES DE VIDA APOSTÓLICA. *Orientações sobre a Formação nos Institutos Religiosos* (OFI). 1990. Disponível em: <https://www.vatican.va/roman_curia/congregations/ccscrlife/documents/rc_con_ccscrlife_doc_02021990_directives-on-formation_po.html>. Acesso em: 15 mar. 2023.

CONGREGAZIONE PER L'EDUCAZIONE CATTOLICA. Orientamenti educativi per la formazione al celibato sacerdotale. *Enchiridion Vaticanum*, Città del Vaticano: EDB, 1974, v. 5 (1982), p. 188-256.

CORRÊA, Cairu Vieira; BATISTA, Jeniffer Soley; HOLANDA, Adriano Furtado. *Coping* religioso/espiritual em processos de saúde e doença: revisão da produção em periódicos brasileiros (2000-2013). *Revista PsicoFAE: Pluralidades em Saúde Mental*, v. 5, n. 1, p. 61-78, 2016.

CREA, Giuseppe. Correlati psicologici e motivazionali in un caso specifico di *burnout* professionale: il *burnout* tra preti e suore. *Rassegna di Psicologia*, v. 35, n. 2, p. 61-75, 2018.

CREA, Giuseppe; SANAGIOTTO, Vagner. *Aspectos psicológicos do discernimento vocacional*: itinerário formativo para o discernimento das vocações. São Paulo: Paulinas, 2022.

CRUMBAUCH, James; MAHOLICK, Leonard. *Manual of instructions for the purpose in life test*. Munster: Psychometric Affiliates, 1969.

CRUMBAUGH, James; MAHOLICK, Leonard. An experimental study in existentialism: the psychometric approach to Frankl's concept of noogenic neurosis. *Journal of Clinical Psychology*, v. 20, n. 2, p. 200-207, 1964.

DALGALARRONDO, Paulo. *Psicopatologia e semiologia dos transtornos mentais*. Porto Alegre: Artmed, 2018.

DEL CORE, Giuseppina. Psicologia e vocazione. Quale rapporto? Possibilità e limiti dell'intervento. In: CALTEMI, Tonino; LUPARIA, Marco Ermes; PALUZZI, Silvestro (Org.). *Gli dei morti son diventati malattie*: psichiatria, psicologia e teologia in dialogo. Roma: Sodec, 2002.

DEUS, Pérsio Ribeiro Gomes de. *As influências do sentimento religioso sobre o cristão portador de depressão*. Dissertação de Mestrado. Universidade Presbiteriana Mackenzie, São Paulo, 2008.

DIAS, Rosimar. *Burnout* among catholic priests in Brazil: prevalence and associated factors. *Interação em Psicologia*, v. 23, n. 2, p. 255-267, 2019.

EDELWICH, Jerry; BRODSKY, Archie. *Burn-out*: stages of disillusionment in the helping professions. New York: Human Sciences Press, 1980.

FALKENHAIN, Marc et al. Cluster analysis of child sexual offenders: a validation with Roman Catholic priests and brothers. *Sexual Addiction; Compulsivity*, v. 6, n. 4, p. 317-336, 1999.

FARRELL, Derek. Sexual abuse perpetrated by Roman Catholic priests and religious. *Mental Health, Religion; Culture*, v. 12, n. 1, p. 39-53, 2009.

FICHTER, Josep. The myth of clergy *burnout*. *Sociological Analysis*, v. 45, n. 4, p. 373-382, 1984.

A saúde mental no contexto da vida religiosa consagrada e presbiteral

FIGLEY, Charles. Compassion fatigue as secondary traumatic stress disorder: an overview. In: FIGLEY, Charles (Org.). *Compassion fatigue*: coping with secondary traumatic stress disorder in those who treat the traumatized. Brunner: Mazel, 1995.

FINCH, Atticus. Motivations for the ministry: a pathological view. *American Ecclesiastical Review*, n. 95, p. 601-613, 1965.

FIZZOTTI, Eugenio (Org.). *Chi ha un perché nella vita...*: teoria e pratica della logoterapia. Roma: LAS, 1993.

FRANCIS, Leslie; CREA, Giuseppe. Happiness matters: exploring the linkages between personality, personal happiness, and work-related psychological health among priests and sisters in Italy. *Pastoral Psychology*, v. 67, n. 1, p. 17-32, 2017.

FRANCIS, Leslie et al. The New Indices of Religious Orientation Revised (NIROR): a study among Canadian adolescents attending a Baptist Youth Mission and service event. *Religions*, v. 7, n. 5, p. 56, 2016.

FRANCIS, Leslie; JONES, Susan. *Psychological perspectives on Christian ministry*: a reader. Leominster: Gracewing, 1996.

FRANCIS, Leslie; RODGER, Raymond. The influence of personality on clergy role prioritization, role influences, conflict and dissatisfaction with ministry. *Personality and Individual Differences*, v. 16, n. 6, p. 947-957, 1994.

FRANCISCO. *Audiência Geral de 11 de agosto de 2021*: catequese sobre a Carta aos Gálatas. 2021. Disponível em: <https://www.vatican.va/content/francesco/pt/audiences/2021/documents/papa-francesco_20210811_udienza-generale.html>. Acesso em: 15 mar. 2023.

FRANCISCO. *Encontro "A Proteção dos Menores na Igreja"*: discurso do Santo Padre no final da Concelebração Eucarística. 2019. Disponível em: <https://www.vatican.va/content/francesco/pt/speeches/2019/february/documents/papa-francesco_20190224_incontro-protezione-minori-chiusura.html>. Acesso em: 15 mar. 2023.

FRANCISCO. Lettera apostolica in forma di Motu Proprio sulla protezione dei minori e delle persone vulnerabili La tutela dei minori, 26 marzo 2019. *L'Osservatore Romano*, 2019.

FRANCISCO. *Linee guida per la protezione dei minori e delle persone vulnerabili*. 2019. Disponível em: <https://press.vatican.va/content/salastampa/it/bollettino/pubblico/2019/03/29/0260/00529.html>. Acesso em: 15 mar. 2023.

FRANCISCO. *Carta del Santo Padre al Pueblo de Dios que peregrina en Chile*. 2018a. Disponível em: <https://www.vatican.va/content/francesco/es/letters/2018/documents/papa-francesco_20180531_lettera-popolodidio-cile.html>. Acesso em: 15 mar. 2023.

FRANCISCO. *Lettera del Santo Padre al Popolo di Dio*. 2018b. Disponível em: <http://w2.vatican.va/content/francesco/it/letters/2018/documents/papa-francesco_20180820_lettera-popolo-didio.html>. Acesso em: 15 mar. 2023.

FRANCISCO. *Motu Proprio* Come una madre amorevole. *Acta Apostolicae Sedis*, 7. ed. Città del Vaticano: Typis Polyglottis Vaticanis, v. 108, 2016, p. 715-717.

FRANCISCO. *Exortação Apostólica Evangelii Gaudium*: alegria do Evangelho. São Paulo: Paulinas, 2013.

A saúde mental no contexto da vida religiosa consagrada e presbiteral

FRANKL, Viktor. *Logoterapia e analisi esistenziale*. Brescia: Morcelliana, 2001.

FREUDENBERGER, Herbert. Staff Burn-Out. *Journal of Social Issues*, v. 30, n. 1, p. 159-165, 1974.

FREUDENBERGER, Herbert; RICHELSON, Geraldine. *Burnout the high cost of high achievement*. Disponível em: <https://trove.nla.gov.au/work/9932141>. Acesso em: 18 maio 2020.

GABBARD, Glen. *Psichiatria psicodinamica*. Milano: Cortina, 2015.

GAMBINI, Paolo; ROGGIA, Giuseppe; LLANOS, Mario Oscar. *Formazione affettivo-sessuale*: itinerario per seminaristi e giovani consacrati e consacrate. Bologna: EDB, 2017.

GAUTIER, Paul; FICHTER, Stephen; PERL, Paul M. *Same call, different men*: the evolution of the priesthood since Vatican II. Minnesota: Liturgical Press, 2012.

GIORDANI, Bruno. *Risposta dell'uomo alla chiamata di Dio*: studio psicologico sulla vocazione. Roma: Rogate, 1980.

GIOVINI, Matteo et al. Scopi esistenziali e psicopatologia. *Cognitivismo clinico*, v. 8, n. 2, p. 116-135, 2011.

HANKLE, Dominick D. The psychological processes of discerning the vocation to the catholic priesthood: a qualitative study. *Pastoral Psychol Pastoral Psychology*, v. 59, n. 2, p. 201-219, 2010.

HERRERA, Helena López. *Incidencia del síndrome de burnout en sacerdotes católicos latinoamericanos y su relación con la inteligencia emocional*. Tese de Doutorado, Universidad de Salamanca, Salamanca, 2009. Disponível em: <https://

dialnet.unirioja.es/servlet/tesis?codigo=91446>. Acesso em: 15 mar. 2023.

HERRERA, Helena López et al. Multivariate analysis of *burnout* syndrome in Latin-American priests. *Psicothema*, v. 26, n. 2, p. 227-234, 2014.

HILLS, Peter; FRANCIS, Leslie; RUTLEDGE, Christopher. The factor structure of a measure of *burnout* specific to clergy, and its trial application with respect to some individual personal differences. *Review of Religious Research*, v. 46, n. 1, p. 27, 2004.

HUTZ, Claudio Simon (Org.). *Avaliação em Psicologia Positiva*. Porto Alegre: Artemed, 2014.

JOÃO PAULO II. *Carta aos Sacerdotes por ocasião da Quinta-Feira Santa de 2002*. 2002. Disponível em: <https://www.vatican.va/content/john-paul-ii/pt/letters/2002/documents/hf_jp-ii_let_20020321_priests-holy-thursday.html>. Acesso em: 15 mar. 2023.

JOÃO PAULO II. Sacramentorum sanctitatis tutela. *Acta Apostolicae Sedis*, Città del Vaticano: Typis Polyglottis Vaticanis, v. 93, p. 737-739, 2001.

JOÃO PAULO II. *Exortação apostólica pós-sinodal Vita Consecrata*. São Paulo: Paulinas, 1996.

JOÃO PAULO II. *Pastores Dabo Vobis*: sobre a formação dos sacerdotes. São Paulo: Paulinas, 1992.

JOSEPH, Eugene et al. The relationship between personality, *burnout*, and engagement among the Indian clergy. *International Journal for the Psychology of Religion*, v. 21, n. 4, p. 276-288, 2011.

KENNEDY, Eugene et al. Clinical assessment of a profession: Roman Catholic clergymen. *Journal of Clinical Psychology*, v. 33, n. 1, p. 120-128, 1977.

KNOX, Sarah; VIRGINIA, Stephen; LOMBARDO, John. Depression and anxiety in Roman Catholic secular clergy. *Pastoral Psychology*, v. 50, p. 345-358, 2002.

KNOX, Sarah et al. Depression and contributors to vocational satisfaction in Roman Catholic secular clergy. *Pastoral Psychology*, v. 54, n. 2, p. 139-155, 2005.

KOENIG, Harold. Research on religion, spirituality, and mental health: a review. *Canadian Journal of Psychiatry*, v. 54, n. 5, p. 283-291, 2009.

LAMBIASE, Emiliano. Un disagio tutto da studiare. La dipendenza sessuale: definizioni e diagnosi. *Attualità in Logoterapia*, v. 3, n. 1, p. 95-109, 2001.

LEONE, Salvino. *L'innocenza tradita: pedofilia*: il punto sulla questione. Roma: Città Nuova, 2006.

LHERMITE, Jean; DELAY, Jean; PARCHEMINEY, George. *Note sur la psychanalyse*. Archives de la Province de Paris des Carmes déchaux, Archives du Père Bruno de Jésus-Marie "La Belle Acarie". Avon, 1943.

LOUDEN, Stephen H.; FRANCIS, Leslie. The personality profile of Roman Catholic parochial secular priests in England and Wales. *Review of Religious Research*, v. 41, n. 1, p. 65-79, 1999.

LUKOFF, David et al. Religious and spiritual considerations in psychiatric diagnosis: considerations for the DSM-V. *Religion and psychiatry*: beyond boundaries. New York: John Wiley & Sons, 2010.

LYON, Emily. The spiritual implications of interpersonal abuse: speaking of the soul. *Pastoral Psychology*, v. 59, n. 2, p. 233-247, 2010.

MANZANARES MEDINA, Eduardo; MERINO SOTO, César; FERNÁNDEZ ARATA, Manuel. Estructura interna del Maslach *Burnout* Inventory (MBI) en una muestra de sacerdotes y religiosas católicas peruanos. *Salud; Sociedad*, v. 7, n. 2, p. 198-211, 2016.

MART, Eric. Victims of abuse by priests: some preliminary observations. *Pastoral Psychology*, v. 52, n. 6, p. 465-472, 2004.

MASLACH, Cristina. Comprendiendo el *burnout*. *Ciencia y Trabajo*, v. 32, p. 37-44, 2009.

MASLACH, Christina. *La sindrome del Burnout*: il prezzo dell'aiuto agli altri. Assisi: Cittadella, 1997.

MASLACH, Christina; LEITER, Michael. Early predictors of job *burnout* and engagement. *Journal of Applied Psychology*, v. 93, n. 3, p. 498-512, 2008.

MASLACH, Christina; SCHAUFELI, Wilmar; LEITER, Michael. Job *Burnout*. *Annual Review of Psychology*, v. 52, n. 1, p. 397-422, 2001.

MASLACH, Christina; JACKSON, Susan; LEITER, Michael. *Maslach Burnout Inventory*: manual. Menlo Park: Mind Garden, 1996.

MASLACH, Christina; JACKSON, Susan. Patterns of *burnout* among a national sample of public contact workers. *Journal of Health and Human Resources Administration*, v. 7, n. 2, p. 189-212, 1984.

MASLACH, Christina; JACKSON, Susan. The measurement of experienced *burnout*. *Journal of Organizational Behavior*, v. 2, n. 2, p. 99-113, 1981.

MCALLISTER, Robert; VANDERVELDT, Albert. Factors in mental illness among hospitalized clergy. *The Journal of nervous and mental disease*, v. 132, p. 80-8, 1961.

MITTELSTAEDT, Wojciech. *A religiosidade como um método terapêutico de recuperação de dependentes químicos*: um olhar clínico. Tese de doutorado. Pontifícia Universidade Católica de São Paulo, São Paulo, 2017.

MOORE, Thomas. Insanity in Priests and Religious. Part. I: the rate of insanity in priests and religious. *The American Ecclesiastical Review*, v. 95, p. 485-498, 1936a.

MOORE, Thomas. Insanity in Priests and Religious. Part. II: the detection of pre psychotics who apply for admission to the priesthood or religious communities. *The American Ecclesiastical Review*, v. 95, p. 601-613, 1936b.

MORAIS, Maria de Fátima. *Stress, burnout, coping em padres responsáveis pela formação de seminaristas católicos*. Tese de Doutorado, Pontifícia Universidade Católica São Paulo, São Paulo, 2008. Disponível em: <http://bdtd.ibict.br/vufind/Record/PUC_SP-1_23ce35c5a2ca-8f98359476ba7320f125>. Acesso em: 15 mar. 2023.

PAIVA, Geraldo José; ZANGARI, Wellington. VII Seminário "Psicologia e Senso Religioso": enfrentamento (*coping*) religioso e saúde. São Paulo: ANPEPP, 2010. p. 45.

PARGAMENT, Kenneth. *The Psychology of religion and coping*: theory, research, practice. New York: Guilford, 2001.

PAOLO VI. *Perfectae caritatis*: decreto sul rinnovamento della vita religiosa. *Enchiridion Vaticanum*, Bologna: EDB, v. 1, p. 384-413, 1981.

PEREIRA, William Cesar Castilho. *Sofrimento psíquico dos presbíteros*: dor institucional. Petrópolis: Vozes, 2012.

PETEET, John; LU, Francis; NARROW, William. *Religious and spiritual issues in psychiatric diagnosis*: a research agenda for DSM-V. Arlington: American Psychiatric, 2011.

PINKUS, Lucio Maria. *Autorealizzazione e disadattamento nella vita religiosa*. Roma: Borla, 1991.

PLANTE, T. G. Psychological consultation with the Roman Catholic Church: integrating who we are with what we do. *Journal of Psychology and Christianity*, 22(4), 304-308, 2003.

RAJ, Antony; DEAN, Karol. *Burnout* and depression among catholic priests in India. *Pastoral Psychology*, v. 54, n. 2, p. 157-171, 2005.

ROSSETTI, Stephen J. Post-crisis morale among priests. *America*, v. 191, n. 6, p. 8-10, 2004.

ROSSETTI, Stephen J.; RHOADES, Colin. *Burnout* in catholic clergy: a predictive model using psychological and spiritual variables. *Psychology of Religion and Spirituality*, v. 5, n. 4, p. 335-341, 2013.

RULLA, Luigi. *Psicologia del profondo e vocazione*. Torino: Marietti, 1975.

RULLA, Luigi; IMODA, Franco; RIDICK, Joyce. *Estrutura psicológica e vocação*: motivações de entrada e de saída. São Paulo: Loyola, 1985.

RYAN, Gregory; BAERWALD, Jeffrey; MCGLONE, Gerard. Cognitive mediational deficits and the role of coping styles in pedophile and ephebophile Roman Catholic clergy. *Journal of Clinical Psychology*, v. 64, n. 1, p. 1-16, 2008.

SANAGIOTTO, Vagner. Aspetti educativi e risposta vocazionale. In: GRAMMATICO, Salvatore (Org.). *Vocazione*:

prospettiva di vita e aspetti educativi, Roma: Rogate, 2022.

SANAGIOTTO, Vagner. Psicodiagnosi, logoterapia e spiritualità. In: CREA, Giuseppe; PACCIOLLA, Aureliano (Org.). *Psicodiagnosi secondo l'approccio dell'analisi esistenziale e della logoterapia*. Roma: Alpes, 2022.

SANAGIOTTO, Vagner. Logoterapia in tempo di crisi pandemica. In: PACCIOLLA, Aureliano; CREA, Giuseppe (Org.). *Esistenzialismo e scienze umane*. Milano: FrancoAngeli, 2021, p. 179-193.

SANAGIOTTO, Vagner. O debate teológico do século XX e o ingresso da psicologia no contexto formativo. *Stella Maris*, v. 1, n. 1, p. 25-35, 2020.

SANAGIOTTO, Vagner. Psicologia e formação: gestão da crise no contexto formativo. *Convergência*, v. 54, n. 526, p. 42-49, 2019.

SANAGIOTTO, Vagner; CAMARA, Claudia; PACCIOLLA, Aureliano. A síndrome de *burnout* na Vida Religiosa Consagrada feminina: as contribuições da vida em comunidade. *Angelicum*, v. 99, n. 1, p. 39-63, 2022.

SANAGIOTTO, Vagner; PACCIOLLA, Aureliano. Exaustos, porém, realizados! Análise descritiva da síndrome de *burnout* entre os padres e religiosos brasileiros. *Revista Eclesiástica Brasileira*, v. 82, n. 321, p. 193-207, 2022. DOI: https://doi.org/10.29386/reb.v82i321.3942.

SANAGIOTTO, Vagner; PACCIOLLA, Aureliano. Formação à afetividade na vida religiosa consagrada: uma investigação empírica sobre os contextos formativos. *Revista Eclesiástica Brasileira*, v. 80, n. 317, p. 504-518, 2020. DOI: https://doi.org/10.29386/reb.v80i317.2236.

SANFORD, John. *Ministry burnout*. Louisville: Westminster/ John Knox Press, 1982.

SCILLIGO, Pio. *La ricerca scientifica tra analisi ed ermeneutica*. Roma: LAS, 2009.

SCILLIGO, Pio. Le controingiunzioni come strategie protettive. *Psicologia, Psicoterapia e Salute*, v. 10, n. 1, p. 21-37, 2004.

SEGRETARIA DI STATO. Rescriptum ex audientia Ss.mi de Collegio intra Congregationem pro-Doctrina Fidei constituendo ad appellationes clericorum circa graviora delicta considerandas. *Acta Apostolicae Sedis*, Roma: Typis Polyglottis Vaticanis, v. 106, p. 885-886, 2014.

SEGRETERIA DI STATO DEL VATICANO. *Affari Ecclesiastici Straordinari in Francia*. Archivio Storico Vaticano, 1937-1946, Pos. 564, Fasc. 45.

SELYE, Hans. *Stress in health and disease*. Boston: Butterworths, 1976.

SILVA, Ricardo Ferreira da. *Burnout e suas ressonâncias em ministros religiosos*: parâmetros para prevenção. Tese de Mestrado, Universidade Presbiteriana Mackenzie, São Paulo, 2018. Disponível em: <http://tede.mackenzie.br/handle/tede/3685>. Acesso em: 15 mar. 2023.

SIMÕES, Thales Epov. *O significado da síndrome de burnout no discurso do sujeito coletivo de religiosos de uma instituição eclesial de vida ativa*. Tese de Mestrado, Universidade de São Paulo, 2017. Disponível em: <http://www.teses.usp.br/teses/disponiveis/47/47134/tde-26042017-093355/>. Acesso em: 15 mar. 2023.

SOLIS-PONTON, Leticia; GOLDSTEIN, David. Sexual abuse of boys by clergy. *Adolescent Psychiatry*, v. 28, p. 209-229, 2004.

SPADARO, Antonio. "Svegliate il mondo!" Colloquio di Papa Francesco con Superiori Generali. *La Civiltà Cattolica*, v. 165, n. 3925, p. 3-17, 2014.

SPERRY, Len. *Spirituality in clinical practice incorporating the spiritual dimension in psychotherapy and counseling*. Philadelphia: Brunner-Routledge, 2001.

SUGARMAN, Léonie. *Psicologia del ciclo di vita*: modelli teorici e strategie d'intervento. Milano: Raffaello Cortina, 2003.

TEMPLER, Donald. Review of personality and psychopathology research with clergymen, seminarians and religious. *Catalog of Selected Documents in Psychology*, v. 4, p. 1-25, 1974.

UNIONE SUPERIORI MAGGIORI. Approccio alla realtà degli abbandoni. *Fedeltà e abbandoni nella vita consacrata oggi*. Roma: Litos, 2005.

VALLE, Edênio. Estresse ou fadiga de compaixão nos religiosos de hoje? *Convergência*, v. 55, n. 737, p. 791-801, 2010.

VALLE, Edênio. *A secularização das atitudes sociorreligiosas*: sua conexão com algumas variáveis selecionadas da personalidade e do ambiente sociocultural. Pesquisa positiva. Doutorado, Pontificia Università Salesiana, Roma, 1974.

VALLE, Edênio. Uma reflexão sobre a fadiga pastoral em presbíteros: estrese, acolhimento, cuidado. In: LABONTÉ, Guy; ANDRADE, Joachim (Org.). *Caminhos para a missão*: fazendo missiologia contextual. Brasília: CCM, 2008.

VALLE, Edênio; BENEDETTI, Luiz Roberto; ANTONIAZZI, Alberto. *Padre, você é feliz?* uma sondagem psicossocial sobre a realização pessoal dos presbíteros do Brasil. São Paulo: Loyola, 2004.

VICENTE-GALINDO, María Purificación et al. Estimating the effect of emotional intelligence in wellbeing among priests. *International Journal of Clinical and Health Psychology*, v. 17, n. 1, p. 46-55, 2017.

VIRGINIA, Stephen. *Burnout* and depression among Roman Catholic secular, religious, and monastic clergy. *Pastoral Psychology*, v. 47, n. 1, p. 49-67, 1998.

WORLD HEALTH ORGANIZATION. *ICD-10*: Classifications of Mental and Behavioural Disorder – Clinical Descriptions and Diagnostic Guidelines. Geneva: World Health Organization, 1992.

Rua Dona Inácia Uchoa, 62
04110-020 – São Paulo – SP (Brasil)
Tel.: (11) 2125-3500
paulinas.com.br – editora@paulinas.com.br
Telemarketing e SAC: 0800-7010081

Estranheza Mortal

J. D. ROBB

SÉRIE MORTAL

Nudez Mortal
Glória Mortal
Eternidade Mortal
Êxtase Mortal
Cerimônia Mortal
Vingança Mortal
Natal Mortal
Conspiração Mortal
Lealdade Mortal
Testemunha Mortal
Julgamento Mortal
Traição Mortal
Sedução Mortal
Reencontro Mortal
Pureza Mortal
Retrato Mortal
Imitação Mortal
Dilema Mortal
Visão Mortal
Sobrevivência Mortal
Origem Mortal
Recordação Mortal
Nascimento Mortal
Inocência Mortal
Criação Mortal
Estranheza Mortal

Nora Roberts
escrevendo como
J. D. ROBB

Estranheza Mortal

Tradução
Renato Motta

1ª edição

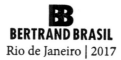

Rio de Janeiro | 2017

Copyright © 2008 by Nora Roberts
Proibida a exportação para Portugal, Angola e Moçambique.

Título original: *Strangers in Death*

Texto revisado segundo o novo
Acordo Ortográfico da Língua Portuguesa

2017
Impresso no Brasil
Printed in Brazil

CIP-BRASIL. CATALOGAÇÃO NA PUBLICAÇÃO
SINDICATO NACIONAL DOS EDITORES DE LIVROS, RJ

R545e

Robb, J. D.
 Estranheza mortal / Nora Roberts sob pseudônimo de J. D. Robb; tradução Renato Motta. – 1ª ed. – Rio de Janeiro: Bertrand Brasil, 2017.
 23 cm.

Tradução de: Strangers in death
Sequência de: Criação mortal
ISBN 978-85-286-2155-6

1. Ficção americana. I. Motta, Renato. II. Título.

16-36496

CDD: 813
CDU: 821.111(73)-3

Todos os direitos reservados pela:
EDITORA BERTRAND BRASIL LTDA.
Rua Argentina, 171 – 2º andar – São Cristóvão
20921-380 – Rio de Janeiro – RJ
Tel.: (0xx21) 2585-2000 – Fax: (0xx21) 2585-2084

Não é permitida a reprodução total ou parcial desta obra, por quaisquer meios, sem a prévia autorização por escrito da Editora.

Atendimento e venda direta ao leitor:
mdireto@record.com.br ou (0xx21) 2585-2002

O pecado usa muitas ferramentas, mas a mentira
é o cabo que serve para todas elas.

— OLIVER WENDELL HOLMES

Uma pessoa não pode estar em dois
lugares ao mesmo tempo.

— PROVÉRBIO DO SÉCULO XVII

Capítulo Um

Os assassinatos não abrigavam preconceito algum, nem exibiam tendências ideológicas. Também não se limitavam a sistemas de classes sociais. Com seu viés de satisfação, mortal e criterioso ao extremo, o assassinato não enxergava raça, religião, gênero ou camada social. Em pé no suntuoso quarto, ao lado do recém-falecido Thomas A. Anders, a tenente Eve Dallas tecia considerações sobre tais ideias.

Na noite anterior, ela abrira e fechara o caso do homicídio de uma mulher de 20 anos que fora estrangulada, espancada e depois atirada pela janela do seu próprio apartamento minúsculo em um prédio de nove andares.

O buraco alugado por semana, refletiu Eve, onde o namorado da vítima alegava dormir no momento da *morte*, tinha cheiro azedo de sexo, zoner vencido e comida chinesa ruim. Já o quarto de Anders, na Park Avenue, cheirava a tulipas em tons pastéis, riqueza limpa, arejada... e a cadáver. A morte o encontrara sobre os lençóis luxuosos da enorme cama com dossel de seda. No caso de Tisha Brown, ela chegara no colchão manchado jogado no chão de um típico cafofo para viciados. O voo dela até a calçada fora apenas o toque final.

A questão, pensou Eve, é que não importava quem a pessoa era — gênero, raça, renda —, a morte nivelava tudo por baixo. Como Eve trabalhava como policial da Divisão de Homicídios da Polícia de Nova York fazia doze anos, já havia visto de tudo.

Ainda não eram nem sete da manhã e ela estava sozinha com o morto. Os dois primeiros policiais que chegaram na cena do crime estavam lá embaixo com a empregada que ligara para a Emergência. Com as mãos e botas protegidas pelo spray selante, Eve caminhou pelos cantos do aposento enquanto gravava tudo.

— A vítima foi identificada como Thomas Aurelious Anders, morador deste endereço. Sexo masculino, branco, 61 anos, casado. Nossa informação é que sua esposa está fora da cidade. O crime foi informado por Greta Horowitz, empregada doméstica, que descobriu o corpo por volta das seis da manhã e ligou para a Emergência às seis e doze.

Eve inclinou a cabeça. Seu cabelo era curto, castanho e ligeiramente desordenado, emoldurando um rosto de muitos ângulos e facetas. Seus olhos, alguns tons mais claros que o cabelo, eram típicos de uma policial: atentos, céticos e frios, enquanto estudavam o homem que jazia morto na cama grande e sofisticada.

— A informação é que Anders estava sozinho em casa. Há dois androides domésticos, e ambos estavam desligados. Em um exame superficial, não há sinais de entrada forçada, nem de arrombamento; também não há sinais de luta.

Com suas pernas longas, ela foi até a cama. Sobre o corpo magro, a tenente usava calças de tecido grosso, uma blusa simples de algodão e um casaco comprido de couro preto. Atrás dela, sobre a lareira a gás onde chamas douradas e vermelhas dançavam, o telão se acendeu subitamente.

Bom dia, sr. Anders!

Estreitando os olhos, Eve se virou e olhou para o telão. A voz feminina computadorizada lhe pareceu irritantemente animada, e as cores fortes do nascer do sol, que pareciam sangrar da tela, não teriam sido a sua escolha para um despertar tranquilo.

São exatamente sete e quinze da manhã de terça-feira, 18 de março de 2060. O senhor tem uma partida de golfe com Edmond Luce agendada no clube para as dez horas desta manhã.

Quando o computador lembrou, com sua voz alegrinha, o que Anders tinha pedido para o café da manhã, Eve pensou: *Nada de omelete de claras para você nesta manhã, Tom.*

Do outro lado do quarto, em uma saleta muito enfeitada, um míni AutoChef enfeitado com detalhes em latão brilhante apitou duas vezes:

Seu café está pronto! Aproveite o seu dia!

— É... Isso não vai rolar — murmurou Eve.

O telão passou a exibir as manchetes da manhã; o noticiário era apresentado por uma mulher quase tão alegre quanto a do computador. Eve desligou o aparelho.

A cabeceira da cama brilhava tanto quanto os degraus revestidos de latão da plataforma onde ela estava. Cordões de veludo preto amarravam os pulsos de Anders a dois pilares atrás da cama, e outros dois ligavam seus tornozelos aos pés da cama. Aos quatro cordões se juntava um quinto, apertado em torno da garganta do homem, mantendo sua cabeça um pouco acima do travesseiro. Seus olhos estavam muito arregalados e sua boca permanecera aberta, como se ele estivesse extremamente surpreso por se encontrar naquela posição.

Vários brinquedos sexuais estavam espalhados sobre a mesinha de cabeceira ao lado da cama. Uma sonda anal, um vibrador, diversos anéis penianos coloridos, loções para refrescar e aquecer a pele, além de lubrificantes. O material de sempre, avaliou Eve. Inclinando-se de leve, cheirou seu peito magro e nu. Kiwi, decidiu, e inclinou a cabeça para ler os rótulos nas embalagens.

Isso mesmo, o cheiro era de kiwi. Havia gosto para tudo.

Ao notar algo diferente, ergueu o edredom que fora deixado embolado sobre a cintura de Anders. Debaixo da coberta, três anéis penianos em tons de néon (e que provavelmente brilhavam no escuro) envolviam uma impressionante ereção.

— Nada mal para um homem morto.

Eve abriu a gaveta da mesinha de cabeceira. Lá dentro, conforme suspeitava, havia uma embalagem grande do produto mais vendido no mercado para intensificar ereções: Stay-Up.

— Essa imagem seria um belo apelo promocional para o produto.

Começou a abrir seu kit de trabalho, mas parou ao ouvir passos se aproximando. Reconheceu o som pesado e duro: era sua parceira chegando com as botas duras como ferraduras que usava,. Não importava o que o calendário avisava sobre a aproximação da primavera: em Nova York, tudo era uma grande mentira. Como se para provar o que Eve imaginava, a detetive Delia Peabody entrou pela porta com um enorme e acolchoado casaco roxo e um cachecol grande e listrado que dava três voltas no seu pescoço. Acrescente a isso o quepe de policial puxado até os ouvidos; apenas os olhos e a ponte do nariz estavam visíveis.

— Está fazendo quinze abaixo de zero lá fora — informou a voz abafada pelo cachecol, uma voz que parecia ser a de Peabody.

— Eu sei.

— Disseram que, por causa do vento cortante, a sensação térmica é de terríveis 22 abaixo de zero.

— Sim, ouvi isso.

— Só faltam três dias para começar a primavera. Isso não está certo.

— Reclame com eles.

— Eles quem?

— *Os caras* que ficam espalhando por aí que está 22 abaixo de zero. Você deve estar mais revoltada e com mais frio só por causa da tagarelice deles. Tire um pouco dessas merdas de cima de você, sua aparência está ridícula.

— Até meus dentes estão congelados.

Peabody começou a descascar as múltiplas camadas que cobriam seu corpo robusto. Cachecol, casaco, luvas, colete térmico. Eve se perguntou como ela conseguia andar com todo aquele peso. Com o quepe fora da cabeça, o cabelo escuro de Peabody, com sua audaciosa pontinha na nuca, parecia emoldurar o rosto quadrado. A ponta do seu nariz continuava vermelha por causa do frio.

— O policial que está na porta disse que alguns joguinhos sexuais acabaram mal por aqui.

— Pode ser. A esposa está viajando.

— Menino levado. — Depois de ficar só de uniforme e selar as mãos e as botas, Peabody pegou seu kit de trabalho, foi até a cama e viu o conteúdo da mesinha de cabeceira. — Muito levado.

— Vamos confirmar a identidade dele e calcular a hora exata da morte. — Eve examinou uma das mãos moles do morto. — Parece que ele fez as unhas recentemente. Estão curtas, limpas e pintadas. — Inclinou a cabeça de leve. — Não há arranhões, nem marcas roxas, nem trauma aparente, exceto pelo pescoço. E... — Ela levantou o edredom novamente.

Os olhos castanhos escuros de Peabody se arregalaram.

— Cacete!

— Sim, em carga total. Um lugar como este tem que ter um bom sistema de segurança, vamos verificar isso. Há dois androides domésticos, vamos assistir às gravações deles. Examine os *tele-links* da casa, incluindo os de bolso, as agendas eletrônicas, os tablets e as listas de endereços e contatos. Tom teve companhia na noite passada. Não conseguiria içar a si mesmo desse jeito.

— *Cherchez la femme.* É a expressão em francês para...

— Eu sei que *femme* é mulher em francês. Mas também devemos *cherchez* algum... como é que se diz "cara" em francês?

— Ah, sim, claro.

— Termine de trabalhar no corpo — ordenou Eve. — Vou investigar o resto do quarto.

Era um tremendo quarto para quem gosta de tons dourados, detalhes e um monte de adereços e arabescos brilhantes. Além da grande cama em que Anders tinha morrido, havia um sofá, duas poltronas imensas e aconchegantes e uma cadeira reclinável elétrica completa, na qual era possível esticar o corpo e relaxar. Além do AutoChef, o quarto ostentava uma geladeira com revestimento em metal, um bar equipado e uma unidade de entretenimento. Os banheiros tinham banheiras de hidromassagem, chuveiros, tubos de secar o corpo e telões e equipamentos de som, num espaço imenso. A confortável suíte era complementada por dois closets de três níveis com quartos de vestir anexos.

Eve se perguntou para que precisavam do resto da casa.

Ela deveria saber responder a isso, admitiu. Morar com Roarke significava viver em um espaço suficiente para abrigar uma pequena cidade, com todos os acessórios que grandes boladas de dinheiro conseguiam comprar. Graças a Deus, Roarke tinha um gosto mais apurado que os Anders. Talvez não tivesse se apaixonado, muito menos se casado, com Roarke se ele vivesse cercado de coisas douradas, brilhantes, borlas franjadas e só Deus sabe mais o quê.

Mesmo assim, por mais que o lugar estivesse entulhado de *tralhas*, tudo parecia estar em seu lugar, decidiu. Não havia sinal algum de algo ter sido remexido. Encontrou um cofre em cada closet, ambos tão mal escondidos que uma criança de 10 anos com os olhos fechados conseguiria encontrá-los. Ela perguntaria à esposa sobre os cofres, mas não lhe parecia ter havido nem furto nem roubo.

Caminhando para o quarto principal novamente, deu mais uma cuidadosa olhada no entorno.

— As impressões digitais confirmam que o morto era Thomas A. Anders, morador deste endereço — informou Peabody. — Estima-se 3h32 desta madrugada como a hora da morte. É muito

Estranheza Mortal

tarde ou muito cedo para alguém brincar de joguinhos de sedução e amarração.

— Se a assassina ou o assassino e a vítima chegaram aqui juntos, onde estão as roupas?

Peabody se virou para a tenente e curvou os lábios, pensativa.

— Considerando que você é casada com o cara mais gostoso deste e de outro planeta, eu não deveria precisar explicar que a graça de brincar de seduzir e amarrar é justamente os dois estarem nus enquanto fazem isso.

— Sim, um dos principais objetivos é este: os dois ficarem pelados — concordou Eve. — Mas, se vieram aqui para joguinhos desse tipo, será que ele tiraria a roupa, *penduraria* tudo nos cabides e jogaria a cueca no cesto de roupa suja? Quando se tem tudo aquilo no cardápio — apontou para os brinquedos sexuais —, ninguém pensa em deixar as roupas arrumadinhas. Elas são puxadas, arrancadas de qualquer jeito e ficam espalhadas pelo chão. Mesmo que seja um jogo antigo com um parceiro habitual, você jogaria simplesmente a roupa em cima do sofá, certo?

— Eu penduro minhas roupas. Às vezes. — Peabody deu de ombros. Inclinou a cabeça para estudar a cena novamente e jogou para trás o cabelo, em um gesto distraído, deixando-o cair sobre sua bochecha. — Mas você tem razão... Isso só acontece quando não planejo pular em cima do McNab ou quando ele já não está em cima de mim. Tudo parece muito arrumado por aqui; no resto da casa também, pelo que pude ver ao vir para cá. Quem sabe a vítima tinha aquela compulsão de arrumar as coisas?

— Pode ser. Ou talvez o assassino tenha chegado quando ele já estava na cama. Três da manhã... Surpresa, surpresa! De repente as coisas escaparam ao controle, acidentalmente ou de propósito. O assassino entrou... a possibilidade maior é a de que a vítima ou outro membro da família o conhecesse. Nenhum sinal de arrombamento aqui, e há um sistema de segurança altamente sofisticado. Talvez isso também faça parte do jogo. A visita chegou depois que ele já estava dormindo. Surpreendeu-o. Acordou-o. Amarrou-o aos pilares da cama e o excitou. Brinquedos e jogos.

— E a brincadeira foi longe demais.

Eve sacudiu a cabeça.

— Foi tão longe quanto ele ou ela queria que fosse. Asfixia por acidente não me convence aqui.

— Mas... — Peabody estudou o corpo novamente, a cena, e desejou conseguir enxergar o que Eve enxergava. — Por quê?

— Se era tudo diversão e deu errado, por que o assassino deixou o laço ao redor do pescoço? Se foi um acidente, por que não o soltou e tentou reanimá-lo quando ele começou a asfixiar e ter convulsões?

— Pode ser que no meio do sufoco... Ok, isso é um exagero, mas, se tudo aconteceu rápido, pode ser que ele ou ela tenha entrado em pânico...

— De qualquer forma, temos um cadáver e um caso a solucionar. Vamos ver o que o legista acha da ideia do acidente. Temos que conversar com a empregada. Mande os peritos entrarem.

Greta Horowitz era uma mulher robusta com rosto retangular e uma atitude objetiva e controlada que Eve apreciou logo de cara. Ela ofereceu café na grande cozinha em prata e preto, e serviu a bebida com as mãos firmes e os olhos secos. Com sua voz forte e sotaque alemão, olhos azuis diretos e compleição de Valquíria, Eve imaginou que Greta enfrentaria qualquer coisa que aparecesse na sua frente.

— Há quanto tempo trabalha aqui, sra. Horowitz?

— Estou há nove anos neste emprego e neste país.

— A senhora chegou aos Estados Unidos vinda de...

— Berlim.

— Como conseguiu a posição na casa dos Anders?

— Através de uma agência de empregos. Tenente, a senhora quer saber como vim parar aqui e por quê. São respostas simples, para depois falarmos sobre o que é importante. Meu marido estava no exército. Foi morto há doze anos. Não tivemos filhos. Minha especialização é gerenciar serviços de grandes residências, e foi para essa função que me inscrevi em uma agência na Alemanha. Queria vir para cá. A esposa de um soldado conhece muitos lugares do mundo, mas eu nunca tinha vindo a Nova York. Candidatei-me para esta posição e, depois de várias entrevistas via *tele-link* e holograma, fui contratada.

— Obrigada. Antes de chegarmos ao que é importante, você sabe por que os Anders queriam uma empregada alemã, em especial?

— Sou governanta desta casa.

— Governanta, então?

— A avó do sr. Anders era alemã e, quando ele era menino, teve uma babá alemã.

— Muito bem. A que horas você chegou esta manhã?

— Às seis. Pontualmente. Chego exatamente às seis todas as manhãs, com exceção do domingo, que é meu dia de folga. Saio às quatro da tarde em ponto, exceto às terças e quintas-feiras, quando saio à uma. Meu horário pode ser ajustado conforme as necessidades da casa, desde que eu seja comunicada com antecedência.

— Quando chegou pontualmente às seis da manhã de hoje, o que fez? Precisamente?

Os lábios de Greta se contraíram de leve. Talvez em sinal de humor.

— Precisamente tirei meu casaco, o chapéu, o cachecol e as luvas. Guardei tudo no armário. Em seguida, liguei todas as câmeras de segurança da casa. O sr. Anders desliga o sistema todas as noites pouco antes de se recolher. Não gosta da sensação de estar sendo observado, mesmo que ninguém esteja em casa. Minha primeira tarefa é reativar o sistema. Depois disso, vim para a cozinha. Liguei o telão no noticiário, como é meu hábito, e só então fui verificar o sistema de comunicação. Meus patrões geralmente deixam os seus pedidos para o café da manhã na véspera, à noite. Preferem que eu prepare tudo em vez de usar o AutoChef. O sr. Anders pediu melão cortado em cubos, uma omelete de claras com endro e duas fatias de pão de trigo com manteiga e geleia de laranja. Também café... Ele gosta do dele com creme e apenas um torrão de açúcar. E também um copo de suco de tomate.

— Sabe a que horas ele postou o pedido?

— Sei, sim. Eram dez e dezessete da noite.

— Então você chegou e começou a preparar o café da manhã?

— Não, senhora. O sr. Anders tomaria café hoje às oito e quinze da manhã. Minha tarefa seguinte era ligar os dois androides domésticos, uma vez que eles são desligados todas as noites antes de o sr. e a sra. Anders se recolherem. Devo transmitir às máquinas seu horário de trabalho para o dia. Os androides são mantidos na sala da segurança, bem ali — apontou. — Entrei lá para lidar com eles, mas então notei as telas de segurança do interior da casa. Reparei que a porta do quarto do sr. Anders estava aberta. O sr. Anders *nunca* deixa aquela porta aberta. Se ele está no quarto ou deixou o aposento, a porta sempre fica fechada. Quando sou chamada a comparecer ao quarto, as instruções são para que eu a deixe totalmente aberta enquanto estou lá dentro e torne a fechá-la ao sair. O mesmo vale para os empregados domésticos.

— Por quê?

— Não cabe a mim questionar isso, senhora.

Mas cabe a mim, pensou Eve.

— Você viu que a porta estava aberta, mas não percebeu o homem morto em cima da cama?

— As câmeras do quarto exibem somente a área da saleta de estar. O sr. Anders as programou desta forma.

— Um pouco de fobia, talvez?

— Possivelmente. Devo assinalar que ele é um homem muito reservado.

— Então a porta dele estava aberta.

Estranheza Mortal 17

— Nove anos — continuou Greta. — Durante todo esse tempo aquela porta nunca esteve aberta no instante em que eu chegava para trabalhar, a menos que meus patrões não estivessem em casa. Fiquei preocupada e fui para o andar de cima sem inicializar os androides. Quando cheguei ao quarto, notei a lareira acesa. O sr. Anders jamais permite que o fogo fique aceso enquanto ele dorme ou quando está fora do quarto. Fiquei ainda mais preocupada e entrei no aposento. Eu o vi imediatamente. Fui até a cama, mas percebi logo que não conseguiria ajudá-lo. Desci de novo, muito rapidamente, e liguei para a emergência.

— Por que teve que descer?

Greta pareceu confusa.

— Pensei, com base nos livros, peças de teatro e filmes, que não deveria tocar em nada no quarto. Estou errada?

— Não, está corretíssima. Fez exatamente a coisa certa.

— Ótimo. — Greta acenou de leve com a cabeça, congratulando a si mesma. — Entrei em contato com a sra. Anders e esperei a polícia aparecer. Eles chegaram em cinco ou seis minutos. Levei os dois policiais ao andar de cima, um deles me trouxe de volta para a cozinha e esperou aqui comigo até que a senhora chegou.

— Obrigada pelos detalhes. A senhora sabe me dizer quem tem as senhas do sistema de segurança da casa?

— Apenas o sr. e a sra. Anders... e eu. As senhas são trocadas a cada dez dias.

— Ninguém mais tem essas senhas? Um bom amigo, outro funcionário... um parente, talvez?

Greta balançou a cabeça de forma determinada.

— Ninguém mais conhece as senhas.

— A sra. Anders está fora — afirmou Eve.

— Isso mesmo. Saiu na sexta-feira para passar uma semana com amigas em Santa Lúcia, no Caribe. É uma rotina anual, embora elas não viajem necessariamente para o mesmo lugar.

— A senhora entrou em contato com ela?

— Entrei. — Greta se moveu de leve. — Percebi, depois de refletir com mais clareza, que deveria ter esperado antes de fazer isso, pois a polícia teria notificado a sra. Anders. Só que... são meus patrões.

— Como que a senhora entrou em contato com ela?

— Através do resort. Quando ela sai de férias, geralmente desliga o *tele-link* de bolso.

— Qual foi a reação dela?

— Contei que houve um acidente e que o sr. Anders estava morto. Acho que ela não acreditou em mim ou não entendeu direito, a princípio. Tive de repetir a mensagem duas vezes e senti que, dadas as circunstâncias, não poderia contar quando perguntou qual tipo de acidente ocorrera. Por fim, ela me avisou que voltaria imediatamente para casa.

— Ok, Greta. Você tem um bom relacionamento com os Anders?

— Eles são muito bons patrões. Muito justos, muito corretos.

— E quanto ao relacionamento entre eles? Isso não é fofoca — acrescentou Eve, ao perceber a reação de Greta. — É muito justo e "correto" que me conte toda e qualquer coisa que possa me ajudar a descobrir o que aconteceu com o sr. Anders.

— Para mim eles sempre pareceram satisfeitos um com o outro, combinavam muito bem. Minha impressão é de que gostavam um do outro e da vida que levavam.

"Que gostavam um do outro" não era o que a cena do crime transmitia, refletiu Eve.

— Será que um deles ou ambos mantêm relações fora do casamento?

— A senhora se refere a relações de cunho sexual? Eu não saberia dizer. Administro a casa, apenas. Nunca vi nada nesta residência que me levasse a acreditar que um deles ou ambos pudessem estar envolvidos em outros casos.

— A senhora consegue imaginar alguém que gostaria de vê-lo morto?

Estranheza Mortal

— Não — Greta recuou lentamente. — Achei que... na hora pensei que alguém tinha invadido a casa para roubar e que o sr. Anders tinha sido morto pelo ladrão.

— Notou algo faltando ou fora do lugar?

— Não... Não. Mas não olhei tudo.

— Peço que faça isso agora. Um dos policiais irá acompanhá-la por toda a casa. — Ela se virou quando Peabody entrou. — Peabody, chame um dos policiais. Quero que a sra. Horowitz seja acompanhada enquanto olha toda a casa. Depois disso, a senhora está dispensada — disse Eve, olhando para Greta. — E gostaria que fornecesse a mim ou à minha parceira as informações sobre como contatá-la.

— Prefiro ficar aqui até que a sra. Anders chegue, se for permitido. Pode ser que ela precise de mim.

— Tudo bem, então. — Eve se levantou, sinalizando o fim da conversa inicial. — Obrigada pela cooperação.

Quando Greta se retirou, Eve saiu da cozinha e foi para o aposento ao lado. Lá dentro havia dois androides desligados, em pé. Um homem e uma mulher, ambos uniformizados e com aparência digna. As telas de segurança que Greta citara cobriam uma parede inteira e, conforme afirmara, a câmera do quarto principal mostrava apenas a saleta.

— Dallas?

— Há?

— O sistema de segurança da casa foi desligado às 2h28 e religado às 3h26 da manhã.

Eve girou e franziu a testa ao olhar para Peabody.

— Foi religado antes da morte?

— Isso mesmo. Todos os discos de segurança das últimas 24 horas antes do sistema ser religado desapareceram.

— Ora, ora, estou chocada! Vamos chamar uma equipe da Divisão de Detecção Eletrônica para ver se eles conseguem recuperar alguma informação. Quer dizer que a visita que Anders recebeu esta madrugada o deixou amarrado, mas ainda vivo? Isso não me parece um joguinho sexual que tenha dado errado.

— Não — Peabody concordou. — Parece assassinato.

Eve pegou seu comunicador quando o aparelho tocou.

— Dallas falando.

— Tenente, a sra. Anders acaba de chegar. Devo deixá-la entrar?

— Traga-a diretamente para a cozinha. — Eve desligou. — Ok, vamos ver o que a viúva tem a dizer.

Voltando-se para as telas, observou quando Ava Anders passou pela porta da frente, o casaco de pele de zibelina balançando em torno de um corpo magro vestindo azul-rei. Seu cabelo louro delicado estava todo puxado para trás e exibia um rosto de feições fortes. Brincos de pérolas imensas estavam presos nas suas orelhas, e os óculos muito escuros escondiam seus olhos quando ela atravessou o imenso saguão com piso de mármore e passou pelos arcos ornamentados. Calçava botas de salto agulha, e um policial a acompanhava.

Eve voltou para a cozinha e se sentou no ensolarado recesso da copa segundos antes de Ava entrar a passos largos.

— A senhora é quem está no comando? — Apontou o dedo para Eve. — É a única responsável pelo caso? Exijo saber o que está acontecendo. Quem é você?

— Sou a tenente Dallas, Departamento de Polícia da Cidade de Nova York. Divisão de Homicídios.

— Homicídio? Como assim, "homicídio"? — Ela tirou os óculos, revelando olhos tão azuis e profundos quanto a cor do seu terninho, e os jogou sobre a bancada. — Greta me comunicou que houve um acidente. Que Tommy se envolveu num acidente. Onde está meu marido? Onde está Greta?

Eve se levantou.

— Sra. Anders, lamento comunicar que seu marido foi morto essa madrugada.

Ava ficou onde estava, as sobrancelhas unidas em sinal de estranheza e a respiração vindo em rajadas curtas.

Estranheza Mortal

— Morto? Mas Greta me disse... pensei que... — Ela apoiou uma mão sobre a bancada e então caminhou lentamente para se sentar. — Como aconteceu isso? Será que ele... que ele caiu? Será que se sentiu mal ou...?

Era sempre melhor dar a notícia como uma punhalada: de forma rápida e objetiva, pensou Eve.

— Ele foi estrangulado em sua cama.

Ava ergueu uma das mãos e a apertou contra a boca. Levantou a outra e segurou o pulso que tremia. Os profundos olhos azuis se encheram de lágrimas que escorreram quando ela balançou a cabeça.

— Sinto muito, mas preciso lhe fazer algumas perguntas — continuou Eve.

— Onde está Tommy?

— Estamos cuidando dele agora, sra. Anders. — respondeu Peabody, aproximando-se para oferecer um copo d'água.

Ela tomou sem hesitar; quando tremeu de leve, agarrou o copo de uma maneira bem firme.

— Alguém invadiu a casa? Não vejo como isso possa ter acontecido. Estamos seguros aqui, muito seguros. Há quinze anos. Moramos aqui há quinze anos e nunca sofremos uma tentativa de roubo.

— Não há sinais de que tenha havido um arrombamento.

— Não entendo.

— Quem matou o seu marido conhecia as senhas e o código de segurança ou recebeu acesso livre à casa.

— Isso não pode ser. — Ava acenou com a mão, dispensando rapidamente a possibilidade. — Ninguém além de Tommy, eu mesma e Greta temos as senhas. Certamente a senhora não está insinuando que Greta...

— Não, não estou. — garantiu Eve, embora pretendesse fazer uma investigação completa sobre a governanta. — Não houve entrada forçada, sra. Anders. Até agora não há sinal de que algo tenha sido roubado, e nada está desarrumado.

Ava colocou a mão entre os seios, onde uma fileira de pérolas luminosas descansava.

— A senhora está me dizendo que Tommy deixou alguém entrar aqui e essa pessoa o matou? Isso não faz sentido.

— Sra. Anders, seu marido estava envolvido com alguém em termos românticos ou sexuais?

Ela se virou de costas na mesma hora. Primeiro a cabeça e depois o corpo.

— Não quero falar sobre isso agora. *Não vou* falar sobre isso agora. Meu marido está morto.

— Se a senhora conhece alguém que poderia ter acesso à casa e ao quarto dele enquanto a senhora estava fora do país, isso pode nos dar uma pista de quem o matou e o motivo para ter feito isso.

— Eu não sei. Não... Não consigo sequer *imaginar* algo assim. — Sua raiva transbordou sobre Eve. — Quero que me deixe em paz. Quero que saia da minha casa.

— Isso não vai acontecer. Até esclarecermos, esta casa é parte de uma investigação de homicídio. O quarto do seu marido é uma cena de crime. Sugiro que a senhora faça os arranjos necessários para se instalar em outro lugar por enquanto e mantenha-se disponível. Se não quer terminar essa conversa agora, podemos terminá-la mais tarde.

— Quero ver meu marido. Quero ver Tommy.

— Providenciaremos para que a senhora o veja assim que for possível. Deseja que entremos em contato com alguém em seu nome?

— Não. — Ava olhou para fora da janela ensolarada. — Não quero ninguém. Não desejo ver ninguém agora.

L á fora, já no carro, Eve se colocou atrás do volante com sua parceira ao seu lado.

— Pesado! — comentou Peabody. — Em um minuto a pessoa está curtindo drinques tropicais e maravilhosos raios de sol e, no minuto seguinte, o marido dela está morto.

Estranheza Mortal

— Ela sabe que ele andava pulando a cerca. Tenho certeza de que sabe alguma coisa sobre isso.

— Acho que sempre sabem... provavelmente. Estou falando das esposas e das puladas de cerca. Vale para maridos também. Muitas vezes as pessoas conseguem simplesmente bloquear o lance e fingir que não está acontecendo nada bem debaixo dos seus narizes; caso contrário, serão obrigadas a reconhecer, e tudo se torna verdade.

— Você estaria derramando lágrimas sobre o cadáver de McNab se ele tivesse pulado a cerca?

Peabody apertou os lábios.

— Bem... Considerando que eu teria sido a pessoa que o matou, provavelmente estaria derramando lágrimas por mim mesma, porque você estaria me prendendo. Isso realmente me deixaria triste. É bem fácil confirmar se Ava Anders estava fora do país quando Anders morreu.

— Sim, faça isso. E vamos verificar suas finanças. Eles nadam em dinheiro; talvez ela tenha pegado um pouco dessa grana e contratado alguém para matá-lo. Talvez a própria pessoa com quem ele estivesse envolvido.

— Caramba, *isso* seria muita frieza!

— Vamos investigar seus amigos, colegas de trabalho e parceiros de golfe.

— Golfe?

— Ele tinha um jogo de golfe agendado para esta manhã com um tal de Edmond Luce. Talvez consigamos descobrir algo sobre a pessoa com quem ele disputava outros jogos quando a esposa estava fora com as amigas.

— Você não curtiria algo desse tipo? Uma viagem só para garotas?

— Não.

— Ah, qual é, Dallas? — A ideia pareceu iluminar a voz de Peabody. — Ir para algum lugar legal com as amigas, colocar o papo em dia, beber muito vinho ou drinques sofisticados, fazer um monte de tratamentos faciais, relaxar num spa ou simplesmente deitar numa praia e conversar muito quase até amanhecer?

Eve olhou pra cima com ar de impaciência.

— Eu preferia ser arrastada nua sobre vidro moído.

— Ah, é? Pois eu acho que deveríamos fazer isso uma hora dessas. Você, eu, Mavis... talvez Nadine e Louise. E Trina! Ela poderia dar um trato no nosso cabelo e depois...

— Se Trina entrar nesse pesadelo mítico, eu poderia arrastá-la nua sobre o vidro moído? Essa seria a minha condição.

— Você iria se divertir — resmungou Peabody.

— Provavelmente sim, e muito! É claro que me sentiria mal por arrastá-la sobre vidro moído daqui a dez ou vinte anos, mas na hora eu iria me divertir à beça.

Desistindo, Peabody bufou com força, pegou seu tablet e começou a fazer as verificações e pesquisas.

CAPÍTULO DOIS

Era um interessante, mas não exatamente surpreendente, que a sede da Anders Worldwide em Nova York estivesse localizada na famosa e elegante torre negra da Quinta Avenida. A sede das Indústrias Roarke também tinha base ali, e Roarke era dono de cada centímetro quadrado da torre esguia.

— Quer dar uma passadinha na sala de...

— Não — rebateu Eve.

Peabody revirou os olhos nas costas da tenente quando elas entraram no enorme saguão iluminado com seus múltiplos vasos de flores, os mapas móveis em 3D e as lojas lotadas de clientes.

— Só achei que já que estamos por aqui...

— Por que estamos aqui, Peabody? E, se você revirar os olhos pelas minhas costas de novo, vou te dar uma surra de vara.

— Você não tem uma vara.

— Há uma árvore logo ali. Posso arrancar um galho.

Peabody suspirou.

— Viemos até aqui porque estamos investigando um assassinato.

— Por acaso suspeitamos que Roarke possa ter matado Anders?

— Não.

Eve parou no balcão da segurança e pegou o distintivo para exibir ao guarda de plantão. Ele sorriu, cheio de dentes.

— Tenente Dallas. A senhora pode subir direto.

— Não vou para lá. Onde fica a Anders Worldwide?

Ele bateu na tela do computador.

— Vigésimo primeiro e vigésimo segundo andar. A recepção fica no vigésimo primeiro. A senhora deve pegar o primeiro grupo de elevadores, bem ali. Quer que eu ligue para eles e avise da sua chegada?

— Não, obrigada.

Eve chamou o elevador, entrou na cabine e ordenou o vigésimo primeiro andar.

— Acha que Roarke conhece Anders? — quis saber Peabody.

— Provavelmente.

— Isso nos poderia ser útil.

— Talvez. — Eve quase tinha alcançado o ponto em que saber de antemão que Roarke conhecia um número absurdamente alto de pessoas não era mais tão irritante. — A pesquisa nos informou que Anders tem cerca de meio bilhão de dólares, incluindo sua participação no controle da Anders Worldwide. — Enfiando os polegares nos bolsos da calça, Eve tamborilou nas coxas. — Isso representa um monte de motivos para um assassinato. Se adicionarmos sexo à mistura, temos praticamente tudo: ganância, ciúmes, lucros e vingança.

— O cara estava praticamente pedindo para morrer.

Eve sorriu.

— Vamos descobrir isso. — Com o rosto novamente sério, atravessou as portas do elevador quando elas se abriram.

Atrás de um balcão vermelho comprido, três recepcionistas usavam fones de ouvido e pareciam muito ocupadas. Mesmo assim, a funcionária do meio, uma morena de pele escura, ofereceu um sorriso radiante:

— Bom dia! Em que posso ajudá-las?

— Preciso ver quem está no comando.

— De que departamento vocês... Ah. — Ela parou e piscou depressa ao ver o distintivo que Eve colocara sobre o balcão vermelho com um estalo seco.

— Todos eles. Quem é a maior autoridade aqui, abaixo de Thomas A. Anders?

— Essa é a minha primeira semana na empresa. Ainda não sei o que devo fazer em casos assim. Frankie!

— Que foi, Syl? — O homem à sua esquerda olhou para ela e depois para o distintivo. — Existe algo em que possa ajudá-la, ahn...

— Tenente. Preciso falar com o segundo em comando, depois de Thomas Anders, ou quem estiver mais alto na hierarquia da empresa neste momento.

— É o sr. Forrest. Benedict Forrest. Ele está em reunião, mas...

— Acabou a reunião.

— Certo. A senhora poderia me dar um minuto para eu entrar em contato com o assistente do sr. Forrest? Ele descerá para acompanhá-las até o andar de cima.

— Consigo subir sozinha. Diga ao assistente para tirar Forrest da reunião. — Eve voltou para o elevador e flexionou os ombros. — Isso foi divertido.

— Um pouco arrogante.

— Aí é que está a diversão.

Quando Eve tornou a saltar do elevador, uma mulher magra como um graveto em sapatos de salto agulha altíssimos irrompeu através de portas de vidro que se abriram suavemente.

— Olá, policiais! Se quiserem me acompanhar, por favor...

— Você é assistente aqui?

— Não, sou AA... Administradora assistente. Vou levá-las até a sala do sr. Walsh.

— Esse deve ser o assistente administrativo, em vez do administrador assistente, certo?

28 » J. D. ROBB «

— Exatamente.

— Como é que alguém consegue cuidar dos negócios quando tem de traduzir todos esses nomes de cargos?

— Ahn, o sr. Walsh foi avisar ao sr. Forrest que a senhora está aqui. Parece que os funcionários da recepção não sabem informar o motivo da visita.

— Não, não sabem.

AA abriu a boca, mas obviamente pensou melhor e tornou a fechá-la. Elas abriram caminho através de uma sala cheia de baias de trabalho e seguiram em um ângulo de 45 graus rumo ao espaço onde, atrás de uma porta com seu nome gravado numa pequena placa de ônix, trabalhava um tal de Leopold Walsh.

Sua estação de trabalho era uma bancada comprida e quase vazia em preto brilhante; exibia um computador, uma central de dados, uma unidade de comunicação e pouca coisa mais. Um segundo balcão corria ao longo da parede, com um fax a laser e um computador secundário. Uma terceira bancada fornecia pausas no trabalho e era dotada de um AutoChef e uma pequena unidade de refrigeração. Um trio de assentos para visitas fora instalado ali, lado a lado, mas não passavam de cubos sem encosto com um revestimento num branco imaculado.

A única cor na sala vinha da planta vistosa com flores vermelhas vívidas instalada no meio do peitoril da janela, acompanhada de um grande vidro tripartido.

Suprimentos e qualquer documentação necessária estariam escondidos nos armários embutidos na parede, imaginou Eve.

Pensando bem, ela preferia o espaço mesquinho, meio pobre e gasto da sua sala na Central de Polícia.

— Se vocês desejarem descansar um pouco, o sr. Walsh já deve estar chegando... — AA olhou para a porta com um alívio tão evidente que iluminou seu rosto. — Ah... aqui está o sr. Walsh.

— Obrigado, Delly. — Ele entrou na recepção com ar firme. Era um homem imponente com pele cor de chocolate escuro e

Estranheza Mortal

terno em riscas de giz. Seu cabelo formava uma calota reta sobre o crânio de onde saía um rosto marcante de ângulos agudos; tinha olhos fundos, da cor de um café bom e forte. Olhou para Peabody de relance e fixou a atenção em Eve.

— Leopold Walsh. Tenente...

— Dallas — Por pura formalidade, Eve apresentou seu distintivo novamente. — Esta é a detetive Peabody. Estamos aqui para ver Benedict Forrest.

— Sim, fui informado disso. — Ele devolveu o distintivo a Eve. — Como a senhora já sabe, o sr. Forrest se encontra em reunião.

— Esse distintivo é mais importante que a reunião.

— Seria útil se a senhora me dissesse sobre o que se trata a visita.

— Seria útil se eu dissesse ao sr. Forrest do que se trata a visita.

Ele queria bloquear a entrada dela, isso era óbvio. Eve não poderia culpá-lo, pois, no lugar dele, faria o mesmo.

— O sr. Forrest... — Ele parou e levou a mão ao ouvido, onde um fone intra-auricular piscou em azul. — Sim, senhor, claro. O sr. Forrest está disponível para recebê-las — recomeçou. — Acompanhem-me, por favor.

O escritório de Benedict Forrest ficava a poucos metros da bancada do assistente, mas a um mundo de distância em termos de estilo. Ali, a estação de trabalho juntava o útil ao eficiente, mas tudo parecia misturado com o que Eve avaliou como "brinquedos de homens" — uma bola de beisebol autografada sobre um pedestal, um pequeno campo de golfe decorativo, alguns troféus, uma bola de futebol de esponja prensada. Também havia fotos e cartazes de grandes figuras do esporte e produtos esportivos, tudo isso lutando por espaço nas paredes.

As poltronas eram revestidas de couro escuro; pareciam confortáveis e muito usadas.

Forrest era cerca de oito centímetros mais baixo que seu assistente. Usava uma camisa aberta no colarinho, calça cáqui casual e tênis casuais com sola de gel, muito na moda. Havia nele um jeito amigável do tipo "sou um cara como outro qualquer", complementado pelo cabelo cor de areia desgrenhado, o sorriso fácil e os olhos castanhos muito alegres.

— Deixei a senhora esperando. Por favor, me desculpe. Precisava resolver alguns assuntos urgentes. Sou Ben Forrest. — Ele cruzou o escritório enquanto falava e estendeu a mão. Eve a apertou e continuou a estudá-lo enquanto ele oferecia a mão a Peabody.

— Sou a tenente Dallas. Esta é a detetive Peabody.

— Sentem-se, fiquem à vontade. O que podemos fazer pelas senhoras? Aceitam café, água, talvez um energético?

— Não, obrigada. Viemos aqui para falar com o senhor a respeito de Thomas Anders.

Um ar de humor dançou sobre o rosto expressivo de Forrest.

— Não me digam que tio Tommy está em apuros com a polícia.

— Tio Tommy?

— Ele é irmão da minha mãe. Por favor, sentem-se — tornou a convidar com um gesto e em seguida se largou numa das poltronas. — Para ser franco, ele é mais que isso, pois basicamente me criou depois que minha mãe faleceu.

— Como ela morreu?

— Devorada por um tubarão.

Intrigada, Eve se sentou.

— Sério?

Seu sorriso brilhou.

— Sim, sério. Eu tinha uns 6 anos e não me lembro dela muito bem; por isso, o fato é mais interessante do que trágico para mim. Foi num mergulho ao largo da costa de Madagascar. Mas vamos ao que interessa... O que aconteceu com o meu tio?

Um momento tenso agora, pensou Eve.

— Sinto muito, mas tenho que comunicar que o sr. Anders foi assassinado nesta madrugada.

O ar divertido que ele exibia se transformou em um choque que lhe arrancou toda a cor saudável do rosto.

— O quê? Assassinado? Como assim? Tem certeza? Espere. — Ele se levantou e pegou o *tele-link* no bolso.

— Sr. Forrest, acabamos de sair da casa do seu tio e estivemos com a viúva.

— Mas... vamos assistir ao jogo dos Knicks hoje à noite. Jogamos golfe no domingo e ele...

— Ben! — Leopold atravessou a sala a passos largos. Depois de pegar o *tele-link* da mão de Forrest, colocou a mão no ombro do chefe e o fez se sentar na poltrona. — Sinto muito. Sinto muito mesmo. Vou cancelar o resto dos seus compromissos para hoje. — Ele caminhou até um armário e empurrou a porta de leve. Quando ela se abriu, pegou uma garrafa de água e abriu a tampa. — Beba um pouco de água.

Como um fantoche, Ben obedeceu. Eve não fez objeção alguma quando Leopold se colocou firme como um guarda de segurança atrás da poltrona de Ben.

— O que aconteceu?

— Ele foi estrangulado.

— Isso não pode estar certo. — Ben balançou a cabeça lentamente de um lado para o outro. — Não pode ser verdade.

— Conhece alguém que lhe desejava mal?

— Não. Não.

— Onde estava esta madrugada entre uma e quatro horas?

— Puxa... Em casa. Em casa, na cama.

— Sozinho?

— Não. Estava com... uma amiga. — Ele passou a garrafa fria sobre o rosto. — Gatch Brooks é seu nome. Ela ficou lá a noite toda. Nós nos levantamos mais ou menos às seis e malhamos um pouco. Ela saiu da minha casa... nós saímos por volta das oito. A senhora poderá verificar. Por favor, confirme tudo. Eu não faria mal ao tio Tommy. Ele é como um pai para mim.

— Vocês eram muito próximos, então? Como você descreveria a relação do sr. Anders com a esposa?

— Ótima. Muito boa. Ava... a senhora disse que já tinha falado com ela. Que contou a ela. Por Deus! Leopold, procure o número do lugar onde ela está hospedada. Preciso...

— Ela já está em casa, sr. Forrest — informou Peabody.

— Ela... Ah, voltou para casa? Voltou quando vocês lhe contaram... — Ben pressionou os olhos com os dedos. — Não consigo pensar direito. Preciso ir até lá para ver Ava. Preciso... Onde ele está? Continua na casa ou...?

— Foi levado para o necrotério. — Ele não se incomodou em esconder as lágrimas, Eve reparou. Deixou-as rolar com naturalidade. — Você e a sua família poderão tomar as providências necessárias para o corpo assim que terminarmos os exames.

— Certo. — Ele pressionou as palmas das mãos contra os olhos e se inclinou para apoiar os cotovelos nas coxas. — Tudo bem.

— Com quem seu tio estava sexualmente envolvido?

— Hein? — Os olhos de Ben, já avermelhados, ergueram-se e se encontraram com os de Eve. — Bem... Puxa... Com Ava. Afinal de contas eles eram casados, pelo amor de Deus.

— Fora do casamento.

— Ninguém. — A raiva e o ar de insulto atravessaram a dor e lhe trouxeram um pouco de cor de volta ao rosto. — Isso é uma coisa terrível de se dizer. Ele não a traía. Não era um traidor. A senhora não imagina o tipo de homem que ele era. Tio Tommy acreditava na honestidade, no espírito esportivo, em jogar para ganhar, mas sempre de forma honesta.

— Quem ganharia com a morte dele?

— Ninguém — respondeu Ben de imediato. — Sua morte é uma perda para todos nós. A senhora quer saber em termos financeiros? Eu ganharia. Ava também. — Ele deixou escapar um longo suspiro. — Não sei dizer exatamente como as coisas foram determinadas. Provavelmente alguma coisa irá para instituições de caridade, e haverá dinheiro para Greta, a governanta da casa. Mas a parte principal ficaria para mim e para Ava. Preciso ir até lá.

Estranheza Mortal

No instante em que se levantou, o *tele-link* que Leopold ainda segurava tocou. Depois de um olhar para o visor, ele avisou:

— É a sra. Anders.

Ben pegou o *tele-link* e se virou de costas.

— Modo de privacidade — ordenou. — Ava. Por Deus, Ava, acabei de saber... Sim, sim, eu sei. Está tudo bem. Isso mesmo, a polícia está aqui. Está certo. Vou já para aí. Eu... — A sua voz falhou, mas logo tornou a firmar. — Não consigo acreditar que ele tenha nos abandonado. Não consigo absorver a ideia. Estarei aí assim que puder.

Depois de encerrar a ligação, Ben se virou para Eve. Sua expressão era de alguém destroçado.

— Ela precisa de alguém da família. Preciso ir agora.

— Vamos ter que examinar a sala do sr. Anders aqui — avisou Eve. — Também teremos que acessar seus equipamentos eletrônicos.

— Tudo bem. Claro, tudo certo. Preciso ir agora. Leo, forneça tudo que precisarem.

Eve esperou até elas estarem próximo à saída antes de falar.

— Engraçado como a sala de Anders, assim como a do sobrinho, é simples e parece até mesmo uma espécie de caverna masculina, cheia de troféus e equipamentos esportivos em toda parte. Nada sofisticado, na moda ou arrogante. Diferente do lugar onde ele mora.

— Bem, ele vende material esportivo. E muitas casas refletem mais o gosto da mulher que o do marido. O gosto de um dos parceiros geralmente prevalece.

Eve pensou em si mesma e em Roarke. Quando o assunto era decoração, ela não dava a mínima importância, admitiu para si mesma. Seu escritório caseiro era até meio pobre em comparação com o resto da casa. Era um escritório que se encaixava no que poderia ser chamado de seu "estilo".

34 » J. D. ROBB «

— Não notei um espaço parecido com uma caverna masculina na casa de Anders — comentou Eve encolhendo os ombros. — O que achou de Benedict Forrest, Peabody?

— Ou ele é o maior ator do século ou ficou genuinamente chocado quando você contou que seu tio estava morto; me pareceu sincera e profundamente arrasado. Não percebi nada de falso nas suas reações. Acredito nele.

— Sim, ele me pareceu muito correto. Vamos confirmar o álibi. Se Anders realmente cumpriu o papel de pai dele desde que Forrest tinha 6 anos, isso já faz mais de 25 anos. Engraçado foi Ava dizer que eles não tiveram filhos.

— Bem, *o casal* não teve, mesmo.

— Ela nem sequer mencionou Forrest, e só ligou para ele várias horas depois da governanta ter avisado da morte. Pode ter sido um erro provocado pelo choque e pela confusão — comentou Eve. — Forrest era apenas um cara simpático e bem de vida. Agora ele é um sujeito muito, muito rico.

— Vou começar uma pesquisa sobre ele. Você não mencionou que ele também é um cara muito bonito — complementou Peabody, enquanto elas seguiam até a garagem subterrânea. — Ele também tem um jeito descontraído. — Mas o assistente dele, o que era aquilo? — Peabody sussurrou por entre os dentes: — *Provocante.*

— É verdade, mas só se for para outro homem.

— Há?

— Gay, Peabody.

— Hein? Por quê?

— Pode ser bissexual. — Com outro encolher de ombros, Eve entrou e se encostou à parede do elevador. — De um jeito ou de outro, o fato é que ele tem uma tremenda queda pelo chefe.

— Eu não percebi isso. Não percebi *mesmo.*

— Porque você estava muito ocupada, sendo tentada. Quanto a mim, fiquei quase soterrada pelas vibrações de amor e desejo

Estranheza Mortal

unilaterais. O provocante Leopold estava conseguindo manter as emoções sob controle, até Forrest desmontar de dor. Deve ser difícil.

— Porque o amor e o desejo talvez não sejam correspondidos? Eve sacudiu a cabeça.

— Forrest não faz a mínima ideia do que rola ali. Nem percebeu que Leopold franziu a testa por um breve instante quando ele mencionou ter dormido com a mulher que vai ser seu álibi. Vamos investigá-lo também. — Ela se afastou da parede do elevador quando as portas se abriram. — O amor faz a pessoa cometer loucuras.

Sim, de fato fazia, refletiu um segundo mais tarde, quando viu Roarke encostado casualmente na sua viatura de polícia de baixo custo. Alto, magro e com uma juba de cabelos negros que emoldurava um rosto abençoado pelos deuses, lançou seus fulminantes olhos azuis para ela. Era ridículo, pensou Eve, sentir uma queimação na barriga e um martelar mais forte no peito só por causa da olhadela casual. Não era mais ridículo, entretanto, do que ver um homem que possuía um pedaço considerável do universo e ficava matando o tempo ali, olhando para o seu tablet enquanto circulava por uma garagem subterrânea.

Roarke guardou o tablet no bolso e sorriu.

— Olá, tenente. Olá, Peabody.

— Você não devia estar lá em cima, na sua sala, comprando o Alasca?

— Fiz isso na semana passada. Ouvi rumores de que algumas policiais estavam no prédio. O que posso fazer pela Polícia de Nova York que eu ainda não tenha feito?

Ah, sim, pensou Eve, a voz era outro detalhe arrasador, com indícios das colinas verdes e enevoadas da Irlanda. E ela deveria ter imaginado que ele "ouviria rumores". Nada escapava a Roarke.

— Este caso não te diz respeito, já que seu álibi para a hora exata do assassinato foi confirmado.

— Confirmado com segurança — complementou Peabody.

— Você estava dormindo com a investigadora principal. — Ao

sentir o olhar frio de Eve, Peabody encolheu os ombros. — Estou só comentando.

Roarke sorriu para ela.

— E a investigadora principal acordou e se preparou para cumprir seu dever assim que foi chamada. — Olhou de volta para Eve. — Então, quem morreu, afinal?

— Thomas A. Anders, da Anders Worldwide.

O sorriso desapareceu.

— Ele? Puxa, isso é uma pena.

— Você o conhecia?

— Um pouco. E o que sabia dele me agradava. Esteve na empresa dele, então. Deve ter falado com Ben... Benedict Forrest.

— Acertou em cheio. Até que ponto você conhece Forrest?

— Só casualmente. É um tipo comum de homem. Agradável, e mais esperto do que muita gente suspeita.

— E quanto à viúva?

Roarke inclinou a cabeça.

— Parece que estou sendo entrevistado, afinal. Você deveria ter ido me procurar lá em cima, faríamos isso num ambiente mais agradável.

— Preciso ir para o necrotério.

— Eu me pergunto com frequência quantos homens são casados com mulheres que usam essa frase de forma rotineira. Bem... — Ele olhou para o relógio de pulso. — Por acaso tenho alguns negócios a tratar no centro da cidade. Você poderia me dar uma carona e me interrogar de forma impiedosa ao longo do caminho.

Não era má ideia. Eve abriu o carro.

— Pode ir comigo até o necrotério, mas a partir dali vai ter que ficar sozinho, por conta própria.

— Quantos homens podem ser abençoados, como eu, por dádivas assim? — Ele abriu a porta para Peabody, mas ela fez sinal para que ele entrasse.

— Pode entrar, vou no banco de trás. Tenho trabalho a fazer mesmo.

Estranheza Mortal

— Confirme logo o álibi de Forrest — ordenou Eve, ao assumir o volante.

— Como Anders foi morto? — quis saber Roarke.

— Antes disso, quero suas impressões sobre tudo. A vítima, a viúva e qualquer outra pessoa envolvida com eles.

— Anders foi a segunda geração da empresa; ele a herdou do pai, que faleceu há um ano... Um pouco mais, talvez. A empresa vai muito bem, fabrica produtos de boa qualidade e os vende a preços razoáveis.

— Não estou falando do negócio — explicou Eve, circulando pela garagem. — Pelo menos por enquanto.

— Uma coisa influencia a outra. Ele levava uma vida muito reservada, me parece. Era louco por esportes, tanto ele quanto Ben; isso era ótimo, já que fabricavam artigos esportivos. Ele gostava especialmente de golfe, creio eu, entre vários outros jogos que têm a ver com lançar ou chutar bolas. Percebi que preferia, sempre que possível, exercer sua atividade em alguma quadra ou gramado em vez do escritório. Minha impressão geral é de que gostava do trabalho e era bom no que fazia.

Eve seguia através do tráfego pesado. Ultrapassou um maxiônibus e acelerou a viatura, rumo ao centro da cidade.

— E quanto à esposa?

— Atraente, comunicativa. Ahn... Parece que trabalha em prol de instituições de caridade. Anders patrocina acampamentos esportivos para crianças carentes. Acredito que ela corre atrás do apoio financeiro para viabilizar isso. Acho que os encontrei socialmente só duas ou três vezes, mas sei que tinham fama de evitar a cena social... como algumas pessoas que eu conheço.

Eve virou os olhos e se defendeu:

— Eu compareço a muitas recepções e jantares. Quais as suas impressões sobre o relacionamento deles?

— É difícil dizer, já que não éramos chegados. Eles me pareciam um casal bem entrosado e afetuoso. *Em sintonia* seria a expressão exata.

— Algum rumor sobre ele estar pulando a cerca?

As sobrancelhas de Roarke se ergueram.

— Nada que eu tenha ouvido, mas não sei como eu poderia saber desses detalhes. Isso é seu ceticismo básico de policial ou existe razão para você acreditar que ele traiu a mulher?

— No momento da morte, a esposa dele estava fora da cidade. Isso já foi confirmado. A empregada... *governanta* deles — corrigiu Eve —, encontrou o corpo esta manhã, pouco depois das seis. Ele estava nu, com as mãos e os pés amarrados com cordões de veludo preto, do tipo que sex shops vendem por metro. Outro pedaço de cordão estava enrolado no seu pescoço, no que parece ter sido uma sessão de sufocamento erótico que acabou mal. Havia muitos brinquedinhos e consolos de diferentes tipos na mesa de cabeceira, e o cadáver ainda ostentava uma impressionante ereção no instante em que comecei a investigação. Não havia sinais de entrada forçada no apartamento, nenhum sinal de luta, nem sinais visíveis adicionais de trauma ou violência com o corpo.

Roarke ficou em silêncio por um momento.

— As pessoas têm segredos e apetites específicos que escondem dos outros. Mesmo assim, ele não parecia alguém dedicado a atividades dessa natureza. Esses são típicos detalhes picantes que fazem a mídia salivar. É muito difícil para a família que fica para trás.

— Existe alguém que você imagina que pudesse assassinar a vítima e fazer a morte parecer algo que fizesse a mídia salivar?

— Por qual motivo? Se está imaginando que um concorrente pudesse fazer isso, saiba que matar Anders não acaba com a companhia nem a prejudica. Na verdade, um escândalo como esse não faria mal às ações nem às vendas. Para ser franco, poderia até lhes dar um impulso temporário. Pessoas são criaturas estranhas. Alguém poderia pensar "preciso de um novo tênis para fazer trilha... acho que vou comprar um da marca que pertencia àquele sujeito que morreu de pau duro".

Estranheza Mortal

— Se ele aguentou firme, o tênis também aguentará.

— Exato. Isso poderia virar um tremendo slogan publicitário.

— O álibi de Forrest está confirmado — anunciou Peabody do banco traseiro. — Convoquei a DDE, e eles estão com um pelotão de nerds examinando a cena do crime. Outra equipe irá recolher os equipamentos eletrônicos do escritório de Anders. O primeiro relatório confirma as minhas conclusões. Já o sistema de segurança foi desativado às 2h28 e reiniciado às 3h36, ficando desligado por mais de uma hora.

— Só pode ter sido desligado remotamente. — Eve olhou para Roarke. — É preciso ter a senha de acesso ou as especificações do sistema para evitar que o alarme dispare.

— Há outras maneiras. Sempre há.

— O assassino não precisou de outras maneiras se o crime foi premeditado. Se Tom Tesão ia receber alguém, não precisava deixar a segurança ligada. Sua esposa está fora do país e pretendia ficar lá por vários dias. Ele pode ter deixado a pessoa entrar ou lhe forneceu a senha. Só que do jeito que aconteceu... Foi tudo muito elaborado e cercado de *cuidados*.

— Com requintes de crueldade — acrescentou Roarke. — Há outras formas de matar um homem, muitas formas. Por que escolher essa maneira específica? De forma a denotar intimidade e de um jeito que mancha tanto o nome da vítima quanto o da sua família?

— É isso que vamos descobrir. Chegamos à primeira parada.
— Eve encostou e estacionou em fila dupla diante do necrotério.
— Peabody, vou ficar por aqui. Volte para a Central e continue as pesquisas. Veja se consegue localizar o parceiro de golfe da vítima e faça uma pesquisa sobre ele. Quero que a DDE inicie as avaliações sobre que tipo de controle remoto foi usado para derrubar o sistema de segurança. E vamos montar uma linha do tempo para a vítima, começando por ontem até a hora do crime.

Ignorando a explosão furiosa das buzinas irritadas, ela se virou para Roarke.

— É aqui que você fica, garotão.

Ele olhou pela janela para a entrada do necrotério.

— Não tão cedo, espero. Boa sorte, Peabody — completou ele, ao sair do carro e se juntar a Eve na calçada. — Eu poderia fazer algumas perguntas. Sei de muita gente que o conhecia, pessoas que fizeram negócios com ele.

— Sim, você poderia fazer isso. — Considerando a ideia, Eve enfiou as mãos nos bolsos e se surpreendeu ao encontrar luvas neles. — A notícia já está se espalhando mesmo, e mal não vai fazer. Você realmente tem negócios aqui no centro?

— Tenho. Mas, mesmo que não tivesse, já teria valido a viagem.

Ela olhou para ele no vento gelado que teimava em soprar.

— Falar de assassinato fez a viagem valer a pena?

— Por mais que o assunto seja invariavelmente divertido, não. É isso que fez a viagem valer a pena.

Ele a agarrou com rapidez e seus lábios cobriram os dela. Eve já devia ter se preparado para isso. Uma explosão instantânea de calor se fez sentir por entre detalhes pequenos, como a nevasca de fim de inverno e o vento com sensação térmica polar. O poder súbito e a força do beijo a fizeram se desequilibrar, e foi como se pequenos feixes de luz saíssem das pontas dos seus dedos.

Ele pegou seu queixo com os dedos e sorriu para ela:

— Definitivamente valeu a pena.

— Pare com isso.

— Bom trabalho, gostosão! — exclamou uma voz perto deles.

Ambos olharam para o morador de rua que estava encolhido sob um portal ali perto. A mulher — pelo menos, Eve imaginou que fosse uma mulher — estava empacotada com tantas camadas de roupas que mais parecia a escultura de uma montanha feita de colchas de retalhos. Ela ergueu o polegar e lançou um sorriso para o casal.

Eve cutucou o peito de Roarke com o dedo para evitar qualquer tentativa de bis.

Estranheza Mortal

— Vá embora agora.

— Realmente valeu a viagem. Boa caçada, tenente.

Ele se afastou caminhando devagar enquanto Eve seguia para a entrada do necrotério. Como não conseguiu resistir a uma última olhada na direção dele, viu quando parou e se agachou para falar com o morador ou a moradora de rua. Curiosa, Eve diminuiu o passo para mantê-lo em seu campo visual por mais alguns momentos e não se surpreendeu ao vê-lo pescar algo no fundo do bolso e entregá-lo com um sorriso.

Fichas de crédito, imaginou. Provavelmente, mais do que ele ou ela conseguiria em uma semana inteira. Provavelmente compraria bebida com aquilo em vez de arrumar uma cama longe do frio, pensou Eve. Roarke certamente sabia disso, e mesmo assim...

Mesmo assim, refletiu ela, sentindo certo prazer por amar um homem que atirava um punhado de fichas de crédito no ar, só pelo bem que isso faria. Pensando nisso, entrou na casa onde a morte sempre encontrava um quarto para ficar.

Capítulo Três

Em um aposento com paredes revestidas de azulejos brancos e aço brilhante estava Morris, o chefe dos médicos legistas. Parecia sereno e elegante sobre o cadáver de Thomas Anders. Combinara uma camiseta cor de ferrugem com uma camisa ouro-velho e espelhava esses tons com um cordão fino que se misturava à trança do seu cabelo escuro. Seu rosto inteligente com olhos amendoados e feições duras e másculas estava semicoberto pelos óculos de proteção, enquanto seus dedos hábeis retiravam, delicadamente, o fígado que já não tinha utilidade alguma.

Ele colocou o órgão sobre a bandeja de uma balança e, em seguida, ofereceu a Eve um sorriso acolhedor.

— Um viajante para numa fazenda e pede abrigo para passar a noite.

— Por quê?

Morris balançou um dedo ensanguentado.

— O fazendeiro diz ao viajante que ele pode dividir um quarto com a sua filha sob a condição de que ele mantenha as mãos longe dela. O viajante concorda, vai para o quarto e, no escuro, desliza na cama para o lado da filha do fazendeiro. E, obviamente, quebra sua palavra. Na parte da manhã, sentindo-se culpado, ele se oferece para pagar ao fazendeiro pela hospitalidade, mas o dono da casa acena com a mão, dispensando o pagamento. Nesse momento, o viajante diz que espera não ter perturbado o sono da filha no meio da noite. "É pouco provável que tenha acontecido", responde o fazendeiro, "já que vamos enterrá-la hoje."

Eve bufou com força para prender o riso.

— Humor em estado terminal.

— Especialidade da casa. Essa historinha me pareceu adequada, diante das circunstâncias. — Ele gesticulou em direção à ereção de Anders, que continuava como antes.

— Pois é... O que você me diz disso aí? — quis saber Eve.

— Uma coisa triste e invejável ao mesmo tempo. Estou fazendo exames toxicológicos nele, mas, a menos que o seu morto seja um milagre da literatura médica, podemos supor que ele tomou uma overdose de drogas para disfunção erétil. Depois de decolar para o alto e além, os anéis estrategicamente colocados prenderam o sangue e impediram o pau dele de retornar do ponto de bala em que estava.

— Puxa, Morris, sou apenas uma policial. Você está me confundindo com todos esses termos médicos.

Ele riu e, em seguida, removeu uma fatia fina do fígado.

— Vemos ereções em mortos com frequência, especialmente em casos de estrangulados e enforcados, já que o sangue do torso tende a obedecer às leis da gravidade e viaja para as partes baixas do corpo. O tecido erétil do pênis enche com esse sangue e se expande. Só que, depois que o corpo é movimentado, como foi o caso do nosso amigo aqui, o sangue se dissipa e a ereção de desfaz.

— Sim, as pessoas notavam os caras com ereções quando eram enforcados publicamente, nos bons e velhos dias. É por isso que pensam: "Ei, quem sabe se eu me sufocar durante o sexo, conseguirei ficar com o pau mais duro do que nunca?" As pessoas são realmente idiotas.

44 » J. D. ROBB «

— Difícil discordar disso, já que você e eu encontramos muitas pessoas acometidas dessa burrice em estado terminal. Mas vamos lá... Com relação ao nosso convidado de hoje: asfixia erótica ou autoerótica, se a sessão de sexo for solitária, realmente diminui o aporte de oxigênio para o cérebro e aumenta a produção de endorfinas, que incrementam o prazer sexual. É responsável por um número considerável de mortes acidentais por ano, e muitas das outras mortes que são denominadas oficialmente como suicídio.

— Isso não foi um suicídio.

— Não, realmente não foi. — Morris olhou para Anders. — Acredito que ele tenha levado entre quinze e vinte minutos para morrer de asfixia lenta. No entanto, não há hematomas nos pulsos nem nos tornozelos. Por mais acolchoado e protegido que seja o cordão usado nesses casos, quando um homem sufoca lentamente até a morte, ele vai lutar; lutar e se debater, estando preso por cordões de veludo ou não. Portanto, haveria marcas dessa luta. Até mesmo aqui. — Ele gesticulou de novo e ofereceu a Eve um micro-óculos. — Bem aqui, onde a corda apertou com mais força, quase rasgando sua pele e lhe cortando o oxigênio, não há evidências de que ele tenha lutado contra ela, se debatido ou se contorcido. Os hematomas em toda essa região são quase uniformes.

— Então ele simplesmente ficou ali, esperando a morte?

— Basicamente, sim.

— Mas mesmo que um cara queira se autodestruir, o corpo lutará contra isso.

— Exato. A menos que...

— Não consiga fazer isso. Em quanto tempo o exame toxicológico fica pronto?

— Eu te aviso. Mas posso fornecer algumas pistas agora mesmo. Olhe aqui.

Eve se debruçou sobre Anders mais uma vez e examinou as marcas roxas atrás da orelha direita até conseguir enxergar. A marca clara e circular quase fora obscurecida pelas contusões mais traumáticas.

Estranheza Mortal

— Uma seringa de pressão.

— Sim, minha jovem e brilhante aluna. É um lugar muito estranho para automedicação, especialmente no caso de um homem destro, coisa que a vítima era.

Empurrando os micro-óculos para a cabeça, Eve se transportou mentalmente, mais uma vez, para o quarto de Anders.

— O assassino entrou e foi direto para a cama. Estava selado por completo, preparado para não deixar marcas e com solas de borracha para abafar qualquer som. Havia um monte de tapetes grossos ali, de qualquer jeito. Ele aplicou tranquilizantes em Anders enquanto ele dormia. Tudo rápido e limpo. A vítima pode ter dormido o tempo todo; mesmo que tenha começado a acordar, um bom tranquilizante iria apagá-lo em segundos. Depois, foi só erguer um pouco o corpo dele, montar o cenário e sair, deixando-o morrer lentamente. O assassino recolheu os discos de segurança na saída. O sistema já estava desligado, mas ele pegou os discos. Ou é alguém obsessivamente analítico ou imagina que sejamos muito burros e vamos tratar do evento como se fosse um acidente.

— Só que não somos burros.

— De um jeito ou de outro, ele está morto. — Eve deu alguns passos para longe da mesa, entre bancadas de aço e computadores, mas logo voltou. — Se foi até lá só para matar o cara, por que apenas dopá-lo? Por que não carregou a seringa com algo forte que o fizesse morrer de overdose? Ok, pode ser que o assassino não tenha cortado a garganta da vítima, nem a tenha espancado até a morte com um taco porque ele é sensível ou porque prefira métodos mais passivos. Mas por que uma armação tão elaborada e degradante quando uma dose letal de barbitúricos, de veneno ou de várias outras substâncias teria o mesmo efeito?

— Por que isso seria um método pessoal demais?

Eve assentiu, apreciando uma mente que raciocinava como a sua; seu sorriso foi feroz.

— Viu só? Muito burros realmente não somos. Assim que conseguir o resultado do exame toxicológico me dê um toque, Morris.

— Pode deixar.

Assim que entrou na sala de ocorrências da Divisão de Homicídios na Central de Polícia, Eve reparou que Peabody sugava alguma coisa de uma caneca onde caberia o Oceano Índico, enquanto trabalhava em sua mesa. Aquilo a lembrou que sua bateria de cafeína já tinha baixado em pelo menos um quarto. Fez sinal para a sua parceira e apontou com o polegar na direção da sua sala. Ao se virar, quase esbarrou em um dos seus detetives.

— Saia do caminho, Baxter.

— Preciso de um segundo da sua atenção.

— Entre na fila. — Ela seguiu até a sua sala, dotada de uma janela minúscula, uma mesa de trabalho maltratada e uma cadeira bamba para visitas. Foi direto até o AutoChef e programou um café.

Tomando o primeiro gole, avaliou Baxter por sobre a borda da caneca. Ele era astuto, experiente e inteligente o bastante para esperar Eve consumir uma bela dose de cafeína antes de começar a falar.

— Qual é o problema? — perguntou ela, por fim.

— O caso que peguei uns dois meses atrás está empacado.

— Refresque minha memória.

— Um cara teve a garganta rasgada e a genitália igualmente cortada no quarto de um buraco alugado por hora na Avenida D.

— Ah, eu me lembro — disse ela, revendo os arquivos em sua cabeça. — Ele chegou lá na companhia de uma mulher de quem ninguém se lembra; e também ninguém se lembra de ter visto a referida mulher sair do local.

— O serviço de quarto, e uso esse título livremente, encontrou o corpo na manhã seguinte. Ned Custer, 38 anos, trabalhava no setor

Estranheza Mortal 47

de manutenção de um prédio de escritórios no centro da cidade. Deixou uma esposa e dois filhos.

— *Cherchez la femme* — disse Eve, pensando no comentário em francês que Peabody fizera naquela manhã.

— Tenho *cherchezado* a porcaria da *femme*, mas não encontrei nadica de nada. Ninguém se lembra dela, pelo menos de forma clara. Investigamos tudo, encontramos a boate... um nome que eu também não usaria para aquele lugar... onde eles se encontraram, mas, além da informação de que era uma ruiva com jeito de profissional, ninguém conseguiu fazer o seu retrato falado. O cara vivia aprontando coisas assim. Um pouco de papo com seus amigos e colegas confirmou isso. Ele trepava com estranhas regularmente, frequentava bares e boates uma ou duas vezes por semana para arrumar companhia e geralmente pagava por isso. O garoto e eu — continuou ele, falando de seu ajudante, o policial Troy Trueheart — já passamos muitas horas circulando por lugares que são verdadeiros lixões humanos, e mergulhamos em antros de iniquidade. Estamos num impasse, Dallas. E o caso está esfriando.

— E a esposa? Sabia que o marido andava trepando com estranhas?

— Sabia, sim. — Baxter soltou um suspiro. — Não precisamos insistir muito para que ela abrisse o bico. Admitiu que brigavam muito por causa disso. Ele também a espancava de vez em quando. Ela nos contou isso e os vizinhos confirmaram.

— Talvez tenha sido *ela* quem cortou fora o pinto dele.

— Sim, é verdade, as mulheres sempre miram nas joias da coroa. Só que ela não fez isso. Quando ele não voltou para casa depois da meia-noite, ela tentou encontrá-lo pelo *tele-link* e deixou mensagens até quase três da manhã. O momento da morte foi à uma e meia, e conferimos uma ligação feita para ele pelo telefone de casa à 1h15 e outra à 1h40. Ela estava chateada, chorou, e estava muito longe da Avenida D. Ela agora está melhor, parece, mas odeio perder o rumo de um caso.

48 » J. D. ROBB «

— Vasculhe o apartamento mais uma vez e pressione as acompanhantes licenciadas que usam o prédio ou trabalham nos bares da região. Já verificou os meios de transporte?

— Nenhum táxi deixou alguém naquele quarteirão, e não apareceu nada nas câmeras de vigilância subterrâneas. Chegamos à conclusão de que ele foi a pé e foi assim que encontramos a boate.

— Refaçam tudo novamente, demonstrem mais garra e determinação. Alguma possibilidade dele estar envolvido em algo mais além de trepar com estranhas?

— Nada que tenha aparecido. Era um babaca comum, um operário que afogava as mágoas em bebida barata e mulheres avulsas, apesar de ter uma boa esposa e um lindo casal de crianças em casa. O lance, Dallas, é que foi um assassinato frio. Um corte rápido e firme. — Baxter imitou o ato de cortar a própria garganta. — Por trás. O canalha caiu, mas ainda estava vivo quando ela cortou fora o pau dele, de acordo com o legista. Ela certamente ficou coberta de sangue, mas não deixou nenhum rastro no lugar, nem pela porta, nem pela janela e nem pela saída de incêndio. Nem uma gota.

— Limpou tudo depois do crime.

— Não havia sangue na pia, nem um traço na torneira, nem nos canos. Pelo visto, ela foi até lá preparada, talvez tenha se coberto de spray selante ou trocou de roupa. Como se pretendesse fazer isso desde o começo. Encontrei mulheres com quem se sabe que ele dormiu e que poderiam estar revoltadas por algum motivo, mas acabamos num beco sem saída.

— Tente novamente, mais um empurrão. Vou dar uma olhada nos arquivos assim que tiver chance. Quem sabe alguém com um olhar novo...

— Eu agradeceria muito.

Quando ele saiu, Eve foi até sua mesa. A tela do *tele-link* indicava oito mensagens. Muitas delas, ela sabia muito bem, eram de lobos da mídia. Um cara rico tinha sido morto em sua própria casa; isso sempre dava início a uma goteira que acabava em uma inundação de notícias. Detalhes de como o crime acontecera sempre acabavam vazando, Eve sabia. Não havia dedo grande o bastante para tapar a goteira quando a força da água se tornava tão violenta.

— Tudo certo? — perguntou Peabody da porta.

— Sim.

— Baxter queria conversar com você sobre o caso da Avenida D, certo? Trueheart me passou algumas informações — Peabody continuou. — Até agora não pintou nada.

— Eles vão voltar ao local e fazer uma nova varredura. O que tem para mim?

— Benedict Forrest. Sua mãe realmente foi comida por um tubarão. Ou, pelo menos, fortemente mastigada pelo bicho. Ele tinha seis anos na época e morava em Nova York sob os cuidados de uma babá e um monte de empregados. A mãe era viciada em adrenalina, pelo que descobri. Ela experimentava qualquer atividade que envolvesse algum risco de vida. Tinha 35 anos quando morreu. Divorciou-se duas vezes e só teve esse filho. Quando terminou de se servir como prato principal para o peixe com mandíbulas, Anders tentou conseguir a custódia e a guarda do sobrinho, e, como o pai biológico não contestou a aspiração, a guarda foi concedida.

— Quanto Anders pagou? Ao pai biológico?

— Cinco milhões, pelo que levantei. O cara passa a maior parte do tempo viajando sem parar por vários lugares da moda na Europa. Não tem contato com o filho desde o divórcio, que aconteceu quatro anos antes da morte da mãe. Ele se casou mais três vezes desde então e atualmente mora no sul da França. Não me parece que tenha algo a ver com o crime.

— De quanto era a parte financeira da mãe na empresa?

— Zero. Ela entregou ao pai a sua parcela do controle acionário da empresa, e ele geria tudo em seu lugar. Foi inteligente ou vingativa o bastante para organizar o fundo fiduciário e todos os seus bens de jeito que, mesmo que o pai ficasse com o garoto depois da sua morte, ele não conseguiria tocar em um centavo da parte do filho na empresa. Anders levou Ben, criou o menino, o apoiou e abrigou por todo esse tempo à custa do próprio dinheiro.

Fazendo uma pausa, Peabody olhou para as anotações e continuou:

— Forrest ganhou uma bela bolada quando completou 21 anos; mais tarde, levou mais uma considerável fatia aos 25, e outra quando completou 30. Ele tem um diploma de MBA da Universidade de Harvard, onde também jogou beisebol e lacrosse. Fez sua escalada a partir de baixo até os cargos mais altos das fileiras de Anders, subindo desde a função de executivo júnior até chegar ao cargo atual como diretor de operações da empresa.

— Algum registro criminal? — perguntou Eve.

— Nada. Várias multas recebidas com regularidade, por excesso de velocidade, e um monte de outras multas por estacionamento em lugar proibido, todas devidamente pagas.

Eve se sentou de volta à mesa e girou em sua cadeira.

— Fale-me da esposa.

— Ava Montgomery Anders, que confirmei que estava em sua suíte de hotel em Santa Lúcia, no Caribe, quando recebeu a notícia sobre os problemas em casa. Ela fretou um jatinho executivo logo após receber a ligação. Não há nenhum registro dela saindo da ilha por qualquer meio antes disso. Nasceu em Portland, no Oregon, em 2008. Família tradicional de classe média alta. Teve um casamento anterior com um tal de Dirk Bronson, ocorrido em 2032 e que terminou em divórcio em 2035. Não tem filhos, formou-se em administração e relações públicas pela Universidade Brown, onde conseguiu uma bolsa, e exerceu seus conhecimentos para trabalhar como relações públicas na filial da Anders Worldwide localizada em Chicago, para onde se mudou depois do divórcio. Acabou se transferindo para o escritório de Nova York em 2041. Ela e Anders se casaram em 2044. Ela atualmente trabalha como uma espécie de embaixadora da boa vontade da empresa e também atua no conselho administrativo da instituição Todos Podem Jogar, uma organização da Anders Worldwide fundada para fornecer instalações, treinamento e equipamentos para crianças em... deixe ver... no mundo todo. Também é presidente do Mamães Também, um programa que oferece seminários educacionais, oficinas, oportunidades de networking e coisas desse tipo para as mães das crianças auxiliadas pela Todos Podem Jogar. Também não encontrei registros criminais, e ela acumulou cerca de dez milhões de dólares por esforço próprio.

Peabody baixou o notebook.

— Eu também poderia falar sobre Greta Horowitz, mas tudo que ela contou é verdade. Estava prestes a começar a pesquisa com Leopold Walsh, mas preciso de um pouco de comida. Posso pegar comida para você também — Peabody abriu um sorriso enorme. — Que tal um simpático e suculento sanduíche?

— Que tal descobrirmos onde estão alguns dos relatórios que eu pedi e por que eles não estão na minha mesa? Quero que... — Eve parou de falar quando o computador dela sinalizou uma mensagem.

— O de Morris já está chegando — murmurou ela.

— E enquanto você canta louvores ao nosso legista-chefe, vou caçar e coletar algo por aí.

— Computador, exibir o arquivo que acabou de chegar, copiar para a pasta principal e imprimir — ordenou Eve.

Multitarefa aceita. Processando...

Enquanto o computador zumbia, Eve examinou o relatório toxicológico que estava na tela.

— Puxa vida, Tommy! — exclamou. — Você não teve a mínima chance de escapar, certo?

Enquanto a impressora trabalhava, ela ligou o *tele-link* para assediar os peritos e cobrar deles um relatório preliminar da cena do crime e, como estava distraída, atendeu no primeiro toque quando o aparelho tocou, minutos mais tarde.

— Dallas falando!

— Você nunca mais ligou, nem me escreveu...

— Olá, Nadine. — Eve não se deu ao trabalho de xingar ao ver na tela os olhos verdes muito astutos da repórter mais famosa da cidade. O fato dela e Eve serem amigas tornava tudo mais conveniente... ou inconveniente, dependendo das circunstâncias. — Puxa, eu adoraria conversar, mas estou prestes a sair para almoçar. Depois pode ser que eu vá fazer as unhas.

— Muito engraçadinha! Você pegou um caso quente, Dallas; o tipo de caso que adoraríamos colocar sob os holofotes na bancada do meu programa. Amanhã à noite. Sua entrevista vai ser o foco principal de um dos blocos, faremos uma matéria só com você.

— Puxa, eu realmente adoraria, Nadine, mas já marquei para amanhã à noite uma sessão com um cara que vai arrancar meus olhos com ferro quente. Se não fosse esse compromisso...

— O assassinato de Thomas Anders é uma grande manchete, Dallas.

— Ainda não confirmamos nem afirmamos que a morte dele foi um assassinato.

— Não foi isso que soube por aí. Ele foi estrangulado na cama por um cordão torcido com muita força em torno do seu pescoço. Se isso não foi assassinato, pode ter sido acidente durante alguma brincadeira sexual?

Pronto, o filete que vazara já tinha virado inundação, pensou Eve.

— Você sabe que as coisas não rolam desse jeito, Nadine.

— Uma boa profissional precisa tentar. Ele era um cara legal, Dallas. Quero dar a notícia com precisão.

— Você o conhecia?

— Fiz várias matérias sobre ele, a esposa e o sobrinho ao longo dos anos. Não é exatamente conhecer alguém, mas do que eu sabia sobre ele eu gostava. Os tabloides populares e outros meios de comunicação vão destacar o ângulo sexual da história, você sabe disso. Não posso evitar esse enfoque dos outros, mas quero ser imparcial. Portanto, me ajude.

Estranheza Mortal   53

— Não dessa vez. Mas vou lhe emprestar Peabody. Só que você não pode prejudicar minha parceira, nem a investigação. Ela precisa exercitar os músculos para lidar com a mídia e você vai ajudá-la.

— Combinado, então. Vou mandar minha produção entrar em contato com Peabody, mas avise que preciso dela aqui no estúdio no máximo às cinco da tarde, amanhã.

— Nadine, em cinco palavras ou menos, faça um resumo da sua opinião sobre a relação entre Anders e sua esposa, e também de Anders com seu sobrinho.

— Com a esposa ele era carinhoso e orgulhoso. O mesmo para o sobrinho, só que ainda mais. Lembro-me de ter perguntado a Anders o que ele considerava sua maior realização. Ele virou na minha direção uma foto do sobrinho que mantinha na sua mesa de trabalho. "Você está olhando para ele", foi o que Anders me disse. Terminei a matéria com essa imagem.

— Obrigada. — Eve desligou e olhou para a porta ao ver Peabody chegar pisando duro e atrapalhada com o monte de comida que trazia.

— Trouxe seu wrap de peru falso, salgadinhos de soja e essas caixinhas lindas de picadinhos de vegetais. Também lhe trouxe uma latinha de Pepsi.

Eve observou Peabody colocando a comida em sua mesa e abriu espaço no meio da papelada para servir tudo.

— O que você está querendo me pedir, Peabody?

— Pedir? Estou só me certificando de que você não vai se esquecer de comer. Você sempre esquece, e é por isso que é magra como um palito. O que fica muito bem em você, é claro. — O olhar de Peabody vagou para cima e para longe enquanto ela colocava sobre a mesa um guardanapo e um garfo de plástico. Mas logo bufou, derrotada, ao ver que Eve continuava a olhar fixamente para ela. — Está bem, confesso... talvez esteja alimentando a esperança... já que não estamos investigando uma pista quentíssima nem nada desse tipo... de que você pudesse fazer algo por mim, uma vez que tem um coração grande e generoso...

— Corte a babação de ovo.

— Quero sair uma hora mais cedo, por motivos pessoais. McNab e eu temos um encontro.

— Encontro? Você e McNab moram juntos!

— Sim, pois é, só que esse detalhe não vem ao caso, Dallas. — Peabody arrastou a cadeira do visitante depois de se sentar nela, pegou seu lanche e começou a devorá-lo. — Combinamos que não podemos deixar esse lance de morar juntos acabar com o romance do relacionamento. A centelha, sabe? Então instituímos a Noite do Encontro. Hoje é a primeira, então preciso chegar em casa a tempo de me arrumar, na boa. Quero ficar linda, entende? Linda a ponto de ele sentir como se tivesse levado um chute no saco ao me ver.

— Se você quer chutar o saco dele... como muitas vezes eu mesma sinto vontade de fazer..., deveria ficar em casa.

— Dallas!

— Sim, eu sei, tá legal. Saia uma hora mais cedo. Pode ir se empetecar toda e depois acerte o chute no saco dele.

— Obrigada. Vamos a uma boate legal, nada daquelas espeluncas do tipo "é só chegar e levar" — acrescentou Peabody, balançando um salgadinho de soja antes de colocá-lo na boca. — É um lugar especial, aonde as pessoas vão para ouvir música de verdade, dançar e tudo o mais. Quero caprichar no visual. Por isso preciso dessa hora extra.

— Tudo bem, você compensa amanhã. Precisa se apresentar no estúdio de Nadine no Canal 75 às 17 horas.

— Como é? — perguntou Peabody, com a boca cheia de picadinho vegetariano.

— Ela vai te entrevistar sobre o caso Anders, então se prepare bem para não dar vexame na hora de...

— O quê? Ao vivo? Euzinha? — Ela engasgou, assoviou alto, seus olhos reviraram e ela tomou um gole gigante da Pepsi Diet. — Nem pensar!

— Você vai representar a Polícia de Nova York e a Divisão de Homicídios; por isso, não pise na bola.

— Mas... Mas as pessoas assistem ao *Now*. Praticamente todo mundo vê esse programa. Eu não posso...

— Estragar tudo. Exatamente, não pode. — Aquilo era mesquinho e cruel, mas Eve tinha que reconhecer que assistir à reação de Peabody àquela novidade fez o wrap de peru falso ficar quase saboroso. — Nadine tem respeito por policiais e pelo processo de investigação, mas continua sendo uma repórter. E é sorrateira, não se esqueça disso. Você vai oferecer os fatos que eu achar que podem ser divulgados, sua percepção e a visão pessoal do caso, mas quando ela pressionar você para divulgar mais detalhes sobre a investigação... e ela vai fazer isso... você a bloqueia. Dê uma resposta-padrão, do tipo "não tenho liberdade para comentar".

Com o rosto ligeiramente esverdeado, Peabody apertou a barriga com a mão.

— Acho que vou passar mal — avisou.

— Se você vomitar em cima da minha mesa, vou jogar seu corpo engasgado pela janela. Nem precisará mais se preocupar com sua participação ao vivo amanhã.

— Você não pode participar da entrevista? Já está muito mais acostumada a essas coisas.

— Não, não posso fazer isso, e você precisa se acostumar com "essas coisas".

— Não sei que roupa usar.

— Ah, meu Cristo doce e sofredor! — Eve pressionou os dedos contra o músculo ao lado do seu olho, que se contraiu. — Você vai voar pela janela, Peabody. De cabeça!

— Você não vai conseguir me espremer por aquela janela tão minúscula.

— Vamos descobrir?

— Ok, ok, ok. Agora minha cabeça ficou cheia de nós.

— Desfaça esses nós. Temos algumas questões ligeiramente mais importantes que seu encontro de hoje à noite e sua estreia na TV amanhã. A vítima foi dopada *duas vezes*.

— O quê? Quem? Espere um pouco. — Fechando os olhos, Peabody respirou fundo várias vezes. — Anders. Ok, estou de volta. Anders foi dopado?

— Com uma seringa de pressão. — Eve bateu com o dedo no lado do pescoço. — Uma dose forte de barbitúricos, suficiente para derrubar um cavalo. Também havia vestígios de um remédio para dormir, desses que se compra sem receita. Meu palpite preliminar é que o remédio foi ingerido antes dele ir dormir, provavelmente três ou quatro horas antes da morte. Essa combinação o deixou fora do ar por completo. O assassino poderia ter realizado uma cirurgia no cérebro dele que Anders não teria sentido.

— Mas... Por que não lhe aplicar uma dose fatal, então? Por que todo aquele circo?

— Boa pergunta. Esse é um dos motivos de eu ainda não ter jogado você de cabeça pela janela. O circo armado foi tão importante quanto o assassinato em si. O motivo foi desonra? Vingança? Uma amante descartada que fez questão que ele pagasse caro? Ela foi inteligente ou desleixada?

Peabody considerou as possibilidades enquanto mastigava mais um salgadinho.

— Se ela queria que a coisa parecesse uma morte acidental devido à asfixia erótica, certamente não o doparia desse jeito. Talvez um tranquilizante leve, só para deixá-lo desorientado enquanto era montado o palco da submissão. Depois disso, ela trabalharia com calma e aprontaria o cenário, até o efeito passar. Mas, se ela teve todo esse trabalho, parece que queria que ele sofresse. E, se queria isso, por que apagá-lo de vez para evitar seu sofrimento?

— Outras boas perguntas. Você está se redimindo. Vou enviar o arquivo para a dra. Mira. Quero que ela monte um perfil do assassino ou assassina e nos ofereça a sua opinião sobre a cena. Pode ser que tenham exagerado na dose dos barbitúricos. O organismo dele também estava com uma dose cavalar de substância para disfunção erétil.

— Parece um caso com motivação pessoal — continuou Eve. — Vamos procurar por crimes semelhantes no CPIAC, o Centro de Pesquisa Internacional de Atividades Criminais. Também vamos começar a rastrear os cordões de veludo e os tranquilizantes. E temos que montar uma pesquisa paralela nos registros de finanças dele. Em termos financeiros, Forrest e a viúva são os beneficiários imediatos no testamento. Ambos já têm uma base financeira sólida, mas quem não gosta de ganhar mais? E vamos investigar as amantes antigas e as possíveis atuais. Provavelmente, um cara que esperou chegar aos quarenta e tantos anos para se casar não disse o "sim" sem antes experimentar algumas candidatas em potencial.

— Posso dar mais uma ligada para a DDE e ver se surgiu alguma novidade por lá.

— Quero cópias de todas as ligações entre a vítima e sua esposa, e também o sobrinho. Peça à DDE para me enviar todos os arquivos do *tele-link* dele para o meu computador pessoal.

— Tenente? — Trueheart, o jovem e atraente ajudante de Baxter, bateu de leve no batente da porta. — Desculpe interromper seu almoço, mas há um tal de Edmond Luce aqui fora. Quer falar com a senhora sobre o caso Anders. Parece muito irritado, e também muito... britânico.

Eve largou os restos do seu wrap no prato de Peabody e jogou seu prato vazio no reciclador de lixo.

— Espere um minuto e depois o deixe entrar, Trueheart.

— Sim, senhora.

— Livre-se desse piquenique, Peabody. Depois ligue para a DDE e aproveite para dar um aperto nos peritos. Quero a relação inicial de todo e qualquer medicamento ou estimulante encontrado na cena do crime.

— Fui! — Depois de recolher os restos de comida, Peabody saiu.

— Computador, informe a biografia básica de Edmond Luce, cidadão britânico com negócios ou conexões pessoais com Thomas Anders, da Anders Worldwide. Resultados apenas na tela.

Entendido. Processando...

Enquanto esperava, Eve enviou o arquivo do caso e uma nota curta para a dra. Charlotte Mira, a psiquiatra que era a mais importante montadora de perfis de criminosos em todo o departamento.

Tarefa encerrada. Dados em exibição na tela.

Eve leu tudo rapidamente e absorveu as informações mais relevantes. Edmond Luce nascera em Londres, tinha 76 anos e trabalhara como diretor executivo da Anders Worldwide na Grã-Bretanha. Formara-se na Universidade de Oxford e tinha casas tanto em Londres quanto em Nova York. Casado, ele se divorciara da primeira esposa e tinha três filhos. Um deles do primeiro casamento.

— Copiar dados para o arquivo — ordenou, ao ouvir passos que se aproximavam. — Apagar tela.

Entendido. Tarefas cumpridas.

Virou o corpo para encarar a porta no instante em que ela foi preenchida por um homem corpulento com a compleição física de um urso, uma juba com a cor de prata de boa qualidade e olhos quase pretos que cintilavam com algo muito similar à raiva.

Usava calça cáqui com pregas tão vincadas e finas que pareciam punhais; vestia um suéter azul-marinho sobre uma camisa branca. Roupas de golfe luxuosas, decidiu Eve. Anders perdera a partida de golfe que marcara para aquele dia.

— Você é a tenente Dallas?

Estranheza Mortal 59

— Isso mesmo, sr. Luce. Posso ajudá-lo em alguma coisa?

— Pode sim. Pode me explicar por que diabos está manchando a reputação de um homem bom? Por que está espalhando essas mentiras picantes e escandalosas sobre Tommy? O homem está morto, cacete, e não pode mais se defender dessas calúnias.

— Sr. Luce, posso lhe assegurar que a polícia ainda não emitiu qualquer declaração oficial ou extraoficial a respeito da investigação em curso sobre a morte do sr. Anders. Garanto que não autorizei ninguém a fazê-lo.

— Então por que está tudo espalhado por todos os noticiários?

Eve se inclinou para trás na cadeira.

— Não sou responsável pelo que os meios de comunicação especulam e escolhem colocar no ar. Isso pode me irritar, certamente, mas não sou responsável. O senhor sofreu uma perda repentina e chocante, então vou lhe dar um desconto por essa invasão à minha sala soltando fumaça pelos ouvidos. Agora que o senhor já parou de fumegar, tenho algumas perguntas a fazer.

— Sugiro que pegue suas perguntas e as enfie no...

— Cuidado! — alertou Eve, com tanta frieza que fez Luce interromper a frase e estreitar os olhos furiosos ao fitá-la.

— O que você vai fazer? Me prender?

Casualmente, Eve se balançou para frente e para trás na cadeira.

— Pessoalmente prefiro a expressão "deter para averiguações". O senhor planeja ser detido, sr. Luce, pela Polícia de Nova York, por se recusar a responder a algumas perguntas em uma investigação de homicídio? Eu ficaria muito feliz em colocá-lo na carceragem até seu advogado chegar. Se seu objetivo não é esse, sente-se aí e sossegue o facho. Entendo que o senhor e Anders eram mais que simples colegas de trabalho. Compreendo que possa estar chateado, triste e surpreso pela sua morte, já que eram amigos. O senhor também pode estar ainda mais surpreso, e também chocado, fascinado ou irritado com a atenção da mídia. Suponho que esse nível de raiva e de tristeza venha por conta de uma forte ligação pessoal com a vítima. Por tudo isso, esse é o segundo desconto que vou lhe dar, mas também será o último. Fui clara?

Ele se virou e se afastou da mesa, mas foi na direção da janela, e não da porta. Eve permaneceu calada enquanto ele ficou ali com as costas rígidas e tensas voltadas para ela.

— Não consigo "sossegar o facho". Como poderia me acalmar? Tommy e eu somos amigos há quase cinquenta anos. Ele é padrinho de batismo do meu filho. Eu o apoiei e fui seu padrinho quando ele se casou com Ava. Ele era o meu irmão mais novo em todos os sentidos, a não ser por sangue.

— Sinto muito, sr. Luce, pela sua perda.

Ele se virou de lado e olhou para ela.

— Quantas vezes você já disse isso para pessoas que nunca tinha visto na vida?

— Muitas. Mais do que gostaria. Mas isso não torna o lamento menos verdadeiro.

Ele se virou por completo e pressionou os olhos com os dedos.

— Tínhamos marcado de jogar golfe agora de manhã. Usaríamos o campo coberto de nove buracos no clube de Tommy. Ele nunca se atrasa, mas não me preocupei quando ele demorou. O tráfego está brutal, eu me encontrei com um conhecido e acabamos conversando por algum tempo. Até que o *caddy* nos interrompeu para perguntar se eu queria cancelar ou reagendar a partida.

— O senhor tentou entrar em contato com ele?

— Sim, liguei para o seu celular, o número pessoal, mas caiu na caixa postal. Então, tentei sua casa. — Ele se sentou, por fim, e seus ombros largos despencaram um pouco. — Greta é a governanta da casa. Ela me contou que tinha havido um acidente. Foi ela que me disse que Tommy estava...

— Quando foi a última vez que o senhor o viu?

— Faz três semanas. Ele e Ava estavam em Londres por alguns dias. Tommy e eu tivemos uma reunião e, depois, fomos todos ao teatro. Jogamos golfe no meu clube, porque ele ama golfe. Enquanto

Estranheza Mortal

61

isso, as nossas mulheres foram às compras ou algo assim. Talvez ao salão de beleza, não me lembro.

— Quando o senhor chegou a Nova York?

— Ontem à tarde. Minha esposa e eu chegamos por volta de 14 horas. Nosso filho Harry, afilhado de Tommy, trabalha na filial da empresa aqui em Nova York. Jantamos com ele e sua família. Eles acabaram de reformar sua casa de tijolinhos e queriam mostrá-la, é claro. Nossa nora é uma pessoa adorável... — Ele parou e olhou para Eve. — Não faço ideia do motivo de estar contando tudo isso.

— Quando foi a última vez que o senhor falou com Tommy Anders?

— No voo para cá. Confirmamos nossa partida de golfe. A última coisa que disse a ele foi: "Prepare-se, Tommy, porque você vai levar uma surra dessa vez."

Seu rosto ficou vermelho e os olhos se encheram de lágrimas. Por alguns instantes ele se sentou e respirou com dificuldade enquanto lutava para se recompor.

— Por que estão dizendo essas coisas horríveis sobre ele? Não é o bastante saber que ele partiu? Já não é dor suficiente que um homem bom tenha ido embora?

— Não, não é, e não será até sabemos o porquê disso ter acontecido. Esse é o meu trabalho. Alguém desejava o mal dele?

— Não sei. Ele às vezes era duro nos negócios, mas nunca injusto. Acompanhava os movimentos dos concorrentes, é claro; era um homem competitivo. Mas sempre seguia as regras. Acreditava em regras.

— E na sua vida pessoal? Será que ele também seguia as regras?

O rosto amplo ficou novamente vermelho, agora de raiva.

— Não vou permitir que você insinue...

— Não estou insinuando coisa alguma. Obviamente o senhor sabe de alguma coisa sobre as circunstâncias da morte. Se também sabe quem tinha acesso à casa dele e ao seu quarto, preciso de um nome. Ou de nomes.

Ele se inclinou para a frente, feroz como um leão.

— Tommy jamais trairia Ava. Ou qualquer pessoa.

— Muita gente se envolve em assuntos e atividades sexuais fora do casamento. E muitas dessas pessoas não consideram esses atos como traição. — Ela encolheu os ombros. — Acham que é apenas sexo e não significa nada. Ninguém sai ferido.

A boca do visitante se apertou numa expressão de puro deboche.

— Talvez você meça a sua vida por esses *padrões*. Mas Tommy não.

— Então, quem poderia querer que eu pensasse o contrário?

— Eu *não sei*. Se alguém nutria sentimentos tão violentos contra ele ou o tinha ameaçado, ele não me contou.

— Será que contaria?

— Gosto de imaginar que sim.

— Que o senhor tenha conhecimento, ele despediu alguém recentemente ou rejeitou de algum modo?

— Com "rejeição" você diz rejeitar algum tipo de proposta sexual? — Luce soltou uma risada curta. — Não consigo imaginar alguma mulher se aproximando de Tommy com essa finalidade. Mas suponho que... Bem, ele estava em boa forma, tinha seu charme específico, era rico... pelo menos acho que sim. Mas nunca mencionou esse tipo de coisa comigo. Claro, é possível que não tenha mencionado para me poupar do constrangimento ou para não abrir a porta para possíveis brincadeiras minhas. Provavelmente sabia que eu teria ridicularizado a situação — Luce admitiu. — De forma impiedosa. Quanto a demissões, a maioria delas aconteceria por meio de chefes de departamento e supervisores individuais. Não sei de nenhuma demissão importante recente. Ben saberia esclarecer melhor essa possibilidade.

— O senhor sabe quem se beneficiará financeiramente com a morte dele?

— Sei e vou te contar, pois tenho certeza de que o motivo não foi dinheiro. Aquilo que fizeram com ele... não pode ter sido por dinheiro. Tanto Ava quanto Ben vão receber de herança as ações da

Anders Worldwide que pertenciam a Tommy. Ben vai ficar com a parte maior, como aconteceu com Tommy após a morte do pai. Ava vai ficar com a casa em Nova York, a propriedade nos Hamptons e com o *pied-à-terre* em Paris, bem como todo o conteúdo desses imóveis, a menos que uma ou outra coisa tenha sido especificamente deixada como legado para outras pessoas. Ben vai herdar o iate e boa parte das suas posses pessoais, como a coleção de tacos de golfe, com exceção de um jogo antigo que ele destinou especificamente para mim. Há também uma casa na costa da Carolina do Sul que vai para ele, bem como a casa de Londres. Ava e Ben também vão dividir igualmente a carteira de ações de outras companhias, depois que os outros legados tiverem sido distribuídos.

— O senhor conhece tudo isso com muitos detalhes.

— Sim, sei dos detalhes. Servi de testemunha para o testamento de Tommy e o resto da papelada. Ele insistiu que eu lesse tudo antes de testemunhar. Se você não leu, não pode assinar. Tommy era desse jeito. Tenente, visitei Ava e Ben na casa de Tommy esta tarde, depois de... Pode acreditar em mim, eles estão em luto profundo. Ele era amado. Tommy era muito amado.

Capítulo Quatro

Para se satisfazer um pouco mais, Eve fez o retorno para a casa de Anders antes de ir para a sua própria. O tráfego, como Luce tinha descrito, estava brutal, mas ela não se importava com aquilo. O *para e anda*, a lentidão e os engarrafamentos lhe davam tempo para pensar. O clamor mal-humorado das buzinas, os punhos e os dedos médios que ocasionalmente subiam nas janelas dos carros, o rosnar dos motores e os rostos desesperados dos outros motoristas lembravam a Eve o motivo de ela amar tanto Nova York, mesmo quando o frio era de congelar e o gosto amargo de um inverno interminável se mantinha.

Os donos das carrocinhas de lanches, encapotados como se fossem exploradores do Ártico, trabalhavam com suas luvas sem dedos e manejavam grelhas fumegantes. A fumaça, quando Eve baixou um pouco o vidro do carro, tinha um cheiro de castanhas, cachorros-quentes de soja e gordura.

Cartazes de propaganda animados mostravam, como tinham feito durante todo o inverno, sensacionais refúgios tropicais onde modelos seminuas brincavam nas ondas, enquanto famílias

Estranheza Mortal

construíam elaborados castelos de areia, e todos exibiam sorrisos tão cintilantes e alegres que Eve achava quase assustadores.

Você MERECE ISSO! gritava o slogan.

Na avaliação de Eve, as pessoas quase nunca conseguiam o que mereciam.

Thomas Anders certamente não merecia o que obteve depois de se enfiar debaixo das cobertas pela última vez, e o trabalho de Eve era se certificar de que ele iria obter o que merecia agora: justiça. Talvez ele fosse o modelo de decência que seu amigo e sua família apregoavam ou o pervertido sexual secreto que seu tipo de morte sugeria. O mais provável é que se situasse em algum ponto entre os dois extremos. De qualquer modo, onde quer que estivesse na escala humana, merecia justiça.

Ela caçou uma vaga para estacionar e caminhou meio quarteirão até a casa de Anders. Ao sentir o vento mordendo cada centímetro da sua pele exposta, perguntou-se por que Peabody parecia tão empolgada com a ideia de se enfeitar toda e sair. Uma vez que ela chegasse em casa, pensou Eve, ninguém conseguiria arrastá-la para longe do calor.

Fora da casa, deu mais uma olhada no equipamento de segurança. Havia um sistema de escaneamento eletrônico pela palma da mão, cartão magnético, reconhecimento de voz e câmeras em torno de toda a casa. Todos os elementos básicos de segurança de alto nível. As senhas, lembrou, eram trocadas a cada dez dias. E não havia sinais de adulteração, nem de tentativa de invasão.

Quando a porta se abriu, Greta estava do outro lado.

— Já passa de uma da tarde — informou Eve.

Greta levou um minuto para compreender.

— Sim. Eu sei, geralmente hoje é o dia em que tiro meia folga. Mas o sr. Forrest perguntou se eu poderia ficar durante a tarde, talvez até a noite. A sra. Anders precisa de mim.

— Suponho que ela está em casa, então.

— Sim, está. Ela e o sr. Forrest estão na sala de estar da família. Se a senhora quiser esperar aqui, tenente, vou avisá-los da sua chegada.

— Tudo bem. Greta, quem mais esteve aqui hoje?

— Muitos policiais.

— Quem mais?

— O sr. e a sra. Edmond Luce apareceram. Também a sra. Plowder e a sra. Bride-West; ambas amigas da sra. Anders e viajaram para Santa Lúcia com ela. Naturalmente encurtaram a sua viagem para voltar e consolar a amiga. Recebemos muitas ligações de condolências, é claro, mas Ben... o sr. Forrest e eu fizemos uma triagem, pois era impossível atender a todas as pessoas. Vários repórteres também tentaram ingressar na casa ou entrar em contato com a família. Foram mandados embora ou simplesmente tiveram a entrada recusada.

— Excelente essa providência. Devem continuar fazendo isso. Vou esperar aqui.

Greta atravessou a ampla sala ao lado do saguão de entrada, através de um arco. Sozinha, Eve olhou para a escada. A suíte principal e boa parte do segundo andar tinham sido lacrados e isolados. Ninguém além de um policial com uma chave mestra poderia entrar no quarto ou na sala adjacente por qualquer acesso, até Eve liberar o local. Ela perguntou a si mesma por que a viúva não optara por ficar com uma amiga ou até mesmo na suíte anônima de um hotel qualquer até a casa ser liberada de vez.

Ben passou pelo arco e foi direto até onde Eve estava. Estava coberto de pesar, pensou Eve, como um óleo que mancharia qualquer um com quem ele entrasse em contato. Ela refletiu que, se a dor tivesse um rosto, o dele se ajustaria com perfeição.

— Tenente. Isso é mesmo necessário? É que Ava... ela está tendo um momento muito complicado.

— Entendo o quanto isso é difícil. Receio que a polícia continuará aqui na casa por mais algum tempo, e várias áreas continuarão isoladas. Você poderia tentar convencer a sra. Anders a ficar na companhia de amigos pelos próximos dias.

— Estou tentando fazer isso. Mas me parece que ela sente que estará abandonando o marido de algum modo, se não ficar aqui. Brigit, uma amiga, ofereceu para Ava a sua suíte de hóspedes por quanto tempo ela precisar. Estou quase conseguindo convencê-la a aceitar o convite. Ligaram do necrotério para nos dizer que ainda não podemos buscar o corpo.

— Essas coisas levam tempo.

— Podemos ir até lá, pelo menos para vê-lo. Se ela estiver disposta a fazer isso, quanto mais cedo melhor.

— Você provavelmente tem razão.

— Eu poderia levá-la. Ela precisa que... Nós dois precisamos... — Ele parou e sacudiu a cabeça. — Tenente, a senhora sabe, ou pode me dizer, se já descobriram...

— É muito cedo ainda, sr. Forrest. Estamos buscando ativamente todas as pistas e linhas de investigação.

— Parece que já se passaram dias. Sei que tudo aconteceu há poucas horas, mas parecem dias. Desculpe. — Ele esfregou os dedos sobre os olhos exaustos. — Fui pesquisar seu nome. Havia algo familiar em seu rosto, mas não consegui descobrir o que era. Simplesmente não conseguia pensar claramente esta manhã. Mas pesquisei. A senhora é a policial de Roarke.

— A Polícia de Nova York me considera uma policial da corporação.

— Sim, não quis insinuar...

— Está tudo bem.

— Eu me expressei mal. Quis dizer que a senhora deve ser a melhor que existe. Resolveu o caso Icove e também pegou aquele maníaco que sequestrava e mutilava mulheres. Certamente vai descobrir quem fez isso com o tio Tommy. — Agora, a dor que ele sentia parecia uma súplica. — A senhora não vai desistir.

— Eu não desisto. — Eve olhou para um ponto atrás dele quando Ava apareceu no saguão.

— Não podemos ter algumas horas de paz? Não podemos ter ao menos algum tempo sozinhos? Tantos policiais precisam estar aqui o tempo todo?

— Ava. — Ben correu para o lado dela e a amparou quando ela se recostou nele. — A polícia está fazendo seu trabalho. Precisamos que eles façam o seu trabalho.

— Eles o transformaram em uma piada nacional. Fizeram sua morte parecer uma piada.

— Não. — Ben a recebeu nos braços e afagou suas costas. — Shhh, acalme-se.

— Leve-me para a casa de Brigit, Ben. Tire-me daqui. Não consigo suportar. Não posso mais ficar aqui.

— Está certo. É isso que vou fazer. — Ele olhou para Eve, que apontou para si mesma e em seguida para o andar de cima. Concordando com a cabeça, ele levou Ava embora dali.

Embora tivesse preferido uma casa vazia, Eve voltou até a porta da frente. Imaginou o ambiente escuro, iluminado apenas pelo brilho azul das luzes de segurança. Um assassino eficiente já teria passado spray selante no cabelo, nas mãos e nos sapatos. Também teria uma proteção extra e isolamento acústico adicional, com galochas à prova de som sobre os sapatos. Sem possibilidade de uma impressão digital.

Ele foi para o andar de cima assim que entrou, ela pensou. Direto aos negócios... Eles eram a sua prioridade, decidiu enquanto subia a escada. Nada de guinchos nem rangidos, observou ela. Era uma construção sólida. Foi direto para o quarto principal, sem desvios. A porta estava fechada, como agora. Mas não lacrada, refletiu Eve, enquanto usava sua chave mestra para decodificar o lacre especial da polícia.

Girou a maçaneta e abriu a porta. Também estava tudo silencioso. A tela de privacidade protegia as janelas, lembrou, e também havia cortinas pesadas para cortar a luz. Tommy gostava de dormir de forma confortável em sua caverna.

Estranheza Mortal

Breu total. O ambiente estaria escuro como breu. Mesmo alguém que conhecesse bem o quarto não poderia ter certeza de como a vítima estaria posicionada na cama. Uma lanterna a laser seria suficiente para remediar isso, refletiu. Um feixe fino de luz para mostrar o caminho.

Como não queria ser incomodada, Eve fechou e trancou a porta.

— Ligar luzes! — ordenou, e levou algum tempo imaginando a forma como o ambiente devia estar para o assassino. — Desligar luzes! — ordenou novamente, depois de se colocar atrás da porta. Pegando a lanterna a laser, lançou um feixe sobre a escuridão, atravessou o aposento e foi até a cama.

A seringa em primeiro lugar. Era preciso apagá-lo. Será que ele se mexeu? Será que sentiu a leve fisgada sobre a pele? Em seguida, ela contou mentalmente até dez; não levou muito tempo, fez isso com calma. Ele provavelmente contou num ritmo lento e constante.

O que você estava pensando e sentindo nesse momento?, imaginou. *Excitação, medo? Não raiva... não pode ser raiva. Ele já estava apagado, você cuidou disso, então não foi raiva.*

Agora é preciso acender as luzes novamente. Não há necessidade alguma de trabalhar no escuro.

— Ligar luzes e lareira! — ordenou Eve.

Você trouxe as cordas ou ele já as tinha com ele, escondidas em algum lugar por aqui?

Você trouxe. Tem que ter certeza, não pode estragar tudo agora. É preciso ter todas as ferramentas na mão.

Ele já estava nu ou você o despiu? Se você tirou a roupa com que ele dormia, onde a colocou? Um troféu, talvez?

Pulsos primeiro. Sentiu a respiração dele? O ofegar pesado induzido pelas drogas bafejando a sua pele quando você lhe prendeu os pulsos? Seus braços estão sem força, um peso morto. Ele já está indefeso, mas você tem um cenário para montar. Antes de tudo, os pulsos.

Em seguida, os tornozelos.

Agora é hora de pegar os brinquedos sexuais.

70 » J. D. ROBB «

Hora de mais uma dose. Você quer que ele fique de pau duro. Desliza os anéis de retenção sanguínea ao longo do seu pênis. Como você se sente, acariciando-o dessa forma quando ele está desacordado? Prazer ou repulsa? Ou nenhum dos dois? Tudo isso não passa de uma etapa a ser seguida?

Levou algum tempo, todo esse preparo e encenação; toda essa vitrine. Foi preciso tempo e esforço. É necessário subir na cama e encarar a morte para terminar tudo.

Eve ergueu o corpo um pouco e colocou um joelho na ponta da cama. Não havia força nem apoio suficiente desse jeito, decidiu, e subiu até se ajoelhar ao lado da imagem mental que fazia de Anders; em seguida se imaginou amarrando o último cordão e o enrolando em torno do pescoço dele. *A cabeça estava pesada. Prenda a outra ponta da corda e a cabeça tomba para a frente sozinha. Ele fez praticamente todo o trabalho para você.*

Ela saiu da cama novamente e alisou as depressões que o joelho deixara nas cobertas. Agora analise o trabalho feito, pensou; repasse todos os itens da sua lista. Como está a respiração dele? Já está se modificando? Seu organismo e seu cérebro já começaram a enviar sinais de alarme aos quais o corpo já não pode responder?

Guarde a lanterna, as seringas e saia daqui. Mas deixe a porta aberta.

Ao contrário do assassino, Eve fechou a porta e tornou a lacrá-la. Quando desceu a escada, a sua mente ainda caminhava lado a lado com a do assassino. Ao chegar ao último degrau, viu Greta sentada com as costas eretas em uma cadeira no saguão da casa.

— O sr. Forrest me perguntou se eu poderia ficar aqui mais um pouco, para o caso da senhora precisar de alguma coisa. Ele levou a sra. Anders para a casa da sra. Plowder.

— Não, obrigada, eu já tenho tudo do que preciso. Você deve ir para casa, agora.

— Sim, deveria ir para casa. — Ela vestiu o casaco resistente que estava dobrado sobre o seu braço.

— Greta, que roupa o sr. Anders usava para dormir?

— O que quer dizer, senhora?

— Havia pijamas em sua gaveta da cômoda. Você supervisionava as roupas da casa, correto?

— Eu... Sim, é claro. O sr. Anders usava pijamas de boa qualidade. Um conjunto de calça e camisa a cada dia, sempre muito bem passado e sem ser engomado.

— Quantos pares ele tinha?

— Na última contagem, que aconteceu na segunda-feira passada, o sr. Anders tinha dez pares de pijama, todos de algodão.

— Dez pares. O sr. Anders costuma usar algum remédio para dormir?

— Não saberia dizer. Sinto muito. Eu o comprava de vez em quando, já que fazia o mercado e todas as compras da casa. Mas não tenho como afirmar se era o sr. ou a sra. Anders que o usava nem se o uso era rotineiro.

— Certo. Você tem sido muito útil.

Greta colocou um chapéu cinza sobre a cabeça.

— Ser útil é a minha função.

Quando a porta se fechou atrás de Greta, Eve ficou onde estava e deixou que os pensamentos se acomodassem. Percebeu o silêncio e a sensação de vazio. Virando-se, atravessou o saguão e seguiu pelo corredor esquerdo. Havia muitos aposentos ali, pensou. Quanto mais dinheiro alguém tinha, mais cômodos a pessoa precisava ter para manter as coisas com as quais ela gastava o seu dinheiro.

E quanto mais dinheiro e mais cômodos e mais coisas, mais segurança era necessária para impedir alguém de entrar e roubar tudo.

A sala do sistema de segurança dos Anders ficava junto da cozinha, atrás de outra porta trancada que exibia um teclado e exigia mais uma senha para ser transposta. Eve usou sua chave mestra e a abriu. Ali dentro estavam as telas que controlavam toda a segurança interna, e também as instaladas no exterior da residência. Todas estavam ligadas. Imaginando que o sistema aceitaria a intervenção breve de uma policial na casa, ela olhou para a senha que a DDE tinha fornecido e digitou os números. O disco que mostrava a parte externa da casa foi ejetado do console.

Ela o colocou de volta e olhou para a estante de discos vazia.

O assassino carregou todos eles, pensou. Era preciso cobrir todas as possibilidades. Mas ele saiu daqui e trancou esta sala. Por quê? Estava apenas sendo organizado?

Ela caminhou de volta até a porta da frente e deu uma última olhada ao redor. Saindo da casa, fechou a porta e bloqueou tudo com o selo da polícia. Em seguida, olhou para o relógio. Descontando o tempo de três minutos que tinha levou para conversar com Greta, a recriação mental do crime passo a passo, desde a entrada na casa até a saída, tinha levado menos de 40 minutos. Se acrescentarmos alguns minutos para arrancar o pijama de boa qualidade que a vítima usava, conseguira fazer tudo com folga em 45 minutos.

Mas não havia tempo suficiente para invadir a sala de segurança e hackear a senha, não em uma casa daquele tamanho. E também não havia tempo para procurar onde ficava o quarto da vítima. O assassino conhecia a planta da casa. Sabia não só onde o dono da casa dormia, mas também como pegar os discos de segurança.

Fechou a porta da sala de segurança, refletiu enquanto caminhava de volta para o carro, mas deixou a porta do quarto aberta. Apagou as luzes, mas deixou a lareira acesa.

Em seu carro, ordenou ao aquecimento um calor alto e, em seguida, pegou seu caderno de anotações, escrevendo enquanto as ideias ainda estavam frescas na sua cabeça. Depois, menos de 90 minutos após o fim do seu turno, arrastou-se pelo tráfego pesado e foi para casa.

Por falar em número ridículo de cômodos, pensou Eve ao passar pelos pesados portões de ferro e seguir pela alameda, ninguém chegava aos pés de Roarke nesse quesito. A casa era um espanto; dominava o céu e a cidade com suas janelas que protegiam ambientes aquecidos sob as estrelas frias que brilhavam acima. Dois anos antes ela jamais conseguiria acreditar que seria possível morar em um lugar tão espetacular, muito menos viver lá e se sentir tão confortável com isso.

Mas se sentia exatamente assim. E resolveu levar a viatura até a porta da frente daquela beleza gigantesca feita de pedra e deixá-la parada bem ali, onde Summerset, o mordomo de Roarke, certamente lhe lançaria um olhar de desprezo. Aquele, sem dúvida, seria um dos momentos favoritos do longo dia de Eve. Era o seu momento favorito de qualquer dia.

Saltou do carro abafado, correu através do ar frio e entrou na casa banhada por luz e imersa em muito calor.

Ele estava lá, é claro. À espreita. O cabo de vassoura ossudo que vestia um terno preto e dirigia a casa manteve seu ar de leve irritação, confirmando seu destino de ser uma pedrinha dentro do sapato de Eve.

— Tenente — disse ele, com sua voz áspera que parecia raspar a nuca de Eve como pregos sobre um quadro negro. — A senhora está atrasada... Como sempre.

— Você está medonho... Como de costume. Mas já aprendi a fazer concessões.

Quando ela tirou o casacão de couro viu Galahad, o gato gordo, esfregar de leve o corpo no tornozelo magro de Summerset para, em seguida, caminhar suavemente na direção de Eve. Ela pendurou o casaco sobre o pilar da escada do primeiro degrau e se agachou para fazer um carinho atrás da orelha do gato. Depois de cumprir seus deveres rotineiros, subiu a escada, Galahad em seus calcanhares.

No quarto, Roarke vestia apenas uma calça e segurava na mão um suéter preto.

— Isso é que é calcular o minuto certo para chegar — disse ele, ao ver Eve. — Acho que eu não devia me preocupar em vestir isso — continuou, balançando o suéter na mão. — Talvez o melhor fosse tentar descobrir em quanto tempo consigo deixar você nua.

Com os olhos apertados, ela apontou o dedo para ele.

— Há quanto tempo está em casa?

— Cerca de dez minutos, eu acho.

— Viu só? Viu isso? — Ela ergueu os dedos indicadores das duas mãos. — Por que *eu* estou atrasada, pelo cronômetro de Sua Ossência, mas você, que chegou poucos minutos antes de mim, não? Por que ele não pegou no seu pé?

— Como sabe que ele não fez isso?

— Porque eu sei. Ele reclamou, por acaso?

— Não, realmente não reclamou. Mas eu enviei uma mensagem avisando que me atrasaria um pouco.

Ela bufou.

— Ah, vá chupar alguma coisa, você também!

Ele sorriu.

— Venha aqui e repita o pedido.

— Não pretendo deitar e rolar com você agora. Tenho anotações para organizar. — Ela tirou seu coldre com a arma e o pendurou nas costas de uma cadeira. — A mídia jogou a merda no ventilador ao divulgar a forma como Anders morreu. Preciso tentar tapar alguns buracos.

— Sim, eu mesmo dei uma declaração à imprensa sobre o caso.

— Você o quê? Uma declaração? Disse o quê? Por quê? Merda, por que você não falou comigo antes de...

— Eu conhecia a vítima, e a sede da sua corporação funciona no meu prédio. Sei como dar uma declaração, Eve. Já tinha experiência no assunto antes mesmo de conhecer você.

— Certo. Certo. — Ela esfregou um ponto entre as sobrancelhas. — É só que... essa coisa toda está com um cheiro estranho.

— Cheiro de quê?

— De excessos. Preciso... — Ela girou um dedo no ar, pedindo um tempo. — Até alguma ideia se encaixar no lugar, na minha cabeça.

— Você pode... — Ele imitou o gesto dela — fazer isso comigo. Suponho que pode deitar e rolar comigo mais tarde, mas, por ora, poderíamos fazer uma refeição leve na sua mesa de trabalho.

— Bem que preciso de um ouvido atento. — Ela o analisou enquanto ele vestia o suéter. Era uma pena que ele tivesse que se vestir. — Vamos ter que simular um encontro para isso?

— Um o quê?

— Um encontro. Só nós dois.

Ele exibiu um olhar que combinava diversão, charme e perplexidade. Ela se perguntou como ele conseguia aquilo.

— Um encontro tipo aquele em que a levo para dar um passeio, nos engajamos em algum tipo de atividade e depois me despeço na porta de casa com um longo e esperançoso beijo de boa-noite?

— Não. — Ela franziu a testa. — Além do mais, nunca seguimos esse roteiro, mesmo.

— Eu sabia que tinha me esquecido de alguma coisa. — Ele passou um dedo de leve na covinha do queixo de Eve. — Será que eu deveria marcar um encontro com você, minha querida Eve?

— Olha, eu estava especulando a respeito, apenas isso. Peabody apareceu com esse papo de pedir para sair uma hora mais cedo porque precisava se arrumar. Ela e McNab combinaram um "encontro" para que a "centelha" do amor não se apague.

— Isso é muito bonito. Você quer saber se nossa centelha está apagando? — Ele pegou a mão dela e a trouxe aos lábios.

— Não. — Por que será que um gesto tão deliberadamente romântico como aquele lhe provocava arrepios pelo braço todo? Eve não sabia dizer. — Só queria entender se esse é o tipo de coisa que se deve fazer quando a pessoa está casada há muito tempo e gasta um monte de noites com problemas de trabalho.

— Gostamos de trabalhar, certo?

— Sim, gostamos. — Chegou mais perto de Roarke, agarrou-o pelas pontas do cabelo e trouxe a boca dele até a sua. Fez o gesto com muito calor e excitação, era o mínimo que poderia fazer, e sentiu o formigamento seguir como um foguete do braço para a barriga. Por fim, terminou o beijo com uma mordida curta e leve no lábio inferior dele.

— Temos uma bela reserva de centelha — decidiu ela. Acariciou o rosto dele com as mãos por um momento, mas logo recuou. — Sempre detestei essa história de namoro e encontro.

De volta à mesa de trabalho, compartilhando uma garrafa de vinho com Roarke e saboreando a delícia reconfortante de uma bela torta caseira de frango, Eve percebeu que aquele momento era perfeito. Summerset podia ser um pé no saco, mas ela era obrigada a reconhecer: o esqueleto ambulante cozinhava muito bem.

Enquanto comiam, ela repassou na cabeça os fatos e impressões, e despejou tudo em Roarke.

— Vamos lá... De um lado você tem a primeira versão: um cara que age como um babaca com a esposa há quase 16 anos, gosta da emoção de traí-la e, quando as coisas dão errado, a parceira de traição pula fora. Essa versão é falsa.

— Porque ele estava drogado.

— Esse é o grande motivo, mas não é tudo. Se fosse um acidente, mesmo que a assassina fosse uma profissional contratada, teria ocorrido alguma tentativa de reanimá-lo. No mínimo ela tiraria o cordão do pescoço dele. Depois, temos o problema do pijama.

— Como assim?

— Greta, que me parece tão eficiente que lembra um oficial nazista e me assusta, garante que a vítima usava pijama para dormir. E que tinha dez pares. Na contagem que eu fiz, encontrei nove. Onde está o pijama número dez? Preciso descobrir se o assassino o levou com ele, seja para guardar como troféu, seja para jogar fora longe da cena do crime. Se ele esperava companhia, podia estar usando o pijama para que sua acompanhante pudesse despi-lo; se estava nu, deixaria a roupa dobradinha na gaveta onde os outros nove pijamas já estavam. Muito bem... Se o morto estava de pijama e tudo foi um acidente, por que levar o pijama dali quando o assassino ou a assassina fugiu? Não faz sentido.

Estranheza Mortal

— Talvez o assassino estivesse preocupado de haver DNA ou alguma outra prova forense no pijama.

— Os peritos não encontraram nada no quarto. Isso também não faz sentido. O assassino estava selado dos pés à cabeça. Só podia estar protegido. As únicas impressões digitais que foram encontradas no quarto são de Anders, da sua esposa e da governanta. Os poucos pelos e fios de cabelo dispersos sobre a cama eram todos dele.

— Colocando tudo isso de lado por um momento e sabendo que isso é uma possibilidade remota, pelo que conheço de Anders... Tem gente que fica excitada com a fantasia do estupro. Há pessoas que apreciam a ideia de serem presas e violadas à força, enquanto estão inconscientes. É a submissão levada ao limite máximo.

— Há pessoas com todos os tipos de doenças mentais — comentou Eve. — Mas mesmo que ele fosse doente a esse ponto, será que alguém em seu perfeito juízo aceitaria esse tipo de relação sem ter total confiança no parceiro? E, após alcançar esse nível de confiança, deixaria o cara sufocar até a morte? Ele ainda estava vivo quando o sistema de segurança foi religado. Não entendo. A outra hipótese...

Ela fez uma pausa para pegar mais torta.

— A outra hipótese é assassinato premeditado. Alguém que esteve na casa ou conseguiu acesso à configuração da segurança. O assassino sabia onde Anders dormia, onde ficava a sala da segurança, sabia como hackear o sistema. Cronometrei tudo, e não haveria tempo para ele tentar se localizar depois de ter entrado.

Ela relatou tudo para Roarke passo a passo, explicando como tinha procedido.

— Foi uma coisa fria, vingativa e horrível; a pessoa não o queria ver simplesmente morto, queria acabar com ele e com a sua memória, mesmo depois de morto. E é nesse ponto que falta uma peça. Onde está a motivação para tudo isso, o estímulo? Se a pessoa é vingativa a esse ponto, tem que sentir profunda raiva ou ódio. Se foi controlada o suficiente para amarrá-lo daquele jeito, por que não foi o bastante para lidar com os detalhes? A dose exagerada de barbitúricos está fora de propósito nesse quadro. Se a pessoa queria humilhá-lo, não teria algo a dizer? Estava sozinha em casa com ele... uma dose leve de tranquilizante seria o bastante para dar a chance de amarrá-lo. A pessoa não queria que ele soubesse o porquê de tudo aquilo estar prestes a acontecer? Não teria algo a dizer? Não queria que ele *soubesse*?

"Então essa seria a terceira hipótese. Uma farsa. O assassino não se importa se o cenário se desfizer depois que a cortina baixar. Não tinha nada para dizer a Anders. Só que, nesse caso, fica faltando alguma coisa. Por que armar todo esse circo se você não vai poder agradecer ao respeitável público? O que você ganha com isso? Qual foi o principal objetivo?"

— Ele está morto. Qualquer que seja o cenário ou o circo, a missão foi cumprida.

— Sim. — Ela assentiu com a cabeça e gesticulou com o garfo.

— E o que eu tenho a partir disso? Um sobrinho dedicado, uma esposa amorosa, amigos leais, uma governanta eficiente. Tem gente me escondendo alguma coisa. Está tudo estranho e essa estranheza me irrita. Alguém sabia que ele estaria sozinho em casa naquela noite. Tinha que ter certeza disso. Então... Vou cavar mais fundo nas finanças deles. Vou ver se Anders pagou por essa visita. Quem sabe descubro que ele tinha uma assinatura da revista *Submissão Ilustrada*? Quem sabe a esposa ou o sobrinho estava com algum problema de dinheiro? Talvez jogos de azar, envolvimento com drogas ilícitas. Apostas em eventos esportivos envolvem muita grana — lembrou Eve. — Talvez Ben tenha apostado mais do que deveria.

— Não combina com Ben.

— Sim, isso não se encaixa no perfil dele. O que não significa que tudo não possa estar ligado a ele. — Olhando para Roarke, ela terminou de beber o vinho. — Quer entrar no caso como consultor civil e xeretar algumas contas bancárias?

— Eu vivo para esses momentos.

— Pegue a esposa. Eu investigo Ben. Depois, talvez possamos dividir a busca por Anders.

— Missões e tarefas, tudo isso sempre é emocionante. Tenho uma missão para você: lave os pratos. Vou pegar o café.

Foi difícil argumentar, ainda mais considerando que ele dera a ideia da torta. Eve recolheu os pratos, empilhou-os na pequena máquina de lavar louça da cozinha do escritório e se virou a tempo de vê-lo a observando com muita atenção.

— Que foi?

— Terrivelmente doméstica esta nossa cena, não é? Um momento especial. Um lava os pratos, o outro prepara o café, nós dois na cozinha depois de uma refeição...

Eve olhou para baixo, onde Galahad farejava sua tigela, obviamente à espera de uma nova porção.

— Contando o gato somos três.

— Ah, sim. Nossa pequena família. — Estendendo a mão, ele acariciou as pontas do cabelo agitado dela. — Um momento agradável entre os negócios do dia e o quebra-cabeça da noite. Acho que curtir momentos *assim* dá mais razão à minha vida.

O coração dela simplesmente derreteu.

— Sempre me pergunto se coisas tão simples são o suficiente para você.

Roarke colou os lábios nos dela de um jeito suave e doce.

— Você não deveria se perguntar isso.

O gato esbarrou neles, atirou uma perna para cima e começou a lamber o traseiro. Com uma risada, Roarke sacudiu a cabeça.

— E, de repente, nosso momento termina. Seu café, tenente — disse ele, entregando-lhe uma caneca.

Ela se sentou à mesa e esperou um pouco antes de se recostar, até Roarke ir para o escritório dele no aposento ao lado. Os motivos de ele amá-la continuavam a ser, para Eve, tanto um mistério como uma surpresa. Ele era o seu milagre especial e a amava por causa de tudo aquilo ou *apesar* de tudo aquilo. Em meio a um mundo louco, cheio de miséria e dor, eles encontraram um ao outro. E ele tinha razão, é claro. Isso era mais que suficiente.

— Computador — começou ordenando uma busca completa na vida financeira de Anders.

Os ricos eram pessoas complicadas, pensou Eve, cheios de bolsos secretos onde escondiam toda a fortuna. Eram ações, títulos, fundos fiduciários, aplicações com tributação exclusiva, outras livres de impostos, dinheiro vivo, mercado futuro. Longo prazo, curto prazo. Subconjuntos, braços e divisões.

Mas, debaixo daquilo tudo, de algum modo, até mesmo os multimilionários tinham contas a pagar e compravam papel higiênico.

Ela avançou através de mais camadas e cavou mais fundo, procurando alguma coisa que ligasse sua vítima a uma possível amante ou acompanhante licenciada; executou pesquisas secundárias para investigar compras de medicamentos para dormir, quaisquer outros medicamentos e estimulantes sexuais.

— Eve.

— Que foi? — Ela olhou para longe do telão, onde lançara todos os dados que não paravam de aumentar. — Mal comecei minha busca, você não pode ter encontrado alguma coisa na sua pesquisa tão cedo assim. Não é justo.

— Mas encontrei. E acho que você não vai gostar.

— Encontrou o que e onde?

— Nas finanças de Ava Anders. Há pagamentos bimestrais, feitos regularmente há 18 meses.

— Para quê? — Seus olhos se estreitaram. — Para quem?

— Charles Monroe.

— Charles. — Quando ela refletiu sobre o que isso significava, passou a mão pelo cabelo. — Filho da mãe! — Esse era o problema, pensou. Aquele maldito problema de se ter um monte de amigos. Eles se viravam contra você e mordiam o seu traseiro. — Quer dizer que *Ava Anders* é quem costuma desentupir os canos duas vezes por mês com um acompanhante licenciado?

Estranheza Mortal 81

— Bem, é de imaginar que ela não paga isso a ele para ser seu parceiro no jogo de bridge.

— E tinha que ser Charles? — Ela se recostou na cadeira e deixou a ideia cozinhar em fogo brando. — Por que uma mulher que afirma amar tanto o seu marido precisa pular a cerca ou, mais especificamente, ser comida por um acompanhante a cada duas semanas?

— Você não é tão ingênua. Sabe que existem inúmeras razões para isso.

— Pode ser... Sim, talvez, mas só estou interessada nas razões dela. — Eve se levantou da cadeira, percebendo que teria que abrir mão do conforto e do calor da sua casa, afinal de contas. — Mas, antes, vou perguntar a *ele* quais são essas razões.

— Agora? Eve, já passa das dez da noite.

— Acompanhantes licenciados têm horários muito flexíveis.

— E é muito provável que ele esteja *fora* com uma cliente.

— Ou *dentro* de uma cliente.

— Não seria melhor ligar para ele antes de...?

— Nada disso, porque ele teria tempo para se preparar. Quero pegá-lo desprevenido.

Sim, ela estava com a razão.

— Eu dirijo — ofereceu Roarke.

Capítulo Cinco

— E se ele estiver em casa, mas não com uma cliente, e sim com Louise? — perguntou Roarke ao entrar no elevador que acabara de chegar ao elegante saguão do prédio de Charles.

Eve encolheu os ombros.

— Não é exatamente uma surpresa o que ele faz para ganhar a vida. — Apesar de não ter dificuldade alguma para entender o motivo de uma médica inteligente e dedicada como a dra. Louise Dimatto ter se apaixonado por Charles, e ele por ela, Eve não conseguia compreender os motivos que levavam Louise a aceitar com tanta facilidade o trabalho dele.

— Por que será que isso não a incomoda nem um pouco? — perguntou Eve, pensando em voz alta. — Sério, esse detalhe realmente não a incomoda. Ela não está fingindo quando afirma isso. Louise está em um relacionamento sério com um sujeito que faz sexo com outras mulheres para ganhar a vida, e isso não tem importância alguma para ela.

— Eu me casei com uma policial. — Roarke sorriu para ela. — Todos temos níveis de aceitação. Ele já trabalhava com isso quando conheceu Louise, assim como ela já era uma médica que, por falar nisso, trabalha com frequência em áreas muito perigosas da cidade.

Ela exibiu o mesmo sorriso descontraído para ele.

— Quer dizer que... se eu fosse uma acompanhante licenciada quando nos conhecemos, você também não se importaria de saber que eu dava para outros caras? Profissionalmente?

— Nem um pouco, considerando que eu te daria alguns chutes no traseiro e depois mataria todos os seus ex-clientes. Mas esse é apenas o meu nível de aceitação.

— Eu sei. — Satisfeita com a resposta, ela cutucou o peito dele com o dedo. — *Isso* faz sentido para mim.

— É por isso que combinamos tão bem um com o outro, querida Eve, e nenhum dos dois está com Charles ou com Louise. Se Louise estiver em casa — acrescentou, quando as portas se abriram —, quer que eu a leve para algum outro lugar por alguns instantes?

— Vamos ver como a coisa se desenrola.

— E se ele estiver com alguma cliente... já que eu acredito que ele só atenda mulheres... ficarei feliz em puxar assunto com ela em outro cômodo enquanto você trabalha.

— Tudo bem, combinado. Mas não se esqueça dos nossos níveis de aceitação, o quanto combinamos um com o outro e o quanto você não gosta de ter seus ovos chutados até eles baterem na garganta.

Ele colocou um braço em volta da cintura dela, num abraço lateral.

— É amor verdadeiro o que existe entre nós, não acha?

— Coraçõezinhos e flores todos os dias. — Ela tocou a campainha da porta do apartamento de Charles. Em menos de um minuto, viu a luz de segurança piscar e olhou para a câmera. A luz ficou verde e a porta se abriu.

— Que agradável surpresa! — exclamou Charles. — Olá, Roarke. Olá, tenente Docinho.

Deu um passo atrás, convidando-os a entrar. Charles Monroe era bonito como um astro de cinema e exibia um ar de elegância urbana mesmo quando vestia apenas a calça larga de ficar em casa e um suéter. Seu apartamento com cores fortes, arte arrojada e almofadas profundas refletia sua sofisticação descontraída e o apreço pelo conforto. Música, que Eve reconheceu como jazz antigo, fluía pelo ar.

— Em que posso ajudá-los? Aceitam vinho? Que tal um pouco de café irlandês? — Ele olhou ao redor da sala enquanto falava, como se verificasse se havia algo fora do lugar. — Só Deus sabe o quanto está frio lá fora.

— Não, obrigada, estamos na boa. Está sozinho, Charles?

— Estou. Louise saiu para fazer uma ronda com a medivan. Esse clima deixa tudo mais difícil para os moradores de rua.

— Nenhuma cliente para hoje à noite?

Algo surgiu e desapareceu em seus olhos, mas o sorriso dele continuou descontraído.

— Na verdade, houve um cancelamento. Mas foi bom, pois assim posso atender os amigos. Sentem.

— É assunto de polícia, Charles.

— Eu começava a desconfiar.

— Viemos aqui para falar sobre uma cliente sua: Ava Anders.

— Ela está bem? — Um tom de preocupação e alarme surgiu na sua voz. — Ela não está...

— Não, mas seu marido está. — Eve inclinou a cabeça. — A história está em todos os noticiários desde hoje de manhã. Você não soube?

— Não. — Ele fechou os olhos por um momento. — Não, não soube de nada. Andei muito ocupado hoje e estava... com outras coisas na cabeça. Não liguei o telão nem assisti aos noticiários. Thomas Anders está morto? Assassinado, suponho, já que você está aqui — disse, olhando para Eve. — Certamente você não acredita que Ava seja a responsável.

— Vamos começar do início. Ava Anders é cliente sua, certo?

— Ela te contou isso?

— As investigações em suas finanças contaram.

Estranheza Mortal   85

— Então, uma vez que você já obteve essa informação, confirmo: sim, ela é uma das minhas clientes.

— E que serviços você fornece para ela?

— Dallas, você sabe que não posso comentar. Precisa haver sigilo entre mim e os clientes. Não posso discutir o que fazemos sem o consentimento dela. Sente-se por alguns minutos, por favor — ofereceu ele, com voz cansada. — Vou pegar um drinque. Quer alguma coisa?

— Não, obrigada, estamos numa boa, Charles. — Roarke cutucou Eve e apontou para uma cadeira quando Charles cruzou a sala e foi para um elegante bar no canto. — Como ele foi morto?

— Na cama, no que parece ser uma sessão sexual de submissão que acabou em asfixia erótica de aparência acidental.

— Puxa vida! — Charles colocou gelo num copo baixo e derramou uísque sobre ele. — Ava...

— Não estava lá — completou Eve, e esperou enquanto ele tomava o primeiro gole. — Isso não pareceu surpreender você... nem a forma como a morte aconteceu, nem a esposa estar longe. É porque ela não curte essas peripécias sexuais ou é boa demais nisso para estragar tudo?

— Você deve perguntar isso a ela. Está me colocando numa posição difícil, Dallas.

— Quantas posições difíceis você já fez com Ava?

Ele deu uma risada curta, divertida, e a tensão em seu rosto se dissolveu um pouco.

— Você também terá que perguntar isso a ela.

— Que tal outra coisa, então? Como ela virou cliente sua?

— Por indicação. — Com o uísque na mão, ele voltou até onde Eve estava e se deixou cair numa poltrona. — Não me pergunte quem me recomendou porque não vou contar. Não sem autorização. Dallas, minha reputação e minha integridade profissional se baseiam em consentimento e confiança.

Eve se recostou e analisou diferentes ângulos.

— Você, sem dúvida, é um especialista em relacionamentos. — Quando ele riu de novo e balançou a cabeça, ela ergueu as mãos. — Que foi? Você comercializa relacionamentos. E já me disse que não se trata apenas de sexo... É pelo relacionamento que os clientes pagam.

— Isso é verdade. — A tensão voltou ao seu rosto. — Sim, essa é a pura verdade.

— Charles, sei que não é da minha conta — interrompeu Roarke —, mas vou perguntar assim mesmo, na condição de amigo: está tudo bem entre você e Louise?

Charles olhou para Roarke.

— Está sim, obrigado. Vai tudo ótimo entre mim e Louise.

— Agora que esclarecemos esse detalhe — disse Eve —, vamos tentar de outro jeito. Hipoteticamente falando, por que uma mulher que tem um casamento de muitos anos, ostensivamente feliz, procura os serviços de um acompanhante licenciado? E faz isso com regularidade?

— Hipoteticamente falando? — Charles assentiu. — Pode ser que a mulher tenha necessidades, desejos e até mesmo fantasias que não são cumpridas ou não podem ser atendidas dentro do casamento.

— Por quê?

Dessa vez ele soltou um suspiro longo.

— Pode ser que essa mulher não se sinta confortável em buscar tais necessidades com o seu marido; ou o marido não se sente confortável o bastante, ou talvez seja incapaz de cumpri-las. Também pode ser que, com esse arranjo, a satisfação dessas necessidades com um profissional, de forma segura e sigilosa, faça os cônjuges se sentirem mais satisfeitos. Nem todos os casamentos, por mais bem-sucedidos que sejam, oferecem a ambos os parceiros uma satisfação emocional ou sexual completa.

— Então como é isso? Eles continuam juntos para bater belos papos durante o jantar?

Estranheza Mortal 87

— Realmente pode ser simples assim, mas normalmente é bem mais complexo. O fato é que sexo, em particular um certo tipo de sexo, é apenas a parte pequena de um relacionamento. Não posso dar mais detalhes, Dallas. Não sem o consentimento de Ava. Se você conseguir isso, ficarei feliz em conversar com você de novo.

— Ok. — Aquilo teria que servir. — Não entre em contato com ela, Charles. Se ela tentar procurar você, agradeceria se você pudesse se esquivar até eu ter chance de conversar com ela a respeito.

— Tudo bem, dá para fazer isso.

— Excelente! — Eve se levantou. — Manterei contato. Mande lembranças para Louise e tudo o mais que se costuma dizer.

— Vou dar o recado. — Ele se levantou e se inclinou para beijar o rosto de Eve.

— Não entendo, juro que não entendo. — Eve franziu a testa ao olhar pelo para-brisa enquanto Roarke dirigia o carro de volta para casa. — Sei que ele está certo, que tudo isso é verdade, mas *não consigo* entender.

— Precisamente o *quê*?

— Como é que uma pessoa pode trepar fora do casamento e ficar tudo bem, beleza, numa boa, para todos os envolvidos? Se é assim, para que se dar ao trabalho e até mesmo casar?

— Finanças, companheirismo, hábito, segurança, status.

— Mentira, mentira, mentira.

— Você deveria tentar entender melhor para formar opiniões mais definidas.

— Aquele outro lance, dela não poder satisfazer todos os seus tesões dentro do casamento? Tudo bem, ouço isso o tempo todo, especialmente depois que ele a mata ou vice-versa, mas que porra é essa? — Um profundo incômodo a fez se recostar no banco. — Se você não sente tesão com certos aspectos do sexo, não devia ter se amarrado a uma só pessoa.

— Às vezes o tesão muda de nível só para um dos parceiros.

— Ok, tudo bem. Digamos que eu queira mudar meus níveis de tesão. Decido que quero que você chupe o seu polegar e me chame de mamãe enquanto eu acaricio a sua bunda linda. — Ela virou o rosto e olhou para ele. — O que você diria?

— Provavelmente sugeriria algo razoável. Talvez preferisse chupar outra coisa, de preferência algum pedaço de você, e depois você poderia me chamar do que bem quisesse. Se alguns tapas entrarem no acordo, aí teríamos que revezar.

— Viu só? — Ela cutucou o ombro dele. — Isso funciona para mim.

— Sinceramente espero que não, mas podemos ver se dá certo.

— Não. — Ela prendeu a risada. — Quero dizer que funciona para mim no sentido de que você proporia alguma mudança se eu viesse com alguma ideia estranha.

— Lembre-se dessa conversa da próxima vez que eu ficar com vontade de amarrar você com sua própria roupa de baixo e lambuzar todo o seu corpo nu com calda de framboesa.

Ela olhou meio de lado para ele, outra vez.

— Já houve uma primeira vez?

— Talvez.

Aquele homem, pensou Eve, continuava a surpreendê-la.

— Voltando ao ponto... Não consigo entender que um casamento possa manter sua solidez se um ou ambos os parceiros embarcam numa relação íntima com outra pessoa, em outro lugar. E, vamos combinar... deixando a conduta profissional de lado, a relação entre um acompanhante e sua cliente é íntima. — Ela considerou e matutou sobre o assunto enquanto Roarke atravessava os portões.

— Por exemplo, a mulher está casada com um carinha legal, tudo parece estar numa boa, coisa e tal, mas de repente ela descobre que ele é mais gay que um unicórnio. Problemão! Talvez ela permaneça ao lado dele por causa das razões que você mencionou: dinheiro, hábito, sei lá mais o quê. E talvez ela use um amante para dar vazão

Estranheza Mortal

ao tesão acumulado. Mas isso é um casamento ou simplesmente um esquema?

— Existe amor? Sua aceitação disso é limitada. Porque esse é o seu jeito de ser.

Aquilo não *parecia* limitado, na opinião de Eve. Parecia correto.

— O casamento é uma promessa. Foi com esse argumento que você conseguiu me convencer a casar. Se você quebrar parte da promessa, outras também vão se quebrar.

— Mesmo que ambas as partes concordem?

— Não sei. — Ela saltou do carro. — Mas estou interessada em saber como Ava Anders vai explicar tudo isso.

Depois de entrar em casa, eles subiram a escada juntos.

— Para mim — começou Roarke — parece que, se ela quisesse esconder os pagamentos que fez a Charles, deveria ter feito todos em dinheiro vivo. Aliás, por falar em Charles, ele não pareceu meio distraído? Mesmo antes de ser informado do motivo de estarmos lá?

— Estava um pouco perturbado, sim. Talvez haja problemas no paraíso, mesmo ele garantindo que estava tudo bem.

— Isso seria uma pena. Eles funcionam muito bem juntos.

Quando ela começou a se encaminhar para o escritório, ele a puxou pela mão e a levou na direção oposta.

— Que foi? Tenho trabalho a fazer.

— Nós sempre temos trabalho. Já é quase meia-noite e você teve um dia muito longo.

— Eu só queria...

— Estou pensando em procurar pela casa alguma calda de framboesa.

— Engraçadinho. Você é muito engraçadinho, sabia? Olha, só quero trabalhar mais uma hora antes de...

— Tenho outros planos para a sua próxima hora. — Mudando de posição, ele começou a forçá-la a andar de costas para o quarto.

— Esse é o nosso acordo. Essa é a nossa... mudança de planos. — Ele apertou a presilha do coldre que ela tornara a colocar ao sair de casa.

— Talvez eu não esteja no clima.

— Então... — Ele acariciou a garganta dela com um dedo e lhe abriu o primeiro botão da blusa. — Acho que você vai se entediar. Ligar lareira! — Ele abriu o segundo botão quando as chamas brilharam com mais força. — Apagar luzes!

Ele continuou a empurrá-la em direção à plataforma onde ficava a imensa cama e observou os olhos dela quando o coldre e, logo em seguida, a blusa caíram no chão. — Suba um degrau — avisou, quando chegaram à plataforma. — Agora, suba mais um. — Ele a empurrou de leve, fazendo-a cair de costas sobre a cama.

— Acho que vou só ficar deitada aqui e aguentar calada.

— Faça isso. — Ele ergueu a perna dela e lhe arrancou a bota.

— Não fique ofendido se eu acabar cochilando.

— Claro que não. — Ele jogou longe a segunda bota. Passou as mãos pelas pernas dela e sorriu quando ela estremeceu por um segundo quando ele circulou os dedos de leve por entre suas pernas, a caminho de lhe arrancar a calça, que ele arriou por completo para descartá-la em seguida.

Eve fingiu um bocejo, bateu com a mão na boca e disse:

— Desculpe.

Roarke ergueu uma sobrancelha. Não havia outra mulher no mundo, pensou ele, que conseguiria diverti-lo, desafiá-lo e excitá-lo como ela fazia. Ele tirou a camisa e a jogou longe. Sentou-se na beira da cama para descalçar as próprias botas. Atrás dele, ela emitiu exagerados sons de ronco, até que ele a beliscou.

— Oh, desculpe. Eu estava roncando?

Ele se levantou, desabotoou a calça e a despiu.

— Volte a dormir — disse ele quando se virou na cama e deslizou o corpo para cima do dela. — Isso não vai demorar muito.

Ela começou a rir, mas o som se abafou quando ele fechou os dentes no seu seio, por cima da camiseta regata fina que ela ainda vestia.

Estranheza Mortal 91

— Tudo bem, então. — Ela pigarreou para limpar a garganta.
— Acho que posso te dar alguns minutos de atenção.

— Muito bem, agora estou gostando. — Ele pegou seu mamilo entre os dedos, controlando a pressão de forma precisa enquanto arrastava a ponta de um dos dedos da outra mão pela parte interna da sua coxa, até chegar à borda da calcinha de algodão.

Percebeu quando ela perdeu o fôlego e sentiu a contração dos seus músculos, seguida de um gemido sussurrado quando ele deslizou o dedo por baixo da calcinha. Deixou-o deslizar mais um pouco em direção ao ponto mais quente dela para logo em seguida afastá-lo, provocando-a sem parar enquanto o coração dela batucava sob a sua boca implacável. Toda aquela força, toda aquela sagacidade e toda aquela determinação se transformaram em pura necessidade sob o seu toque.

Sua boca encontrou a dela e a invadiu, enquanto ele continuava a acariciá-la além da borda da calcinha, sobre a pele que estremecia de desejo.

E, nesse momento, saiu de cima dela.

— Muito bem, isso é o bastante por hoje — declarou ele.

O corpo dela só faltou gritar em protesto.

Ela lançou o corpo para cima, virou-se e montou por cima dele, uma perna para cada lado. Ele estava duro como ferro e seu lindo rosto cintilava de humor.

— Engraçadinho — repetiu ela. Cruzando os braços, ela arrancou a camiseta por cima da cabeça. — Ponha essas mãos para trabalhar, meu chapa.

— Bem, se você insiste...

Ele segurou os dois seios e roçou os polegares sobre os mamilos. Ela pôs as mãos em ambos os lados da cabeça, inclinou-se para a frente e assaltou a boca dele. Sentiu seu sabor. Ela adorava o gosto dele, jamais enjoaria disso. A forma como os movimentos dos lábios dele combinavam com os dela, o jeito como sua língua deslizava.

Ela poderia passar horas e dias se fartando só com aquela boca e a magia que encontrava ali.

Com a respiração acelerada e a pele quente, virou-se de lado e deitou de costas na cama.

— *Isso* é que vai ser o bastante.

Ficaram deitados imóveis por um momento; em seguida, viraram a cabeça um para o outro, sorrindo. E mergulharam na ação.

Ela riu e gemeu, engasgou e deu uma risadinha. A diversão e a loucura acrescentaram tons mais fortes e brilhantes às cores escuras do desejo em estado puro. As mãos dele trabalharam com rapidez; a boca que esmagava a dele se mostrou mais ávida. Juntos, movimentaram-se de forma imprudente sobre a cama imensa, debaixo das estrelas frias que brilhavam através da claraboia no teto.

Ele a levou ao limite final e seu grito foi de intenso prazer. Aquilo, ele pensou, aquela unidade, a aventura do inesperado, o agradaria sempre e o sustentaria. Mesmo depois que ele a penetrou; mesmo quando a necessidade os fez vibrar no mesmo ritmo, a intensidade absoluta do que tinham encontrado e do que tinham feito corria através das suas artérias. Ela era a felicidade que ele procurara ao longo de toda a vida.

Os olhos dela, dourados à luz do fogo, permaneceram sobre os dele; seus lábios se curvaram num sorriso. Quando pularam daquele trampolim brilhante e mergulharam no orgasmo exatamente no mesmo instante, o coração dele disparou.

Debaixo dele, entregue e sem forças, com o coração ainda descompassado, ela suspirou.

— Agora, sim!... — reconheceu. — Definitivamente, isso foi o bastante.

Quando amanheceu, ela engoliu todo o café com avidez para despertar seu cérebro e ajudá-la a lidar com a tarefa básica que era colocar uma roupa. Roarke, já completamente vestido antes

Estranheza Mortal

dela — como era seu hábito irritante —, analisava os índices das ações em todo o mundo enquanto tomava café na saleta de estar da suíte.

— Hoje vai estar mais quente, caso esteja interessada.

Ela falou do fundo do closet:

— Mais quente do que o quê?

— Do que o peito de uma bruxa.

Levando em conta a informação, abotoou uma camiseta branca lisa.

— Vou trabalhar de casa agora de manhã. Pedi a Peabody para vir para cá. Vai ser mais fácil ir daqui até o lugar onde Ava foi se hospedar. Você conhece uma tal de Brigit Plowder?

— Socialite, casada com Peter Plowder, arquiteto. Sua família é especializada em projetos de pontes e túneis. É uma figura filantrópica respeitada. Coloca dinheiro onde seu coração está. A viúva está com ela?

De repente estreitou os olhos ao perceber que Roarke a olhava fixamente.

— Que foi? É uma jaqueta. Uma simples jaqueta de couro, cacete. Estou cagando e andando se ela combina ou não com a calça.

— Uma pena, porque combina muito bem. Estava avaliando o quanto você está elegante e com ar profissional, o que provavelmente é um acaso feliz. Mesmo assim...

— Elegante e profissional. — Ela torceu o nariz para a imagem e se inclinou para roubar uma fatia de melão do prato de Roarke. — Tenho é que carregar meu traseiro altamente profissional para o trabalho.

— Coma um pouco.

— Vou comer uma rosquinha ou algo assim no escritório. Preciso analisar aqueles dados financeiros, já que uma pessoa que eu conheço andou xeretando assuntos da polícia ontem à noite.

— Eu deveria ser preso.

— Cara, isso nem é preciso dizer. — Ela se inclinou para beijá-lo. — Mais tarde a gente faz isso. Ah, quase esqueci! Peabody vai dar uma entrevista ao *Now* hoje à noite.

— Sério? — Ele pensou em Peabody. — Ela deve estar... apavorada.

— Muito. Mas vai superar o trauma.

Em seu escritório, Eve analisou os dados financeiros. Lembrou-se da rosquinha por um momento, mas logo tornou a esquecer. Quando ouviu o som pesado das botas de inverno de Peabody, esfregou os olhos já cansados.

— Você assume a partir daqui.

Peabody parou e piscou.

— Assumir o quê?

— Essas finanças fedorentas. Trabalhe por uns 15 minutos e depois vamos conversar com Ava.

— Ok. — Peabody prendeu uma sacola no encosto da poltrona reclinável de Eve.

— O que é isso?

— Equipamento. Para hoje à noite. Para o caso de eu derramar alguma coisa sobre o que estou vestindo ou se estiver com uma roupa idiota para a ocasião. McNab gostou, mas ele é uma pessoa que usa coisas coloridas quase o tempo todo — Peabody tirou a roupa da sacola para mostrar a Eve; um terninho vermelho-rubi com pequenos botões de prata em toda a frente. — O que você acha? Será que vai ficar legal na tevê?

— Por que você está me perguntando?

— Sei lá! Juro que não sei. — Sentindo-se uma pilha de nervos, Peabody colocou a mão na cabeça. — Meu cabelo está horrível. Eles consertam essas coisas no estúdio, não é? Nadine contratou Trina para fazer o cabelo e maquiagem dos entrevistados, então... — Peabody parou e franziu os lábios. — Puxa, você está toda produzida hoje, roupa ótima, tudo em cima.

Eve sacudiu a cabeça. Calça cinza, blusa branca, jaqueta azul marinho cobrindo o coldre. Roupa comum, *nada demais.*

— Se tivermos terminado nossa consultoria de moda, talvez você possa usar alguns minutinhos para essa porcaria de pesquisa nas finanças.

— Ok. Então, o que acha dos brincos?

Eve deu uma olhada de relance nos brincos de prata em forma de gota.

— Você quer saber se eu gosto deles ou se tenho vontade de arrancá-los e enfiá-los pelo seu nariz?

— Ok — repetiu Peabody, e seguiu quase correndo em direção à mesa.

— O computador não encontrou nada de relevante nas pesquisas comuns — informou Eve. — Vou fazer mais uma tentativa; se não pintar nada, passo o pepino para Roarke. Ele desencavou algo interessante sobre a viúva em menos de dez minutos, ontem à noite.

— Ele tem esse dom.

— Tem, sim. E encontrou uma ligação dela com Charles.

A cabeça de Peabody se ergueu.

— O nosso Charles?

— O nosso, por assim dizer. Ava é cliente quinzenal regular dele há um ano e meio.

— Merda. Vamos ter que interrogá-lo.

— Eu e Roarke fomos à casa dele noite passada. Como já se esperava, ele foi discreto sobre os detalhes. Precisamos que Ava o libere para falar. Tudo que ele me contou foi que ela chegou até ele por indicação.

— Se ela anda brincando por aí com um acompanhante profissional, pode ter algo a ver com o motivo do crime.

— É possível. A questão é que ela não estava escondendo isso, pelo menos não muito bem. Havia pagamentos diretos da sua conta para a dele. Nada escondido.

Enquanto considerava o caso, Peabody mexeu nos brincos.

— Então, ela não tentou esconder os pagamentos. O marido descobriu, brigaram, ele a ameaçou com divórcio e ela o matou num crime com conotação sexual.

— Ela estava fora do país.

— Certo. Um assassino contratado, talvez?

— Elaborado demais. — Muito trabalhoso, pensou Eve. — A não ser que a coisa siga nessa direção e ela tenha contratado alguém que modelou o ataque às especificações da cliente.

— Assassinatos Personalizados Ltda.

— Se existe um jeito de ganhar dinheiro, as pessoas o encontram. Vou verificar suas finanças, entregar tudo para Roarke e mandar que ele passe um pente fino. Até agora não apareceu nada. Não há saques suspeitos, nem algum pagamento inexplicável. — Ela começou a andar de um lado para outro. — Uma mulher de boa aparência. Com estilo e poder. O tipo que poderia convencer um amante, se ele for burro o bastante, para fazer o trabalho sujo no lugar dela.

— Mas então... Se ela estava com algum amante — assinalou Peabody —, por que pagava a Charles cinco mil dólares por transa, duas vezes por mês?

— Exatamente... Mas... — Eve se virou. — Como você sabe quanto Charles cobra por noitada?

— Ahn... — Peabody mexeu no cabelo e ajeitou os botões de prata do paletó do terninho. — Como sou muito curiosa, pode ser que eu tenha consultado a tabela dele naquela época em que estávamos... tipo assim... saindo.

— Sei... Bem, concordo que, se uma mulher consegue um estranho de graça, é improvável que pague dez mil dólares por mês por algumas emoções. Veja o que você consegue encontrar.

Afastando-se de novo, Eve pegou o *tele-link* para agendar uma consulta com Mira e reservou uma das salas de interrogatório.

— Bom dia, caras damas — cumprimentou Roarke da entrada do seu escritório, ao lado. — Peabody, você está encantadora.

Estranheza Mortal

— Estou? — exclamou ela, quase gritando. — Mas de um jeito amistoso para as câmeras, transmitindo uma imagem confiável de uma servidora pública?

— Sim, isso mesmo. E essa cor fica muito bem em você.

— Senhor... — reagiu Eve, em voz baixa, e recebeu um olhar doce do marido.

— Café da manhã? — ofereceu ele.

Peabody viu quando Eve fez uma careta e encolheu os ombros. Roarke levantou as sobrancelhas e lhe lançou um dos seus olhares encantadores, mas firmes. A tenente olhou para cima com ar impaciente, mas foi para a cozinha, pisando duro.

— Vocês não precisam nem falar. — Descansando o queixo no punho, Peabody suspirou. — Só de olhar já sabem o que o outro quer dizer.

— De vez em quando isso é útil. Como foi o encontro de vocês ontem à noite?

— Foi mara. Sério. Principalmente porque concordamos em uma coisa: preferimos lugares barulhentos e boates lotadas a locais mais adultos, silenciosos e sofisticados. Mas é sempre bom experimentar algo novo.

— Pare de se enturmar com minha parceira — gritou Eve, da cozinha.

— Finanças — Peabody fez mímica com a boca, olhando para a tela.

— Ah, sim. — Com um jeito casual, Roarke se aproximou e lançou um rápido olhar para os dados na tela. Piscou para Peabody e fez sua pulsação acelerar só com isso. Então foi para a cozinha, onde sua mulher dava uma irritada mordida numa rosquinha.

— Café da manhã — murmurou Eve para ele.

— Não exatamente. Que tal eu dar uma olhada nos arquivos das finanças? Consigo fazer isso mais rápido que você ou Peabody, e vocês duas ficarão liberadas para sair e intimidar suspeitos.

Ela franziu a testa, mastigando.

— Você terá que fazer essa pesquisa usando os meios oficiais. Sem usar o equipamento sem registro e sem hackear nada.

— Você subestima as habilidades de um homem honesto.

— Sim, mas é importante avisar. — Ela sorriu ao dar mais uma mordida na rosquinha. — Eu agradeceria muito se você arrumasse algum tempinho em meio aos seus esquemas de dominação financeira universal.

— Vou trabalhar nisso, então. Agora mesmo. — Ele limpou algumas migalhas presas ao lado da boca de Eve e a beijou. — Vá proteger e servir.

— Boa ideia. Peabody! — chamou ela, já se dirigindo para fora do escritório. — Venha comigo!

— Mas ainda nem comecei a...

— O civil vai assumir a tarefa. Vamos pressionar a esposa enlutada pela perda.

— Ah, isso é muito mais divertido. — Peabody deu um salto e pegou a bolsa com as roupas. Como Eve já estava fora do alcance da sua voz, ela se virou no instante em que Roarke saía da cozinha. — Gostou dos meus brincos?

Ele se aproximou e os avaliou de perto.

— São encantadores.

— Mas de um jeito...

— Muito profissional, que transmite a imagem de uma detetive intuitiva. Você vai parecer linda, cintilante e com ótima aparência.

— Obrigada. — Ela pegou o casaco, o cachecol e o quepe. — É que eu...

— Peabody! Mova logo esse traseiro!

— Preciso ir — desculpou-se Peabody, e saiu às presas no encalço de Eve, quase correndo.

Com sua caneca de café na mão, Roarke se acomodou atrás da mesa de tenente. Ele poderia trabalhar uns vinte minutos naquele mesmo instante, decidiu.

— Muito bem... Vamos ver o que encontramos aqui.

Capítulo Seis

Um prédio antigo, elegante e lindamente decorado no Upper East Side. Era ali que moravam os Plowders. O edifício majestoso de tijolinhos rosados ostentava uma entrada em arco com largas portas de vidro chanfrado que permitiam aos pedestres vislumbrar o imenso saguão em mármore polido. Um porteiro de uniforme azul e prata montava guarda ali, para o caso de algum curioso precisar de um incentivo para ir embora.

Eve notou que ele lançou um olhar arregalado para a viatura da polícia que parou diante da calçada acarpetada. E não se importou nem um pouco. Acabara de comer rosquinhas no café da manhã e adorava uma boa briga com porteiros.

Ele atravessou o carpete vermelho e sacudiu a cabeça.

— Os carros dos policiais continuam feios como sempre — comentou ele. — Em que departamento você trabalha?

Eve trocou o peso dos pés de um para o outro e perguntou, já preparada para a resposta:

— Você é policial?

— Era. Resolvi me aposentar depois de trinta anos na Força. Meu cunhado é administrador deste condomínio aqui. — Ele sacudiu a cabeça em direção à entrada. — Tentei golfe, pesca e deixar minha mulher louca — ele abriu um sorriso —, mas a verdade é que ser porteiro aqui rende mais dinheiro e os horários são melhores do que trabalhar como segurança em qualquer outro lugar. Tenente Eve Dallas, certo? — perguntou ele, balançando o dedo para ela.

— Isso mesmo — confirmou Eve.

— Eu devia tê-la reconhecido mais cedo. Estou ficando enferrujado, eu acho. Não soube de alguém que tenha sido assassinado neste prédio.

— Ainda não. — Eles trocaram sorrisos policiais curtos e cúmplices. — Os Plowders, moradores desse prédio, estão com uma hóspede com quem preciso conversar. Ava Anders.

— Humm. O marido dela foi morto ontem, não é? Não sabia que ela estava lá em cima, deve ter chegado depois que eu saí. Ela e o marido apareciam aqui de vez em quando. Ela mais do que ele, mas o marido era mais amigável.

— A sra. Anders te tratou mal?

— Não. Simplesmente é aquele tipo de pessoa que não repara em quem abre sua porta porque já espera que alguém faça isso. É meio esnobe, mas não exatamente má ou algo desse tipo. Ele, por outro lado, geralmente parava um minuto ao entrar ou sair, batia um papo curto, perguntava se eu tinha assistido ao jogo, qualquer que fosse o esporte. Senti muito ao saber que tinha morrido. Preciso ligar lá para cima e avisar a sua chegada. Perco o emprego se não fizer isso.

— Não tem problema. Em que delegacia você serviu? — perguntou Eve ao passar pela porta.

— Meus últimos dez anos foram na 128ª DP. Unidade para casos arquivados, mas ainda sem solução.

— Difícil. Casos não solucionados assombram qualquer um.

— E como! — Ele tirou a luva para cumprimentar Eve. — Meu nome é Frank O'Malley, ex-detetive.

— Prazer em conhecê-lo, detetive.

Estranheza Mortal

— E sou Delia Peabody, detetive — apresentou-se Peabody ao apertar a mão dele. — Conheci um policial da 128ª quando patrulhava as ruas. Hanisson era o nome dele. Sabe quem é?

— Claro, eu conhecia Hanisson. Ele está bem.

Dentro do saguão de entrada com ar sutilmente perfumado, Frank se virou para a tela do interfone.

— Cobertura dos Plowders — ordenou, e esperou até que o azul da tela de espera mudasse e a imagem de uma mulher de cabelo castanho curto surgisse. — Bom dia, Agnes.

— Olá, Frank.

— Estou com a tenente Dallas e a detetive Peabody aqui na entrada. Elas gostariam de conversar com a sra. Anders.

— Certo. Espere um momento, Frank.

— Essa é a assistente pessoal da sra. Plowder. O nome dela é Agnes Morelli. É uma pessoa legal.

— E quanto aos Plowders?

— Parecem pessoas íntegras, não são arrogantes. Chamam os empregados pelo nome e perguntam pela família de cada um sempre que têm chance. E são generosos nas gratificações.

Um momento depois, Agnes surgiu de volta na tela.

— Pode mandá-las subir, Frank. Estou na entrada do andar de baixo.

— Ok. Obrigado, Agnes. Primeiro elevador — indicou a Eve. — Trigésimo nono andar, ala leste. Vocês vão saltar no primeiro andar do apartamento. Eles têm um tremendo espaço lá em cima. É um tríplex com vista para o rio.

— Agradeço a ajuda, detetive.

Dentro do elevador, junto das paredes de prata martelada, havia bancos estofados, para o caso de as pernas do visitante se cansarem de subir ou descer. Como a viagem levou menos de trinta segundos, Eve refletiu que eles não tinham muito uso.

As portas se abriram numa sala ampla pintada em tons claros e bonitos que dava para uma vista espetacular do rio através de uma parede revestida de vidro do chão ao teto. Agnes estava em pé, vestindo um terninho preto austero que adquiria um inesperado charme graças a uma rosa vermelha que estava presa na lapela.

— Bom dia, eu sou Agnes, assistente pessoal da sra. Plowder. A senhora se incomodaria de me mostrar algum tipo de identificação? Confiamos em Frank, é claro, mas...

— Não tem problema. — Eve exibiu o distintivo, e Peabody fez o mesmo.

— Obrigada. Por favor, entrem, sentem-se e fiquem-se à vontade. A sra. Anders vai descer em seguida. Posso lhe oferecer um refresco? Ou café?

Recusar esse tipo de oferta era quase automático para Eve, mas ela decidiu que tomar café numa sala de estar como aquela emprestaria ao momento um tom de intimidade feminina que poderia ser útil.

— Café seria ótimo. Muito forte e sem açúcar para mim, comum para a minha parceira.

— Fiquem à vontade. Voltarei em alguns minutos.

No instante em que se viram sozinhas, Peabody arregalou os olhos.

— Já posso me espantar? Uau, que lugar fantástico! Eles têm um terraço ali fora maior que o meu apartamento inteiro.

— Mas aposto que o seu apartamento está muito mais quente que o terraço, nesse momento.

— Ah, tem isso... — Incapaz de resistir, Peabody atravessou a sala e foi até o vidro. — É o tipo de lugar que faz a pessoa sentir vontade de deslizar como se tivesse patins. Não deslizo muito bem porque preciso me ligar no centro de gravidade, que no meu caso é a bunda.

— Também é o tipo de lugar onde as aves largam as suas bombas aéreas de cocô com regularidade.

— Puxa, que imagem agradável! — Peabody recuou um pouco. — Mesmo assim, a vista da cidade alta é espetacular. Não quer vir ver?

— Dá para ver bem daqui. — Na cabeça de Eve, grandes alturas deviam ser deixadas para os pássaros e suas bombas de cocô. De

Estranheza Mortal

qualquer modo, sua atenção estava voltada para quem morava naquele no espaço e não no que acontecia do lado de fora.

Um momento depois, Ava fez sua entrada. A viúva se vestia de preto em uma blusa apertada de colarinho alto, calça justa e sapatos de salto alto. Seu cabelo estava preso num coque elegante à altura da nuca e puxado para trás com força em torno de um rosto sério e cheio de olheiras. Ao seu lado, enlaçando-lhe a cintura com um jeito protetor, Brigit Plowder transmitia ousadia e desafio. Era mais baixa que Ava, tinha pouco mais de um metro e meio, e seu corpo miúdo estava coberto por um suéter ameixa e calça cinza. Seu cabelo, uma capa de branco puro, ficava acima de olhos verdes penetrantes ressaltados por sobrancelhas pretas arqueadas. Sua boca tinha formas fortes, que Eve imaginou que poderiam ser encantadoras quando ela sorria. No momento, porém, os lábios estavam presos com ar de desaprovação e apertados no limite da raiva.

— Vou dizer algo logo de cara, tenente — a voz de Brigit era um trovejar gutural digno de uma mulher com o dobro do tamanho dela. — Isso é ultrajante.

— Concordo. Assassinato sempre é.

Uma faísca rápida lhe surgiu nos olhos penetrantes, talvez de aprovação.

— Entendo que a senhora tenha um trabalho a fazer e, pelo que eu soube e já ouvi a seu respeito e sobre a sua... auxiliar — disse ela, com um gesto dirigido a Peabody —, a senhora é excepcional em sua área de atuação. Isso é admirável. No entanto, bombardear Ava com perguntas num momento como este demonstra clara falta de sensibilidade e compaixão.

— Está tudo bem, Brigit — disse Ava.

— Não, não está *nada* bem. Por que a senhora não pode dar a todos nós pelo menos alguns dias para lamentarmos o que aconteceu?

— Porque, se fizer isso, também estarei dando alguns dias de dianteira para o assassino de Thomas Anders. — Eve lançou o olhar de volta para Ava. — Peço desculpas por perturbá-la, sra. Anders, mas a investigação exige isso.

104 » J. D. ROBB «

— Não vejo por que razão...

— Escute, sra. Plowder... Sou uma policial de assassinato, e qualquer policial nessa função poderá explicar que o tempo é nosso inimigo. Quanto mais ele passa, mais frias ficam as pistas. Se a pista se tornar gelada, o assassino poderá escapar impune. Quando assassinos escapam impunes, fico irritada. Se a senhora quer culpar alguém por eu estar aqui, culpe quem fez isso. Agora ouça com atenção: quanto mais a senhora reclamar, mais tempo vamos permanecer aqui.

O queixo de Brigit se projetou para a frente e se inclinou para o lado quando ela virou a cabeça.

— A senhora está absolutamente correta — reconheceu. — Não gosto disso, nem um pouco, mas a senhora tem toda a razão. Vamos lá, Ava, é melhor nos sentarmos agora. Peço desculpas, tenente e detetive — continuou, enquanto conduzia Ava na direção de um sofá com revestimento azul-escuro exuberante. — Raramente sou rude com os visitantes da minha casa, nem mesmo com os não oficialmente convidados. Estou fora do meu normal hoje. Nenhum de nós está bem. Por favor, sentem-se.

Quando Eve e Peabody se instalaram em poltronas grandes de braços largos, Agnes voltou empurrando um carrinho de chá.

— Trouxe chá de camomila para você, Ava. No momento, será melhor do que café.

— Obrigada, Agnes. — Ava aceitou a xícara e a encarou longamente.

— Quero ter certeza de que vai beber tudo dessa vez — avisou Brigit.

— Obrigada. — Eve aceitou o café que Agnes lhe entregou. — Já que está aqui, sra. Plowder, poderia nos informar quando a senhora e a sra. Anders fizeram os planos para a viagem?

— Viagem? Ah. Isso parece ter acontecido há tanto tempo... Todos os anos nós tiramos um tempo para viajar. Ava, Sasha... Sasha Bride-West... e eu. Vamos sempre para algum lugar quente e restaurador no fim do inverno.

Estranheza Mortal   105

— E quanto a esta viagem restauradora em particular? Quando fizeram os planos? Quando decidiram as datas e o destino?

— Ah... Três meses atrás. Aproximadamente — acrescentou, voltando-se para Agnes.

— Quase quatro, na verdade — completou a assistente. Reservei tudo em novembro, pouco antes do Dia de Ação de Graças.

— Agnes sabe e se lembra de tudo — garantiu Brigit, e Eve viu que ela estava certa. Seu sorriso também era encantador.

— Tivemos um dia maravilhoso. — A voz de Ava escorria suave como lágrimas quentes. — Fez um belo dia na segunda-feira. Tomamos o café da manhã no terraço. E mimosas. Tomamos algumas mimosas e ficamos ligeiramente altas. Foi logo depois do café da manhã, você se lembra, Brigit?

— Sim, querida, eu me lembro.

— Rimos muito, como tolas. Tudo era tão engraçado. Mais tarde, quando liguei para Tommy, cortei rapidamente a conversa. Tínhamos marcado uma sessão de massagens no terraço, no mesmo lugar onde ficamos um pouco bêbadas no café da manhã. Então não me alonguei muito na conversa com ele. "Mais tarde nos falamos, Tommy", foi o que eu disse a ele. "Ligo para você depois, agora vou para a minha massagem." Essa foi a última frase que eu disse para ele, porque o "depois" nunca aconteceu.

— Querida — Brigit passou os dedos de leve pelo rosto de Ava. — Não faça isso consigo mesma.

— Não entendo nada sobre pistas que esfriam; tudo que sei é que Tommy está morto. Eu o vi quando Ben me levou até ele. Vi Tommy morto.

— Sra. Anders — adiantou-se Peabody, reclinando o corpo de leve para a frente. — Este é um momento terrível para a senhora. Estamos aqui para ajudar. A senhora perdeu o seu marido. Não deseja saber por quê? Não quer saber quem fez isso?

— Não sei. — Ava ergueu a cabeça e lançou os olhos azuis muito molhados para Peabody. — Eu deveria, sei que deveria. Mas nada importa. Ele vai ter partido do mesmo jeito.

— Ele gostaria que a senhora procurasse o responsável — assegurou Peabody. — Iria querer que nós encontrássemos essas respostas.

— Mas não as tenho. Como poderia ter?

— A senhora o conhecia melhor do que ninguém. Era sua esposa. Existem coisas que a senhora sabe, coisas que pode não julgar importantes ou relevantes. Por isso estamos aqui. Nós saberemos se são.

— A agenda do seu marido — começou Eve. — Ele escrevia os lançamentos à mão?

— Na agenda? Sim.

— O sistema automático do quarto, o programa para despertá-lo e assim por diante. Ele também programava tudo isso pessoalmente?

— Sim. — Ava se ajeitou no assento. — Ele gostava de ouvir em voz alta o primeiro compromisso do dia, e de ser lembrado do que tinha determinado para o café da manhã.

— Vocês se levantavam mais ou menos ao mesmo tempo, certo?

— Bem... Quando ele tinha algum compromisso logo cedo e eu não, eu costumava dormir com abafadores de som nos ouvidos e pedia que Greta me acordasse.

— A senhora toma medicamentos para induzir o sono?

— Ah, de vez em quando. — Ela acenou com a mão. — Não sempre.

— Por acaso ele também tomava?

— Às vezes. Todo mundo toma, não é?

— Seu marido seguia rotinas muito específicas. A porta do quarto ficava sempre fechada, as câmeras de segurança interna eram desligadas à noite e não há câmeras na área de dormir da suíte principal.

— Sim, ele era muito reservado.

— Até mesmo em hotéis — atalhou Brigit. — Todos viajamos juntos com frequência. Tommy sempre instruía as camareiras e o serviço de quarto para que todos mantivessem a porta do quarto fechada; sempre lhes dava boas gorjetas para garantir que fariam isso.

Estranheza Mortal

— Nesse caso, ele devia ser muito cuidadoso sobre a segurança doméstica — comentou Eve.

— Isso mesmo. Mandava testar e avaliar o sistema a cada três meses. — Ava levantou a xícara de chá e tomou um gole. — Também fazia upgrades no sistema e atualizava o programa sempre que novos recursos ficavam disponíveis. Não era uma questão unicamente de segurança, mas é claro que era prioritário. A verdade é que Tommy gostava de... brinquedos eletrônicos, se a senhora entende o que quero dizer.

— Entendo.

— Adorava testar diversos sons e assovios dos alarmes. Gostava de brincar com o sistema — relatou, melancólica.

Brincar... Esse era o próximo tópico do questionamento.

— Sra. Plowder, minha parceira e eu precisamos conversar com a sra. Anders em particular, agora.

— Ah... Brigit não pode ficar? — Ava buscou e agarrou a mão da amiga. — Eu me sinto muito melhor com ela por perto.

— Temos perguntas de cunho íntimo para fazer. Se depois de concluirmos a senhora optar por compartilhar tudo com a sra. Plowder, é direito seu. Se puder nos dar licença, sra. Plowder... srta. Morelli também.

— Estaremos lá em cima. — Brigit deu uma batidinha no braço de Ava. — Basta ligar se precisar de mim.

Quando a amiga saiu da sala, Ava largou a xícara de chá e pousou as mãos sobre o colo.

— Isto deve ser sobre as circunstâncias em que Tommy foi encontrado, certo? Brigit já sabe. Todo mundo sabe.

— Seu marido estava envolvido em relações sexuais fora do casamento?

— Não.

— Ele tinha conhecimento de que a senhora contratou os serviços de um amante profissional duas vezes por mês ao longo dos últimos 18 meses?

108 » J. D. ROBB «

Os ossos proeminentes das bochechas de Ava pareceram empurrar sua pele com força. Seus lábios tremeram e ela os apertou com força. Quando estendeu a mão para pegar o chá novamente, tremia.

— Sim. Sim, sabia. Por Deus. A senhora imagina o que as pessoas vão dizer sobre ele... sobre nós... se tudo isso vier a público?

— Em sua declaração inicial a senhora alegou que desfrutava de um casamento sólido e feliz.

— Não foi uma alegação falsa. É verdadeira.

— No entanto a senhora procurava gratificação sexual nos braços de um profissional.

Ava fechou os olhos por um momento e soltou um suspiro. Quando tornou a abri-los, eles estavam mais duros e raivosos.

— A senhora deve estar muito satisfeita consigo mesma, não é? Sentada aí e me julgando por seus padrões e posições morais elevadíssimos.

— Não estou julgando ninguém. Estou apenas perguntando.

— Claro que está me julgando, e a Tommy também. O mesmo acontecerá com todos os outros. Até mesmo Brigit, se ela souber. É a pessoa mais generosa e de coração mais aberto que conheço, a mais leal das amigas, mas jamais compreenderia isso. Nunca entenderia.

— Faça-me entender.

— Tommy e eu nos amávamos. Nós nos apreciávamos mutuamente. Éramos devotados um ao outro. Ele costumava dizer que me fazia rir enquanto eu o fazia pensar. Nosso casamento era sólido e muito gratificante para nós dois. Alguns anos atrás, talvez um pouco mais que isso, ele achou que... Ele começou a sentir necessidade de experimentar coisas novas na cama. — Ela tomou um longo gole do chá. O embaraço ou o calor da bebida pôs cor em suas bochechas. — Não éramos mais crianças, é claro. Mesmo quando nos casamos, já éramos maduros, pessoas muito experientes. Meu marido ansiava por mais... variedade no nosso relacionamento sexual, por assim dizer. Tentei fornecer isso. Só que não me sentia confortável com alguns dos seus...

Estranheza Mortal 109

Ela apertou os lábios antes de continuar:

— Em suma, não fui capaz de oferecer o que ele esperava, e ele não se mostrou satisfeito com o que eu desejava para mim nessa área específica do nosso casamento. Isso começou a corroer nossa relação, a destruir os fundamentos de tudo. Ambos sentimos esse perigo. Por que deveríamos permitir que um detalhe destruísse todo o resto? — perguntou ela. — Decidimos tirar o problema da equação, por assim dizer. Descobrimos que o sexo não era tão importante quanto o que sentíamos e o que representávamos um para o outro. Resolvemos simplesmente obter a saciedade em outro lugar. De forma discreta. Combinamos de usar profissionais para isso, e nunca levar qualquer um desses profissionais, não importa quem fosse, para dentro de uma das nossas casas.

— Ambos seguiram à risca essas condições?

Ava desviou o olhar.

— *Eu* segui. Ao longo dos últimos meses eu suspeitava que... Achava que talvez Tommy pudesse estar trazendo suas mulheres para dentro da nossa casa quando eu estava fora. Encontrei algumas peças de lingerie na minha gaveta, peças íntimas que não me pertenciam. Greta deve tê-las lavado e guardado acreditando que eram minhas. Alguns dos meus perfumes também desapareceram. Entre outras pequenas coisas...

— A senhora o questionou em relação a isso?

— Não. Fiquei magoada, admito. Ferida e decepcionada. Zangada também. Decidi aproveitar os momentos durante a última viagem com minhas amigas para refletir e decidir como lidar com isso. Ele deixou alguém entrar na nossa casa e agora está morto. — Suas mãos formaram punhos no seu colo. — Estou muito revoltada com ele, absolutamente possessa por ele me deixar dessa forma.

— A senhora sabe os nomes ou as agências dos profissionais que ele utilizava?

— Não. Tínhamos concordado em não trazer mais esse assunto à tona. Aquilo não dizia respeito a nós. Estava fora da nossa relação.

— Mas os seus pagamentos para Charles Monroe saíam diretamente da sua conta corrente, onde seu marido poderia identificar com facilidade.

Ela soltou uma meia risada.

— Tommy nunca sequer olhou para as minhas contas pessoais.

— E a senhora olhava para as dele?

O tom rosado voltou ao seu rosto.

— Sim, olhava. Passei a fazer isso ao suspeitar que ele trazia mulheres para dentro de casa. Só que não consegui encontrar nada incriminador lá. Não tenho certeza do que eu teria feito se tivesse encontrado.

— Como a senhora encontrou Charles Monroe?

— Minha amiga Sasha o recomendou. Ela sabe de tudo. Ao contrário de Brigit, Sasha é uma mulher muito aberta. Até mesmo um pouco selvagem, eu diria, para alguns padrões. Ela me disse que ele era muito bom, muito hábil e muito discreto. Eu estava uma pilha de nervos na primeira vez que o encontrei, mas Charles me deixou muito à vontade.

— Ele é o único acompanhante licenciado com quem a senhora esteve?

— Sim. Eu gostava dele, confiava nele. Conseguia pensar nos nossos encontros como se fossem uma sessão de terapia.

— A senhora está disposta a dar o seu consentimento para que o sr. Monroe converse conosco sobre o relacionamento de vocês?

— Ah, Deus. — Ava passou uma das mãos pelo rosto. — Suponho que não exista mais espaço para o orgulho ou a privacidade. Sim, estou disposta a consentir. Mas, em troca, preciso da sua palavra de que vai manter esse assunto privado longe da mídia.

— Tem a minha palavra sobre isso.

— Vou ter de contar tudo a Brigit — murmurou Ava. — Certamente vou desapontá-la.

— A sra. Plowder me parece uma mulher que ficará ao seu lado independentemente da situação — comentou Peabody, e Ava sorriu de leve.

Estranheza Mortal

— Sim, tem razão. Ela é assim. E ficará. Sou eu a verdadeira culpada por tudo isso? Sou a responsável? Se tivesse sido mais aberta e mais flexível sobre o que ele queria, Tommy ainda estaria vivo, não é? Não consigo parar de me perguntar isso.

— O assassino é o responsável, sra. Anders. É isso que a senhora precisa ter em mente. — Eve se levantou. — Obrigada pelo seu tempo e pela cooperação.

Já no interior do elevador revestido em aço martelado, Peabody sacudiu a cabeça.

— Situação difícil para ela, toda essa culpa em cima da dor. Ela não consegue deixar de se perguntar se tudo aconteceu porque ela tem problemas e inibições sexuais ou se é porque ele ultrapassou os limites do acertado. Já que ele é o único morto, ela provavelmente vai achar que a resposta está na possibilidade número um.

Eve disse apenas:

— Humm... — Quando chegaram ao saguão, Eve pegou um cartão no bolso. — Obrigada mais uma vez, detetive. — Ofereceu a mão e, em seguida, colocou o cartão na mão de Frank. — Você pode me encontrar em qualquer um desses números, caso se lembre de algo relevante.

— Pode deixar. — Ele guardou o cartão no bolso. — Boa sorte, tenente. Até logo, detetive.

— Sim, sorte — murmurou Eve, caminhando até o carro. — Vamos precisar de sorte. — Ela se colocou atrás do volante e continuou: — Parece que a vítima enveredou por um rumo tremendamente diferente depois de, sei lá, mais de 12 anos de casamento.

— Essas coisas acontecem, não é? Divórcios lotam o território dos relacionamentos, o mesmo acontece com o adultério. Acompanhantes licenciados de ambos os sexos ganham muita grana por alguma razão.

112 » J. D. ROBB «

— É verdade. — Eve tamborilou os dedos no volante. — Casamento geralmente é aposta furada.

— Frase estranha, dita pela mulher que tem o Marido dos Sonhos de todas as outras.

— Você acabou de ver que o Marido dos Sonhos pode muito bem decidir fazer uma curva arriscada em algum ponto da estrada e começar a desejar sessões de sexo a três ou...

— Eu, eu, eu! — Peabody ergueu a mão. — Por favor, me escolham.

— Tá legal... Estou mesmo morrendo de vontade de carregar você para debaixo dos lençóis, Peabody. Mal durmo à noite fantasiando com esse momento. O lance é o seguinte: você tem mais de doze anos de casada e, então, numa bela noite, seu marido bonitão chega em casa e diz: "Escute, querida, comprei essa mordaça com bolas e uma sonda anal no caminho. Vamos testá-las?"

— Isso seria um choque, mas aposto que a coisa foi bem mais sutil que isso. Talvez ele tenha experimentado algumas posições novas para testar as águas. Ela não foi receptiva à novidade, e a coisa foi desmoronando a partir daí. Vamos analisar ponto a ponto... Aqui está um homem que não é de se jogar fora. Está saudável, não tem um rosto de assustar criancinhas na rua, é dono de um negócio muito bem-sucedido, além de ser rico e ter uma esposa bela e sofisticada que o ama. Eles moram numa casa grande, têm muitos amigos e um sobrinho que é como se fosse um filho e herdeiro. De repente o maridão passa por uma crise de meia-idade, como acontece com muita gente, e começa a achar que já tem tudo, muito bom e muito bem, mas falta alguma coisa na sua vida... Ele já não é tão jovem ou tão potente como costumava ser e resolve compensar a parte chata da sua rotina. Em vez de comprar um carro esportivo muito chamativo e fálico, resolve que precisa de algo novo e selvagem na cama. Só que a esposa pergunta: "Você quer mesmo enfiar *ali*?"

— Ela está mais habituada a vê-lo enfiar *aquilo acolá* — concordou Eve. — Entendi o que você quer dizer. Então ela aceita uma solução intermediária. "Muito bem, então você enfia *ali* e *em quem* bem entender, enquanto eu consigo alguém que enfie *acolá* e ficamos numa boa?"

— Existe uma grande parcela de simpatizantes do Amor Livre que acredita em relacionamentos abertos. Alguns acham que todo mundo deve enfiar *ali* e *acolá*. Mas vamos analisar pelo seu ponto de vista... Tenho que admitir que também sou da opinião que é sacanagem ele enfiar onde bem entende, menos onde deveria. E, quando isso aconteceu... — Peabody apontou com o polegar para a janela do carro. — "A porta da casa fica bem ali, seu babaca." O combinado não funcionou para eles. Porque ele ultrapassou o limite acertado. Não conseguiu manter o acordo que fizeram quando se casaram e também não conseguiu manter esse novo acordo.

— Esse é o ponto que representa a chave de tudo. — Eve concordou. — Ligue para Charles. Avise a ele que conseguimos o consentimento da cliente e estamos indo para lá.

Louise abriu a porta, e sua presença fez com que Eve disfarçasse o ímpeto de ver Charles. Com o cabelo louro bagunçado e os olhos cinzentos sonolentos, parecia ter acabado de acordar. Vestia uma calça de inverno branca bem larga e uma camiseta de manga comprida.

— Olá, entrem, por favor. Charles está preparando o café da manhã porque dormi demais... Foi uma longa noite.

— Como estavam as ruas? — quis saber Eve.

— Muito frias. Sentem-se. Vou ver se consigo arranjar algum café.

— Não precisa, acabamos de tomar.

— Até parece que isso as impediria de tomar mais. Charles me disse que este encontro é sobre o assassinato de Anders.

— Isso mesmo.

— E que a mulher dele é uma das clientes de Charles.

— Exato.

— Isso significa que nem você nem Charles podem discutir o assunto comigo. — Louise ergueu as sobrancelhas. — É melhor eu sair da sala de fininho, certo?

— Podemos conversar em outro lugar.

— Tudo bem, não esquente. Vou aproveitar para tomar café na cama. Uma mordomia merecida.

Ela foi até a cozinha e Peabody olhou para Eve com ar preocupado.

— Opa...

— Sim, há algo de errado com eles. Senti a mesma vibração em Charles ontem à noite.

Louise voltou com uma bonita bandeja de prata e um café da manhã bem servido.

— Mandem beijos para Roarke e McNab — disse ela, desaparecendo a caminho do quarto.

Charles saiu da cozinha parecendo tão cansado e estressado quanto sua mulher.

— Olá, Dallas. Bom dia, Peabody. — Ele atravessou a sala e beijou as duas no rosto. — Conseguiram o consentimento dela?

— Está gravado. — Eve pegou o gravador e reproduziu a declaração de Ava.

— Isso basta. Então... — Ele apontou para as poltronas e se sentou em uma delas. — O que quer saber?

— Como Ava Anders entrou em contato com você?

— Pelo *tele-link*. Tenho uma linha só para uso profissional.

— Qual foi sua avaliação dela, nesse primeiro contato?

— Estava nervosa, mas tentava disfarçar o tremor da voz. Foi exatamente igual no primeiro encontro.

— Onde aconteceu esse primeiro encontro?

— Pesquisei depois que você saiu ontem à noite. Foi no Hotel Blackmore, no centro. Um lugar muito movimentado, exatamente o que ela queria. Ela deu entrada no hotel e entrou em contato comigo para me informar o número do quarto. Desse jeito eu poderia subir até onde ela estava sem que alguém nos visse juntos.

— Ok, isso é estranho, mas o que ela queria?

— A princípio, apenas conversar. Pediu almoço e vinho, e nós comemos na saleta de estar da suíte. Conversamos apenas, se não me falha a memória, sobre livros, peças de teatro e arte em geral. Para algumas pessoas esse primeiro contato com um profissional é muito parecido com um primeiro encontro comum, onde apenas a superfície é explorada para que os dois conheçam o básico um do outro.

Ele olhou para o quarto onde Louise, provavelmente, degustava seu café da manhã na cama.

— Conforme fomos nos conhecendo mais profundamente ao longo da conversa, percebi que o marido dela não tinha tanto interesse em literatura e arte quanto em esportes. E eu poderia lhe oferecer isso.

— Ela falou sobre o marido?

— Não muita coisa porque isso... corta o clima. Às vezes mencionava alguma coisa a respeito dele, geralmente depois da parte mais importante do encontro, quando conversávamos e tomávamos algum drinque ou um café. Contava que eles estavam para sair de viagem ou que iam a algum jantar, esse tipo de coisa.

— Como ela se sentia em relação ao marido, Charles? Você certamente saberia descrever.

— Quando ela falava no marido, era com carinho, mas de forma casual, do jeito que se faz quando duas vidas estão ligadas há muito tempo. Uma vez ela foi para o encontro no hotel depois de fazer compras e me mostrou a camisa que escolhera para dar a ele. Comentou o quanto ele ficaria bonito quando a vestisse.

— Sexualmente, o que ela procurava?

— Gostava de ser tratada com carinho. Preferia fazer tudo no escuro. Algumas velas podiam ficar acesas, mas, quando nos encontrávamos durante o dia, o que era o mais comum, as cortinas tinham que estar sempre fechadas.

— Você a classificaria como inibida?

— Tradicional. Muito tradicional. Talvez um pouco auto-centrada. Como disse, era carente de carinho. Não demonstrava tanto interesse em tocar quanto em ser tocada. Posso afirmar que reparei, nos últimos encontros, que algo estava fora do lugar. Ela parecia distraída, nervosa. E me perguntou se eu já tinha atendido alguma cliente casada na sua própria casa. Também quis saber se eu conhecia alguma acompanhante licenciada que fazia isso e se era incomum o pagamento ser feito em dinheiro vivo. Também quis saber se eu poderia localizar a acompanhante licenciada que fez um atendimento, caso ela me fornecesse o nome e o endereço do cliente.

— O que você respondeu?

— Que só aceitava compromissos domésticos de clientes casadas se ambos os cônjuges concordassem com o arranjo, mas que outros profissionais têm diretrizes diferentes nessa área. Dinheiro vivo sempre funciona — acrescentou com um sorriso. — Mas seria difícil eu localizar uma acompanhante específica munida apenas de um nome e endereço. Considerando o número de agências, os profissionais *freelancers*, as possibilidades de contatos, isso certa-mente não seria uma tarefa fácil.

— Ela entrou em contato com você depois que o marido morreu?

— Não.

— Quando é o próximo compromisso de vocês?

— Na quarta-feira da semana que vem. Ela cancelou nosso último encontro porque estava se preparando para viajar. Está marcado para duas da tarde, mais uma vez no Blackmore.

— Muito bem. Se ela não entrar em contato para cancelar esse encontro já agendado, gostaria que você a atendesse.

Ele soltou um suspiro longo e isso fez Eve unir as sobrancelhas, em sinal de estranheza.

— Tudo bem.

— Algum problema com isso?

— Não, não há problema algum. Sinto muito, mas, se houver outras perguntas, poderíamos continuar mais tarde? Tenho um compromisso marcado para daqui a pouco.

— É só isso. Por enquanto não precisamos de mais nada.

— Charles... — chamou Peabody enquanto se levantavam das poltronas. — Alguma coisa está errada?

— Não, nada. É que estou com um monte de coisa na cabeça. Podemos marcar um jantar juntos para breve... Nós seis.

— Seria ótimo. Sabe que pode me procurar a qualquer momento caso precise conversar sobre algo específico, não sabe?

Desta vez, quando ele sorriu, os olhos sorriram também.

— Sim, eu sei. — Ele segurou o queixo de Peabody, baixou a cabeça e nivelou os lábios aos dela. — Diga ao McNab que eu disse que ele é um homem de sorte.

Em vez de entrar direto no carro, Peabody caminhou pela calçada de um lado para outro, diante do prédio de Charles.

— Por que ele parece tão preocupado? Como se tivesse algo lhe remoendo a barriga?

— Não sei, mas essa foi uma boa descrição.

— Não pode ter a ver com o caso, Dallas. Não se trata de Anders. Se Charles soubesse de alguma coisa...

— Não, não é sobre o caso. Senti essa mesma tensão nele ontem à noite, antes mesmo de mencionar a morte de Anders.

— Talvez ele esteja doente. — A preocupação e angústia surgiram nas suas palavras. — Sei o quanto os acompanhantes licenciados são selecionados, ainda mais um de nível alto como Charles, mas pode ser que...

— Peabody, não há nada que possamos fazer a respeito disso. E, se ele estivesse doente, Louise saberia.

— Tem razão. Você está certa. É só que... eu o amo, entende? Não é um *amor* tipo assim como com McNab, mas...

— Entendi. Também tenho um fraco por Charles. Mas não há como saber de tudo sobre um amigo, nem consertar todos os seus problemas. É difícil perceber que eles têm alguma dificuldade, mas...

Ela parou, estreitou os olhos e fitou algum ponto distante.

— Que foi?

118 » J. D. ROBB «

— Estava refletindo sobre os amigos. Ainda temos tempo para passar na casa da última componente do trio "Mimosas no café da manhã" antes de eu ir me encontrar com Mira. Vamos ver o que Sasha tem para nos dizer.

Sasha Bride-West não estava inclinada a contar muita coisa. Parecia muito ocupada, gemendo em meio a uma sessão de flexões sob o comando de uma massa de músculos humana que ela apresentou como Sven, seu personal trainer.

— Ava e Tommy estavam passando por um momento complicado. Já viram algum casamento que não tenha épocas assim? Sven, você está me matando!

— Mais dez, minha guerreira. Depois você ainda tem que encarar muitas abdominais.

— Essas malditas abdominais eu posso *comprar.* — Quando ele estalou a língua várias vezes em sinal de desaprovação, ela cerrou os dentes e continuou. — Como eu estava dizendo, já tive três casamentos. Pouca calmaria, muito mar bravo e muitas estradas esburacadas. O caso de Ava parecia exatamente o oposto. Mas, quando ela me pediu para lhe indicar uma máquina de amor e guardar segredo, dei-lhe um nome. O cara é um gênio na cama e ainda por cima é ótima companhia. E mantive o bico calado.

Ela caiu, ofegante, e pediu:

— Água, Sven. Estou implorando!

Ele lhe entregou uma toalha para enxugar o rosto. Ela limpou o suor da pele cor de caramelo escuro.

— Você soube do que aconteceu depois?

— Quer saber se eu pedi para ela me contar todos os detalhes? — Sasha tomou a água, fez uma pausa e engoliu em seco antes de continuar. — Claro que pedi, mas ela se manteve trancada a sete chaves. E olha que sou muito boa para arrancar confidências.

Sven pegou a garrafa de água quase vazia.

Estranheza Mortal

— Hora da sessão de cárdio.

— Odeio cárdio. Podemos pular essa parte e ir direto para a massagem?

— Sasha! — reagiu Sven, com ar severo, estalando novamente a língua.

— Tudo bem seu sádico sexy. — Ela se levantou do chão da sua academia doméstica e subiu na máquina de *cross trainer*. — Quero Paris, Sven. Se vou caminhar, correr e trotar, que seja em Paris. Ia passar na casa de Ava para visitá-la agora à tarde — continuou Sasha, quando o Arco do Triunfo surgiu no telão diante dela. — Mas Brigit tem tudo sob controle, e é muito melhor para esse tipo de coisa que eu. Quando Ava está a fim de uma distração leve, uma viagem ou uma tarde de terapia de compras, é a mim que ela escolhe. Brigit é para as horas em que precisa de um ombro macio.

— Como Ava lhe pareceu estar nessa viagem mais recente?

— Bem. Numa ótima. Talvez um pouco tensa e emocionalmente instável nos primeiros dias, mas logo relaxou. Escute, tenente, não consigo conversar e enfrentar este tormento aqui ao mesmo tempo. É só isso?

— Sim, é só isso. Obrigada. Pode deixar que encontramos a saída.

Quando Eve se virou, ouviu Sasha praguejar.

— Sven, seu canalha! Não existe uma ladeira como essa na porcaria dos Champs-Elysées!

Capítulo Sete

As conversas matinais deram a Eve muitas informações para digerir. Com tempo livre ela teria feito exatamente isso em seu escritório, as botas sobre a mesa e os olhos em seu quadro do crime, já montado na parede. Mas as sessões com a dra. Mira valiam ouro e não eram algo que ela poderia se dar ao luxo de dispensar.

Como Peabody estava transcrevendo as declarações e preparando os relatórios, Eve foi sozinha ao consultório de Mira.

— A doutora está um pouco atrasada nos horários hoje — informou a guarda do palácio disfarçada em assistente da médica.

— *Um pouco atrasada* significa quanto tempo de espera?

— Alguns minutos. — A mulher sorriu. — Como a senhora também atrasou um pouco, não deve esperar muito.

— Tudo bem. — Virando-se de costas para a atendente, Eve franziu o rosto, armou uma careta e fez mímica com os lábios: *A senhora também se atrasou um pouco.* Em seguida pegou o *tele--link* e ligou para a sua amiga mais antiga, Mavis Freestone. Segundos depois, a cara feliz de Mavis, emoldurada por uma explosão de cabelo cor de lavanda, surgiu na tela.

Estranheza Mortal

— Dallas! Adivinhe para onde vamos hoje? Eu e a umbiguinha.

— Para o inferno dentro de uma cesta de piquenique?

— Não, ao pediatra. É para lá que vamos! — informou Mavis, com um arrulho animado. — Já estamos limpinhas, lindas e vamos ao pediatra para que ele possa examinar o bumbum do nosso bolinho de carne, os ouvidinhos atentos da nossa amoreca e sua barriguinha redonda. Não é verdade, Bellamia? Diga *oi* ali para a titia Dallas, minha bolinha de açúcar. Diga *oi*!

O rosto de Mavis foi substituído na tela pela bebezinha de bochechas redondas (que realmente pareciam uma bola de açúcar), olhos brilhantes e cabelos encaracolados que Mavis tinha colocado para fora da barriga dois meses antes. Fitas listradas com laços estavam presas aos cachos da criança, um pouco de baba lhe escorria pelo queixo gorducho e ela exibia um enorme sorriso de gengivas. — Diga oi para Bellaloca, titia Dallas.

— Como vai, Belle? Escute, Mavis...

— Dê um tchauzinho, minha bonequinha cuti-cuti. Mande um oi para a titia Dallas. Arme um biquinho e faça um *gugu-dadá*...

— Mavis!

— Que foi?

— Mavis, vou dizer uma coisa para o seu próprio bem: você precisa parar com essa insanidade. Está parecendo uma retardada.

— Eu *sei*. — Os olhos de Mavis, que naquele dia estavam roxos, giraram para cima. — Posso me *ouvir*, mas não consigo parar. É uma espécie de droga, entende? Totalmente *super*! — Ela largou o *tele-link*, e a tela se encheu com as cores de arco-íris do teto do quarto de Bella. Eve ouviu Mavis arrulhar, gargarejar, e imaginou que ela fora colocar a criança em algum lugar.

— Pronto, voltei! Ela é tão bonita. E tão boazinha. Agora mesmo, de manhã...

— Mavis!

— Desculpe. Pode falar. — Mavis soltou um suspiro que fez vibrar a franja que lhe caía sobre os olhos. — Vou para o estúdio de gravação mais tarde, preciso trabalhar no novo disco. Estarei cercada de pessoas adultas e muitas figuras artísticas completamente loucas. Isso vai ajudar.

— Sim, figuras artísticas loucas, essa é a solução. Liguei só para te fazer uma pergunta.

— Manda.

— Se você e Leonardo estivessem com problemas na cama...

— Morda a sua língua em três pedaços e engula tudo!

— Espere um pouco e me escute. Se vocês estivessem com problemas e a situação ficasse meio pesada na cama...

— Não teria como a coisa ficar pesada na cama se estivéssemos com problemas lá, certo?

— Ha-ha! Estou falando sério. Se a coisa ficasse esquisita você me contaria?

— Afirmativo. — Os olhos roxos registraram um curto lampejo de preocupação. — Você e Roarke estão...

— Não. Segunda parte da pergunta: se você resolvesse se encontrar com um acompanhante licenciado...

— Pode ser um daqueles que são realmente gatos? Poderiam ser dois gatos ao mesmo tempo, com ferramentas grandes?

— Sim, lindos e com ferramentas imensas. Se você fizesse isso, me contaria depois?

— Dallas, se eu estivesse agitando a região sul com o auxílio de um ou dois profissionais, você não conseguiria me fazer calar a boca nem que quisesse. Embora fosse tentar, só para não ouvir os relatos sobre como eles lambiam chocolate derretido de dentro da minha...

— Não, eu realmente não iria querer ouvir.

— Mas como o meu urso de pelúcia já faz isso e tem uma ferramenta bem grande, não preciso de acompanhantes licenciados.

— Certo. — Eve se virou quando ouviu a porta de Mira se abrir. Olhou rapidamente e terminou a chamada. — Obrigada, mais tarde a gente se fala. E aí, Charles? Mundo pequeno!

Foi como se Eve tivesse batido com um tijolo na cara dele. A expressão de Charles saltou do choque à descrença e terminou num ar de incômodo.

Estranheza Mortal 123

— Já ouvi dizer que Nova York é mesmo uma cidade pequena — Ele conseguiu dizer, por fim. — Acho que é isso que significa o ditado. Eu só estava... bem...

— Olá, Eve. — Com um sorriso caloroso e acolhedor no rosto bonito, Mira se colocou ao lado de Charles. — Desculpe por tê-la feito esperar. Entre. Charles, é sempre um prazer vê-lo.

— Obrigado. Acho que vou... — Ele fez um gesto tolo, diferente do seu estilo habitual. — Vou deixar que voltem ao trabalho.

Por cima do ombro, Eve o observou se afastar dali rapidamente enquanto ela entrava na sala de Mira.

— O que foi isso?

— Sente-se. Vamos tomar um pouco de chá.

Enquanto Eve franzia a testa, Mira se movimentou com a habitual graça e eficiência em torno das duas poltronas aconchegantes e foi até o AutoChef para preparar o chá floral que parecia ser seu único sustento. Seu cabelo preto e elegante balançou com suavidade ao redor do rosto paciente, ressaltando os calmos olhos azuis. Seu terninho, num tom simples de ouro velho naquele dia, deixava à mostra suas belas pernas.

— Já que seu cabelo não tem um único fio fora do lugar, doutora, suponho que ele não tenha passado aqui para fazer sexo com a senhora.

Mira colocou xícaras delicadas sobre a mesa que ficava entre as poltronas e riu com ar de legítimo prazer.

— Não teria sido interessante? Tão interessante, na verdade, que não pretendo confirmar nem negar sua suposição. — Ela sentou, cruzou as pernas com classe e analisou o rosto de Eve. — Está irritada porque dois de seus amigos têm algum assunto particular que não estão inclinados a compartilhar com você.

— Não estou irritada. — Incomodada, Eve decidiu. Talvez estivesse incomodada com aquilo. — A esposa da vítima é uma das clientes de Charles, e eu o entrevistei a respeito disso hoje de manhã, então...

— Posso lhe assegurar que o assunto que Charles e eu discutimos não tem nada a ver com a sua investigação. Agora, a respeito do caso...

— Ele está em apuros?

Os olhos de Mira suavizaram.

— Não, não está em apuros. Só com muita coisa na cabeça esses dias.

— É o que ele anda dizendo para todos — retrucou Eve, e se largou numa das poltronas. — Lidar com pessoas é muito trabalhoso.

— Pode ser trabalhoso, sim.

— Eu poderia descobrir tudo. Meu trabalho é encontrar resposta para as coisas.

— Mas não fará isso porque acabei de lhe assegurar que ele não está em apuros e você não vai se intrometer.

— Se todas essas pessoas não atravessassem no meu caminho o tempo todo, atrapalhando minha passagem seja onde for, eu não precisaria pensar nelas.

Mira tomou um gole de chá, mas cobrir seu sorriso não ajudou a esconder o ar divertido que tinha nos olhos.

— Sua vida está mais cheia de gente do que costumava estar. E você está mais contente.

— Sim, estou me sentindo realmente aconchegada, no momento. Ah, deixe isso para lá... — Ela deu de ombros. Charles era um menino crescidinho. — A senhora leu o arquivo?

— Li, sim. — Mira tomou outro gole de chá enquanto, Eve sabia, alinhava os pensamentos. — Na minha opinião, Anders conhecia a pessoa que o assassinou. O método utilizado e a encenação que pontuou tudo mostram que as coisas foram não apenas pessoais, mas também íntimas. De fundo sexual, é claro, mas sexo nem sempre é íntimo. E não há evidência física ou forense alguma de que a vítima tenha se envolvido em relações sexuais com a pessoa que o assassinou ou com qualquer outra na noite do crime.

— Não mesmo. Ele estava de carga completa. Não havia fluidos corporais nos lençóis, nem no corpo. Não encontramos fios de cabelo também, a não ser da própria vítima, e fragmentos de pele.

Estranheza Mortal 125

— No entanto, tudo foi montado para fazer parecer que aconteceu de outra forma, e essa encenação foi importante. Ela exigiu tempo, planejamento e preparação. O assassino pensou em como aquilo tudo poderia ser alcançado ou executado e se dedicou a isso. Não há impulso de nenhum tipo aqui, não existe nada passional. O que existe é um senso de drama, algo quase teatral, mas com um sentido de ordem sublinhando tudo. Parece feminino. Pode soar sexista, mas não me parece que tenha sido um crime entre pessoas do mesmo sexo.

— Se tivesse sido, o corpo teria sido deixado numa posição diferente. Considerando a logística do sexo entre dois homens, acho que um assassino do sexo masculino teria colocado o corpo de outro jeito.

Mira concordou.

— Boa observação.

— Apesar de ter dito a Peabody para não aceitar de cara a versão de que o crime fora cometido por alguém do sexo feminino, acho que, se estivéssemos lidando com um homem, no caso do sexo ser parte importante nisso, haveria mais raiva. E se Anders era gay, estava escondido bem no fundo do armário. Somado a tudo isso, em minhas conversas com a esposa, ela admitiu que eles trocaram algumas ideias sobre as preferências sexuais dele, e ela sempre falou em mulheres.

— Uma assassina, então; uma mulher que é capaz de resistir a um impulso, pelo tempo suficiente para planejar e executar um plano como esse. Uma mulher que aprecia coisas elaboradas e simbólicas. Que teve ou acreditava ter tido um relacionamento íntimo com a vítima; uma mulher que certamente, em algum momento, *teve* um relacionamento sexual com ele. Alguém que considera o sexo algo poderoso, cativante... e aviltante.

— Existem acompanhantes licenciadas com esse perfil — especulou Eve. — Gente que se deixa envolver nisso como um viciado, mas depois o fogo se extingue por completo.

— Verdade. É por isso que elas são examinadas de forma tão abrangente antes de conseguir a licença e depois, ao longo do tempo, para mantê-la.

— A senhora está inclinada a achar que foi uma profissional?

— Certamente poderia ser. Existem fatores que indicam esse tipo de intimidade e de distância. Uma acompanhante profissional deve subjugar suas próprias necessidades a fim de adaptar sua relação às exigências do cliente. A natureza e a extensão da relação ficam por completo nas mãos do cliente.

— É para isso que elas são pagas — comentou Eve.

— Sim, e as mais bem-sucedidas conseguem considerar sua atividade como *profissão*. — Gostam do próprio trabalho ou o consideram serviço público. Aqui, a vítima estava amarrada e sem roupa. E era o requerente, o submisso. O estrangulamento foi mais um símbolo de quem estava no controle, de quem dominava.

Enquanto falava de sadomasoquismo, submissão e outras áreas marginais do sexo, Mira tomou mais um gole do chá floral.

— Foi um crime sexual, certamente — continuou —, mas não de raiva ou vingança. Os órgãos genitais não foram destruídos nem mutilados, e mereceram uma posição de proeminência.

— Bela palavra para aquilo.

Mira sorriu de leve.

— Suas anotações da cena do crime indicam que ele insistia em deixar a porta do quarto fechada, usava telas de privacidade, cortinas e assim por diante. Era um homem discreto que nutria fortes sentimentos sobre manter a privacidade do quarto. Desse modo, ao destacar sua área mais íntima, seu ponto mais íntimo, a assassina o rebaixou. Ela o humilhou mesmo após a morte. E, no entanto...

— Ela, já que estamos usando o feminino — completou Eve —, injetou nele tantos tranquilizantes que quase o deixou em coma, antes de qualquer coisa. Não queria que ele sentisse dor ou medo. Não queria que sofresse. — Esse era um detalhe que continuava entalado na garganta de Eve. — Não faz sentido.

Estranheza Mortal

— Sim, é uma contradição, eu concordo. Mas as pessoas podem ser contraditórias. Talvez tenha sido um acidente, talvez ela tenha calculado mal a dose. E, antes que você pergunte, respondo: não, eu não creio que tenha sido um erro de cálculo. Houve muito trabalho de preparação para aceitarmos um erro tão grande.

Eve se sentou por um momento, pegou o chá e bebeu antes de lembrar que aquilo não era café.

— Ahn...— Ela colocou a bebida novamente sobre a mesa. — Estou achando que pode ter sido a esposa.

Intrigada, Mira inclinou a cabeça.

— Pensei que já tivesse sido confirmado que a esposa não estava em Nova York na hora do crime.

— E não estava.

— Você suspeita que ela tenha contratado o assassino?

— Não tenho nada que garanta essa hipótese. Absolutamente nada. Além disso, fico voltando à questão básica: por que um assassino de aluguel o doparia tanto? Qual a diferença para um assassino desse tipo se a vítima sofre ou não? Vou pedir a Roarke para dar mais uma olhada nas finanças, buscar outras contas, mas não me parece ter sido um crime contratado. Não foi um trabalho profissional.

— E por que acha que pode ter sido a mulher dele?

— Ela é inteligente. Planeja tudo, tem explicação para tudo. Suas respostas, reações, seu comportamento, tudo é perfeito, absolutamente correto. Como se já tivesse analisado tudo com antecedência. Talvez isso esteja me empurrando na direção dela, mas não consigo aceitar ou entender esse *arranjo* que ela disse ter com a vítima.

Levantando-se da poltrona, Eve começou a andar de um lado para outro e analisou tudo com Mira, condensando os fatos ao máximo.

— Você não acredita nela — concluiu Mira. — Mais que isso: você não acredita que um casal dentro de um casamento aceitaria um acordo desse tipo em relação ao sexo.

— Vendo de forma objetiva, sei que as pessoas poderiam e fariam isso, porque conheço muita gente completamente louca. Mas a coisa não se encaixa, não me convence... É como uma nota desafinada que se repete o tempo todo na minha cabeça e me tira o foco. Não sei se detesto a porcaria da música ou se ela é simplesmente falsa.

— A objetividade é a chave para o que você faz, Eve, e o instinto também é. Se alguma nota nessa melodia lhe parece falsa e a sensação permanece, precisa decidir qual outra nota colocaria no seu lugar.

— Pois é. O que a senhora acha?

— Eu não ouvi o relato diretamente da fonte, e isso pode fazer diferença. Mas lhe garanto que os parceiros de casamento muitas vezes fazem acordos e barganhas que parece estranhos ou mesmo errados para alguém de fora.

— Sim, continuo voltando a esse ponto também. As pessoas fazem coisas malucas o tempo todo.

Era hora de deixar as ideias em banho-maria, decidiu Eve, pegando uma passarela aérea para iniciar a viagem de volta à Divisão de Homicídios. Hora de ver os fatos e provas por outro ângulo, de deixar as personalidades e especulações cozinhando na mesma sopa. Com isso em mente, trocou de passarela e foi até a Divisão de Detecção Eletrônica. Um cara a cara com o capitão Feeney, seu antigo parceiro, poderia lhe trazer outro ponto de vista sobre a violação do sistema de segurança. Contornou dois policiais que falavam de basquete, passou por uma mulher de rosto sério, braços cruzados e raiva nos olhos; acabou enredada numa multidão de corpos.

Sentiu cheiro de perfume barato, café fedorento e comida recém-preparada enquanto serpenteava e abria caminho à base de cotoveladas. Como sabia que os elevadores eram sempre piores, manteve-se nas passarelas. Quando se aproximou da DDE, o tom mudou. Policiais ficaram mais jovens, as roupas mais na moda e os piercings, mais abundantes. Cheiros mudaram para coisas adocicadas e refrigerantes. Todos ali estavam conectados a algum aparelho por

Estranheza Mortal

headsets, fones de ouvido ou microfones. O volume da conversa aumentava, o barulho seguia por todo o corredor e alcançava o maior número de decibéis dentro da sala principal da Divisão.

Ela nunca conhecera um detetive eletrônico que ficasse parado por mais de cinco minutos. Eles davam tapinhas uns nos outros, dançavam, batucavam, sacudiam o corpo. Eve calculou que, se trabalhasse numa mesa na DDE, levaria menos de cinco minutos para ficar louca e começar a atacar pessoas. Aquilo combinava com Feeney. Ele era velho o bastante para ser pai da maioria dos seus detetives, e sua noção de moda se limitava a confirmar se estava com as duas meias da mesma cor, mas os tons coloridos e a agitação da DDE combinavam à perfeição com ele, assim como os ternos amassados.

Combinavam de um jeito natural.

Ela se virou para entrar na sala dele, que estava de porta aberta. Uma explosão de som a fez parar na porta para, em seguida, entrar com mais cautela. Feeney estava sentado à sua mesa. Seu cabelo cor de gengibre, salpicado por generosos cinzas, estava todo arrepiado, como um gato eletrocutado. Abaixo do cabelo, seu rosto confortavelmente abaixado parecia frio e pálido, sem mencionar o nariz vermelho e muito brilhante, mais parecendo um sinal de trânsito aceso, no meio do rosto.

A explosão de som veio novamente sob a forma de três espirros fortes, seguidos por um assoar ruidoso e xingamentos revoltados.

— Caramba, você está mal.

Os olhos inchados dele se ergueram. As olheiras pareciam sacolas que se dobravam sobre as bochechas úmidas.

— Peguei a porra de um resfriado filho da puta.

— Sim, ouvi em alto e bom som. Acho que você deveria estar na cama.

— Se eu for para a cama, minha mulher vai voar em cima de mim como urubu na carniça, porque me mandou sair de casa com um cachecol grosso; depois vai reclamar que não usei aqueles lindos protetores de lá para orelhas que ela me deu no Natal. Aquelas bostas me deixam ridículo: parece que estou com dois ratos vermelhos saindo pelos ouvidos. Por fim, vai querer passar em mim algo estranho que só Deus sabe o que é.

Ele tossiu, espirrou e xingou. Eve recuou mais alguns centímetros.

— Para coroar a situação, ela anda fazendo um curso sei-lá-onde de medicina alternativa e enfiou na cabeça que irrigação do cólon é a cura para todas as doenças. Acha que tenho cara de quem quer receber uma irrigação do cólon?

— Para ser franca, não.

Ele assoou o nariz de forma heroica.

— Quer um resumo sobre o sistema eletrônico dos Sanders, certo?

— O nome é Anders. — Eve quase conseguia ver os germes microscópicos dançando e se acasalando alegremente no ar ao seu redor. — Feeney, você precisa ir para casa.

— Vou ficar numa boa. Trouxe inaladores e descongestionantes. Não adiantam merda nenhuma, mas trouxe. Se tivesse um tumor no cérebro, eles saberiam resolver o problema rapidinho. Mas peguei um germe escroto e não conseguem me curar.

— Sim, é uma barra, mas...

— Venha, entre aqui, vou abrir o arquivo.

Ela o observou longamente. Feeney a treinara, fora seu mentor e parceiro de longa data. Ele era para ela, em todos os sentidos que importavam, uma espécie de pai. Então, imaginou germes fazendo orgias e transando alegremente uns com os outros por toda a sala.

— Ahn, na verdade, preciso voltar lá para baixo. Esqueci uma coisa.

— Só vai levar um minuto.

— Feeney, não vou até onde você está, não vou dar nem mais um passo sem estar vedada por um traje de proteção contra agentes químicos e biológicos. Você está mais doente que um cão de rua e é contagioso. Dá para ver os micróbios voando pelo ar e fazendo uma festa. Você precisa ir para casa.

Ele baixou a cabeça e a deitou sobre a mesa.

— Me dê um tiro, por favor, garota! Estou fraco demais para pegar minha própria arma e fazer isso.

— Merda. — Ela olhou para trás e viu que o cubículo de McNab estava vazio. Já devia ter imaginado. — Ei, você! — Ela apontou um dedo para o corpo vivo mais próximo, apesar dele vestir um colante amarelo que o fazia parecer uma banana madura, complementado por botas na altura dos joelhos com sistema de amortecimento a ar. — Seu capitão precisa de transporte para casa. Agora! Organize isso. Quem é o segundo em comando aqui?

— Hummm...

— Meu Deus! Vá agitar o transporte. Quero um veículo pronto e um policial na porta do elevador da garagem, no térreo, assim que eu chegar lá. Se isso não acontecer... Qual é o seu nome?

— Ahn... Detetive Letterman.

— Se isso não acontecer, detetive Letterman, vou voltar aqui e descascá-lo lentamente como se você fosse a banana que parece ser, vestido com essa roupa. Fui bem clara?

— Sim, senhora.

— Vá logo, então! — Eve respirou fundo várias vezes, como um mergulhador que se prepara antes de um mergulho profundo. Prendeu a respiração e entrou na zona vermelha. Pegou o casaco de Feeney, o chapéu e um cachecol que viu ali.

— Vamos nessa, vista isso!

— Quero morrer na minha mesa — choramingou ele — e não na cama como um homem idoso.

— Caramba, deixe de ser um bebezão, Feeney. Você não vai morrer. Vista logo o seu casaco. Não respire na minha direção. Coloque o chapéu. Que diabos há de errado com a sua cabeça para você sair de casa e vir trabalhar nesse estado?

Seus olhos vidrados giraram para cima e se fixaram aos dela.

— Você está se transformando na minha mulher nesse exato momento, toda nervosa e irritante.

Insultada, ela enfiou o chapéu sobre a cabeça dele e o puxou com força até lhe cobrir as orelhas.

— Muito cuidado, meu chapa, senão vou derrubar você no chão com umas porradas e pedir a dois dos seus subordinados que estão ali fora, fantasiados de frutas, para colocar você dentro de um carrinho e levá-lo para fora daqui.

— Ah, assim está melhor. — Ele apoiou uma das mãos sobre a mesa. — Sabe de uma coisa, Dallas? Estou doente pra cacete!

— Essa é a coisa mais inteligente que você disse desde que cheguei aqui. Vamos! — Ela colocou o braço em volta da cintura dele e o levou para fora. Na sala da equipe, o olhar de aço que ela lançou à sua volta cortou todas as perguntas ou comentários. — Liguem para a Manutenção — ordenou, ao arrastar Feeney para fora. — Mandem desinfetar essa sala.

— Sanders — disse Feeney, ofegante.

— *Anders*! — corrigiu ela, chamando o elevador.

— O controle remoto era muito sofisticado. Personalizado.

— Ok. — Quando as portas do elevador se abriram, os ocupantes deram uma boa olhada em Feeney. Os protestos começaram imediatamente. — Deem espaço para o doente ou caiam fora daqui. — As pessoas se dispersaram como se tentassem escapar de um navio que está naufragando quando ela puxou Feeney para dentro da cabine. — Garagem! — ordenou — Térreo.

— Foi desligado e reinicializado da mesma forma — continuou Feeney. — Não houve invasão do sistema. Quem entrou sabia a senha ou tinha um clone do controle. Não há qualquer indicação de clonagem. O invasor teve que ser muito esperto.

— Ok. — *Quanto tempo* demoraria ainda para eles chegarem à maldita garagem? Quanto tempo depois dos micróbios produzirem novos filhotes?

— Não havia nada suspeito nos *tele-links* da casa. Coloquei a transcrição de tudo no relatório.

— Tudo bem.

— O *tele-link* de bolso também. E todas as ligações feitas pelo *tele-link* do escritório. — Voltei uma semana atrás na busca de todos eles, mas não apareceu nada.

Estranheza Mortal

— Já entendi, Feeney.

— Nada apareceu nos computadores também. — Ele se deixou cair sobre Eve como um bêbado. — O cara tinha um milhão deles; por isso que está levando tanto tempo. Os dados pessoais não têm nada de errado.

— Já investigaram a esposa?

— Esposa de quem?

— Ah, deixa pra lá. — Quando as portas se abriram, um guarda corpulento, uniformizado e de olhar duro veio na direção deles. Letterman escaparia com vida, Eve pensou.

— Capitão Feeney?

— Bem aqui — disse Eve. — Onde está sua viatura?

Ele apontou para uma patrulha preta e branca.

— Deixe-me ajudá-lo. O pobre coitado parece muito doente.

— Onde fica o centro de saúde mais próximo? — perguntou Eve, quando colocaram Feeney no banco de trás, onde ele simplesmente se esparramou de bruços.

— Tem uma clínica na esquina da Broadway com a Rua 18.

— Leve-o até lá.

— Own, Dallas — Feeney murmurou.

— Fique com o capitão — Eve ordenou. — Vou entrar em contato com a esposa dele. Quando ela chegar lá, se pedir para que você fique, atenda-a.

— Sim, senhora.

— Qual é o seu nome?

— Klink.

— Cuide dele, policial Klink.

Ela bateu a porta e deu um passo atrás. Acompanhou quando Klink conduziu Feeney para longe dali e se perguntou se conseguiria algum tempo para uma boa sessão de desintoxicação.

Aceitou apenas lavar e esfregar as mãos com força, como se fosse sair dali para realizar uma cirurgia. Ligou para a esposa de Feeney enquanto dirigia e voltou para sua própria divisão, a fim de procurar por McNab. Teve visões da DDE promovendo uma orgia de proporções bíblicas, sem Feeney no comando. Quando já se preparava para ligar para McNab, entrou na sala de ocorrências e o viu.

Ele estava de costas para ela, mas não havia dúvida de que era Ian McNab. Quem mais tinha aquela compleição magra e um comprido rabo de cavalo de cabelo louro que escorria pela parte de trás de uma camisa estampada com o que se assemelhava ao que se via dentro de um caleidoscópio? E quem mais poderia estar com a bunda encostada à mesa da sua parceira?

— McNab, tire essa bunda magra e patética da mesa de Peabody e venha até a minha sala.

Eve não se deu ao trabalho de esperar para ver se ele obedeceria. Não tinha dúvidas de que o faria e sabia perfeitamente que ele daria um beliscão ou faria cócegas em Peabody antes de sair. Algumas cenas ela não precisava testemunhar.

No momento em que ela pegava café, ele entrou quase aos pulos em sua sala.

— Oi, Dallas, só dei uma passadinha aqui embaixo para...

— Quem é o oficial que fica logo abaixo de Feeney?

— Ahn, acho que é... isso mesmo... sargento Reedway, provavelmente. Por que pergunta?

— Acabei de mandar levar Feeney para o centro de saúde. Ele estava...

— Caramba! — Os olhos verdes claros de McNab se enevoaram de preocupação. — Feeney está tão mal assim? Ele parecia meio ferrado hoje de manhã.

— Está péssimo. Informe ao seu sargento que o capitão está doente. Se ele precisar de alguma informação ou assistência, pode entrar em contato comigo.

— É ela. Sargento detetive Melodie Reedway.

— Uma policial que se chama Melodie? Isso não está certo. — Ela abanou o ar, deixando o assunto de lado. — Se a sua oficial superior não tiver objeções, eu gostaria que você assumisse a função

Estranheza Mortal

de detetive eletrônico principal na investigação Anders. Você é irritante, mas pelo menos já sei o que esperar de você.

Ele sorriu.

— Já estou trabalhando no caso. Desci para te dar uma atualização.

— Feeney só me passou algumas informações enquanto eu o levava para pegar a viatura e ir ao médico, mas me pareceu tudo meio confuso. Já começou a investigar os eletrônicos da esposa?

— Estamos focados nos aparelhos da vítima ainda, e ele tem muitos. Tudo de última geração. O cara gostava de tudo que era recém-lançado, só cavalgava máquinas potentes. Estou falando dos equipamentos — explicou, ao ver Eve franzir a testa. — Posso passar a analisar os da esposa, se quiser. Existe algo em especial que eu deva ficar de olho?

— Existe, sim. Uma conversa dela com o assassino seria ótimo. Você já conhece os detalhes do caso e é detetive. Saberá identificar quando achar ou ouvir algo relevante. Volte lá para cima, McNab.

— Tudo bem. Escute, Dallas... Pode deixar que ligo para a sra. Feeney e aviso sobre o marido.

— Já fiz isso. Mas você poderia conferir a situação com o policial Klink. É ele que está com Feeney.

— Ok. Ei, vai ser *supermara* ver Peabody na entrevista para o *Now* hoje à noite. Só que ela está muito assustada. Estava dando uma força para ela agora há pouco.

— Espero que isso seja tudo que você estava lhe dando. Deixe-a em paz e não toque na minha parceira quando sair daqui.

Ela fechou a porta assim que ele saiu. Depois de terminar seu café, ela se sentou à mesa e colocou as botas em cima dela. E estudou o quadro do assassinato na parede.

Thomas A. Anders, pensou. Sessenta e um anos, rico e bem-sucedido. Casado, sem filhos. Tio amoroso do único sobrinho, que será um dos principais herdeiros e seu sucessor nos negócios. Apreciava esportes, brinquedos eletrônicos e, segundo sua esposa, sexo bizarro. Amigo leal e patrão justo. Partidas de golfe e de tênis.

Também tinha ingressos para todos os esportes conhecidos pelo homem. Sempre de camarote.

Afastando-se do quadro, Eve abriu os arquivos no computador, examinou as fotos da cena do crime que não estavam pregadas e, em seguida, releu a lista do que vira no closet e no quarto de vestir da vítima.

Ternos, muitos. Mais de uma dúzia. Dois smokings. Camisas sociais e gravatas. Sim, sim... Tudo ocupava uma das paredes do closet. A menor. Ao longo das duas maiores estavam as roupas casuais e os conjuntos esportivos. Calças de golfe, calças cáqui, camisas esportivas, shorts, calças para corrida, camisetas do tipo regata. E, nas gavetas... o que encontrara quando abriu as gavetas?

Meias, lembrou, puxando pela memória. Suéteres de marca, alguns em *cashmere*, outros em lá merino e alpaca. Muitas camisetas lisas, de mangas curtas e compridas. Um monte de logotipos de diversas equipes e esportes, emblemas diversos. Muita coisa com a própria marca. Dezenas de meias esportivas. Cuecas samba-canção coloridas, outras brancas e lisas, camisetas em meio à roupa de baixo, todas brancas. Pijamas sob medida.

Interessante.

Acrescentou algumas anotações no arquivo. Depois de duas batidas curtas, Peabody colocou a cabeça pela fresta da porta.

— Dallas, Ben Forrest está aqui. Ele gostaria de vê-la.

Eve olhou para o quadro, pensou em mandar Peabody fazê-lo esperar um pouco lá fora, mas mudou de ideia.

— Deixe-o entrar.

Terminou suas últimas anotações e fechou o arquivo. Ao ouvir uma batida na porta, disse, com naturalidade:

— Entre.

— Tenente, muito obrigado por me receber e...

Ela observou o rosto de Ben. Analisou atentamente o instante em que seus olhos cansados se arregalaram e viu quando o horror em estado bruto os deixou vidrados.

— Deus, ah, Deus!

— Sinto muito, sr. Forrest. — Eve se levantou e posicionou o corpo em um ângulo que bloqueava a visão das fotos do tio para o visitante. — Não lembrei que... Vamos conversar lá fora.

— E-eu... Sei o que a senhora me contou e acompanho tudo que estão dizendo na mídia sobre a forma como ele morreu. Só que...

Eve pegou seu casaco de couro no gancho e cobriu o quadro com ele.

— Sente-se. — Ela o empurrou de leve até a cadeira de visitas e pegou uma garrafa de água.

— Quem faria isso com ele? Quem iria humilhá-lo dessa forma? Matá-lo já não foi suficiente? — Em vez de beber, Ben bateu com a garrafa contra a palma da mão. — Não foi o suficiente tirar sua vida?

— Quem iria querer humilhá-lo dessa maneira?

Quando seu olhar se levantou para Eve, a fúria queimou.

— Não sei. Juro por Deus que não sei. Se soubesse ou desconfiasse de alguém, fosse homem ou mulher, eu diria. Eu o amava, tenente Dallas.

— Acredito na sua palavra. Você viajou com ele várias vezes. A negócios, a lazer. Viagens para torneios de golfe, eventos esportivos.

— Sim. Acho que, em média, fazíamos uma viagem por mês.

— Ben, olhe para mim. Acredito que o amava, mas garanto que, se você estiver me escondendo alguma coisa, isso não irá ajudá-lo. Portanto, pense bem antes de me responder. Quando vocês viajavam, só vocês dois, ele costumava procurar mulheres? Alguma vez arrumou companhia profissional ou de outro tipo?

— Não... Espere! — Ele ergueu a mão, fechou os olhos e respirou fundo várias vezes. — Quase sempre compartilhávamos uma suíte de dois quartos. Desse jeito podíamos ficar juntos algum tempo antes de dormir. Não posso jurar que ele esteve sempre sozinho no seu quarto ou que nunca saía do quarto para ir à caça de alguém depois que eu apagava. Não posso jurar. Só posso jurar que nunca vi ou ouvi qualquer sinal desse tipo de coisa. Nunca soube que ele tenha procurado companhia externa. Ele costumava me perguntar às vezes, só de brincadeira, quando que eu iria arrumar uma mulher com quem pudesse construir minha vida. Tenente, tudo isso foi *encenado*. Se a senhora está pesquisando apenas a sujeira que alguém fez para manchar o nome dele, nunca vai encontrar o assassino. Porque tudo isso é uma tremenda mentira.

— Ok, Ben. Que tal outra coisa, então? Você e seu tio viajavam muito juntos, só os dois. Alguma vez você foi a alguma boate, algum lugar de *strip-tease* ou clubes de sexo? Apenas uma noite de gandaia entre rapazes, esse tipo de coisa?

— Não. Isso não era o estilo do tio Tommy, e ele certamente teria vergonha de ir a um lugar desses na minha companhia. Costumávamos ir apenas a jogos, bares esportivos e lugares assim.

— Certo.

Ele fez que sim com a cabeça. Em seguida, abriu a tampa da garrafa e bebeu a água.

— Entraram em contato com Ava e disseram que poderíamos buscar o corpo. Estou cuidando dos arranjos. Quis vir aqui para ver se a senhora já descobriu alguma coisa. Há algo que possa me adiantar?

— Tudo que posso dizer é que o seu tio é a minha prioridade, no momento. Vocês vão preparar uma cerimônia fúnebre?

— Sim, vai ser amanhã. — Ele tomou mais um gole. — Não quisemos esperar mais. Brigit está nos ajudando com os detalhes. Ele preferiria algo simples. Gostava de simplicidade.

— Quem decorou a casa deles?

Ele soltou uma risada surpresa.

— Ava. Ah, sim, a decoração não exibe simplicidade. Embora tio Tommy gostasse, costumava brincar dizendo que o lugar era o Palácio de Ava.

— Aposto que sim. O estilo é muito diferente do que vi no escritório dele.

— Sim. Ali é um mundo masculino. Era isso que ele diria.

Estranheza Mortal

— Ele costumava tomar remédios para dormir?

— Eu... Acho que não. Quer dizer, talvez sim, de vez em quando. Não me lembro dele mencionar algo desse tipo, mas a verdade é que o assunto nunca veio à tona. Sei que ele gostava de manter a porta e as cortinas fechadas quando ia para a cama. Dizia que era a única maneira de conseguir ter uma boa noite de sono. Portanto, acho que essas providências eram tudo do que precisava como ajuda para dormir.

— Muito bem, então.

— Certo. De qualquer forma, obrigado, tenente. — Ele se levantou, e seu olhar voou mais uma vez para o quadro, agora coberto pelo casaco de Eve. — Estou contente por ter visto o quadro. Não as fotos, obviamente; nunca sentiria alegria por isso. Mas fiquei contente de ver que a senhora o trouxe para a sua sala particular. Por saber que a senhora está olhando para as fotos e não pode se virar nesta sala sem ver o que fizeram com ele. Isso me ajuda a entender que falava sério quanto ao compromisso com o caso. Sei agora que ele é realmente a sua prioridade.

Sozinha, Eve voltou até onde o quadro estava pendurado. Levantou o casaco que o cobria e o jogou sobre a cadeira das visitas. Olhou longamente para os olhos de Ava Anders.

— Você é uma mentirosa — disse Eve, em voz alta. — É uma mentirosa e vou provar isso.

Capítulo Oito

Eve averiguou a ligação que fora feita e tornou a verificar tudo. Era indiscutível que Greta Horowitz tinha entrado em contato com Ava Anders. A chamada fora originada da casa da vítima em Nova York e fora atendida e transferida para o quarto registrado no nome de Ava em Santa Lúcia. A ligação ocorrera entre 6h14 e 6h17 da manhã do crime.

De olhos fechados, ouviu a ligação recebida por Ava, enviada pela DDE. Ava bloqueara o vídeo, mas Eve fazia a mesma coisa quando recebia ligações antes de sair da cama. Era uma pena. Teria sido bom ver o rosto de Ava e analisar sua linguagem corporal. Suas palavras pareciam claras e se ouvia cada pico e vale no gráfico de voz; o timbre e o tom estavam perfeitos. Havia irritação e sonolência, seguidas por impaciência, o choque da notícia e, por fim, a dor. Cada reação era perceptível.

Mesmo assim...

— Computador, remeter uma cópia da transmissão e uma gravação da entrevista com Ava Anders para o laboratório. Solicitar urgência ao chefe Berenski. O memorando em anexo dizia:

Estranheza Mortal

"Solicito análise de impressão de voz e identificação da dona o mais rápido possível. Peço também confirmação de que as vozes gravadas são da mesma pessoa e que a amostra não foi pré-gravada ou transmitida a partir de um local remoto. Enviar resultados para a tenente Eve Dallas."

Acrescentou o nome do arquivo e o número do processo.

A coisa poderia ter ocorrido desse jeito, refletiu Eve. Tecnicamente complicado, mas não impossível. Uma voz semelhante, uma transmissão em triângulo. Ela faria a DDE pesquisar essa possibilidade. Mas se nada disso funcionasse...

Fez uma pesquisa sobre voos em jatinhos particulares e o menor tempo possível para alguém ir de Nova York para a ilha de Santa Lúcia. Os resultados a deixaram frustrada.

Não daria tempo, admitiu. Simplesmente não tinha havido tempo suficiente para viajar da cena do crime de volta para a ilha de Santa Lúcia e chegar ao quarto do hotel para atender à ligação, mesmo que Ava tivesse ido por um voo não registrado. As leis da Física lhe proporcionavam um álibi incontestável.

Voltou para o cronograma dos eventos e tentou encontrar uma brecha. Seu *tele-link* tocou; era uma ordem para ela se apresentar ao comandante para um relatório oral.

Para economizar tempo, apertou-se em um elevador. Subiu boa parte do caminho ao lado de policiais, advogados e um cão pequeno de orelhas compridas.

— Testemunha ocular — explicou o policial em pé ao lado do cão.

— Está falando sério?

— Testemunha de faro para ser mais exato. O dono de Abe o levava para passear quando foi assaltado. Ele garante que Abe conseguirá identificar o assaltante pelo faro. — O policial deu de ombros. — Temos três suspeitos, não custa tentar.

— Puxa, boa sorte na empreitada.

Enquanto cobria o resto da distância até o escritório do comandante, Eve tentou descobrir como esperavam convencer o promotor a abrir acusações contra um suspeito com base no faro de um cão.

— Pode entrar direto, tenente — convidou a assistente. — Estão à sua espera.

O comandante Whitney estava sentado à sua mesa, de costas para uma bela vista da cidade que tinha protegido e servido durante mais da metade de sua vida. Seu rosto sério era testemunha de tantos anos de serviço, e Eve considerava isso positivo. O peso aparecia nas rugas e sulcos escavados na sua pele escura, provando que ele vivera intensamente esses anos e se lembrava bem deles.

Usava o cabelo curto, e Eve suspeitava que sua esposa teria preferido outro corte; alguns fios grisalhos pontilhavam a massa de fios pretos. Ele exibia uma compleição forte, admirável e administrava o comando da polícia com mão enérgica.

— Comandante — cumprimentou ela, parando ao ver que o homem sentado na cadeira de visitante de espaldar alto de frente para a mesa se levantara. — Bom dia, secretário Tibble.

Ela estava diante não apenas do comandante da polícia, refletiu Eve, mas também do secretário de segurança.

— Tenente. — Whitney apontou para a segunda cadeira. — Sente-se.

Ela obedeceu, embora preferisse ficar como estava. Eve gostava mais de ficar em pé ao apresentar relatórios orais.

— Bom dia, tenente. — Tibble tomou a iniciativa de falar e Eve se perguntou por que motivo, já que aquele era um encontro com ele, não estavam todos na Torre da Secretaria de Segurança? — Pedi ao comandante para me dar alguns minutos com você aqui. É a respeito da investigação Anders.

— Sim, senhor.

Ele tornou a se sentar. Era um homem esguio, que apreciava ternos bem cortados e, conforme Eve sabia, um bom uísque escocês. Assim como Whitney, subira na carreira por mérito próprio, a partir das funções mais baixas; embora seu cargo agora

Estranheza Mortal

fosse essencialmente político, a alma de policial ainda não tinha desaparecido dele.

— Minha razão para solicitar essa reunião é, de certo modo, pessoal.

— O senhor conhecia Anders, sr. Secretário?

— Não, eu não o conhecia pessoalmente. Minha esposa, no entanto, é amiga da viúva.

Merda, foi o que Eve pensou.

— Trabalharam juntas em diversas comissões — continuou ele. — Quando minha esposa contatou a sra. Anders para oferecer suas condolências, ela expressou grande preocupação com o tom dos noticiários, e em como eles afetarão a reputação do seu falecido marido, os negócios e os programas de caridade associados à Fundação Anders Worldwide. Vim pedir para tentar amortecer a força da fúria da mídia, tenente.

— Com todo respeito, secretário Tibble, como o senhor propõe que eu faça isso? A investigação não foi marcada como Código Azul e, se receber essa marca agora, promoveremos um apagão de informações para a mídia, o que só servirá para alimentar as feras.

— Concordo. Existe algum ponto da sua investigação, no momento, que possa representar um osso diferente para eles atacarem?

— Acredito que as circunstâncias sob as quais a vítima foi achada não passaram de uma grande encenação. Se eu lançar esse osso aos jornalistas, porém, colocaria em perigo a investigação e alertaria o suspeito sobre a linha que estou perseguindo.

— Já tem um suspeito?

— Tenho sim, senhor. A viúva.

Tibble deixou escapar um suspiro, inclinou a cabeça para trás e olhou para o teto.

— Inferno! Mas como... — Ele se impediu de continuar e se virou para o comandante. — Desculpe, Jack, esta é a sua área.

— Tenente... — disse Whitney. — Poderia nos explicar como uma mulher que estava a milhares de quilômetros de distância da cena do crime no momento do assassinato pode estar no topo da sua lista de suspeitos?

— Não está confirmado que ela estava em Santa Lúcia, comandante. Não temos vídeo dessa ligação. Mandei a transmissão e uma amostra da voz da sra. Anders, obtida na entrevista desta manhã, para o laboratório, pedindo comparação das impressões de voz. Mesmo que isso confirme o álibi dela, creio que ela esteja envolvida. Ela é parte de tudo. E está mentindo, comandante. Sei que está — repetiu Eve, olhando para o secretário. — Ela disse para a sua esposa que está preocupada com a repercussão na mídia, secretário. Existem realmente revelações de que o marido dela estaria envolvido em sexo extraconjugal, sessões de submissão e sufocamento erótico, mas a viúva foi a única que confirmou tais alegações.

— Possivelmente é a única que sabe — disse Whitney. — A esposa naturalmente saberia mais sobre as inclinações sexuais do marido.

— Sim, e é com isso que ela conta. Mas está errada, comandante. Ainda não tenho provas sólidas, mas sei que está errada. A encenação não bate. Foi muito elaborada, muito cheia de... detalhes — disse Eve, por falta de palavra melhor. — Quem fez isso conhecia a casa, o sistema de segurança, sabia dos hábitos de Anders. Houve pequenos erros, mas, no todo, a cena foi muito bem planejada. Quem fez isso queria humilhá-lo e atirá-lo nesse frenesi que está acontecendo nos meios de comunicação. A sra. Anders é especialista em relações públicas. Sabe que, se souber jogar, vai sair como vencedora depois que as piadinhas sobre *ela* acabarem. Quem vai receber a solidariedade, o apoio e a compreensão das pessoas? Ela vai ser a vítima, e também a mulher que conseguirá se erguer, bater no peito e seguir em frente.

— Está dizendo que ela fez isso *pela publicidade?* — perguntou Whitney.

— Não, senhor, mas é um benefício secundário do qual estava ciente, e vai achar uma forma de explorá-lo. Não foi uma pessoa estranha, comandante — continuou Eve. — Não foi um profissional e não foi acidente. Isso me deixa com Ava Anders.

— Então prove — disse Whitney.

— Sim, senhor. Convoquei Roarke como consultor especializado para analisar os dados financeiros dos envolvidos à procura de eventuais contas ocultas.

— Se alguém pudesse encontrá-las, seria ótimo.

— Sim, senhor — repetiu ela. — Tenho a intenção de rodar uma verificação de antecedentes mais profunda sobre a sra. Anders e entrevistar seu primeiro marido, bem como outros amigos e associados dela e da vítima.

Ela se levantou.

— Em relação à mídia, secretário Tibble, a detetive Peabody vai dar uma entrevista ao programa *Now* desta noite. Não posso falar por Nadine Furst, mas sei que ela conhecia a vítima, gostava de Anders e o respeitava.

— Por que Peabody — perguntou Whitney — e não você?

— Porque ela precisa de um empurrãozinho para aprender a nadar na parte mais funda da piscina. Nadine gosta muito de Peabody. Isso não significa que não vai forçar a barra ou tentar especular, mas não comerá minha parceira viva. Na minha opinião, senhor, a detetive pode e conseguirá cuidar de si mesma.

— Se ela estragar as coisas, tenente — advertiu Tibble, sorrindo —, é você quem vai ter que lidar com a minha esposa.

— Entendido, senhor. Na verdade, conversar com sua mulher poderá ser útil para a investigação, se o senhor não fizer objeções.

— Vá em frente. Mas vou logo avisando: ela se sente muito protetora em relação à sra. Anders, no momento.

146 » J. D. ROBB «

Diversas possibilidades sobre a vantagem de entrevistar a esposa do secretário ocuparam a mente de Eve ao longo do caminho de volta para a Divisão de Homicídios. Usar de diplomacia poderia ser a chave para o encontro. O problema é que a diplomacia costumava escorregar pelos dedos de Eve. Mas ela a seguraria com firmeza dessa vez. Além do mais, havia o problema de entrevistar a esposa de um policial, e logo a mulher do *secretário de segurança*, sem deixar que ela desconfiasse que a principal *suspeita* era a mulher de quem ela "se sentia muito protetora".

Ela teria que conseguir isso, pensou Eve. Afinal, era para isso que recebia um salário razoável.

— Moça! Ei, moça!

Levou alguns instantes, mas Eve reconheceu a voz e o pacotinho de gente que era o dono dela. Pele cor de café escuro, olhos verdes vívidos, cabelo em caracóis curtos amontoados no alto da cabeça. O menino trazia sua mala muito usada, que tinha mais ou menos o tamanho de uma cidade inteira. Era a mesma mala que carregava de um lado para outro em dezembro e onde guardou, às pressas, os lenços de *cashmere* falsos, perto de onde um sujeito se esborrachara no chão depois se jogar do alto de um prédio na Broadway.

— Já não te disse que não sou "moça"?

— Você é uma policial. Filmei sua chegada e estava à sua espera, mas apareceram outros tiras aqui e começaram a pegar no meu pé, perguntando por que eu não estava na escola e essas merdas.

— E por que não está na escola e essas merdas?

— Porque tenho negócios para tratar. — Ele apontou um dedo para Eve. — Contigo.

— Não quero comprar nada.

— Tenho uma dica.

— Ah, é? Também tenho uma: não abocanhe mais do que consegue mastigar.

— Por que não? Se não conseguir mastigar, basta cuspir a goro-roba de volta e pronto.

Estranheza Mortal

147

Até que aquela era uma boa resposta, percebeu Eve.

— Vamos lá, qual é a dica?

— Vou te contar, mas estou com sede. — Ele mostrou o mesmo sorriso que exibira para Eve em dezembro do ano anterior.

— Pareço otária, baixinho?

— Não, moça. Você me parece a policial mais fodona de toda a cidade de Nova York. É o que dizem pelas ruas.

— Tudo bem. — Talvez ela pudesse gastar um minuto com o garoto e lhe pagar uma Pepsi. — Essa é a palavra correta: fodona. Agora me dê a dica; se eu gostar dela, te pago um refri.

— Sei onde acontecem atividades ilegais e conheço personagens suspeitos. Vou levá-la até lá.

— Garoto, está difícil encontrar algum lugar nesta cidade onde não aconteçam atividades suspeitas realizadas por personagens suspeitos.

Ele balançou a cabeça em sinal de desgosto.

— Afinal, você é uma policial ou não?

— Isso nós já determinamos, certo? Tenho trabalho a fazer.

— É o mesmo cara, no mesmo lugar, na mesma hora. Todos os dias há cinco semanas. Já saquei. Talvez tenham me sacado também, mas não se importaram comigo porque sou criança.

Não, pensou Eve, ele não era nem um pouco burro. A maioria das pessoas não vê as crianças.

— E o que esse mesmo cara faz no mesmo lugar e no mesmo horário todos os dias há cinco semanas? O que o tornou um personagem suspeito envolvido em atividades suspeitas?

— Ele entra com uma grande sacola de compras e, pelo jeito como a carrega, ela parece muito pesada. Dois minutos depois, *bop!* Ele sai de novo com uma sacola diferente. Essa é muito mais leve. — O garoto ajustou a alça do skate aéreo que trazia preso às costas.

— Onde fica essa caverna de iniquidade?

A testa do garoto franziu como a de um avô idoso.

— Não tem caverna nenhuma. É uma loja. Vou te levar lá. Essa é uma boa dica. Mereço ganhar um refri de laranja.

— Pode ser que você ganhe apenas um pontapé na bunda. — Mas Eve pegou algumas fichas de crédito, colocou-as na mão dele e apontou para uma máquina automática. Enquanto ele enfiava as fichas na máquina, Eve considerou a situação. O garoto era muito esperto e provavelmente tinha visto exatamente o que relatara. Isso significava que a tal loja ou era uma fachada, ou um disfarce para algum receptador de carteiras, bolsas e tudo mais que um ladrão de rua conseguia arrancar de turistas nova-iorquinos tolos o bastante para se deixarem furtar.

O garoto sugou o refrigerante com avidez.

— Vamos até lá para que você possa prendê-los.

— Dê-me a localização e envio policiais para o local.

— Nada disso! Preciso te mostrar o lugar. Esse foi o acordo.

— Que acordo? Não fiz porcaria de acordo nenhum com você. Nem tenho tempo para sair por aí à espera de um batedor de carteiras que vai despejar seus ganhos para alguém.

Os olhos do menino eram expressivos e brilhantes como bolas de gude.

— Como policial, acho que talvez você não seja tão boa.

Eve poderia ter olhado fixamente para ele com cara de poucos amigos, e de fato pensou em fazer isso. Mas o garoto fez suas omoplatas coçarem em busca de ação.

— Você é um pé no saco, sabia, garoto? — Ela olhou para o relógio e calculou o tempo. A probabilidade era de que o ponto de desova do material roubado fosse a Times Square, onde Eve tivera a infelicidade de encontrar aquele garoto pela primeira vez. Ela bem que poderia dar uma passadinha lá a caminho de casa. Talvez, depois disso, pudesse levar adiante algum trabalho no escritório doméstico sem ser interrompida a cada cinco minutos.

— Espere aqui! — ordenou. — Se não estiver aqui quando eu voltar, vou te caçar como a um cão e te enfiar dentro dessa mala. Entendeu?

Estranheza Mortal

— Mas vou te mostrar o lugar?

— Tá legal, você vai me mostrar. Fique aqui. — Ela entrou na sala de ocorrências. — Peabody, preciso resolver uma questão mais ou menos pessoal e depois vou trabalhar em casa.

— Mas, mas... Eu tenho que ir para o Canal 75 daqui a... mais ou menos um minuto!

— Então vá. Copie todos os dados novos que chegaram e os envie para o meu computador de casa.

— Mas, mas... — Em uma corrida movida a desespero, Peabody se lançou atrás de Eve. — Você não vai comigo?

— Controle-se, Peabody. — Eve agarrou alguns discos de arquivo e os jogou em sua bolsa. — Você já deu entrevistas ao vivo antes.

— Não *desse jeito*. Dallas, você tem que ir comigo! Não posso ir até lá sozinha. Vou acabar...

— Caramba, será que amizades *valem* tudo isso? Leve McNab com você. Avise à chefe dele que eu o liberei. — Eve pegou seu casaco. — E não estrague tudo.

— Você deveria dizer "quebre uma perna!" — gritou Peabody ao ver Eve se afastando.

— Estrague as coisas e eu mesma vou quebrá-la.

— Dallas.

— Que foi? — Ela virou com um grunhido, viu Baxter e só então se lembrou do caso dele. — Desculpe. Apareceu alguma pista nova?

— Não. Por acaso você já...

— Não, ainda não tive chance de analisar os arquivos. Farei isso assim que puder. — Uma dor de cabeça provocada, ela sabia, por pura irritação começou a latejar atrás dos seus olhos. — Vamos lá, garoto. E, se estiver me enrolando, vai descobrir em primeira mão o motivo de dizerem por aí que sou uma policial fodona.

Na garagem, o garoto balançou a cabeça com tristeza ao ver a viatura de Eve. Entrou no carro e colocou a mala no colo com firmeza. Depois de analisar longamente o painel, virou os olhos verdes na direção de Eve.

— Este carro é uma porcaria.

— Você tem um melhor?

— Não tenho carro, mas reconheço um monte de lixo quando vejo um. Como é que pode, a policial mais fodona da cidade ter uma porcaria como essa?

— Essa é uma pergunta que faço a mim mesma todos os dias. Você tem nome?

— Você tem?

Eve sentiu algo estranho: a percepção de que ele a divertia.

— Tenente Dallas.

— *Tem nente*? Que nome é esse?

— Tenente é um título. É minha patente.

— Não tenho nenhuma patente... nem carro.

— Qual é o seu nome, garoto? Se não me disser, nossa brincadeira acaba aqui mesmo.

— Tiko.

— Muito bem, Tiko. Para onde vamos?

Ele exibiu o que Eve imaginou ser sua versão de uma expressão enigmática.

— Vamos dar uma volta lá pelos lados da Times Square.

Ela saiu da garagem e tentou dirigir em meio ao tráfego pesado.

— O que você tem nessa mala para vender dessa vez?

— Cachecóis de *cashmere* e gorros que combinam. Por que a senhora não usa gorro? O calor do corpo sai pela cabeça se a pessoa não usar um.

— Por que você não está usando um?

— Vendi tudo — Ele sorriu. — Sou muito burro.

— Já que é tão burro, Tiko, por que se deu ao trabalho de ir com essa mala pesada até a Central de Polícia só para me contar da desova?

Estranheza Mortal   151

— Não desovei nada.

Ele não era tão malandro quanto aparentava, decidiu Eve.

— Estou falando das atividades suspeitas.

— Não gosto de atividades suspeitas na minha área de trabalho. Tenho negócios ali. Se alguém rouba carteiras e essas merdas, as pessoas ficam sem dinheiro para comprar meus cachecóis e gorros. Muito em breve, na primavera, vou vender lenços e gravatas do tipo *cem por cento seda pura.*

Como aquilo fazia muito sentido, Eve concordou.

— Muito bem. Mas por que você não procurou os policiais da área?

— Por que faria isso quando tenho uma ligação direta com a policial mais fodona do pedaço?

Era difícil encontrar uma falha na sua lógica, Eve decidiu.

— Você mora em algum lugar, Tiko?

— Moro sim, não se preocupe. É melhor virar na Rua 44 e largar o carro lá. Se alguém enxergar esse carro velho circulando por aí, vai sacar que tem polícia na área.

Ele acertou na mosca mais uma vez. Ela virou na esquina e seguiu até a região central da cidade, sempre forçando a passagem. Talvez o garoto tivesse sorte, mas a verdade é que ela conseguiu uma vaga suspensa entre a Sétima e a Oitava Avenida.

— Está com a sua arma e todas as merdas, não está? — perguntou o garoto quando ambos começaram a caminhar em meio à multidão rumo leste, na direção da Broadway.

— Sim, estou com a minha arma e todas as merdas. Esse lugar fica no lado leste ou oeste da Broadway?

— Leste. Minha área de atuação é no lado oeste, trabalho entre a Rua 42 e a Rua 47, mas geralmente fico ali pela 44. A loja fica entre a 43 e a 44, pertinho da Broadway. Ele deve estar para chegar com o material a qualquer momento.

— Vou te explicar como a operação vai rolar... Você vai na frente e abre a sua mala no lugar de sempre. Eu apareço em seguida para dar uma olhada na mercadoria. Quando enxergar o suspeito, você me mostra quem é... sem apontar para ele, entendeu? Assumo a partir daí.

Um lampejo de empolgação cintilou nos olhos do garoto.

— Vou ser tipo um agente secreto?

— Sim, isso mesmo. Agora, vá!

Ele saiu correndo, suas pernas curtas e resistentes bombeando energia e arrastando a mala pelo caminho. Eve tirou o comunicador e pediu dois policiais. Assim que virou a esquina na Broadway, ela reparou que Tiko já tinha armado sua mala sobre um tripé retrátil. Não ficou surpresa ao ver que ele já arrumara duas clientes.

A festa perpétua da Broadway corria solta com suas luzes piscando, os telões imensos como arranha-céus e mil cartazes luminosos. Pelotões de adolescentes enchiam as calçadas, zunindo em todas as direções com seus skates aéreos, correndo sobre patins ou caminhando pela rua usando pesadas botas com solas de gel e oito centímetros de altura, tudo na última moda. Nas esquinas, carrocinhas de lanches funcionavam a todo vapor, fornecendo aos clientes cachorros-quentes com salsichas de soja, pretzels, *kebabs*, porções de batatas fritas, picadinhos diversos e todos os tipos de sucos e refrigerantes.

Turistas ficavam boquiabertos diante das cores, dos dirigíveis de propaganda, das lojas de diversões eletrônicas, dos sex-shops, todos com muito movimento. A maioria desses turistas, na opinião de Eve, só faltava vestir um colete néon com uma seta piscando e apontando para os bolsos dizendo:

ME ROUBEM.

Ela se aproximou da mesa improvisada de Tiko e ele ergueu as sobrancelhas para ela de um jeito exagerado.

— Cem por cento *cashmere*, dona! Cachecóis e gorros. Hoje temos um preço especial para quem comprar um conjunto.

— Que preço especial é esse?

Ele sorriu.

Estranheza Mortal

— Cem dólares pelo conjunto. Geralmente custa 125. Na loja é cinco vezes mais caro, pode pesquisar. Esse listrado aqui, por exemplo... Se liga, ele está na área! — Tiko transformou a voz num sussurro dramático, como se suas palavras pudessem atravessar a rua em meio à avalanche de ruídos. — Está com uma sacola vermelha, olha lá!

— Não aponte!

Eve olhou disfarçadamente por sobre o ombro. Viu a sacola vermelha e o homem alto e magro com jaqueta cinza e gorro preto.

— Você tem que prendê-lo. Cem dólares pelo conjunto! — informou Tiko a uma mulher que parou para analisar seus produtos. — É só hoje! Ei você, vá logo agarrá-lo — sussurrou para Eve.

Onde diabos estavam os policiais que ela pedira?

— Estou esperando dois agentes que estão a caminho.

— *Você* é polícia! — exclamou ele, entre dentes.

— Vou levar estes — avisou a mulher do lado, pegando a carteira.

Tiko pegou um saco plástico transparente.

— Ele vai entrar!

— Sou da Divisão de Homicídios. Tem algum cadáver lá dentro, por acaso?

— Como é que posso saber? — Ele colocou o cachecol e o gorro dentro do saco, pegou o dinheiro, deu o troco e lançou para Eve olhares que mais pareciam brocas de concreto.

— Bosta! Você fica aqui, ouviu? *Exatamente* aqui!

Para não chamar muita atenção, ela cruzou a rua quando o sinal verde abriu, desviou-se de várias transeuntes e ignorou os xingamentos das pessoas nas quais esbarrara. Manteve o sujeito com a sacola na mira e estava a menos de três metros dele quando o homem entrou em uma loja que oferecia lembranças de Nova York para turistas e vendia três camisetas por US$ 49.95.

Eve abriu a porta. Era uma loja baixa e estreita, observou, avaliando tudo em volta com rapidez. Um casal trabalhava no balcão e o homem da sacola caminhava direto para os fundos da loja.

Malditos agentes, pensou Eve.

— Deseja alguma coisa? — perguntou a balconista sem demonstrar interesse.

— Sim, vi algo que me interessa. — Eve seguiu direto até o homem com a sacola e deu uma batidinha no seu ombro. Inclinou o corpo e se posicionou entre a atendente e o balcão, para o caso deles se agitarem, e só então exibiu o distintivo. — Você está preso!

A atendente começou a gritar como se alguém tivesse atingido seu crânio com um machado. Na fração de segundo em que Eve se distraiu com a atendente escandalosa, o homem da sacola deu uma cotovelada na maçã do seu rosto. Estrelas explodiram na sua cabeça.

— Porra! — Eve ergueu o joelho com força de forma instintiva, atingiu o traseiro do homem e o empurrou contra a arara das camisetas. Com o rosto latejando e a arma na mão, girou o corpo. — Ei, você! — advertiu, ao ver que a mulher tinha pulado o balcão e tentava alcançar a porta da frente. — Mais um passo e te paraliso. No chão! Deite-se na porra do chão de barriga para baixo e mãos na cabeça. E você! — Virou a cabeça na direção do outro balconista, cujas mãos estavam para o alto. — Você está numa boa. Continue assim. Quanto a você!... — Deu um chute forte no homem da sacola. — Por que teve que fazer a burrada de me agredir? Agora a coisa piorou para o seu lado, entendeu?

— Só vim comprar uma camiseta.

— Ah, é? E ia pagar a compra com uma dessas carteiras? — Ela chutou a pilha de carteiras e bolsas que pularam da sacola.

Ela olhou com desprezo para os dois guardas que entraram correndo, vindo da rua.

— Puxa, desculpem, rapazes. Será que interrompi a pausa de vocês para o café? Verifiquem a porta dos fundos. Detectei atividades suspeitas neste estabelecimento. — Ela pressionou de leve, com os dedos, sua bochecha latejante. — Merda! Chamem um camburão para levar esses palermas. Estão presos por roubo, receptação de mercadorias roubadas...

— Ei, tenente! — anunciou um dos guardas. — Há centenas de carteiras e bolsas aqui atrás. Também cartões de crédito, débito e carteiras de identidade de um monte de otários.

— Ah, é? — Eve sorriu com ar de vitória para o homem com as mãos para cima, que agora parecia muito triste. — Fraude, roubo de identidade. Meu dia está ficando cada vez melhor.

Levou mais vinte minutos para resolver tudo, mas, quando Eve atravessou a rua de novo, Tiko continuava exatamente no mesmo lugar onde ela mandara que ficasse.

— Mostrei para eles. Mostrei o lugar para aqueles policiais quando os vi chegando. — Ele deu pulinhos de alegria na ponta dos seus tênis pretos.

— Fez muito bem.

— Está com uma marca roxa na cara. Brigou com o suspeito?

— Não, mas chutei sua bunda. Desmonte sua mala de produtos e guarde tudo, Tiko. Seu trabalho por hoje está encerrado.

— Quero trabalhar por mais uma hora para compensar o tempo que perdi indo até a Central de Polícia e tudo o mais.

— Hoje não.

— Vai levar aquelas pessoas para a cadeia?

— Os guardas vão fazer isso. Eles não precisam da policial fodona para trancar a cela — disse Eve, antes que ele fizesse algum comentário. — Onde você mora, Tiko?

Ele estreitou os olhos.

— Não acredita que eu more em algum lugar?

— Se você mora, me diga onde fica para que eu possa levá-lo para casa.

— Virando a esquina. É um apartamento no terceiro andar em cima da lanchonete grega. Eu te disse que essa aqui é a minha área.

— Sim, você disse. Desmonte tudo e vamos.

Eve percebeu que ele não ficou feliz por dar o dia por encerrado, mas obedeceu.

— Isso vai me custar cinco dólares de lucro, ter que parar tão cedo depois de interromper os trabalhos para ir ao centro buscar você.

— Comprei um refri para você.

Como o olhar duro fixo dele era um apelo mudo, ela pegou algumas fichas de crédito no bolso. Contou cinquenta.

— Pronto, dez vezes os dólares que você diz que perdeu. Acho que isso cobre o seu tempo e o seu transporte.

— Com sobra! — As fichas de crédito desapareceram em um dos vários bolsos. — Você lançou alguma rajada paralisante contra alguma daquelas pessoas lá dentro?

— Não — Que diabos, pensou Eve. Bem que poderia acrescentar alguma emoção para complementar as cinquenta fichas. — Mas a mulher gritou como uma menininha histérica e tentou fugir. Mandei que encostasse a cara no chão e colocasse as mãos sobre a cabeça, senão eu a paralisaria.

— E faria isso mesmo?

— Pode acreditar. Eles roubaram coisas de um monte de gente e falsificavam cartões nos fundos da loja. Também estavam fabricando carteiras de identidade falsas.

Ele balançou a cabeça, com ar de lástima.

— Roubar é trabalho de gente preguiçosa.

Intrigada, ela olhou fixamente para ele.

— Você acha?

— Porra, claro que sim! Qualquer idiota preguiçoso consegue roubar. Mas são precisos neurônios e muita garra para *ganhar* dinheiro de verdade. Moramos ali em cima. — Ele abriu uma porta que ficava ao lado de uma espelunca minúscula que vendia comida grega. O saguão pouco maior do que um armário tinha um elevador. Na porta da cabine, o cartaz onde se lia "Enguiçado" parecia ter mais de dez anos. Eve subiu a escada com o menino. O lugar cheirava a cebola e alho, um odor bastante agradável. As paredes eram escuras e sujas, os degraus manchados e íngremes.

Estranheza Mortal

157

Eve imaginou o menino subindo e descendo aquela escada todos os dias carregando a sua mala. Sim, era preciso muita garra.

No terceiro andar, ele pescou um molho de chaves em um dos bolsos e destrancou três fechaduras.

— Pode entrar, caso queira conhecer a minha avó.

Algo cozinhava no fogão do apartamento. Eve sentiu cheiro de tomate quando entrou na sala minúscula com pouca mobília, mas tudo estava enfeitado com cortinas em renda rosa.

— É o meu menino que chegou? — perguntou uma voz vinda de uma porta estreita.

— Sim, senhora, vovó. Trouxe uma pessoa comigo.

— Que pessoa? — A mulher que saiu da porta segurava uma colher de pau de cabo curto. Seu cabelo era uma bola de cabelos brancos sobre um rosto tão marcado de rugas que parecia um mapa antigo. Seus olhos, entretanto, brilharam no mesmo tom de verde vívido dos do menino. Ela vestia um conjunto marrom de suéter e calças largas sobre o corpo magro.

O medo inundou seu olhar ao perceber quem era Eve. Só faltou ela gritar "Uma policial!" e jogar as mãos para o ar como fizera o balconista.

— Não há nenhum problema aqui, senhora — avisou Eve.

— Esta é a minha avó. Vovó, esta é a tenente Dallas. Ela é a policial mais... Ela é uma policial.

— Ele é um bom menino. — A mulher estendeu a mão para Tiko, que correu até que ela o segurou com força ao lado do corpo.

— E não está em apuros — avisou Eve.

— Pegamos eles, vovó, foi o que fizemos. Pegamos todo mundo no flagra!

— Quem? Do que se trata tudo isso?

Tiko puxou a mão da avó.

— Lembra que contei que vi uns caras suspeitos ali embaixo? A senhora disse que eles provavelmente estavam roubando as pessoas.

E estavam mesmo! Fui até a polícia, contei tudo a Dallas e a levei até onde eles estavam; ela foi até lá e prendeu todo mundo na mesma hora. Eu não *fazi* a coisa certa?

— *Fiz* a coisa certa — corrigiu a avó, com ar distraído.

— Tiko me alertou para as atividades suspeitas e ajudou a Polícia de Nova York a identificar um grupo que efetuava roubos de rua e fraudava cartões e identidades.

— Ah, meu doce Senhor.

— Ahn... Senhora... — Eve pausou para que ela se apresentasse.

— Desculpe. Fiquei tão aturdida que mal consigo sentir a cabeça sobre os ombros. Sou Abigail Johnson.

— Sra. Johnson, a senhora tem um neto muito interessante; uma criança que foi além e fez mais do que a maioria das pessoas faria. Muita gente deve a ele por isso. — Ela pegou um cartão e procurou nos bolsos até achar um cotoco de lápis. — Estas são as minhas informações de contato. Haverá uma recompensa para Tiko.

— Vou receber uma recompensa? Pelo meu tempo e o dinheiro do transporte?

— Uma boa ação é sua própria recompensa — ensinou Abigail.

— Sim, senhora, isso é verdade — confirmou Eve. — No entanto, a Polícia de Nova York gosta de expressar o seu apreço por atos que comprovam um bom exercício de cidadania e tem um programa especial para isso. Se a senhora entrar em contato com a pessoa marcada aqui nesse cartão, ela providenciará tudo.

— E estendeu o cartão para Abigail e a mão para Tiko. — Bom trabalho, garoto.

— Também achei. Desculpe a marca roxa na sua cara.

— Não é a primeira e não será a última.

— Tiko, vá se lavar que já vou colocar a janta. Despeça-se da tenente Dallas.

— A gente se vê por aí. Se você aparecer aqui na minha área, eu vou te dar um belo desconto. — Quando ele saiu correndo, Abigail respirou de forma lenta e preocupada.

Estranheza Mortal

— Ensino Tiko aqui em casa mesmo, duas horas de aula todas as noites, sete dias por semana. Vamos à igreja todos os domingos. Eu me certifico de que ele sempre tenha roupas e boa comida. Eu...

— Não há problemas aqui, sra. Johnson. Se aparecer algum, pode entrar em contato comigo.

Eve desceu a escada quase correndo e saiu de volta para o frio. Uma boa ação podia ser a sua própria recompensa, refletiu, apertando com a mão o rosto dolorido. Mas bem que ela merecia pelo menos um saco de gelo para acompanhar.

Capítulo Nove

Eve entrou em casa preparada para a "troca de gentilezas" diária com Summerset, que certamente teria algum comentário fulminante e desagradável sobre o olho roxo que se formava acima da sua bochecha.

Só que ele não estava lá.

Ela parou por um momento no saguão vazio, quase esperando que o mordomo se materializasse como fumaça a qualquer momento. Intrigada, enfiou a cabeça pela porta da sala. Viu flores frescas, a lareira acesa e crepitando, mas nada do Bunda Ossuda. Uma leve preocupação abriu caminho em meio à confusão em sua cabeça. Talvez estivesse resfriado, como aquele que Feeney pegara, mas não havia a mínima possibilidade de ela bancar a enfermeira dedicada para o fantasma residente.

Mesmo assim... E se ele estivesse caído inconsciente em algum lugar sobre uma poça de suor provocado pela febre? Nesse caso, Roarke teria que arrastar sua bunda de volta para casa e lidar com aquilo.

Dirigiu-se para o interfone ligado ao computador doméstico com o objetivo de pesquisar onde ele estava. Foi nesse momento que a

Estranheza Mortal

161

policial mais fodona da cidade saltou no ar como coelho, assustada quando a voz desencarnada de Summerset flutuou pelo ar:

— Como suponho que a senhora tenha algum interesse em sua parceira, devo informá-la de que a entrevista da detetive Peabody no programa *Now* vai começar em quatro minutos.

— Cacete! — Eve soprou a palavra entre dentes e fez uma careta para o interfone. — Eu sei que horas são! — Pelo menos agora sabia. Irritada, subiu a escada, a voz a seguindo.

— A senhora encontrará sacos de gelo na gaveta de cima do lado esquerdo na cozinha do seu escritório doméstico.

Ela encolheu os ombros — claro que percebera o tom de presunção satisfeita na voz dele —, mas foi em frente. Ao chegar ao escritório, jogou a bolsa de arquivos sobre a mesa e ordenou que o telão exibisse o Canal 75. E, como o seu rosto latejava como uma cadela no cio, pegou e ativou a porcaria do saco de gelo. Sentindo um frio abençoado invadir seu rosto, ligou o computador. Poderia aproveitar e resolver logo a próxima aporrinhação da sua lista, pensou. Redigiria agora mesmo o relatório sobre a batida na Times Square.

Mal começara a trabalhar quando a música de abertura do *Now* explodiu no ar. Com metade da atenção no telão e a outra metade no trabalho, Eve acompanhou a introdução de Nadine e viu os olhos de gato da repórter encará-la com firmeza, como se ela estivesse ali. Era elegante e poderosa a imagem, Eve presumiu; cabelo louro com luzes, joias sutis, pernas excelentes, valorizadas pelo terninho elegante e bem cortado. Obviamente a maior parte do público nunca tinha visto, como ela vira, Nadine dançar seminua em uma boate de *strip-tease* depois de tomar uma jarra inteira de zombies.

Ela apresentou Peabody como uma dedicada agente da polícia que já fora condecorada e citou alguns dos casos mais famosos em que ela atuara e ajudara a desvendar. Quando a câmera se voltou para a sua parceira, Eve apertou os lábios.

162 » J. D. ROBB «

Trina não tinha feito nenhuma loucura em seu cabelo e no seu rosto, reparou. Peabody parecia jovem, mas não ingênua; isso era bom. O terninho com corte militar provavelmente ajudava. E quem não a conhecia certamente não perceberia o terror absoluto nos seus olhos.

— Não estrague as coisas — murmurou Eve.

Nadine a conduziu com suavidade no início da entrevista. Isso facilitou um pouco as coisas, e Eve percebeu que Peabody começou a relaxar. Mas não baixe *demais* a guarda, pensou. Ela não é sua amiga quando está no ar, ao vivo. Ninguém é seu amigo quando você está no ar.

— Droga, agora *eu* estou nervosa. — Por causa disso, Eve se levantou e começou a andar de um lado para outro na frente do telão enquanto assistia ao programa.

Estamos lidando com os fatos, analisando tudo, seguindo todas as pistas, blá-blá-blá. Peabody confirmou que não houvera sinal algum de entrada forçada na residência, uma afirmação correta. Para melhorar, deixou no ar a insinuação de que o sistema de segurança tinha sido invadido.

As perguntas e respostas passaram a circular em torno da natureza sexual do assassinato. O trabalho de Nadine era cavar mais em busca de informações inéditas, e a obrigação de Peabody era evitar lhe fornecer muitos detalhes. Parada diante do telão, Eve sentiu uma pontinha de orgulho. Ambas faziam um bom trabalho.

A quantidade certa de informações foi divulgada; o bastante para confirmar que o assassinato continha elementos sexuais. Mas o tom da mensagem transmitia claramente que Thomas A. Anders fora vítima. Sua vida tinha sido ceifada.

Pronto, já estavam na parte final, Eve percebeu. Graças a Deus.

— Detetive — insistiu Nadine —, Thomas Anders era um homem rico, dono de uma presença notória e forte nos círculos sociais e empresariais. Sua importância deverá trazer certa pressão para a investigação. Como isso influenciará o seu trabalho?

Estranheza Mortal 163

— Eu... acho que um assassinato equaliza essas questões. Quando uma vida é tomada, quando um indivíduo arranca a vida de outro, o sistema de classes não tem peso algum, assim como a importância pública dos envolvidos. Riqueza, posição social, negócios, isso tudo passa a fazer parte da lista de motivos. Mas nada muda o que foi feito ou o que nós, investigadores, faremos em seguida. Conduzimos o caso da mesma forma, tanto para Thomas Anders como para um zé-ninguém.

— Ainda assim, alguma pressão departamental é esperada quando a vítima tem destaque.

— Na verdade, é a mídia que trabalha esses aspectos. Não recebo tipo algum de pressão dos meus superiores. Não fui criada para julgar o valor de uma pessoa a partir daquilo que ela possui. Na condição de policial treinada e também detetive, eu asseguro que o nosso trabalho é buscar justiça para os mortos, não importa quem eles eram em vida.

Eve assentiu com a cabeça e enfiou as mãos nos bolsos quando Nadine deu a entrevista por encerrada e anunciou o próximo bloco do programa.

— Muito bem, Peabody, você vai conseguir sobreviver.

Depois de ordenar que o telão se desligasse, Eve se sentou à sua mesa e voltou ao trabalho.

L á estava ela. Roarke estava encostado no portal do escritório e levou alguns agradáveis minutos parado ali, simplesmente a observando. Eve tinha um senso de propósito e foco incrível. Isso o atraíra desde o primeiro instante em que a vira, em meio a um mar de gente em pleno funeral de um conhecido. Achou cativante a forma como aqueles lindos olhos cor de uísque poderiam se tornar objetivos e frios, exatamente como estavam agora. Olhos de policial. Os olhos da *sua* policial.

Ela tirara o casaco e o jogara sobre uma cadeira, mas ainda usava o coldre com a arma. O que significava que viera da rua direto para lá. Armada e perigosa, refletiu. Aquela era uma imagem, uma mostra de como ela era, algo que continuamente o excitava. Essa dedicação incansável e inabalável aos mortos — na verdade, com o que estava correto — o surpreendera e sempre o faria.

Ela montara seu quadro do assassinato, observou ele, e o enchera com fotos terríveis, relatórios, anotações e nomes. E, em algum momento ao longo do dia, ganhara um olho roxo.

Roarke há muito tempo havia se resignado a encontrar a mulher que amava machucada ou, com frequência, sangrando. Como ela não parecia exausta ou doente, um olho roxo era um evento relativamente menor.

Eve sentiu sua presença. Roarke percebeu o momento em que isso aconteceu por causa da ligeira mudança na sua linguagem corporal. E, quando seus olhos desviaram da tela do computador e fitaram os dele, o foco frio se tornou um calor simples e quase casual.

Só isso, pensou Roarke, já fazia valer a pena voltar para casa todas as noites.

— Olá, tenente. — Ele atravessou o aposento e ergueu o queixo dela com a mão para estudar o hematoma sob o olho. — Então... Quem você deixou puto da vida hoje?

— A pergunta certa é quem me deixou puta da vida. Mas ele saiu com mais do que um machucado.

— É claro. E quem é essa pessoa?

— Um mané chamado Clipper. Fiz um trabalho completo nele: barba, cabelo e bigode.

— Ah. — Ele inclinou a cabeça. — Por quê?

— Boa pergunta. Um garoto chamado Tiko me arrastou.

— Isso está me parecendo uma bela história. Um pouco de vinho para acompanhar o relato?

— Talvez.

— Antes de me contar a história, viu a entrevista de Peabody?

— Vi. E você?

Estranheza Mortal

Do outro lado da sala, ele contemplou a seleção de vinhos e escolheu uma garrafa para ambos.

— Eu não teria perdido isso por nada no mundo. Acho que ela se saiu de forma brilhante.

— É, não estragou as coisas.

Ele riu e abriu a garrafa.

— Que grande elogio, tenente. Você que a treinou. Isso transpareceu na última coisa que ela afirmou. Você que a treinou para representar os mortos, não importa quem eles eram em vida.

— Eu a treinei para trabalhar em um caso. Ela já era policial.

— Como você também era quando Feeney a treinou. Isso deixa um legado. — Ele voltou e lhe entregou um cálice de vinho. — É uma espécie de herança, não é? — Com seu próprio vinho, sentou-se na quina da mesa. — Agora, conte-me sobre esse olho roxo.

Ele ouviu tudo, às vezes divertido, às vezes fascinado.

— Quantos anos tem este menino, Tiko?

— Não sei. Uns sete, talvez oito. É baixinho.

— Deve ser muito persuasivo também, além de baixinho e ter sete anos.

— Corre atrás do que quer, sem dúvida. E não foi um grande desvio do meu caminho, afinal de contas. — Ela encolheu os ombros. — E somos obrigados a admirar a lógica dele em todos os níveis. Estavam roubando seus clientes em potencial, o que prejudicava o seu negócio. Eu sou policial, portanto...

— A mais fodona da corporação.

— Pode apostar sua bunda linda nisso. Portanto, como dona desse título, devo consertar o que está errado.

— E foi o que fez. — Ele passou um dedo de leve sobre a sua bochecha. — Com o mínimo de danos, parece.

— O cara tinha braços magros, mas compridos como os de um gorila. De qualquer jeito, saquei que o garoto tinha moradia fixa porque estava muito limpo e bem vestido para enfrentar o frio. Pensei que morasse com o seu fornecedor do mercado negro, mas estava muito enganada. Mora num pequeno apartamento perto da Times Square com a avó que prepara o seu jantar. Bisavó, na verdade — acrescentou. — Investiguei seus dados a caminho de casa.

— Claro que investigou.

— Nenhum dos dois se envolveu em problemas. O mesmo não pode ser dito da mãe de Tiko, entretanto. Drogas ilegais, prostituição sem licença, furtos em lojas que viraram golpes maiores. Os últimos foram dados na Flórida. A bisavó é responsável pelo menino desde que ele tinha cerca de um ano.

— E o pai?

— Desconhecido. Ela receou que eu ligasse para o Conselho Tutelar e a fizesse perder a guarda do menino.

— Outro policial poderia ter feito isso.

— E estaria muito errado. O garoto tem um teto decente sobre a cabeça, roupas quentes, comida na barriga e alguém que o ama. Isso é mais do que...

— Mais do que nós tivemos — completou Roarke.

— Sim. Pensei justamente nisso. Não senti medo nessa criança, e medo era tudo que eu conhecia quando tinha essa idade. Não vi um ambiente de mesquinhez e maldade como o que você teve, em grande quantidade, nos becos de Dublin. Você sofreu muito com isso. Existe a chance de ele construir uma vida boa e digna porque alguém se importa o suficiente.

— Pelo que você descreveu, ele me parece o tipo de garoto que vai aproveitar ao máximo a oportunidade.

— Também acho. O que me fez pensar em Anders. Ele não tinha medo e, por tudo que encontrei até agora, vi que maldade não era uma de suas características. Só que seu direito à vida foi roubado. Porque alguém se importou o suficiente com ele para acabar com ela.

— Alguém se importou o suficiente com ele. Uma interessante escolha de palavras.

— Sim. — Ela olhou para o quadro e viu a foto da identidade de Ava Anders. — Acho que se encaixa. Olha, não tive chance de

Estranheza Mortal 167

passar pelo laboratório para pressionar Dick Cabeção a me fazer uma comparação de registro de voz. Tenho duas amostras aqui. Isso provavelmente não vai tomar muito do seu tempo...

— Provavelmente será rápido. — Ele considerou a insinuação dela e tomou mais um gole de vinho. — Posso fazer isso para você, desde que prepare o meu jantar.

Uma troca justa. Eve poderia escolher um dos seus pratos favoritos — espaguete com almôndegas —, já que ele não especificara a escolha. Antes disso, porém, fez uma busca no nome de Ava Anders, deixou outra mensagem de voz para Dirk Bronson — o primeiro marido dela — e, em seguida, entrou na cozinha para programar a refeição.

Tinha acabado de colocar os pratos sobre a mesa quando Roarke voltou. Eve perguntou a si mesma por que achou que precisaria do laboratório.

— A boa notícia é que realmente não demorou muito — informou ele. — A má, pelo menos do seu ponto de vista, é que as amostras batem uma com a outra.

— Merda! A transmissão que ela fez de Santa Lúcia pode ter sido feita por controle remoto?

— A análise não mostrou isso. Passei a gravação por vários tipos de filtros. Como seu perito civil, devo assegurar que Ava Anders recebeu essa ligação exatamente no quarto em que estava hospedada, em Santa Lúcia.

— E não poderia ter voltado de Nova York a tempo de receber a ligação da governanta nessa janela de tempo.

— Não. É um espaço de tempo apertado demais para isso.

— Talvez a janela de tempo esteja errada. Anders ainda estava vivo, inconsciente e morrendo quando o sistema de segurança foi religado e as portas novamente trancadas. Talvez não tenha levado tanto tempo quanto calculei para ela reativar tudo por controle remoto. Nesse caso, ela poderia ter voltado para Santa Lúcia mais cedo. Ficaria apertado, mas talvez não tanto.

— Mas o tempo para ela sair da cena do crime, ir até o hangar para pegar o jatinho, fora o do desembarque até o hotel na ilha teria, que ser acrescentado. Você está forçando a barra, Eve.

— Tem razão, estou forçando a barra. — Irritada, ela pegou um pouco de espaguete com o garfo. — Sei que ela está envolvida, Roarke. Tudo bem, a vítima gostava de brinquedinhos eletrônicos. Ele poderia ter uma configuração de segurança que pudesse ser desligada e depois religada por controle remoto de longa distância?

— Não é impossível. O que seus detetives eletrônicos acham disso?

— Clonagem remota de uma aparelhagem de boa qualidade a curta distância... A verdade é que não investigaram isso a fundo. Além do mais, Feeney está de cama, com um resfriado dos infernos.

— Que pena.

— Tive praticamente que arrastá-lo até o carro e pedir para que alguém o levasse até um centro de saúde antes de ligar para a sua esposa.

Roarke não se preocupou em esconder o sorriso.

— Puxa, você fez papel de escoteiro dedicado hoje, realizou um monte de boas ações.

— Vá lamber sabão.

— Não penso em lamber outra coisa além de você. Posso dar uma olhada no sistema. Quanto às finanças, não encontrei nada fora do normal. Não apareceram levantamentos suspeitos, transferências, nem nenhuma conta escondida. Até agora.

Tudo limpo, tudo coberto, pensou Eve. Mas seu instinto continuava a acrescentar "ato calculado" à história.

— Se ela não cometeu o crime sozinha, nem teve quem o cometesse por ela, pode ser que não tenha usado dinheiro. Existem outros incentivos. Sexo, posição social, chantagem... Amizade. Não existe um ditado que diz que um amigo de verdade é aquele que ajuda você a esconder o corpo? Ela tem duas amigas que parecem verdadeiras e leais.

Estranheza Mortal

— Qual é sua implicância com ela, Eve?

— Pequenas coisas. — Ela espetou uma almôndega. — As roupas dela, por exemplo.

— Você não aprecia o gosto dela por moda?

— Como poderia saber se ela tem algum? Você é que saberia. — Ela apontou o garfo com a almôndega na ponta. — É o "rei da moda".

— Fazemos o melhor que podemos.

— Então, vamos lá... Você está dormindo, apagadão, e recebe uma chamada internacional. Algo terrível aconteceu e estou morta. O que você faz?

Roarke levou um breve momento para dissipar o terror que sentiu ao ouvir isso e tentou ignorar o lugarzinho escuro dentro dele que temia todos os dias receber essa ligação.

— Antes ou depois de cair prostrado de dor?

— Antes, durante e depois. Você procuraria no closet a melhor combinação de roupa para a ocasião, incluindo sapatos adequados? Trataria do cabelo para aparecer lindo e perfeito?

— Com minhas habilidades e instintos inatos acho que não levaria tempo algum para fazer isso.

— Continue assim e vou despejar esse molho vermelho na sua calça da última moda.

— Essa frase é muito sua, e é também uma das inúmeras razões pelas quais, sob as circunstâncias que você descreveu, eu teria sorte se me lembrasse de vestir alguma coisa. Só que nem todo mundo ama do mesmo jeito, Eve, nem nos mesmos níveis. Ou reage da mesma forma a notícias ruins.

— Ela pediu um táxi seis minutos depois de se despedir de Greta, mas houve um buraco de cinquenta minutos entre esse momento e a saída dela do hotel. Tempo que ela usou para pedir café, suco, frutas frescas e um croissant ao AutoChef do quarto; verifiquei os registros do hotel. Aliás, escolheu seu pequeno café da manhã continental *antes* de chamar o táxi.

— Ah. Isso é sinal de sangue frio.

— Muito. Coisa pequena, obviamente não prova coisa alguma, mas é estranho. Um advogado diria que não é nada, que ela estava em choque, etc. Mas é papo furado. Ela usava perfume quando chegou em casa; também estava de brincos e usava uma pulseira que combinava com o relógio. Só entrou em contato com Forrest horas depois de receber a notícia. São detalhes — insistiu Eve. — Acredito que ela tenha planejado tudo; estudou cada detalhe e cobriu todas as pistas. Mas não conseguiu disfarçar quem é. Não conseguiu encobrir seus interesses pessoais, sua vaidade, nem o ar calculista que enxergo nos seus olhos toda vez que a vejo.

— Ela não planejou tudo, então. Não planejou encontrar você.

— Vou ao funeral amanhã. Vou falar com ela de novo, com seus amigos, com Forrest, vou rastrear o paradeiro do seu ex-marido. Vou procurar a governanta, falar com Charles e voltar para ela. Vou pentelhar sua existência, mesmo que ela seja amiga da mulher do secretário de segurança da cidade.

Lentamente, Roarke enrolou um pouco de massa no garfo.

— Ela conhece a mulher de Tibble? Isso é complicado.

— E como! — Eve soltou um suspiro. — Não me surpreenderia se ela tivesse feito a amizade como um dos itens do plano. Tornar-se íntima da mulher de um homem de alta patente na polícia? Objetivo alcançado!

Ao olhar interrogativo de Eve, Roarke assentiu.

— Concordo, sim. Seria um belo sinal de planejamento da parte dela. Como elas se conheceram?

— Comitês, instituições de caridade, o de sempre. Minha próxima busca na área de finanças são fundos de caridade e bolsas de estudo. Talvez ela tenha desviado uma parte do dinheiro, e a vítima descobriu. Nesse caso, ela se daria melhor como viúva do que como divorciada, especialmente se tiver surrupiado parte dos fundos dedicados às crianças menos afortunadas.

"Ben saberia disso, se fosse o caso. Devo dizer que ficaria muito surpresa se Ben não percebesse algum mau uso desses fundos. É possível que tenham sido desviados e repostos num curto espaço de tempo, e os arquivos contábeis tenham sido maquiados de um jeito que ele não percebeu. Agora, porém, com seu tio morto, ele se tornou acionista majoritário e presidente em exercício do conselho de administradores. Imagino, inclusive, que já esteja fazendo uma auditoria interna para ter certeza de que a casa está em ordem, em todos os níveis.

"Ela o enrolou. É o que parece. Manchou a vítima com essa sujeira sexual, o que automaticamente fez com que as pessoas focassem a atenção em outra coisa. E pode ser que tenha desviado os fundos de um jeito a parecer que a própria vítima tenha feito isso."

— Posso dar uma olhada.

Ela girou mais espaguete no seu garfo e sorriu.

— Agora é você que vai ser o escoteiro ocupado, certo?

— Engraçadinha. Que tal darmos um passeio depois do jantar? Poderíamos voltar à cena do crime.

Ela o analisou longamente, a boca cheia de massa.

— Quer saber qual é uma das coisas que gosto em você? Quase tudo.

— Então... — disse Eve quando chegaram ao quarto de Anders. — O cara está deitado aqui, mortinho da Silva. O sistema se liga automaticamente e o acorda. "Bom dia, sr. Anders." Informa que horas são, acende a lareira, prepara o café, a ducha matinal, e o lembra do que foi determinado para o café da manhã, informando os detalhes sobre o seu primeiro compromisso do dia.

— Quem precisa de uma esposa?

A resposta de Eve foi um olhar fixo sem expressão.

— De qualquer jeito, esse troço eletrônico é meio assustador. Por que você não tem um sistema como esse, garotão?

— Eu tenho, simplesmente não uso. Também acho um pouco assustador. E, como você sabe, raramente preciso de um despertador.

Além do mais, por que eu escolheria o café da manhã na noite anterior? Ou ligaria o chuveiro antes de estar pronto para entrar no banho?

— Você tem hábitos e rotinas, mas não é previsível. Ele era. Isso serviu de arma contra ele. Era previsível demais. Dava para ter certeza de que ele iria estar na cama às três da manhã, dava para contar com a sua rotina: programar o sistema, colocar o pijama adequado para aquele dia. Porta fechada, cortinas cerradas. Durma com os anjos. Ele devia estar dormindo com o corpo virado para a porta. Pelo ângulo e pela posição da marca da seringa de pressão, ele dormiu virado para esse lado, de cara para a porta. Aposto que sempre fazia isso. Ela teria conhecimento disso. Era um dos itens da lista. Apenas mais um em sua lista de verificação.

Ela balançou a cabeça.

— Vá em frente e dê uma boa olhada no sistema. Vamos ter que liberar a cena do crime. Não posso manter Ava fora de casa por muito mais tempo. Quero dar mais uma olhada em volta enquanto estou aqui.

Ela atravessou o quarto, dessa vez mais focada nas coisas de Ava. As roupas, os sapatos, a lingerie. Coisas muito caras, elegantes, porém discretas, avaliou. Adequadas a uma mulher com seu estilo, de inclinação conservadora, alto nível social e financeiro. Nada muito chamativo, mas tudo de altíssima qualidade.

Eve circulou o quarto com seu excesso de dourados e brilhos. Talvez não exatamente chamativo, pensou, mas certamente ornamentado em demasia. O Palácio de Ava. Qual dos dois era o reflexo mais verdadeiro da mulher?

O quarto de vestir tinha tanta quantidade de cosméticos que mais parecia um salão de beleza. Loções, cremes rejuvenescedores e produtos para manter a firmeza da pele brilhavam atrás das portas prateadas do banheiro. Sais e óleos de banho enchiam frascos claros e altos, todos dispostos de forma artística sobre várias prateleiras.

Estranheza Mortal

Ela gostava de se cuidar, gostava de mergulhar o corpo na banheira de hidromassagem funda, ficar diante das duchas de prata na parede e se deleitar — tudo isso numa área separada da que era do marido.

Isso é seu, isto é meu.

No entanto, compartilhavam a cama de casal. De qualquer modo, com uma cama daquele tamanho, se o sexo ou o companheirismo não estivessem no menu da noite, seria como se dormissem em bairros diferentes. Caminhando de volta, Eve pisou num dos degraus dourados em torno da cama.

— Este era o quarto dela — disse ela em voz alta. — Dela! Ele simplesmente dormia aqui. Ela tolerava isso. Tolerava sua presença e sua rotina matinal agitada porque mandava no pedaço. *Permitia* a presença dele aqui enquanto lhe fosse útil.

Descendo do degrau ao lado da cama, ela saiu, lacrou a porta novamente e desceu para se encontrar com Roarke.

Ele tinha puxado o cabelo para trás e o prendera com uma tira estreita de couro; estava sentado diante dos controles da área de segurança. Além dos inúmeros equipamentos instalados ali, ele colocara um dos seus próprios dispositivos portáteis sobre o balcão.

— É um excelente sistema, o desta casa. Fabricado por mim — anunciou ele, olhando para Eve por cima do ombro com um ar casual. — Por isso que o conheço tão bem. Esse modelo foi totalmente customizado para esta casa. Cada opção extra que temos disponível foi incorporada a ele. Não vou dizer que é absolutamente impossível de hackear ou de operar isso tudo por controle remoto, mas posso afirmar que, se o cliente ordenou essa estrutura, foi avisado de que isso comprometeria a segurança do sistema. Se mesmo assim ele insistiu nessa configuração, o sistema certamente foi montado por encomenda e temos todos os dados e especificações. Vou verificar isso, mas, para ser franco, duvido muito que ele tenha autorizado algo assim.

— E quanto a um controle remoto de curto alcance?

— Todo sistema de segurança pode ser hackeado; eu mesmo já violei a maioria deles. Durante a minha juventude desperdiçada.

— Você continuava a desperdiçando até dois anos atrás, meu chapa.

— Sim, mas unicamente para fins de... entretenimento. Em todo caso, os alarmes e as câmaras foram desligados a distância. Mas a senha foi digitada antes do backup entrar automaticamente. Foi um trabalho rápido, feito por alguém que tinha um excelente clone do sistema ou conhecia a senha. Quem quer que tenha sido essa pessoa, precisou apenas se manter fora do alcance da câmera para desligá-la, juntamente com os alarmes e, em seguida, vir até o teclado para concluir o serviço. Com o equipamento certo, até uma criança poderia ter feito essas manobras.

— Mas Ava Anders não fez isso. Isso é decepcionante — admitiu Eve. — Agora tenho que descobrir quem fez seu trabalho sujo. Vamos encerrar o trabalho aqui. Quero fazer uma visitinha a caminho de casa.

— Parece ser a nossa semana de visitar pessoas.

Encontraram Sasha Bride-West ainda em casa, mas de saída. Ela mesma abriu a porta, envolta em luxuosas camadas de visom branco. Mas a interrupção não pareceu incomodá-la nem um pouco. Ainda mais quando ela olhou para Roarke de cima abaixo e ronronou, como uma gata:

— Ora... Olá para você.

— Desculpe incomodá-la — disse Eve. — Pode me dar um minuto da sua atenção?

— Te darei um minuto. — Ela direcionou um sorriso sensual para Roarke e completou: — E quanto tempo *você* quer?

— Ele está comigo. Sasha Bride-West, este é Roarke.

— Sim, eu sei. — Ela ofereceu a mão com as costas para cima, como uma mulher faz quando espera que a mão seja beijada. — Já nos encontramos uma vez, rapidamente. Estou arrasada por você não se lembrar disso.

— Vou lembrar agora.

Ela riu e deu um passo atrás.

— Entrem. Estou a caminho de encontrar alguns amigos, mas tenho algum tempo. Estou sempre atrasada, mesmo.

— Está indo visitar a sra. Anders? — quis saber Eve.

— Vestida desse jeito? — Sasha jogou o casaco branco de lado. Debaixo dele, ela usava um vestido justíssimo vermelho berrante, fino e colante como uma segunda camada de pele. Sven fez um bom trabalho. — Nem pensar! Ava se colocou em reclusão até a hora do funeral, amanhã. Tenho outros amigos. — Ela lançou mais um sorriso sensual para Roarke. — Sempre tenho espaço para novas amizades.

— No momento devemos nos concentrar unicamente em Ava.

— Tudo bem. — Ela fez um gesto e pareceu deslizar sobre os saltos prateados até uma sala de estar tão ousada e impetuosa quanto ela. Sentou-se em uma poltrona. Eve não entendeu como ela conseguia parecer absolutamente à vontade num vestido apertado como aquele e ainda cruzar as pernas. — O que quer saber sobre Ava?

— Estou só confirmando a cronologia dos fatos para redigir meu relatório. Coisas de rotina.

— Você sempre aparece sem avisar durante a noite, e com um belíssimo acompanhante, diga-se de passagem, só para resolver coisas de rotina?

— Estávamos na rua. — Roarke se sentou ao lado de Sasha e manteve o tom casual. — Minha esposa nunca deixa de ser policial.

— Oh, pobrezinho!

— Na manhã do assassinato do sr. Anders — continuou Eve —, a que horas a sra. Anders acordou você para contar o que tinha acontecido?

— Ela não me acordou.

— Ela não a acordou assim que soube que o marido estava morto?

— Não sei se ela realmente acreditou que ele estava morto, para falar a verdade. Deixou apenas uma mensagem. Foi Brigit quem me acordou, mais ou menos às oito e meia; ou pouco antes das nove, talvez. Estava abalada. Lembro que fiquei incomodada por ter sido acordada, a princípio, porque meu tratamento facial estava marcado só para as onze. Ela me contou que Ava tinha desaparecido e que algo tinha acontecido com Tommy. Eu...

Ela soltou um suspiro longo, e sua impetuosidade se dissipou.

— Fiz algumas observações descuidadas e insensíveis, algo que lamentei muito depois. Disse coisas como: "Pelo amor de Deus, a menos que ele tenha caído morto no sexto buraco durante a partida de golfe, me deixe dormir em paz." Foi então que Brigit me mostrou a mensagem gravada, e foi horrível. Dava para perceber o pânico e as lágrimas na voz de Ava.

— O que ela disse na mensagem?

— Lembro exatamente: "Greta ligou. Algo aconteceu com Tommy. Algo terrível. Tenho que ir para casa." Ela deixou a mensagem gravada sobre a mesa na sala de estar. Nós compartilhamos uma suíte de três quartos, e ela deixou a mensagem sobre a mesa.

— O que vocês fizeram?

— Bem, ligamos na mesma hora para o *tele-link*. Ela estava muito abalada, como era de esperar. E contou aquilo que Greta disse: Tommy estava morto. Estava morto em sua cama, mas ela tinha certeza de que era tudo um engano. Ele devia estar apenas doente e ela precisava ir logo para casa. Retornaria a ligação assim que chegasse lá e cuidasse de tudo.

— Obrigada. Você foi de grande ajuda. — Eve esperou até Sasha se levantar para acompanhá-los até a porta. — Foi uma pena ela não ter acordado você e a sra. Plowder. Se tivesse feito isso, não teria que fazer essa viagem tão difícil sozinha.

— Brigit ficou furiosa por causa disso, o tipo de fúria que ataca a pessoa quando ela fica terrivelmente preocupada. Não sei quantas vezes ao longo da manhã eu lhe disse para não se preocupar com isso e sobre como Ava deve ter agido por puro pânico; como ela não deve ter conseguido pensar em outra coisa que não fosse chegar em

Estranheza Mortal

casa. Foi uma manhã terrível para todas nós, tenente. Quando Ava ligou para nos dizer que Tommy realmente se fora, já tínhamos feito as malas. Acho que sabíamos que ela não voltaria. Sempre fazíamos a viagem juntas, nós três, mas... como se enganar num assunto como a morte? Sabíamos que ela não voltaria.

Do lado de fora, Eve caminhou ao lado de Roarke em meio ao frio de rachar.

— Entrou em pânico — repetiu Eve. — Não conseguiu pensar em outra coisa que não fosse chegar em casa. Mas lembrou de deixar uma mensagem na agenda eletrônica. Não quis acordar suas amigas que dormiam nos quartos junto dela, mas pensou em pedir um croissant e não se esqueceu de usar uma pulseira que combinasse com o relógio.

— Não quis que elas a vissem. — Roarke abriu a porta do carona e ficou olhando para Eve. — Não queria a companhia delas, nem ter que fazer cara de sofrimento ao longo de toda a viagem de volta.

— Não, não queria. Preferiu ter um pouco de tempo só, para poder se sentar e deleitar sobre o quanto tinha sido tremendamente esperta. — Seus olhos estavam vidrados novamente, frios como antes. — Vou pegá-la, Roarke. E então vamos ver o quanto ela é esperta.

Capítulo Dez

Na manhã seguinte, debaixo dos jatos pulsantes do chuveiro, Eve considerou suas opções. Ela poderia convocar Ava e tentar lhe arrancar uma confissão, mas era pouco provável de acontecer. Também poderia simplesmente abalar sua confiança e deixar que ela descobrisse que estava sendo observada de perto.

Só que ela convocaria um advogado rapidinho, choraria as mágoas para a mídia e, provavelmente, para a mulher do secretário Tibble. Isso, de certo modo, afastaria possíveis fontes de informação, tais como Forrest, Plowder e Bride-West.

Assustá-la poderia ser gratificante, mas provavelmente seria pouco produtivo nesse momento.

Ela poderia continuar a retirar algumas camadas e escavar na sujeira até achar inconsistências suficientes ou uma causa provável para montar uma acusação sólida.

Mas uma coisa ela era obrigada a reconhecer, pensou Eve, ordenando o desligamento dos jatos e entrando no tubo de secar o corpo: Ava Anders era muito boa naquilo. Tinha protegido o belo

Estranheza Mortal 179

traseiro — certamente submetido a várias esculturas cirúrgicas — por todos os lados. Onde estava a ponta solta?, perguntou a si mesma enquanto o ar quente soprava em torno dela. Onde estava a pessoa que manejara os cordéis daquela história? Quem era a pessoa misteriosa que entrara naquele quarto e cumprira a missão que — Eve tinha certeza — fora designada por Ava Anders?

A ideia de haver um amante era difícil de engolir. A mulher já tinha um marido, encontrava-se com um acompanhante a cada 15 dias e seu dia só tinha 24 horas. Será que Ava conseguiria manter mais um amante, fazendo malabarismos e jogando tantas bolas no ar ao mesmo tempo, sem que ninguém suspeitasse? Não seria impossível para alguém tão organizado e calculista, mas... era difícil de engolir.

Uma amiga? Será que Plowder, Bride-West, ou ambas, tinham conspirado para matar Thomas Anders? Que incentivo Ava poderia ter lhes oferecido para que cometessem assassinato? Ela brincou com a ideia enquanto vestia o roupão e entrava no quarto para caçar algumas roupas.

Roarke estava sentado tomando café e coçando a cabeça de Galahad entre as orelhas. Em algum momento durante seu banho, Eve observou, ele deixara de analisar as cotações da Bolsa e assistia agora ao noticiário matinal.

— Acabaram de mostrar uma curta entrevista com Ben sobre o funeral de hoje. Ele deu uma declaração curta; é claro que não quis responder a perguntas sobre a natureza da morte do tio, muito menos sobre as investigações. Parecia arrasado.

Eve escolheu uma roupa preta; era mais simples e tornava mais fácil para ela se misturar às pessoas na hora do funeral.

— Deixe eu te perguntar uma coisa — disse ela. — Tirando o fato de que você gostava desse cara, acha que ele poderia ter tido um caso com Ava?

Roarke tirou o som do telão e observou Eve enquanto ela se vestia.

— Não consigo imaginá-lo traindo o tio desse jeito; não o imagino traindo de forma alguma, na verdade, mas muito menos assim. Mesmo que seu amor por Anders fosse uma farsa, Ava não é o tipo de mulher que ele aprecia.

— Por que diz isso?

— Ele gosta de mulheres mais jovens, do tipo atlético, duronas, focadas na carreira e que gostam de tomar um chope. — Ele fez uma pausa enquanto ela prendia o coldre. — Ainda bem que arrematei você antes que ele a visse.

— Puxa, agora sei quem procurar no dia em que te der um chute na bunda. Que tal essa teoria? As três amigas vão para Santa Lúcia. Costumam ir para um lugar diferente todos os anos, de modo que ninguém estranha a viagem. Mas este ano elas resolvem fazer algo a mais, além de ficar enroladas em folhas de mamoeiro enquanto bebem mimosas.

Ela deu de ombros ao vestir a jaqueta e, como Roarke observou, não deu mais que uma rápida olhada no espelho ao atravessar o quarto para tomar café.

— Uma delas volta para Nova York de forma clandestina e mata Tommy, conforme o plano de Ava, enquanto o traseiro da viúva fica protegido em Santa Lúcia. Ava recebe a ligação de Greta e leva algum tempo antes de sair. Isso dá tempo para a cúmplice voltar. Só então ela pega o jatinho de volta, enquanto as outras duas esperam mais algum tempo antes de ligar para ela e consolidar a história.

— Com envolvimento das três? Arriscado.

— Talvez Bride-West ainda estivesse dormindo, como afirmou na sua declaração. Podem ter colocado algum sedativo no seu martini, sei lá... Só que não estou embarcando nessa história, e não sei por que estou tentando passá-la para você.

Ele se levantou, colocou as mãos nos ombros de Eve e beijou sua testa. Então, como sabia que ela não faria aquilo por conta própria, foi programar o café da manhã.

— Tinha que ser alguém em quem ela pudesse confiar. Sem reservas; sem dúvidas. Alguém capaz de matar por ela. Seus pais são divorciados. Um vive em Portland, o outro, em Chicago. Ambos

Estranheza Mortal

se casaram novamente. Nada surgiu nem chamou minha atenção nas investigações que fiz sobre eles, e não consigo encontrar registro algum que diga que um deles viajou para algum lugar, muito menos para Nova York na noite do crime. Ela não tem irmãos. Até onde consegui determinar, não vê o ex-marido há quase vinte anos. Quem é que ela sabe que pode confiar que será capaz de matar por ela? E de forma tão específica?

Roarke trouxe pratos de bacon e ovos. Galahad fingiu desinteresse.

— Você vai ter de ir pegar o café se quiser mais do que isso aqui, porque, se eu tirar os olhos desses pratos por dois segundos, toda essa comida irá parar na barriga do gato.

Eve franziu a testa para os pratos.

— Pensei em comer alguma coisa mais tarde, no...

— Nada disso. Pegue o café, porque eu também quero.

Ela poderia ter argumentado. Pensar sobre o caso a fez querer discutir, só para ventilar as ideias e os becos sem saída. Mas a verdade é que queria uma dose de café. Pegou duas canecas, voltou e se sentou.

— Não tenho nada, absolutamente nada contra ela. Nenhuma conexão que se encaixe. Estou andando em círculos.

— Talvez consiga algo mais sólido quando a encontrarmos no funeral, hoje.

Como os ovos estavam bem ali, diante dela, Eve os espetou com o garfo.

— Você vai à cerimônia?

— Ben e eu somos amigos. Anders Worldwide fica no meu prédio. Irei até lá para apresentar meus respeitos. Talvez consiga pescar algo que você perdeu. Verei tudo com novos olhos.

— Novos olhos. — Ela pegou um pedaço de bacon e praguejou. — Ver com novos olhos, droga! Eu esqueci! Prometi a Baxter que daria uma olhada em um dos casos dele que vai acabar na pasta dos sem solução. Estou empurrando isso com a barriga e esqueci. Droga!

— Ela comeu o bacon. — Vou ter que fazer isso agora de manhã.

182 » J. D. ROBB «

— Isso talvez seja uma coisa boa. Focar a mente nisso por um tempo e deixar o outro caso repousar.

— É, pode ser. Eu disse a Baxter que alguns casos ficam sem solução. Não conseguimos encerrar todos. Mas sinto a bunda queimar só de pensar que o assassino de Anders poderá escapar impune.

Galahad se aproximou cinco centímetros, depois mais alguns, os olhos bicolores fixos no prato que Roarke tinha diante dele. Roarke simplesmente lançou o olhar com firmeza para o gato e o manteve ali. Galahad rolou de costas e simplesmente esticou a pata dianteira para o ar.

— Ninguém acredita que você seja inocente — avisou ele ao gato.

— Mas todo mundo acredita que ela é — murmurou Eve. — Humm. O que acontece se alguém não achar?

Revirando essa possibilidade na cabeça, devorou o café da manhã antes que Galahad tivesse a chance de fazer seu próximo movimento.

Antes de o turno começar, Eve se sentou na sua sala na Central de Polícia com o arquivo de Baxter sobre o caso Custer. Estudou as fotos da cena do crime em primeiro lugar, como se fosse o primeiro contato, sem ler os resultados do legista, nem os achados dos peritos no local, nem as anotações do investigador, nem as declarações dos envolvidos.

Alguém, pensou, tinha agido com rapidez e violência em Ned Custer. O quarto parecia uma típica espelunca para encontros sexuais fortuitos. Cama barata, colchão gasto; só Cristo saberia quantas festas de micróbios aconteciam ali entre uma grande variedade de fluidos corporais. Havia uma penteadeira feita de compensado, um espelho cheio de cacas de mosca e um chão amarelado e sem graça. Cortinas de papel prensado de baixa qualidade cobriam a janela pequena e ridícula. Havia um banheiro que mais parecia

Estranheza Mortal

uma piada de mau gosto com uma pia com marcas de ferrugem e chumbada na parede, onde muitos outros vermes festejavam.

O clichê clássico das espeluncas sexuais, avaliou.

Que tipo de homem seria Ned Custer, que precisava descarregar seus impulsos sexuais num buraco feio e nojento como aquele enquanto a esposa e os filhos o esperavam em casa?

Um bem morto. O corte na garganta era fundo e comprido. A lâmina afiada fora utilizada com muita força. E o agressor era alto, observou Eve, verificando o ângulo do corte. A vítima tinha um metro e oitenta. O assassino... Eve fechou os olhos e se transportou mentalmente até o quarto desagradável, atrás de Custer. O assassino tinha que ter, pelo menos, a mesma altura da vítima, provavelmente alguns centímetros mais.

Muito alto para uma mulher. Se bem que muitas prostitutas usavam saltos e plataformas elevadas. Mesmo assim, a pessoa não era baixinha.

Nem alguém com estômago delicado. Era preciso nervos de aço para cortar fora o pau de um sujeito.

Os respingos e poças de sangue no lugar atestavam isso com suficiente clareza. O assassino saiu do banheiro minúsculo e atacara a vítima por trás, em um golpe rápido e firme. Sem hesitação. Deve ter recebido jatos de sangue, considerando o volume que respingara para os lados. E enfrentou mais sangue no momento da castração caseira. Como não havia vestígios de sangue nos ralos nem nos canos, podia-se concluir que o assassino saiu do local carregando o que foi derramado. Mas também não havia traços disso, então era improvável. A outra opção é que ele já saíra do banheiro com o corpo lacrado e protegido por spray selante.

Não era uma prostituta. Nem mesmo uma que estivesse doidona das ideias pelo efeito de drogas ilegais. Foi alguém muito preparado e cruel. Quando uma profissional do sexo quer atacar um cliente, ela geralmente o esfaqueia na barriga; o mais provável é que consiga uma arma paralisante no mercado negro para simplesmente imobilizar a vítima. Depois é só pegar o dinheiro, as joias e cair fora.

Custer estava morto antes de entrar naquele quarto, só que não sabia. Será que a vítima foi aleatória?, ela se perguntou. Ou era um alvo específico?

Cavou mais fundo, pesquisando dados; enviou uma mensagem para Baxter e outra para Trueheart, pedindo que fossem até ela quando chegassem para o turno da manhã. E começou as próprias anotações.

Grunhiu um "Entre!" ao ouvir a batida leve na porta e viu Trueheart em seu uniforme impecável.

— Queria me ver, tenente?

— Quero, sim. Onde está Baxter?

— Ainda não chegou. Eu... ahn... tento chegar um pouco antes da mudança de turno sempre que posso para dar uma olhada nos trabalhos deixados em aberto na véspera.

— Uhum — concordou Eve. Aquele rapaz era um tremendo caxias, refletiu Eve. Muito jovem, mas determinado, e tinha um olho ótimo para os detalhes. Já perdera muito da inexperiência que exibira quando Eve o analisou pela primeira vez com atenção. — Estive analisando os arquivos do caso Custer. Você e Baxter foram muito meticulosos. Quantos casos vocês já pegaram juntos?

— Nove — respondeu ele, imediatamente. — Dois ainda estão sob investigação. Além do caso Custer, agora. São três em aberto.

— Qual é a sua opinião sobre este aqui?

— A vítima levava um tipo perigoso de vida, tenente. Circulava por bares suspeitos e inferninhos. Pegava acompanhantes de baixo nível. Conversamos com um monte de garotas que trabalham na área e duas se lembravam dele. Disseram que ele gosta de tudo rápido e sem preliminares. Ah... e barato.

— Dá para perceber. Você cobriu a área da cena do crime, conduziu os interrogatórios dos vizinhos, investigou as boates e as garotas que trabalham no ramo.

Estranheza Mortal 185

— Isso mesmo. Ninguém se lembra de quem estava com ele naquela noite, exceto duas pessoas que dizem que é possível que ele tenha saído com uma ruiva. Cabelo curto e liso... ou encaracolado, segundo a outra testemunha. Sabe como são essas coisas.

— Sim, sei.

— Não é o tipo de área onde as pessoas se lembram dos detalhes. O rapaz que trabalha na recepção da espelunca disse que talvez ele a tinha visto antes, mas pode estar enganado, mas tem certeza sobre o cabelo da mulher daquela noite. Garantiu que era ruivo, curto e liso.

Eve já tinha lido tudo isso nos arquivos, mas deixou Trueheart repetir os detalhes.

— Uma coisa que jura é que ela não desceu. Sem saber a hora que os casais saíram do quarto, ele não pode liberá-lo para outras pessoas. Recebe a grana na saída. É por isso que tem certeza de que ela não passou pela recepção, e não dá para sair do prédio sem passar pela entrada. A escada de incêndio estava presa. Portanto, ela precisou sair pela janela e pular. A cena do crime estava cheia de impressões digitais, DNA, fibras de roupa e fios de cabelo. Não é o tipo de lugar que prioriza o serviço de limpeza. Vasculhamos tudo e interrogamos as pessoas que poderiam ter ligação com o lugar, a fim de localizar quem o matou, mas ninguém viável apareceu.

Ela começou a falar, mas parou ao ver que Baxter entrou na sala quase correndo e se juntou ao auxiliar.

— Essa reunião é sobre o caso Custer?

— Examinei os arquivos — confirmou Eve. — É uma investigação muito detalhada e completa, até agora.

— Sem um único suspeito.

— Vocês não investigaram a esposa.

— Ela tem um bom álibi, Dallas. Estava falando no *tele-link*, tentando achar a vítima no instante exato em que seu marido estava sendo retalhado. Trueheart e eu fomos os policiais que a informaram sobre a morte dele. Ela não fingiu a reação ao saber o que acontecera.

— Não encontrei crimes semelhantes antes ou depois disso, pelo menos algum que siga o mesmo padrão. Parece que foi um alvo específico — afirmou Eve.

— Sim, também acho.

— Então, quem se beneficia com essa morte?

Baxter passou os dedos pelo cabelo.

— Vamos lá... A mulher se livra de um sujeito que a trai e que pode trazer para casa um bufê completo de doenças sexualmente transmissíveis, além de agredi-la quando lhe dá na telha. Ela ganha uma bela pensão pela morte dele e um bom seguro de vida garantido pelo emprego. Não fica rica, mas passa a viver com muito conforto. Só que ela não estava no local, isso é fato comprovado. A vítima não entraria com a esposa na mesma espelunca para a qual levava prostitutas que nem conhecia. Além do mais, ele a teria reconhecido. E a altura dela é pouco mais de um metro e cinquenta e cinco; não é alta o suficiente para ter cortado a garganta dele.

— Mas talvez conhecesse alguém com a altura certa. Um parente, um amigo, alguém que achasse que ela ficaria melhor com o marido traidor e agressor morto e debaixo da terra. E ela ficou melhor, mesmo.

— Ela tem uma irmã no Arkansas, um pai cumprindo dez anos na penitenciária do estado por agressão com intenção de matar e que também costumava *espancar* a mulher de vez em quando. A mãe mora em Nova Jersey, mas também não conseguiria arquitetar esse plano. Quanto aos amigos, não tem ninguém chegado ou com quem tenha intimidade. Pelo menos, não o suficiente para cortar a garganta do seu marido no lugar dela.

— Um namorado, então. O assassino me parece alto e forte demais para uma mulher.

— Ou pode ter sido um trabalho de equipe. — Os olhos de Baxter mudaram quando ele considerou a possibilidade. — O cara já estava no banheiro quando a mulher chegou com a vítima e...

Mas então... Por que ela não tornou a sair pela porta de entrada? Por quê...

— Muitos "por quês"! — interrompeu Eve. — Quem garante que ele entrou lá acompanhado de uma mulher?

Trueheart pigarreou.

— Ahn... Todo mundo, senhora.

— E esse "todo mundo" viu a genitália do assassino, por acaso? Você já viu travestis suficientes, Baxter, para saber como eles viram mulheres lindas quando se arrumam. Quando o cara não olha com muita atenção ou já tomou umas e outras, pode ter uma bela surpresa quando apalpa por entre as pernas da "moça". E, se todo mundo viu uma mulher, então a polícia vai sair à procura de uma mulher.

— E me sinto uma besta quadrada, agora — resmungou Baxter. — Não considerei a possibilidade dessa "mulher" ser do sexo masculino.

— Se a esposa tem um admirador secreto, ele pode ser homem suficiente para se vestir como mulher, numa boa.

— Senhora? Tenente? — Trueheart só faltou levantar a mão como um bom aluno na sala de aula. — É difícil imaginar que a sra. Custer poderia ter um relacionamento ou um namorado. Ela tem dois filhos, e nenhum dos seus vizinhos relatou ter visto visitas regulares em seu apartamento. Perguntamos isso porque é o certo a fazer, mas não encontramos nada que indicasse a existência de um namorado.

— Uma mulher com um marido que gosta de usar os punhos na cara dela aprende a ser cuidadosa. — Eve olhou para seu próprio quadro de assassinato. — Mas talvez eu esteja deixando que alguns dos palpites sobre a minha própria investigação transbordem para o caso de vocês. — Ela se virou novamente para eles e devolveu os arquivos. — Sei que vocês têm mais dois casos em aberto, mas arrumem algum tempo para investigar o ângulo do namorado e a possibilidade de alguém estar fazendo um favor a ela.

— Como nossas pistas acabaram, agradeço suas sugestões. Vamos lá, meu fiel companheiro. — Baxter deixou cair uma das mãos no ombro de Trueheart. — Vamos trocar algumas ideias sobre homens que usam vestidos.

Eve voltou a cabeça e os pensamentos para seu próprio caso. Verificou as mensagens recebidas e recebeu relatórios. O laboratório, no seu típico jeito "antes tarde do que nunca" comunicava o que Roarke já tinha lhe informado: o registro de voz fora confirmado. Levantando-se, ela prendeu o relatório no quadro do crime.

— Bom dia! — Com um ar cintilante, quase saltitando e muito radiante, Peabody cantarolou a saudação e sacudiu a caixa rosa de uma confeitaria famosa. — Trouxe rosquinha.

— E conseguiu atravessar com vida a sala de ocorrências?

— Comprei duas caixas e atirei uma delas para a horda de esfomeados a caminho daqui.

— Uma ideia não exatamente burra.

— Eu ia entrar aqui antes, mas vi que você estava com Baxter e Trueheart, e fiquei lá fora degustando elogios e parabéns.

— Pensei ter ouvido que eram rosquinhas.

Com uma risada, Peabody colocou a caixa sobre a mesa de Eve.

— Estou comemorando com doces porque me saí muito bem na noite passada. Sei que as câmeras acrescentam vários quilos à silhueta das pessoas, mas até que não fiquei parecendo uma rolha de poço. Acho que o terninho acinturado ajudou. Ele emagrece um pouco, pela forma como os botões brilham juntos e tudo o mais; engana o olhar. Além do mais, permaneci sentadinha o tempo todo, então a silhueta lateral não foi um problema. Caramba, como estava nervosa. Absolutamente apavorada!

Ela enfiou a mão na caixa, pegou uma rosquinha açucarada e deu uma mordida. Trina foi o máximo, conversou muito comigo e me acalmou. E disse que você está precisando de um tratamento completo.

— E ela está precisando de uns bons chutes naquela bunda.

Estranheza Mortal 189

— E McNab foi *mara*, absolutamente *mara*! — Peabody lambeu um pouco de açúcar do polegar. — Quando você se vê diante de todas aquelas câmeras... Na mesma hora pensa nos milhões de outras pessoas que estão sentadas em casa assistindo e sente vontade de vomitar. Mas Nadine foi o máximo também e realmente aliviou minha barra. Não me tratou como um bebê, então não fiz papel de idiota. Quando chegamos em casa, McNab e eu assistimos à gravação umas doze vezes e em seguida houve muitas e muitas celebrações do tipo sexual. Puxa vida, me sinto *ótima*! E então, o que achou de mim ao assistir à entrevista?

— Estava ocupada.

O jeito alegre e radiante de Peabody despencou subitamente num alçapão de puro choque.

— Você não assistiu...? Mas achei que você estivesse... Ah...

Eve deixou a decepção encher o ar por mais cinco segundos, mas nem mesmo ela conseguia ser tão cruel. Além do mais, havia as rosquinhas torcidas e açucaradas.

— Por Deus, Peabody, você é muito fácil de enganar. É claro que assisti. Precisava saber se você estragaria as coisas para depois poder te dar umas porradas, não é verdade? Você não estragou.

O brilho no rosto de Peabody retornou.

— Realmente não estraguei. McNab disse que eu parecia muito inteligente e com tudo em cima. Também disse que estava sexy. Você também achou isso?

— Claro! Sonhei com você a noite toda. Podemos seguir em frente, agora?

— Mais uma coisa: obrigada por me forçar a fazer isso. Não vou mais ficar tão apavorada com o lance na próxima vez. Ah, ah, e só mais uma coisinha... Mavis e Leonardo ligaram quando voltávamos do estúdio para casa. Mavis contou que Belle sorriu e balbuciou alguma coisa quando me viu no telão. Ok, agora encerrei o assunto! — Ela deu mais uma mordida na rosquinha.

— Muito bem, então. Se você está pronta para deixar seus elogios e parabéns de lado, vamos partir para o trabalho de campo. Vamos até a Anders Worldwide.

— Mas o funeral será hoje à tarde — lembrou Peabody. — Não creio que Forrest esteja lá. Quer que eu confirme isso?

— Não. Ele pode não estar, mas aposto que o assistente estará. Gosto de visitas inesperadas. Vamos agitar.

Eve pegou seu casaco e deu mais uma olhada nas rosquinhas. Se as deixasse ali, a céu aberto, não sobraria nem a caixa para contar a história quando voltasse. Poderia escondê-la, mas os abutres certamente farejariam o material, o que poderia levá-los até o esconderijo onde guardava seu chocolate. Até aquele momento, o ladrão de chocolates não tinha descoberto o novo esconderijo.

Ela agarrou a caixa antes de sair. Era melhor prevenir do que ficar sem rosquinhas e sem chocolate.

L eopold Walsh tinha parecido, para Eve, um guardião que tomava conta do castelo e do seu príncipe, não importava o tamanho da crise. Estava certa. Ela o encontrou em sua sala com olhos sérios e lastimosos. Terno escuro e uma braçadeira preta.

— Não espero o sr. Forrest no escritório hoje, tenente — começou Leopold. — O memorial do sr. Anders está programado para as duas da tarde.

— Estamos cientes disso. — Nada de oferecer café, notou Eve. Nem convite para sentar. *Você não gosta muito da gente, não é, Leo?*

— O sr. Forrest e o tio eram muito próximos em nível pessoal e profissional. Você concorda com essa avaliação?

— Concordo.

— Como trabalha em estreita colaboração com o sr. Forrest, certamente saberia falar sobre o relacionamento deles.

— Saberia, sim.

Eve sorriu. Tinha que admirar um homem que sabia como responder sem dizer nada.

— Imagino que tenha algumas opiniões formadas sobre Thomas Anders, tanto em nível profissional quanto pessoal.

— Não vejo como a minha opinião pode ser relevante.

— Alegre-me comentando alguma coisa.

— Em minha opinião o sr. Thomas Anders era um homem justo e honesto que trouxe sua lealdade e honestidade para o negócio. Ele confiava, com muita correção, que seu sobrinho faria o mesmo.

— A forma como o sr. Anders morreu deve ter provocado muita especulação e vários boatos dentro da organização e entre seus clientes.

A mandíbula de Leopold se apertou com força.

— As pessoas sempre comentam, tenente. Faz parte da natureza humana.

Mas você não comenta, ela pensou. Nada de fofocas suculentas de escritório para você. E certamente você ouve e arquiva tudo.

— Quais são os boatos sobre a sra. Anders?

— Não entendo o que a senhora quer dizer.

Aperte mais essa mandíbula e ela vai acabar rachando, Leo.

— Entende, sim.

— A sra. Anders dedicou... isto é, dedica... boa parte da sua considerável energia a programas de caridade e às causas humanitárias patrocinadas pela Anders Worldwide. Ela é muito respeitada.

— E trabalha parte do tempo aqui?

— Sim, é claro, mas na maioria das vezes trabalha de casa. Além disso, ela frequenta e serve de anfitriã para eventos e festas.

— Você com certeza acompanha de perto as relações dela com o marido e com o sobrinho.

— Um pouco, claro, já que Ben... já que o sr. Forrest estava aos poucos assumindo as funções do seu tio. Várias dessas funções tinham relação com os programas da empresa. Sinto muito, tenente, mas o dia está muito cheio e muito difícil. Se isso for tudo que a senhora precisa de mim...

— Não é tudo. Como você descreveria a relação entre o sr. Forrest e... Merda, vamos simplificar as coisas... Ben e Ava têm um bom relacionamento?

— Eles sempre foram muito cordiais um com o outro, é claro. Ben admirava o talento e a energia dela, e certamente ficava muito impressionado com muitas das suas ideias.

— Cordiais. Não afetuosos. Ele me parece um homem com quem é fácil lidar, além de muito afetuoso. Mas você escolheu uma palavra mais fria, como "cordial", para descrever o relacionamento deles.

— A sra. Anders era a esposa do tio dele. — O tom de Leopold era igualmente frio e formal. — O relacionamento deles era perfeitamente apropriado.

— "Apropriado" é outro termo frio e distante. Ben não gosta muito dela, não é? Nem você.

— Não afirmei coisa alguma sobre isso, nem deixei implícito nada que dê margens a... Eu não...

— Relaxe. Também não gosto dela. Portanto... você pode manter esse cabo de vassoura espetado na bunda ou... — Ela se largou em uma poltrona, mesmo sem convite — Me dizer o porquê. Desligue o gravador, Peabody — ordenou Eve, desligando o seu também. — Só entre nós três, Leo. Nada ficará oficialmente registrado. Por que Ava não desce pela sua garganta?

Eve observou a dúvida se instalar nele... Manter o comportamento apropriado ou aproveitar a oportunidade para colocar para fora tudo o que pensava? A oportunidade venceu.

— Ela é calculista, deliberada e fria. Nada disso é crime, são apenas traços de personalidade. Além do mais... — hesitou.

— Não pare agora. — Eve ergueu as mãos com as palmas para cima, em sinal de convite.

— Há certa mesquinhez nela. Muitas vezes ela contorna a autoridade de Ben, faz planos e toma decisões sem consultá-lo e sem perguntar sua opinião. Seus planos e determinações são sempre muito bem pensados e pesquisados. Ela tinha algumas...

quero dizer, *tem* ideias excelentes. Mas tem também esse péssimo hábito de passar por cima de Ben. Uma atitude muito deliberada, na minha opinião.

— Como Ben enfrenta isso?

— Fica frustrado de vez em quando, embora eu deva admitir que me frustre mais.

— Alguma vez ele reclamou disso com o tio?

— Não que eu saiba, e acredito que saberia se tivesse acontecido. Ele costuma reclamar para mim, me usa como um ouvinte atento. No fim, sempre termina com a mesma observação: "Bem, apesar de tudo é o resultado final que importa." A sra. Anders obtém excelentes resultados.

— Acredito nisso.

— Acho que... — Ele tornou a hesitar.

— Estamos conversando extraoficialmente, Leo. O que você acha?

— Acho que muitas vezes ela faz a mesma coisa com o sr. Anders. Ou seja, não consegue mantê-lo a par das coisas até que tudo o que ela planeja se torna essencialmente um *fait accompli*... um fato consumado. Sempre há fofocas na empresa, mas não gosto de fofocas de escritório.

— Ah, não? Pois eu adoro essas coisas. E quanto a você, Peabody?

— Puxa, isso alegra o meu dia. Que tipo de fofocas são essas? — Peabody perguntou a Leo.

— Tinha vezes em que ela pagava despesas pessoais com dinheiro do orçamento de despesas da firma. Objetos domésticos, roupas, salões de beleza, esse tipo de coisa. Nada grave, entende? Apenas mesquinharia, no meu ponto de vista. Uma noite ouvi o sr. Anders pai... o sr. Reginald Anders, chamar a atenção dela por causa disso.

— O sogro dela? Quando isso aconteceu?

— Não saberia dizer ao certo. Ele faleceu faz quase dois anos. Só me lembro da conversa, porque eles se davam muito bem. Então, uma reclamação desse tipo, se é que foi reclamação, pareceu inesperada.

Leopold mudou sua postura e completou:

— Não entendo por que isso poderia ser importante.

— Ah, todos os detalhes me interessam. Quanto a essa reprimenda, que pode ou não ter acontecido... Como eles passaram a se tratar depois disso?

— Voltaram às boas. Acho que ela enviou ao sr. Reginald uma caixa dos seus caramelos favoritos como pedido de desculpas.

— Humm. A posição da sra. Anders aqui na companhia melhorou com a morte do marido. O falecido sr. Anders tinha 55% das ações da empresa, Ben tinha 15 e Ava mantinha não mais que 2%. Essa informação está correta?

— Acredito que sim.

Eve notou que conseguira a atenção completa dele a partir desse momento. Ótimo!

— Com a morte dele, esses 55% de ações serão divididos entre Ben e Ava. Quarenta irão para Ben, o que lhe dará o controle acionário completo. Mas os outros 15, somados ao que Ava já tinha originalmente, a levarão muito para cima na empresa. Sem falar nos 28% de ações que estão nas mãos de acionistas externos. Uma mulher inteligente e engenhosa como Ava certamente conseguiria colocar os dedos em algumas dessas ações, ainda mais que suas duas amigas mais íntimas também são donas de pequenas porcentagens. Ela poderia aumentar seu poder até 30 ou 35% sem grande esforço. É uma fatia considerável para uma empresa como esta. E quer saber uma coisa que estou notando, Leo? Agora que estamos apenas batendo um papo amigo e descontraído, você não me parece chocado e nem um pouco surpreso com o que estou sugerindo aqui.

— Se a senhora está me perguntando se eu acredito que a sra. Anders tenha matado seu marido... Não, não acredito. Ela estava fora do país; além disso, a natureza e as circunstâncias dessa morte são uma humilhação pessoal para ela. Ava Anders não é uma mulher que aceita ser humilhada. Se está perguntando se estou surpreso ao saber que a senhora a considera capaz de matar... Não, não estou surpreso.

Estranheza Mortal

— Sou uma policial, ninguém fica surpreso por eu achar que alguém é capaz de matar. Mas, e quanto a você? O que levaria você a acreditar que ela seria capaz disso?

Leopold se mostrou mais à vontade, ou relaxado o suficiente ou, no mínimo, interessado o bastante para se sentar em uma poltrona.

— Não gosto dela, em nível pessoal. Eu a acho cruel, debaixo daquele verniz de sofisticação, sob a fachada da caridade que promove. Essa caridade, pelo menos na minha opinião, não importa tanto para ela tanto quanto a atenção que obtém a partir dela, com reportagens da mídia e muitos elogios. Ela se ressente de Ben porque seu tio o adorava e também, creio eu, porque as pessoas simplesmente gostam de Ben e o admiram. Ela não amava o marido.

— Finalmente! — Eve bateu com a mão na própria perna. — Alguém disse o que eu queria ouvir. Por que acha isso?

Os olhos de Leopold se arregalaram com a reação de Eve.

— Eu... eu... Sinceramente não sei. Ela era constantemente afetuosa e lhe dedicava muita atenção. Era paciente. Mas, de vez em quando, havia um tom diferente... ou um olhar. Só posso dizer que não acredito que ela o amava, mas ela certamente adorava ser Ava Anders. Tudo o que eu disse aqui é extraoficial. Tudo o que te disse vou negar se for divulgado.

— Estamos só conversando aqui. Tem alguma coisa a acrescentar, Peabody?

— Não, já abordamos muitos assuntos. Só estava pensando que uma das maneiras mais rápidas e seguras de ganhar a simpatia e o apoio de todos é ser humilhado pelas atitudes de outra pessoa. Um pouco de vergonha pode ser uma troca boa e razoável na busca por todo o apoio possível e comentários do tipo "Ela não é valente?". Estou só refletindo, aqui.

Leopold olhou para Peabody.

— Ela estava em Santa Lúcia.

— Sim, estava. — Eve assentiu com a cabeça e se levantou da poltrona. — Mesmo assim, é muito interessante. Você pode comentar com Ben, se quiser, que eu e minha parceira passamos aqui para te fazer um monte de perguntas interessantes sobre Ava. Enquanto isso, gostaria de obter cópias de todos os arquivos e de todos os projetos nos quais ela trabalhou. Junto e sem a participação de Ben.

— Todos? Ao longo dos últimos dezesseis anos?

— Não, todos a partir de quando ela começou na empresa. — Eve sorriu ao ver que a mandíbula tensa parecia mais relaxada. — Quero a lista completa.

— Deve haver centenas de projetos e arquivos. Talvez milhares.

— Então é melhor começar logo.

— Isso vai demorar um pouco. Talvez seja melhor vocês esperarem na sala dos clientes.

— Tudo bem, voltaremos mais tarde. Uma hora é tempo suficiente?

— Sim, deve bastar.

No elevador, Peabody se virou para Eve.

— Como adivinhou que ele era o cara certo para procurar e perguntar essas coisas?

— Ele está apaixonado por Ben. Sabe que é um sentimento sem futuro, mas não consegue evitar o que sente. Antes de qualquer coisa, se algo tiver a ver com Ben, ele vai captar com seu radar emocional. Em segundo lugar, acho que uma pessoa que tem todos esses sentimentos reprimidos reconhece quando os sentimentos de outra pessoa são uma farsa. Em terceiro... Tivemos muita sorte e apertamos o botão certo no momento certo. Entre em contato com Edmond Luce. Aposto que ele e sua esposa ainda estão em Nova York. Quero conversar novamente com ele.

Capítulo Onze

Luce e sua esposa ainda estavam em Nova York, hospedados em uma das sofisticadas suítes do Roarke Palace Hotel. A esposa, Linny Luce — Eve se perguntou como ela se sentiria se tivesse um nome tão ridículo — abriu a porta e se apresentou.

Eve a avaliou como uma mulher sólida, bem-construída e compacta, como um carro eficiente, projetado para uso prolongado e com baixo custo de manutenção. Seu cabelo castanho espesso, com mechas brancas que pareciam asas, emoldurava um rosto bonito, mas não lindo. Ela vestia um terninho preto com saia comprida em vez de calça, botas de salto baixo simpáticas e práticas, e pérolas requintadas. Seu aperto de mão foi firme e profissional.

— Edmond está no *tele-link* falando com Londres, não deve demorar. Por favor, sentem-se. Já pedi chá. O serviço aqui é excelente. Mas imagino que a senhora saiba disso, já que o hotel pertence ao seu marido.

Ela se sentou nas almofadas brancas em tons de bege do sofá e serviu a bebida.

198 » J. D. ROBB «

— Leite ou limão?

Nenhum deles faria Eve passar a gostar de chá.

— Apenas a bebida, por favor, obrigada.

— E você, detetive?

— Leite e um cubo de açúcar, obrigada.

— Este é um dia difícil para nós. Espero que a senhora me entenda quando digo que sua ligação foi uma espécie de distração bem-vinda, tenente. Edmond e eu... não conseguimos imaginar o que fazer ou o que pensar. Depois do funeral... Talvez as coisas se tornem mais fáceis. Ou depois que voltarmos para casa.

Ela suspirou e olhou para as amplas janelas que se abriam para as torres de Nova York.

— A vida continua, não é, tenente? Tem que continuar.

— A senhora conhecia o sr. Anders há muito tempo.

— Sim, conhecia. Edmond e Tommy eram amigos ainda há mais tempo. Mesmo assim, eu já conhecia Tommy há mais de quarenta anos. Não conseguimos imaginar o que fazer ou o que pensar de tudo isso. Ah, já falei isso, não falei?

— Posso te perguntar uma coisa, sra. Luce? Já que a senhora o conhecia muito antes dele se casar, a senhora saberia nos dizer se ele teve algum relacionamento sério antes da sua esposa?

— Relacionamento sério? Não saberia afirmar isso com certeza. Ele desfrutava da companhia de mulheres, mas a verdade é que simplesmente gostava muito da companhia de pessoas em geral. Costumávamos brincar com ele e dizer que ele precisava se estabelecer com alguém. Confesso que eu mesma tentei bancar a casamenteira com ele algumas vezes.

— Gostaria de saber se a senhora poderia me informar alguns nomes e informações de contato sobre as mulheres com as quais se lembra do sr. Anders ter... se divertido junto.

— Sim, eu poderia fazer isso. — Linny olhou diretamente nos olhos de Eve. — A senhora quer saber disso por causa da forma

Estranheza Mortal 199

como ele foi morto, não é? Aquilo certamente não era do feitio de Tommy. Nunca vou acreditar em algo assim.

— Quando a senhora conheceu Ava Anders?

— Oh, ela ainda era funcionária da Anders Worldwide. Era executiva na área de relações públicas. Não consigo me recordar do nome do seu cargo, se é que soube algum dia. Eu a conheci em um evento beneficente aqui mesmo, em Nova York. Ava tinha feito o trabalho de RP. Arrecadava fundos para uma das colônias de férias que Tommy financiava. Foi um evento black-tie com jantar e dança, um leilão discreto, e havia uma orquestra. Tudo muito elaborado, pelo que lembro. Ela era extremamente brilhante e inteligente. Lembro-me de vê-los dançando em algum momento durante a noite. Foi quando comentei com Edmond que era melhor Tommy tomar cuidado com ela.

— Cuidado?

— Suponho que o que quis dizer era que ela estava de olho nele, e me pareceu uma mulher que sabia muito bem como conseguir o que queria. Essa percepção se confirmou. Não muito tempo depois, eles começaram a se encontrar e sair socialmente. Sempre que nós quatro nos encontrávamos, era óbvio que ele estava inebriado por ela. Quanto a Ava, eu diria que parecia... entusiasmada por ele.

— A senhora gostava dela?

Os olhos de Linny se arregalaram.

— Sim, claro que gostava. Nós quatro passamos vários momentos adoráveis juntos.

— A senhora diria que ele continuou inebriado depois, e ela ainda se mostrava entusiasmada?

— É muito difícil, mesmo para bons amigos, julgar o interior do casamento dos outros. Os casamentos evoluem e se ajustam. Eles permaneceram devotados um ao outro, certamente.

— Amigas — sugeriu Peabody —, muitas vezes comentam aspectos do seu casamento entre si. Fofocam um pouco sobre os maridos, desabafam suas frustrações e se divertem com as peculiaridades e manias dos parceiros.

— Sim, é verdade — confirmou Linny com um sorriso. — Comentam. Amigas fazem isso. Mas Ava e eu não somos tão íntimas assim. Nos damos muito bem, mas não temos um relacionamento caloroso e íntimo como Tommy e eu tínhamos. Para falar com franqueza, Tommy era a cola que mantinha unida a minha relação com ela. Adoro passar a tarde em um estádio de futebol, mas Ava prefere lojas e galerias. Tenho netos e ela não. E, além de tudo, sou quinze anos mais velha que ela.

Ela olhou quando seu marido entrou com passos firmes.

— Ah, aí está você, Edmond.

— Desculpe tê-las feito esperar, tenente... detetive... — Ele se sentou com um gesto pesado, como um homem cansado até a alma. — Haverá um memorial em Londres. Na verdade, teremos cerimônias em todas as cidades onde exista alguma filial da Anders. Havia detalhes que eu precisava resolver com rapidez.

Linny pôs a mão sobre o joelho do marido e o afagou rapidamente, num gesto que Eve traduziu como o de uma unidade absoluta.

— Tome um pouco de chá, querido — sugeriu ela.

— Sr. Luce, com a morte do sr. Anders, quanta influência na empresa a sra. Anders vai adquirir?

— Uma influência considerável, se ela quiser. É o que suponho, mas Ava nunca se mostrou interessada nos negócios propriamente ditos. Gostava de atuar junto às instituições de caridade, apreciava os planos da empresa e a publicidade, mas não a mecânica de funcionamento das coisas. Isso ficará com Ben. — Ele soltou um longo suspiro. — Na verdade, ele ligou assim que encerrei a minha reunião virtual com Londres. Pretende organizar uma reunião da diretoria, com a presença dos executivos da companhia. Será no início da próxima semana. Me pediu para considerar a possibilidade de me tornar o segundo homem no comando da empresa.

Estranheza Mortal 201

— Oh, Edmond.

— Eu sei. — Agora, foi a vez de ele dar um tapinha no joelho da esposa. — Eu planejava desacelerar minha vida profissional um pouco. Mais do que um pouco — admitiu. — Meu objetivo era me aposentar em dois anos. Ainda não tinha contado isso a Tommy. Na verdade, planejava abordar esse assunto durante o jogo de golfe marcado para... para o dia em que ele morreu. Tommy iria querer que eu ajudasse Ben durante essa transição, Linny. Pode ser que eu ainda consiga cumprir a meta de me aposentar daqui a dois anos.

— Sr. Luce, Ben lhe deu alguma indicação de já ter discutido esse assunto com a sra. Anders?

— Não. Por que o faria?

— Ela terá uma participação de 17% na empresa, agora.

— Ah, sim, sim, claro. Sinto muito, não estou raciocinando com muita objetividade hoje. De qualquer modo, como eu disse, Ava nunca demonstrou muito interesse na empresa.

— Mas, na posição de segunda acionista majoritária e viúva do presidente da empresa, ela estaria no direito de esperar uma posição mais proativa, talvez um lugar no conselho administrativo e coisas desse tipo.

— Tecnicamente sim, acho que sim. Mas, analisando de forma realista, não consigo imaginar isso acontecendo.

— O senhor conhecia Reginald Anders?

— Ah, claro. — O rosto de Edmond se iluminou com um sorriso. — Na verdade, foi Reggie quem me contratou para a empresa, mais de meio século atrás.

— Quando ele morreu, Thomas Anders herdou a participação majoritária da empresa, correto?

— Sim. Como acontecerá com Ben agora. Tommy sempre considerou Ben como um filho, e seguiu os mesmos passos do seu pai com relação a ele.

202 » J. D. ROBB «

— Deixe-me ver se entendi os fatos com precisão. Ava Anders tinha uma pequena percentagem da empresa, e agora vai adquirir uma fatia bem maior. Mas a obtenção daquela parcela inicial só aconteceu depois da morte do sogro, certo?

— Acredito que sim, tenente. Reggie gostava muito de Ava.

— Tudo bem, agradecemos que tenha nos recebido em um momento tão difícil. — O *tele-link* de Eve tocou. — Ela olhou para o visor, ordenou que a ligação fosse completada e mandou que o interlocutor esperasse alguns segundos. — Preciso atender essa chamada. Posso usar algum outro aposento para isso?

— Claro! — Linny se levantou rapidamente. — Deixe-me levá-la até o escritório. A senhora quer levar seu chá?

— Não, obrigada, não será necessário. — Ela seguiu sua anfitriã até um escritório de altíssimo nível, com móveis em madeira brilhante e estofados em couro de alta qualidade.

— Vou anotar os nomes que a senhora me pediu enquanto atende a sua chamada. Fique à vontade — ofereceu Linny a Eve, retirando-se e fechando as portas duplas ao sair.

Eve apertou a tecla de espera do *tele-link*.

— Aqui fala a tenente Dallas. Sr. Bronson, obrigada por permanecer na linha.

— Ora, ora... Se eu soubesse que você era tão atraente, teria retornado a ligação mais cedo. O que posso fazer por você, tenente Olhos Castanhos?

— Antes de qualquer coisa, pode cortar esse papo furado.

— Humm... Adoro mulheres petulantes. — Ele exibiu para Eve aquele mesmo sorrisinho presunçoso da foto em sua identidade. Eve imaginou que ele devia aperfeiçoar aquilo diante do espelho. — Diga-me o que uma tenente atrevida da polícia de Nova York quer com Dirk.

Dirk, pensou Eve, era um completo idiota com o rosto liso e o bronzeado de quem perde muito tempo e grana considerável em tratamentos estéticos. Tinha sobrancelhas douradas e arqueadas

Estranheza Mortal

sobre olhos azuis no mesmo tom do Mediterrâneo que ela vislumbrava atrás dele. Seu cabelo dourado balançava ao vento certamente quente e agradável.

— Você foi casado com Ava Montgomery.

— Por algum tempo, sim. Um breve, mas ainda memorável, episódio do meu passado. Não diga que Ava está em apuros. — Ele riu como se pouca coisa pudesse diverti-lo mais. — O que ela aprontou? Contratou o bufê errado?

— Seu atual marido foi assassinado há poucos dias.

— Sério? — Suas sobrancelhas se uniram e, por um curto momento, seu rosto pareceu exibir uma expressão diferente da de presunçoso e exibido. — Isso é uma coisa... inconveniente. Ele é o que, mesmo? Rei dos artigos esportivos ou algo assim, certo? Acho que tenho uma raquete de tênis fabricada por ele. — Nesse instante ele riu, muito divertido e com ar debochado. — Acha que eu o matei? Depois de todos esses anos, para reconquistar a querida Ava? Puxa, isso é emocionante.

— Por que não nos livramos da piadinha enquanto você me conta onde estava no dia 18 de março?

— Cruzando o mar Egeu, como estou fazendo exatamente agora, acompanhado por um bando de beldades, um belo número de amigos e uma tripulação completa. Gostaria de vir até aqui para me interrogar?

— Vou manter a opção em aberto. Quando foi a última vez que você viu sua ex-esposa?

— Qual delas?

— Não me faça perder tempo, Dirk.

— Nossa, que policial séria! Vamos ver... Quando foi a última vez que Dirk colocou os olhos na encantadora Ava? Dez anos atrás? Não, faz mais tempo. Como o tempo voa! Acho que se passaram uns 15 anos. Creio que nos encontramos em Nova York, se minha memória está correta, em uma festa, uma estreia ou algo assim.

204 » J. D. ROBB «

Sei lá! Creio que Ava tenha se casado com o rei dos esportes há pouco tempo.

— Por que você e Ava se divorciaram?

— Como poderia me lembrar disso? Tenho certeza de que pulei a cerca, já que aprecio muito a variedade. Dirk não presta, tenente, e tem uma seleção de ex-esposas e mulheres que adorariam confirmar o fato.

— Ela não o satisfazia sexualmente?

Um ar divertido e ávido tomou conta dos seus olhos.

— Puxa, como somos fofoqueiros, não é verdade?

Ela notou que ele se remexeu na cadeira, ouviu o barulho de gelo em um copo e o viu saborear algo rosado servido num copo alto.

— Minha memória é clara com relação a isso. Ava era deliciosa na cama e também em outros lugares interessantes. Não teríamos chegado a nos casar no papel se fosse de outra forma. O problema é que a carne é fraca e tenho uma forte tendência à infidelidade. Em todo caso, não era ambicioso o suficiente para ela e gostava muito, aliás, continuo gostando, de velejar e de fazer cruzeiros. Ela queria mais do que isso; queria alguém que pudesse lhe proporcionar oportunidades para conseguir muito dinheiro, fama e respeito. Suponho que o rei dos esportes tenha lhe dado tudo isso. Aprecio muito a minha indolência. Não fomos feitos um para o outro.

— Então ela o deixou.

— Sim, me levando uma boa grana e sem olhar para trás. Seu coração frio e sua determinação de aço faziam parte da atração que eu sentia por ela. Pelo que lembro, foi ela mesma que me apresentou à mulher com quem pulei a cerca. E ainda me deu muitas oportunidades para aproveitar a possibilidade. De algum jeito, porém, não vejo como culpa dela eu ter aceitado tais vantagens. Imagine, longe de mim pensar isso!

— Sim, imagine! Obrigada pelo seu tempo.

— Levo uma vida divertida. Se quiser andar de barco ou fazer um cruzeiro qualquer hora dessas, pode me procurar, tenente.

Estranheza Mortal

— Sim, mal posso esperar. — Ela desligou e ficou um momento absorvendo as informações. Em seguida, saiu para se despedir do casal Luce.

— Pela sua descrição, ele me parece uma bola de sorrisos oleosa e escorregadia — comentou Peabody, depois de Eve relatar a conversa.

— Sim, exatamente. O extremo oposto de Anders.

— Vou bancar a advogada do diabo. Quando uma mulher se queima num casamento desses, é razoável que procure um tipo completamente diferente de homem.

— Sim, é absolutamente lógico, totalmente razoável. E um excelente plano.

— Realmente pensa que foi algo programado? Do tipo: "Despachar ex-marido desprezível... objetivo alcançado. Próxima meta: descolar um cara legal com o bolso cheio de grana." Acha isso?

— Ela apresentou o ex-marido à mulher com quem ele a traiu. Leia nas entrelinhas, Peabody. Se você sabe que um garoto é viciado em sorvete, por acaso coloca um grande sundae de chocolate na frente dele e dá as costas? Para quem quer sair de um casamento com uma bela soma, a compreensão de todos e ninguém colocando a culpa em você são ótimas maneiras de armar para o seu marido com "carne fraca e fortes tendências à infidelidade", não são? É algo que ela faria. É *exatamente* algo que ela faria.

"Quero conversar novamente com Greta. Você vai voltar para a Central e pegar os arquivos. Se precisar de ajuda para ir até lá, me avise. Quando chegar, faça uma pesquisa para encontrar os nomes que se repetem neste caso. Quero uma lista de todos os nomes que aparecem várias vezes em qualquer busca. Investigue-os logo de cara."

Ela parou a viatura em fila dupla e ergueu a voz para se fazer ouvir em meio à tempestade de buzinas que protestaram.

— Tenho outra ideia: pegue o volante e leve o carro. Vou pegar um táxi e ligar para Roarke. Pretendo descolar uma carona até o funeral.

Ela conferiu o endereço do memorial e caminhou alguns quarteirões para limpar a cabeça, antes de se envolver na guerra por um táxi. Já que estava a pé, pegou o *tele-link* e procurou saber como Feeney estava.

Ele atendeu com a voz esganiçada de um ganso à beira da morte:

— Caramba, você parece muito doente, Feeney.

— *Estou* doente, droga. Acha que existe outro motivo para eu estar aqui na cama bebendo a casca de árvore fervida e nojenta que estão me dando para recobrar a saúde?

Eve esperou um segundo.

— Acho, sim.

— Estou de saco cheio disso! Tenho cacos de vidro quente na garganta e dez quilos de catarro no cérebro. E o que eles fazem? Sabe o que eles *fazem*? — Seus olhos brilhantes como bolinhas de gude quase saltaram das órbitas. — Me dão essa porra de casca de árvore líquida para beber, e minha mulher me enfiou goela abaixo tanta canja de galinha que estou começando a cacarejar. Não quero morrer aqui nesta maldita cama, Dallas. Se esse é o meu fim, quero encará-lo sentado à minha mesa de trabalho, como um homem. Você precisa me tirar daqui, Dallas. Precisa me resgatar. Poderia convencer Sheila a me tirar daqui.

O rosto de Feeney estava vermelho e com ar de descontrole, e Eve imaginou que aquilo era tanto pânico quanto a doença em si. E ela não estava completamente certa de que conseguiria enfrentar a esposa do homem.

— Ahn? O que foi que você disse, Feeney? Não consigo ouvir. A ligação deve estar ruim.

— Não tente me enrolar com esse papo escroto!

— Está bem, tá legal. Que tal uma ideia? Mandei Peabody pegar arquivos, centenas deles, da Anders Worldwide. Foi a esposa,

Feeney, sei disso por instinto, mas não tenho nada para apresentar ao comandante, muito menos ao promotor. Pesquisar e conferir todos esses arquivos vão me tomar muitas horas de trabalho, talvez dias. Peabody pode colocar você a par de tudo e deixar alguns desses arquivos para você investigar. E você poderia trabalhar nisso aí mesmo, de casa.

— O melhor que você pode fazer é me jogar um osso? — Ele espirrou novamente, parecendo uma buzina. — Aceito!

— É um osso grande, Feeney, e preciso de alguém para escavar a carne que ainda houver nele.

— Certo. Mas você convence minha mulher disso.

— O quê? Espere!

— Você precisa convencê-la de que precisa que eu faça isso. Faça parecer que é uma questão de vida ou morte.

— Não! Feeney, por favor, não...

— Sheila! — Ele ladrou para chamar a mulher e, em pleno frio persistente de março, as mãos de Eve ficaram molhadas de suor.

O que as pessoas fazem em nome da amizade!, espantou-se Eve, enquanto pagava o táxi. Agora *ela* seria a responsável, segundo a sra. Feeney, caso a tarefa jogada para Feeney atrasasse a sua recuperação. Deveria ter deixado que ele tossisse um pulmão em sua mesa de trabalho, para início de conversa, foi o que disse a si mesma na calçada diante do prédio de Greta Horowitz ao tocar o interfone.

A mulher olhou para a tela do sistema de segurança.

— Tenente Dallas?

— Sim. Posso subir?

— Vou abrir as trancas.

Ouviu-se um apito rouco, e as portas se abriram com suavidade. Lá dentro, o saguão do prédio era pequeno, mas imaculadamente limpo. Eve imaginou que Greta jamais toleraria menos que isso.

208 » J. D. ROBB «

O elevador zumbiu com rapidez até o quarto andar, onde Greta já estava na porta do seu apartamento.

— Aconteceu alguma coisa, tenente?

— Apenas algumas perguntas de acompanhamento.

— Ah. Imaginei, por um momento, que a senhora tivesse descoberto quem matou o sr. Anders. Por favor, entre.

O apartamento era tão simples e eficiente quanto sua ocupante. Mobília resistente, sem frescuras, e um cheiro de... limpeza no ar, pensou Eve. Essa seria a melhor maneira de descrever tudo.

— Posso trazer algo quente para você beber?

— Não, obrigada. Podemos nos sentar aqui por alguns minutos?

— Por favor. — Greta se sentou, colocou os pés retos no chão, manteve os joelhos juntos e alisou a saia do seu terninho preto cheio de dignidade.

— Você vai comparecer à cerimônia fúnebre, certo? — começou Eve.

— Vou, sim. É um dia muito triste. Depois do memorial, vou para a casa da sra. Plowder para ajudar com a ceia de luto. Amanhã... — Ela deixou escapar um pequeno suspiro. — Amanhã já estarei de volta ao trabalho. Vou preparar tudo para que a sra. Anders possa voltar para casa.

— Preparar?

— Tudo deve ser redecorado, é claro. Vou precisar fazer algumas compras. Roupas de cama, a senhora entende...

— Claro.

— Vou recolher e embalar todas as roupas do sr. Anders.

Você não perde tempo, não é, Ava?, refletiu Eve.

— Embalar?

— A sra. Anders acha que será um sofrimento desnecessário ver as roupas dele todos os dias. Prefere que tudo seja removido antes do seu retorno. Será doado, é claro, para a caridade.

— É claro. Sra. Horowitz, quanto tempo levou para a senhora arrumar e distribuir as roupas do seu falecido marido?

Estranheza Mortal

— Guardo o uniforme de gala dele até hoje. — Ela olhou para trás de Eve, que reparou que ela fitava a foto emoldurada do soldado que Greta tinha amado. — As pessoas lamentam suas perdas de formas diferentes.

— Sim, sra. Horowitz. A senhora me parece o tipo de mulher que não só conhece seu trabalho como também o desempenha de forma magnífica. Não apenas satisfaz as necessidades dos seus empregadores mas as antecipa. E, para antecipá-las, é necessário compreender bem os patrões.

— Eu me orgulho do meu trabalho e terei todo o prazer de voltar a ele. Não gosto de me sentir ociosa.

— A senhora imaginou que a sra. Anders fosse instruí-la a empacotar as roupas do marido tão depressa?

— Não. Não exatamente — repetiu ela, com mais cuidado. — Mas não fiquei surpresa com as instruções. A sra. Anders não é uma mulher sentimental.

— Duvido que alguém possa descrever qualquer uma de nós dessa forma, também... como sentimental. Mas, se eu perdesse meu marido, eu... precisaria ter suas coisas perto de mim. Precisaria tocá-las, cheirá-las ou simplesmente mantê-las. Precisaria desses pedaços tangíveis dele para me ajudar a enfrentar a dor, o choque e a tristeza. A senhora me entende?

Com os olhos fixos nos de Eve, Greta concordou.

— Sim, eu entendo.

— A senhora teria ficado surpresa se a situação fosse inversa e o sr. Anders a mandasse se livrar das roupas da sua esposa?

— Muito. Teria ficado muito surpresa.

— Sra. Horowitz, não liguei meu gravador. Só estou lhe pedindo opiniões. Suas percepções são muito úteis para mim. Ela o amava?

— Eu administrava a casa deles, tenente, não seu casamento.

— Greta... — disse Eve, num tom amigável que fez Greta suspirar mais uma vez.

— É uma posição difícil. Acredito que a honestidade e a cooperação com a polícia sejam pontos essenciais. Mas também acredito que a lealdade e a discrição sobre a vida de um patrão não seja uma escolha, e sim um dever. A senhora certamente consegue compreender isso, tenente.

— O sr. Anders também era seu patrão. Sim, entendo o conceito de dever. Nós duas temos um dever a cumprir com Thomas Anders.

— Sim. — Greta olhou para a fotografia do seu marido mais uma vez. — Sim, temos. A senhora me perguntou antes sobre o relacionamento deles e lhe contei a verdade. Talvez nem todas as nuances da verdade, ou talvez não os meus sentimentos sobre essa verdade.

— E vai me contar agora?

— Só se a senhora me contar se acha que a sra. Anders tem algo a ver com o assassinato do seu marido.

— Sim, acredito nisso.

Greta fechou os olhos.

— Também tive esse pensamento terrível, não quando o encontrei naquela manhã, entende? Não naquele momento. Nem mesmo naquela noite, nem na manhã seguinte. Só que... com tanto tempo livre nas mãos, tanto tempo para pensar em vez de trabalhar, comecei a ter essas ideias. Esses pensamentos terríveis. Comecei a imaginar coisas.

— Por quê?

— Havia afeto e gestos de ambas as partes. Uma indulgência dos dois lados. Quem os visse juntos certamente imaginaria que eram muito bem casados. De um jeito confortável, entende?

— Sim, entendo.

— Se ela o encorajava a sair para jogar golfe ou assistir aos seus jogos, como alguém poderia culpá-la? Quando ela o incentivava a fazer suas viagens, e até mesmo estendê-las, tudo me parecia muito natural. Algumas mulheres costumam prezar seus momentos de solidão, especialmente quando estão casadas há muito tempo. Apreciam alguns dias sem o marido no pé delas.

Estranheza Mortal

— Esposas amorosas e indulgentes em um nível razoável.

— Sim. Sim, era exatamente o que parecia. Na verdade, porém, ela se mostrava mais feliz quando ele estava fora do que quando ficava em casa. E, quanto mais tempo ele passava fora, mais feliz ela se sentia. Essa é a minha opinião. — Greta se apressou a acrescentar. — Apenas a minha percepção.

— É isso que estou querendo.

— Eu sempre sentia algum incômodo nela no dia em que estava programada a volta dele. Dava para perceber isso até mesmo quando ela escolhia a refeição que deveria ser servida para recebê-lo de volta. Quando ele estava fora, ela promovia jantares e coquetéis com seus amigos. Amigos dela, se me entende; vários deles não eram muito amigos do marido. E ela nunca convidava o sr. Benedict.

Greta parou, apertou os dedos contra os lábios para um momento e logo cruzou as mãos de forma ordenada em seu colo, mais uma vez.

— Talvez não estivesse te contando nada disso se ela não tivesse me mandado colocar as roupas dele para fora do closet que ele usava do mesmo modo como me mandava verificar se os pisos estavam brilhando. Apenas uma tarefa doméstica como outra qualquer. Talvez não estivesse te contando isso se não tivesse visto que ela percebeu o ar de desaprovação que não consegui esconder a tempo. E, ao ver isso, tenente, seus modos mudaram. Sua voz ficou mais pastosa subitamente com as lágrimas que inundaram seus olhos. Só que era tarde demais. Já tinha visto o outro jeito, ouvido o outro lado, de modo que era tarde demais. Foi então que ela me pediu para ajudar a sra. Plowder. Informou-me que pagaria pelo meu serviço extra, mais até do que eu deveria receber. Depois, informou que eu teria um aumento de salário quando voltasse ao trabalho amanhã, e me disse que dependia muito de mim para ajudá-la a atravessar esse momento difícil.

Greta olhou para as mãos cruzadas no colo e assentiu com a cabeça.

— Foi então, tenente, que decidi que começaria a procurar outro emprego de imediato. Esta manhá mesmo entrei em contato com uma agência com essa finalidade.

— Ela avaliou você muito mal, Greta. Será que você conseguirá ir ao memorial, depois para a casa dos Plowder e voltar ao trabalho por enquanto, sem deixá-la perceber o que você pensa ou sente?

Um sorriso leve surgiu nos lábios de Greta.

— Sou uma empregada doméstica, tenente. Tenho muita habilidade de manter meus pensamentos e sentimentos dentro de mim mesma.

— Aprecio que você os tenha compartilhado comigo... Greta. — Eve se levantou e estendeu a mão.

Levantando-se também, Greta aceitou o cumprimento de Eve. Apertou-lhe a mão e manteve os olhos nos dela.

— Nós podemos estar sendo injustas com a sra. Anders. Mas, se não estivermos, confio na senhora, tenente, para conseguir que seja feita justiça pelo sr. Anders.

— Também sou muito boa no meu trabalho.

— Sim, acredito nisso.

Em vez de pegar um táxi de volta até o escritório do Roarke, Eve pegou o *tele-link* no bolso assim que colocou o pé na calçada. Ligou diretamente para a assistente pessoal de Roarke.

— Olá, Caro, você poderia...

— Olá, tenente.

— Pois é... — Será que ela deveria puxar assunto? Ela já não tinha feito isso o bastante no passado? — Bem... desculpe interromper. Será que você poderia avisar a Roarke que vou me encontrar com ele no memorial?

— Se a senhora esperar alguns segundos, vou ligá-la diretamente com a linha dele.

— Não, basta... — Tarde demais, pensou, girando os olhos para cima com impaciência quando viu a tela azul do descanso de tela surgir à sua frente.

Estranheza Mortal

Um momento depois os vívidos olhos azuis de Roarke substituíram o azul da tela.

— Você me ligou só para bater papo?

— Sim, comigo a vida é só bater papo, papo e mais papo, sem parar. Escute, só queria deixar uma mensagem avisando que vou te encontrar direto no memorial. Ainda é muito cedo, então resolvi me enfiar em algum cyber café ou algo assim para adiantar algum trabalho. Depois vou pegar um táxi até lá.

— Onde você está?

— Na Terceira Avenida, caminhando em direção à Rua 54. Assim que chegar...

— Espere aí mesmo.

— Escute... — Tarde demais, pensou novamente quando dessa vez a tela ficou em branco. — Espere aí — murmurou, recolocando o *tele-link* no bolso. Espere aí mesmo para que ele possa atravessar a cidade de ponta a ponta só para apanhá-la, quando ela era perfeitamente capaz de ir sozinha até onde precisava ir.

Ela nem poderia entrar em contato com alguma das mulheres da lista que Linny Luce lhe tinha fornecido enquanto estivesse na porcaria da rua. Essas conversas exigiriam um nível considerável de delicadeza e sutileza, refletiu. E privacidade.

Sem opção viável, caminhou, virou a esquina e se viu em meio à multidão que esperava o sinal abrir. Estudou as pessoas por algum tempo.

Pastas, sacolas de compras, viaturas de bebê... *carrinhos* de bebê, corrigiu Eve, mentalmente. Três pessoas na calçada tentavam empurrar umas às outras enquanto erguiam os braços e faziam sinal para um táxi. A frota de carros amarelinhos circulava a toda velocidade, já cobrando mais caro. No outro quarteirão, um maxi-ônibus fez o ruído rouco ao desacelerar até parar para vomitar alguns passageiros e engolir outros.

Um sujeito passou comendo uma fatia de pizza; o cheiro se espalhou e acenou para Eve como se fosse um amante. Foi então

214 » J. D. ROBB «

que ela lembrou que tinha deixado seu carro com Peabody, assim como a caixa com as rosquinhas açucaradas.

Droga!

Ela se encostou ao prédio da esquina enquanto os bondes aéreos cruzavam o ar acima dela, o tráfego obstruía as ruas, e o metrô retumbava sob seus pés. Todo mundo ia para algum lugar ou voltava de outro lugar.

Enquanto esperava, duas mulheres já carregadas como mulas de carga, cheias de sacolas de compras, pararam diante da vitrine ao seu lado. E arrulharam de paixão, ouviu Eve, com o mesmo ar de adoração levemente exacerbada que Mavis exibia ao olhar para Belle.

— Olha esses *sapatos*! Eles são absolutamente o máximo!

— Minha nossa! E a bolsa? Você viu a bolsa, Nellie? Positivamente celestial!

Eve desviou o olhar para elas. Ambas pareciam mulheres perfeitamente normais, em pleno controle das suas faculdades mentais. Mesmo assim, estavam prestes a babar sobre o vidro da vitrine por causa de um par de sapatos e uma bolsa. Continuaram a falar com entusiasmo quando abriram a porta da loja, onde, Eve imaginou, iriam em breve se desfazer de muitas centenas de dólares por uma bolsa na qual levariam seu lixo de todos os dias para toda parte e outras centenas de dólares por algo que faria seus pés chorarem de desespero como bebês.

Ela desviou o olhar a tempo de avistar um sujeito com um casaco verde-oliva que vinha quase voando pelo outro lado da rua, esquivando-se de alguns veículos, escalando o capô de outros com um sorriso selvagem e um ar feliz estampado no rosto. E estava feliz, ela percebeu, porque os policiais que o perseguiam vinham caindo pelas tabelas enquanto corriam, e já perdiam terreno junto com o ar dos pulmões.

As pessoas se espalhavam para todos os lados, como costuma acontecer. Eve continuou encostada ao prédio, mas encurvou os dedos dos pés, tentando calcular o momento certo de saltar e entrar em ação. Casaco Verde emitiu um brado de triunfo quando seus pés se apoiaram na calçada na qual ela estava. Olhando para trás e exibindo o dedo médio num gesto obsceno, acelerou em direção à Rua 54.

Eve simplesmente esticou a perna diante dele.

Ele voou com as abas do casaco verde subindo como se fossem asas, caiu com tudo e raspou a pele na calçada. Gemeu, grunhiu e conseguiu se virar meio de lado. Eve o ajudou a ficar de barriga para cima com um leve empurrão da bota que, em seguida, plantou sobre seu esterno.

— Bela decolagem, péssima aterrissagem. — Ela exibiu o distintivo para as pessoas em volta que pareciam soprar em sua nuca e também para o sujeito caído no chão.

— Merda, merda! Eu estava com a faca e o queijo na mão!

— Ah, é? Pois a faca cortou seu dedo, o queijo derreteu e você também.

Ele ergueu as mãos para demonstrar cooperação e depois usou as costas da mão para limpar o sangue do rosto.

— Que diabos você estava fazendo ali, plantada bem na porra da esquina?

— Esperava minha carona. — Ela viu quando o veículo chegou: uma limusine preta com quase um quilômetro de comprimento que fez seu estômago se retorcer de vergonha. Quando Roarke baixou a janela de trás, inclinou a cabeça e sorriu para ela, tudo que Eve conseguiu exibir foi uma careta.

Os policiais que perseguiam o fugitivo chegaram até onde ela estava, soprando e bufando.

— Agradecemos a sua ajuda, dona. Agora, se a madame nos der licença... Tenente? — O policial ficou ainda mais ofegante quando ela exibiu o distintivo. — Senhora tenente... Estávamos perseguindo esse indivíduo.

— Ah, é? Pois esse "indivíduo" fez vocês dois parecerem duas velhinhas que correm mancando na direção de uma cadeira de balanço.

— Isso é verdade! — afirmou o indivíduo.

— Cale a boca. — Virando-se para os policiais, Eve completou:
— Vocês colocaram os bofes para fora e estão molhados de suor —
acusou ela. — E esse bonitinho aqui me pareceu fresco como uma
flor até seu rosto se encontrar com a calçada. Isso é constrangedor.
Agora, se já conseguiram recuperar o fôlego, prendam-no.

— Sim, senhora. Só para que fique registrado, tenente, esse
indivíduo...

— Não dou a mínima para o que ele fez. É todo de vocês. —
Ela caminhou lentamente em direção à limusine. — E parem de
comer rosquinhas! — gritou, olhando para trás ao entrar no veículo
imenso, preto e reluzente.

Capítulo Doze

— Vivo me perguntando — começou Roarke, num tom informal — como a cidade de Nova York e sua população vivem sem que você patrulhe pessoalmente cada rua da cidade.

Ela pensou em lhe dar uma resposta atrevida, mas ele a distraiu ao lhe entregar uma xícara de café. Ao se recostar no banco, lembrou-se de que as janelas do carro eram claras por dentro e escuras por fora. Ninguém conseguiria vê-la recostada no banco de uma limusine, ao lado de botões de rosas brancas em pequenos jarros de cristal, bebendo café em uma xícara de porcelana.

Então, aceitou o café.

— Por quê? — perguntou a Roarke. — Por que resolveu me pegar com esse iate urbano feito de pura ostentação?

— Em primeiro lugar porque não o considero um sinal de ostentação, é apenas conveniente. E muito confortável. Em segundo lugar, eu tinha um trabalho, algumas coisas para resolver no caminho e não quis vir dirigindo para ganhar tempo. Em terceiro lugar, *você* é que comentou que precisava trabalhar. Portanto, se precisa pesquisar algo, isto aqui é muito mais confortável do que um cybercafé.

— Talvez isso seja mesmo lógico. — Ela bebeu mais café e fechou os olhos por um momento. Os dedos de Roarke lhe acariciaram a bochecha.

— O homem esparramado na calçada debaixo da sua bota te furtou?

— Não. Mas nem viu o que o atingiu. Estou com um monte de coisas na cabeça.

Dessa vez ele colocou os dedos nos lábios dela.

— Por que não me deixa distraí-la um pouco?

Ela olhou para ele.

— Há uma quarta razão para estarmos neste iate das ruas? Será que o motivo era você tentar me pegar aqui dentro?

— Querida, pegar você é a razão secundária de todas as minhas decisões.

Porque sentiu vontade, agarrou-o pela lapela, puxou-o com força e assaltou sua boca com um beijo cheio de calor e promessas. Em seguida, empurrou-o novamente com força.

— Saiba que isso é tudo o que vai conseguir de mim.

— Conseguiria provar o quanto você está errada em questão de minutos, mas isso me parece um tanto quanto grosseiro, já que estamos esperando para assistir a um funeral.

Ele certamente provaria que ela estava errada, e Eve sabia disso. O pior é que gostava quando ele o fazia. Ela se recostou e tentou colocar os pensamentos em ordem novamente.

— Tem algumas rosquinhas açucaradas nesta banheira?

— Você quer rosquinhas açucaradas?

— Não. Que droga, Peabody roubou as minhas. De qualquer modo...

Roarke ergueu um dedo e apertou o interfone.

— Russ, pare na primeira padaria do caminho, saia e compre meia dúzia de rosquinhas açucaradas.

Estranheza Mortal

— Sim, senhor.

Não era de admirar que sua cabeça estivesse prejudicada, pensou Eve. Dois minutos antes ela estava com a bota sobre o peito de um idiota qualquer, ao mesmo tempo em que dava um esporro em dois policiais com pés de chumbo. Agora deslizava pelas ruas de Nova York bebendo um café absurdamente bom e estava prestes a ganhar rosquinhas açucaradas.

— O que você dizia, mesmo? — perguntou Roarke.

Já que ela estava ali, poderia acompanhar a corrente. Cruzou as pernas e começou:

— Passei a manhã toda fazendo entrevistas. Foi um dia de muito papo.

Eve contou sobre as suas ideias, sem nunca deixar de organizar os pensamentos para si mesma. Parou só quando o motorista entregou a Roarke a caixa branca e brilhante da padaria. Eve segurou a caixa com força e pegou algumas rosquinhas cheias de gordura e açúcar.

— Parece — disse Roarke, oferecendo-lhe um guardanapo, — que quando as pessoas raspam o verniz externo, como você parece levá-las a fazer, Ava Anders já não parece tão adorável e cintilante.

— Não gostam dela. O que apreciavam, com exceção de Leopold, que nunca foi com a cara dela, era percebido através de Tommy Anders. Sem tê-lo como filtro, as manchas estão surgindo. Ela não deseja ser amada. Nem se preocupa com isso unicamente porque gostarem dela é ponto de partida para obter admiração. Ser admirada, sim, é muito importante, pois representa um degrau para ela se tornar influente.

— E Tommy foi mais um degrau.

— Isso mesmo. As pessoas dormem ou se casam com outras por interesse desde que a primeira mulher das cavernas disse: "Uhh, aquele ali é mais forte e tem um tacape maior. Vou sacudir minha bunda coberta de pele de mastodonte para ele."

— "Uhh"?

— Isso ou outra exclamação qualquer que os povos das cavernas usavam. E não são apenas as mulheres que fazem isso. O carinha da caverna pensava: "Uhh, aquela ali consegue pescar mais peixes que as outras, vou arrastá-la para a minha caverna agora mesmo." E foi assim. Ava viu Tommy e...

— Disse "uhh".

— Ou o seu equivalente de hoje em dia: "Ali está um cara rico, de quem as pessoas gostam, o queridinho da mídia. Um sujeito simpático e descontraído." Pode apostar que ela pesquisou o nome dele por todos os ângulos antes de se focar na presa. Conseguiu sua transferência para Nova York, fez questão de se exibir para ele em todas as ocasiões que apareceram. Encurralou-o, por assim dizer, mas de forma sutil. Se exagerasse na agressividade, ele poderia se assustar; se ela fosse molenga demais, talvez ele não mordesse a isca. Ela se enrolou em um manto do tipo "o que Tommy gosta e *como* gosta" e acabou transformando esse manto numa segunda pele. Depois de fisgá-lo, continuou usando essa pele. Talvez tenha feito alguns ajustes aqui e ali, mas passou a usar direto desde então. Obteve algum poder, curtiu o estilo das grandes casas, uma vida de sonhos e fantasia. Ganhou destaque, uma bela *posição social*. E o empurrava para fora do ninho sempre que tinha chance, podendo despir a pele falsa de vez em quando a fim de respirar.

— Durante quase 16 anos?

— Ela aguentaria o dobro desse tempo. Mas sabe o que aconteceu? O pai dele morreu. Preciso pesquisar isso melhor. — Eve guardou a tarefa para mais tarde, colocando-a em algum lugar da mente, e continuou: — Preciso confirmar isso, mas seria capaz de apostar que o primeiro encontro com Charles aconteceu poucas semanas depois do velho bater as botas e Tommy herdar tudo. "Puxa, olha só, tudo isso aqui poderia ser meu. Como será possível armar as coisas para me livrar desta maldita pele falsa?" A roupa apertada estava começando a incomodar e Tommy era só dez anos mais velho que ela. Poderia viver mais cinquenta, sessenta anos. Tempo demais! Além disso, ela bem que merecia ficar com tudo. Só Deus sabe o quanto merecia. O divórcio, por si só, não servia. Ela

Estranheza Mortal 221

certamente conseguiria armar a coisa direito e fazer tudo parecer ter sido culpa dele, igualzinho o que fizera com o primeiro marido.

— Mas, como isso já tinha sido feito, ela não poderia repetir o esquema anterior.

— Você pegou o espírito da coisa — concordou ela, satisfeita. — E a recompensa não seria suficiente com um divórcio. Nada disso, não depois de tantos anos investindo na relação. Se ele simplesmente morresse, ela poderia bancar a viúva abalada, a que pega os pedaços da sua vida destroçada e segue em frente. Por que ele não pode simplesmente morrer? Por que não pode sofrer um acidente fatal, por quê... E se...?

— Ela não seria a primeira pessoa a se casar por dinheiro e depois se cansar do preço pago — comentou Roarke. — Nem a primeira a matar por causa disso. Mas o método nesse caso me parece particularmente vingativo.

— Teve que ser. Um terrível acidente, só que pior que isso; algo provocado pela própria fraqueza da vítima, por sua própria deslealdade com a esposa. Quanto pior ele parecer para as pessoas, mais brilhante será a auréola dela. Acho que, quando encontrou uma saída, aquela pele falsa começou a parecer cada vez mais apertada, até cortar seu suprimento de sangue. E de quem era a culpa *disso*?

— Ora, dele, é claro.

— Ah, sim. Ele tinha que pagar por isso, por todos os anos em que ela usou a maldita pele falsa, por todos os anos em que ela seguiu o esquema. — Sentada ali na perfumada limusine, Eve podia sentir a raiva de Ava. — No fim, ela o odiava. Não importa o que tenha sentido no início ou durante o casamento. No final, ela o odiava profundamente.

— E a morte dele, propriamente dita, foi muito íntima e feia — acrescentou Roarke —, por causa do ódio por trás de tudo.

— Acertou na mosca.

— Mas, se ela agiu do jeito que você descreve, ainda tem um obstáculo pela frente: Ben.

— Aposto que também tem planos para ele. Mas não tem pressa, pode esperar. A menos que ele se envolva num relacionamento sério e comece a pensar em casamento. Nesse caso, ela teria que se movimentar mais depressa. Talvez resolva pôr em prática uma nova ação em breve. Uma overdose seria a forma ideal. Pílulas, comprimidos demais. Ele não conseguiu aguentar a dor nem a pressão de estar no lugar do tio, pobrezinho. Optou por se retirar de cena. Existe um risco alto nesse plano, mas se eu encerrar esse caso, deixando-a escapar ilesa, conforme ela espera, ela pode muito bem armar a jogada.

— Pretende avisá-lo do perigo?

— Não, por enquanto ele está seguro. O caso ainda está aberto e ela precisa de mais tempo. — Calculando tudo, Eve tamborilou com os dedos nas coxas. — Precisa de tempo para se apoiar em Ben, para se ligar nele. Precisa apresentar a imagem de que ele é o seu apoio agora, tudo o que lhe sobrou da época de Tommy. Ela planeja e considera as contingências. Precisa de demonstrações públicas do seu luto e uma forte dependência para estabelecer os fundamentos do próximo passo.

— Não posso afirmar que conhecia Thomas Anders muito bem, mas imaginei que ele fosse um bom avaliador do caráter das pessoas.

— O amor embaralha as coisas.

— Ele faz isso, sim. — Roarke dançou com os dedos sobre as pontas do cabelo de Eve.

Ela se virou para encará-lo.

— Você nunca se perguntou, nem mesmo uma vez, se eu dei um golpe e me casei com você por causa do dinheiro?

— Você não deu golpe algum para me ganhar. Eu que armei uma bela jogada para ganhar você.

— Mas *esse* poderia ser o meu plano — Ela sorriu para ele. — E você caiu sem querer nas minhas artimanhas.

— Onde acabei pousando, devo dizer, muito confortavelmente. As únicas roupas que você veste, querida Eve, são as poucas que estão

Estranheza Mortal

no seu closet. E elas são usadas com muita relutância. — Ele colocou a mão com a palma para baixo entre os seios dela. — Conheço seu coração, *a ghra*. — Ele puxou a corrente que ela usava sob a blusa. Na ponta cintilavam um diamante e a medalha de um santo; ambos presentes que ele lhe dera. — Você se lembra de quando lhe dei isso?

Ele balançou o cordão, fazendo o diamante brilhar e cintilar como se estivesse em brasa.

— Claro.

— Você não estava apenas horrorizada e confusa... estava aterrorizada. A destemida tenente Eve Dallas aterrorizada por causa de um pedaço de carbono comprimido e pelo que ele representava.

— O amor não era para acontecer. Não estava na minha lista dos "e se...". Não naquela época.

— No entanto, quando finalmente veio até mim, você o usou. — O diamante pareceu cintilar ainda mais entre eles. — E o usa até hoje. Escondido na maior parte do tempo para preservar seus melindres de policial, mas está sempre ali, junto do seu coração. — Ele deslizou a pedra para dentro da blusa dela novamente. — Foi você, tenente, que caiu nas minhas artimanhas depois que lhe dei um belo empurrão.

— Acho que nós dois levamos o tombo. — Ela olhou para fora da janela quando a limusine se aproximou do meio-fio, atrás de outras limusines... o glamour sombrio da morte. — É uma pena que o tombo de Anders não tenha terminado bem como o nosso.

Fotografias de Anders estavam espalhadas ao longo de todo o elegante salão duplo. Nelas, ele balançava um taco de golfe ou um bastão de beisebol, chutava uma bola de futebol ou devolvia um saque de tênis em meio a muitas flores que enfeitavam o local. Girassóis, com seus imensos olhos castanhos profundos e aveludados, dominavam a seleção de flores.

— Girassol era a flor favorita dele — explicou Ben. — Tio Tommy costumava dizer que, se ele um dia resolvesse se aposentar, compraria uma pequena fazenda em algum lugar e plantar unicamente girassóis.

— Ele alimentava planos para isso? — perguntou Eve. — Pensava em se aposentar?

— Não exatamente. Mas costumava falar sobre procurar um lugar fora da cidade e tirar fins de semana prolongados. Desde que houvesse um campo de golfe por perto. Andava brincando com a ideia de construir uma casa de férias junto do acampamento para vários esportes que a empresa mantém no norte do estado. Seria uma casa de campo com todo o conforto, onde ele e Ava poderiam um dia viver depois da aposentadoria. Ele teria seus girassóis e passaria mais temporadas longe da cidade, ao mesmo tempo em que continuaria a usufruir plenamente das facilidades do acampamento. Dizia que teria que montar um spa no lugar só para Ava, senão não conseguiria levá-la para o campo.

Ele sorriu com muita tristeza nos olhos.

— De qualquer forma, ele adorava girassóis. E era muito amado. Estamos organizando memoriais simultâneos em todo o mundo. Neste exato momento, em todo o planeta, as pessoas estão... Desculpem, desculpem-me um instante.

Ele se virou na direção da porta. Eve se perguntou se ele tinha feito isso para não desmontar ali mesmo. Viu Leopold cruzar a sala rapidamente, colocar a mão no ombro de Ben e sair do recinto com ele.

Amor, pensou Eve, na tristeza e na abnegação.

Ela se virou para estudar a viúva que se sentava com rosto pálido e olhos molhados em uma poltrona de veludo azul, rodeada por flores e pessoas ansiosas para consolá-la. Mais uma vez, seu cabelo estava preso em um coque atrás do pescoço; seus ossos finos e características bem definidas estavam em destaque. Suas roupas de viúva eram implacavelmente pretas e tinham um corte perfeito que servia para exibir seu corpo escultural. Usava diamantes fabulosos nas orelhas e nos pulsos.

— Cuidado — alertou Roarke. — Do jeito que você está olhando fixamente, os cabelinhos da nuca da viúva vão se eriçar daqui a mais um minuto.

Isso não seria ruim, pensou Eve.

— Vamos oferecer nossas condolências — convidou ela.

Tommy atraíra uma multidão para aquele lugar, observou Eve, movendo-se por entre as pessoas. Isso agradaria a viúva e seria ótimo para o esquema de relações públicas com a mídia. Quando ela se aproximou, Ava ergueu os olhos brilhantes, com lágrimas reprimidas. Apertando com força o braço da poltrona, como se precisasse de apoio, levantou.

— Obrigada, tenente. Quanta gentileza vocês terem vindo. Obrigada, Roarke. Tommy ficaria muito contente se soubesse que você reservou alguns minutos do seu tempo para vir.

— Ele era um homem bom. — Roarke pegou a mão oferecida por Ava. — Sua ausência será muito sentida.

— Sim, ele era bom e certamente sua falta será sentida. Você... já foi apresentado à minha amiga... minha querida amiga Brigit Plowder?

— Acredito que sim. É muito bom revê-la, sra. Plowder, mesmo sob circunstâncias tão adversas.

— Sasha ficará arrasada ao saber que você se lembrou de mim e não se lembrou dela. — Brigit sorriu para Roarke como se fosse a anfitriã de uma festa recebendo convidados de forma calorosa. — Já assinaram o livro de luto? É um costume antigo que imaginamos que Tommy apreciaria. — Ela apontou para um púlpito estreito ao lado dela, onde havia um livro branco com páginas de bordas douradas.

— Vamos assinar. — Roarke pegou a caneta de ouro.

— Não querem um pouco de vinho? — Como se estivesse confusa ou levemente doente, Ava tocou as têmporas com os dedos.

— Resolvemos servir vinho porque Tommy adorava uma festa. Não gostaria de ver todas essas lágrimas. Vocês deveriam tomar um pouco de vinho.

— Estou de serviço — avisou Eve, e por um momento, apenas por um breve instante, olhou nos olhos de Ava e deixou que ela percebesse.

Conheço você. Sei quem você é.

Nos olhos de Ava, por trás do brilho das lágrimas, cintilou um ar de surpresa. E apenas por um momento, apenas por um instante, um fogo queimou neles. Mas logo ela se inclinou na direção da amiga.

— Sinto muito. Sinto tanto. Sinto como se fosse...

— Sente-se um pouco aqui. — Brigit ajudou Ava a se sentar novamente na poltrona e acariciou seu rosto. — Sente-se, Ava. Você está enfrentando coisas demais.

— Quando essa dor acabará? Como poderei... Para onde Ben foi? Onde está Ben? Uma única lágrima escorreu lentamente de cada um dos olhos muito brilhantes. — Preciso de Ben.

— Vou chamá-lo para você. — Roarke olhou para Eve e abriu caminho em meio à multidão de pessoas enlutadas.

— Ele já está vindo — acalmou-a Brigit. — Ben já está chegando. Vamos levar você lá para cima agora, querida. São necessários alguns momentos de sossego. Está quente aqui, muito apertado, tem gente demais, tudo muito sufocante.

— Vou ajudar a levá-la — ofereceu Eve, aproximando-se. — Por que não me deixa ajudá-la a ir lá para cima, sra. Anders?

— Quero Ben. — Ava virou o rosto e o pressionou contra Brigit. — Ficarei mais forte se Ben estiver ao meu lado. Ele é tudo que me restou de Tommy.

— Ele já está vindo. Está chegando, Ava.

Ben atravessou a sala quase correndo, o rosto revestido de dor e preocupação. Inclinou-se sobre Ava como um escudo.

— Estou aqui. Só saí alguns instantes para tomar ar. Estou bem aqui.

— Fique comigo, Ben. Por favor, fique comigo, só até isso tudo passar.

— Vamos levá-la para cima.

— Não, Brigit, não devo sair daqui. Preciso apenas...

— Só por alguns minutos. Você ficará alguns minutos no andar de cima até se sentir melhor.

— Sim, tem razão. Alguns minutos. Ah, Ben!

— Vamos lá, apoie no meu braço. A senhora poderia nos dar licença, tenente?

— Claro.

Assim a viúva, sobrepujada pela dor, foi levada para o seu retiro e sua privacidade. Cálculo de tempo perfeito, pensou Eve. Ela bem que também poderia aproveitar para tomar um pouco de ar, decidiu; viu Nadine Furst no outro lado da sala, junto de Roarke.

— Você está aqui em nível pessoal ou profissional, Nadine? — perguntou Eve ao se juntar a eles.

— No caso de policiais e jornalistas, é sempre um pouco das duas coisas. Mas o motivo pessoal é o maior hoje. Eu gostava dele, gostava muito. Também gosto muito de Ben. — Ela olhou para a porta e afastou um pouco do luzidio cabelo do rosto enquanto o observava sair da sala com a viúva. — Estava ali fora com ele, trocando algumas palavras, quando Roarke veio em sua procura. Pobre Ava, parece tão perdida.

— Ah, mas sabe muito bem para onde vai.

Os olhos de Nadine se iluminaram por um instante e logo se estreitaram.

— Será que entendi direito? Você não está realmente achando que... — Ela não completou a frase, tomou um gole do vinho que tinha na mão e convidou: — Há muitos ouvidos à nossa volta. Por que não vamos ali para fora?

— Ainda não estou pronta para entrevistas, Nadine.

— Peabody foi melhor do que eu esperava — elogiou Nadine, depois de um instante. — Se o que está acontecendo é o que imagino, reconheço que ela não deixou cair uma única migalha de informação. Vocês são realmente grandes parceiras.

— Você também poderia ser minha parceira antes de qualquer coisa. Poderia desenterrar aquelas entrevistas velhas sobre as quais me falou e enviá-las para mim.

— Posso ajudar, sim. O que ganho com isso?

— Aí vai depender.

— Escute, Dallas...

— Já mencionei — interrompeu Roarke — o quanto achei forte a sua entrevista com Peabody ontem à noite? Você conseguiu o melhor dela sem muito esforço.

— Trabalho em equipe. — Nadine fez um biquinho para Eve e Roarke. — Odeio isso.

— Consiga-me as entrevistas, Nadine, e te informo o que puder quando for possível. Por enquanto, já aturei o suficiente deste lugar, portanto... Merda! Ali está a esposa de Tibble. Droga!

Ainda não estava pronta para aquele encontro, foi só o que Eve pensou consigo mesma quando a mulher alta e esbelta veio caminhando em sua direção. Seu cabelo castanho-claro muito curto coroava um rosto forte e expressivo com pele da mesma cor do chá forte irlandês que Roarke ocasionalmente apreciava. Eve ouvira que, no passado, Karla Blaze Tibble ganhara a vida e causara muita sensação trabalhando como modelo. Se ela costumava circular pelas passarelas com a mesma classe e desenvoltura com que atravessava a sala do velório naquele momento, decidiu Eve, devia ter sido imbatível.

— Olá, tenente. — Sua voz era musical e rouca, e seus olhos eram dourados como os de um tigre.

— Boa tarde, senhora.

— Olá, srta. Furst. Boa tarde, Roarke. Será que vocês poderiam nos dar licença por alguns minutos? Preciso falar em particular com a tenente.

Aquilo poderia ter soado como um pedido, mas havia comando no tom de voz. Karla simplesmente se afastou dali e as pessoas

Estranheza Mortal

abriam caminho para ela enquanto ela caminhava até a porta, assim como o Mar Vermelho se abriu para Moisés.

— Coragem. — Embora houvesse diversão em sua voz, Roarke apertou o ombro de Eve em sinal de apoio.

— Por que eles têm que ter esposas? Por que policiais precisam ter esposas? Estarei de volta em um minuto. — Com pouca escolha, Eve seguiu a trilha de Karla e se juntou a ela no terraço estreito do terceiro andar.

Com o tráfego rosnando lá embaixo, Karla ficou de costas para a grade.

— Na posição de investigadora principal em um caso ainda aberto de homicídio, como é possível que julgue apropriado conversar com uma repórter no funeral da vítima?

— Desculpe-me, senhora, mas Nadine Furst também é uma amiga pessoal minha.

— A amizade não se aplica nesse caso. Você tem uma posição a defender.

Ah, que se dane, pensou Eve.

— Sim, tenho. E a senhora também. Na posição de esposa do secretário de segurança, como é possível que a senhora julgue apropriado assistir ao funeral da vítima e conversar com pessoas que podem estar na lista de suspeitos da investigadora principal?

A fúria brilhou, gerando um belo incêndio que acendeu os olhos de tigre naquele rosto incrível. Em seguida, o fogo se transformou num borbulhar suave.

— Você tem razão. É muito chato reconhecer, mas tem razão.

— Posso te assegurar que não discuti detalhes da investigação com Nadine, nem com qualquer outro contato de mídia.

— Ainda não.

— Ela é uma fonte útil e, de acordo com meu critério de investigadora, posso optar por usar essa fonte. Como ela não é uma pessoa fácil de enrolar, também posso optar por trocar informações que lhe interessem por outras que me sirvam.

— Trocar sujeira por sujeira.

— Se a sujeira for útil, sim, senhora.

— Ah, pare de me chamar de "senhora" como se eu fosse a sua professora da terceira série. — Ela se virou para se apoiar na parte de cima da grade e se colocou de frente para a rua. — Estou chateada, e me irritou ver você trocando segredinhos com Nadine Furst.

— Eu trocaria segredinhos com Jack, o Estripador se isso me ajudasse na investigação. Tenho trabalho a fazer. Entendo que seja perturbador para você. O marido da sua amiga foi assassinado. Mas você deve entender que encontrar o assassino e construir um caso sólido contra esse indivíduo são minhas prioridades.

— E já coloquei meu nariz onde não fui chamada duas vezes. — Karla ergueu as mãos para cima da grade em um gesto que Eve interpretou como de trégua. — Não tenho esse hábito.

— Não, sei que não.

— Ava e eu desfrutamos de um relacionamento amigável. Temos trabalhado em conjunto em vários projetos; admiro muito sua energia e ideias criativas; e gostava muito de Tommy Anders. Ele era um homem generoso, despretensioso; então, confirmo: é muito difícil aceitar que ele tenha sido assassinado. E também as circunstâncias em que isso aconteceu e a cobertura da mídia sobre o assunto. Na condição de esposa de um homem proeminente, me solidarizo com Ava em muitos níveis neste momento.

Karla se virou e completou:

— Na condição de esposa de um homem de destaque, você também deveria se sentir assim.

— Na condição de investigadora principal do caso, minha solidariedade é com a memória da vítima.

— Você é osso duro de roer, tenente. — Karla sacudiu a cabeça para os lados, o fogo já disperso. — Seu comandante considera você a melhor entre os melhores. Meu marido acredita que você seja brilhante. Apesar de me manter longe dos assuntos dele, presto atenção. Sei que você tem a bela reputação de conseguir resolver

Estranheza Mortal

casos complicados. Acho que é preciso ser uma policial do tipo "osso duro de roer" para alcançar esses resultados. Vamos ao que interessa: soube que você queria falar comigo sobre Ava e Tommy.

— Basicamente queria saber detalhes do seu trabalho com eles.

— Suspeita de que algo dentro do nosso trabalho de caridade tenha precipitado o assassinato de Tommy?

— Preciso cobrir todas as áreas para conduzir uma investigação completa.

— Isso é código policial para "isso não te diz respeito". — Karla acenou com a mão. — Não estou ofendida. Ava e eu trabalhamos em uma série de projetos ao longo dos últimos dois anos. Ela me contatou, a princípio, para me pedir para que eu dirigisse e ajudasse a coordenar um desfile de moda. Um pedido lógico, considerando a minha antiga carreira.

— Um desfile de roupas esportivas?

— Não. Na verdade, esse evento era voltado para as mães das crianças que se qualificaram para participar dos acampamentos esportivos e dos outros programas associados. Exibimos vestimentas para o dia a dia que fossem confortáveis e de preço acessível, roupas de trabalho em geral e roupas esportivas, sempre usando várias das próprias mães como modelos do desfile. As marcas que participaram do evento ofereceram descontos generosos, e Anders ofereceu mil dólares em subsídio de roupas para cada participante do desfile. Foi algo divertido para as mães, já que a ênfase do trabalho eram as crianças. Demos prosseguimento ao programa alguns meses depois com um desfile de roupas infantis, de escola e equipamento esportivo. Os dois eventos foram um sucesso. Ava era sempre incansável.

— Foi o que ouvi dizer.

— Também implementamos outras atividades. Nós... Ava e alguns dos funcionários e voluntários... levamos as mães para um resort enquanto seus filhos aproveitavam o acampamento. Foi uma espécie de retiro onde, durante cinco dias, elas puderam relaxar, ser paparicadas, participar de seminários, oficinas e grupos de discussão sobre diversos assuntos. Foi uma semana maravilhosa.

232 »» J. D. ROBB ««

— Você participou?

— Sim, um ou dois dias da semana. Como mãe honorária, por assim dizer. Foi muito gratificante ver mulheres que raramente desfrutam de algum tempo para si mesmas terem a oportunidade de se concentrarem em seus próprios corpos, mentes e espíritos.

— Elas devem ter se sentido incrivelmente gratas por isso, especialmente Ava, já que apresentou a essas mães a amostra de um estilo de vida diferente do que elas têm.

— Uma pausa do trabalho, das crianças e das responsabilidades, isso mesmo. A diversão era uma prioridade, mas também a educação, a criação de contatos, um sistema de apoio. Mais ou menos como acontece com os eventos de retiro que duram um ou dois dias, sempre realizados em Nova York e em outras cidades durante o ano como parte de um programa chamado Mamães Também. Muitas dessas mulheres são mães solteiras e, como tal, elas têm pouco tempo para criar laços sociais ou ser *qualquer outra coisa* que não mães.

O entusiasmo sobre o programa era claro na voz de Karla. Suas mãos se moviam, conduzindo as palavras de forma enérgica.

— Muitas vezes, quando uma mãe se perde em meio às responsabilidades e exigências da educação dos filhos no dia a dia, ela se torna menos eficaz e menos amorosa do que poderia ser. Ou do que gostaria de ser. Foi para isso que Ava concebeu o programa Mamães Também.

— Estando juntas assim nesses retiros ou organizando desfiles de modas, seria natural você e Ava se envolverem com os participantes e desenvolverem relacionamentos, certo?

— Sim, essa é outra coisa que eu achava gratificante em tudo isso. Tommy ia além de fornecer os equipamentos às crianças ou um lugar onde usá-los. Sua ideia era unir todos em treinamentos e competições, encorajando-os a trabalhar e jogar juntos. Isso vale muito mais do que simplesmente colocar um par de luvas de goleiro nas mãos de uma criança. Isso lhes dá uma sensação de orgulho,

Estranheza Mortal

cria amizades, fornece uma compreensão do que é trabalho em equipe e espírito esportivo. A visão de Ava para o programa adjunto é oferecer exatamente a mesma coisa às mães. Ela também quer dar um rosto pessoal a tudo isso, como Tommy faz... ou melhor, fazia... com a sua participação ativa nos acampamentos, nos programas dos pais, e nas competições entre pais e filhos.

"Vou começar a fazer campanha para arrecadar fundos para esses programas a qualquer momento", disse Karla com uma risada. "Mas, sim, o envolvimento é fundamental, acho. A caridade pode ser difícil, tenente, algo complicado de dar ou de receber. Estes programas são projetados para incutir orgulho e autoestima em todos."

— A formulação e a execução desses programas dos quais você participou com Ava devem ter exigido um planejamento incrível, um olho bom para detalhes e uma enorme habilidade para delegar poderes.

— Sim, com certeza. Ava é uma mestra em tudo isso.

Eve sorriu.

— Acredito nisso. Agradeço muito você ter reservado alguns minutos do seu tempo para falar comigo.

— Então estou dispensada, certo? Devo entrar agora e ensaiar minhas despedidas. Espero que não haja ressentimentos entre nós.

— Da minha parte, nenhum.

— Eu te desejo sorte com a investigação. — Ela ofereceu a mão novamente a Eve. — Ah... tenente... Um pouco de corretivo cobriria até mesmo esse hematoma debaixo do seu olho.

— Mas por que eu iria querer fazer isso?

Na limusine, Eve esticou as pernas e disse apenas:
— Pois é...

— Como nenhuma das duas voltou para a sala mancando nem sangrando, suponho que você e a esposa do secretário de segurança tenham chegado a um acordo.

— Sim, pode-se dizer que sim. É engraçada a forma como as pessoas falam das coisas e as descrevem. Ela e Ava "desfrutam de um relacionamento amigável". Ela gostava muito de Tommy. Admira a energia e as ideias criativas de Ava. Tommy era um homem generoso e despretensioso. A sra. Tibble é uma mulher inteligente, mas não conseguiu perceber a extensão das coisas que acabou de me contar. Temos isso e outros detalhes. — Eve se aproximou de Roarke. — No outro dia você deu alguns dólares a um mendigo que dormia na calçada.

Ele ergueu as sobrancelhas.

— É bem possível que tenha dado.

— Não, vi isso acontecer. Foi do lado de fora do necrotério.

— Tudo bem. E daí?

— Muita gente provavelmente jogou alguma grana para o mendigo naquele dia, e num monte de outros dias. Só que não se lembram dele depois, e ele também não se lembra mais de quem deu. Mas você se agachou e falou com ele olho no olho. Tornou o momento pessoal, fez uma conexão. Ele vai se lembrar de você.

— Provavelmente ele vai lembrar muito mais dos vinte dólares.

— Não, não me venha com ceticismo. Você se lembra de antigamente, quando aplicava golpes nas ruas de Dublin e seu pai surrava você até que você acabasse meio morto, certo? Summerset tirou você das ruas e consertou sua vida. Ele ofereceu algo para você, uma chance, um santuário, uma possibilidade. O que você teria feito para retribuir isso? Esqueça os anos que se passaram entre aquela época e hoje em dia; esqueça a relação que se desenvolveu entre vocês — acrescentou ela. — Agora, torne a pensar: naquele momento, o que você teria feito para ele como retribuição?

— Qualquer coisa que ele me pedisse.

— Exato. Porque, naquela época, ele era o único com o poder, com o controle, com a... generosidade. Por mais durão que você fosse, era vulnerável. Era menos que ele, mais fraco. E ele tinha lhe oferecido algo que você nunca tivera.

Estranheza Mortal 235

— Ele nunca exigiu retribuição — disse Roarke.

— Porque, apesar de ser um travado com cara de bunda, se aproveitar da sua vulnerabilidade não era seu estilo. Mas é o estilo de Ava.

— Aonde quer chegar com isso?

— Vou trabalhar em algumas ideias. Preciso ver o que Peabody conseguiu levantar até agora. Depois, vou encaixar na agenda um encontro rápido com Mira. Tenho que organizar pensamentos esparsos na minha cabeça e colocar os palpites no papel. Em casa acabo de contar tudo; depois, vou tirar proveito da sua vulnerabilidade por ser maluco por mim e da sua curiosidade pelo caso para colocar você trabalhando nele.

— Aceito isso, especialmente se você se aproveitar de mim de outra forma depois.

— Vou agendar isso também. Quero... Ei, ei, espere um instante! Pode parar! — Ela correu para o interfone e ordenou ao motorista: — Estacione o carro. Encoste junto do meio-fio, aqui mesmo.

— Por quê? — perguntou Roarke, quando a limusine parou. — Ainda faltam dois quarteirões para chegarmos à Central.

— Exatamente. Acha que quero parar diante do meu local de trabalho e sair de dentro deste navio? Eu, hein! Vou a pé o resto do caminho.

— Quer as rosquinhas açucaradas?

— Pode ficar com elas. — Ela agarrou a maçaneta da porta com uma das mãos e o cabelo dele com a outra. Deu-lhe um beijo ardente e breve e logo estava na calçada. — Até mais tarde.

E ele a observou caminhar a passos largos e decisivos, devorando a calçada com o casaco ondulando ao vento. E continuou a acompanhando com os olhos até ela ser engolida pela distância e pelas pessoas.

Capítulo Treze

Com a mente analisando novos detalhes, Eve seguiu em direção à Divisão de Homicídios com o mesmo passo determinado engolidor de distâncias que Roarke tanto admirara lá fora. Não era uma brecha no caso, pensou ela. Pelo menos ainda não, mas estava com a sensação de que surgira uma rachadura no escudo. E pretendia usar o cinzel e o martelo para trabalhar nessa rachadura até ela se tornar um rombo.

Outra parte do seu cérebro registrava uma necessidade forte de cafeína, e ela debateu consigo mesma se precisava da substância quente ou fria. Quando a opção "fria" venceu, parou diante da máquina de venda automática e olhou para o equipamento com desconfiança e antipatia.

— Não brinque comigo — murmurou, e colocou na entrada algumas fichas de crédito. — Quero uma lata de Pepsi.

A máquina pareceu considerar e ponderar sobre o pedido, só faltou Eve ouvi-la assoviar uma canção debochada. Mas, assim que recuou dois passos para lhe dar um belo pontapé, ela cuspiu a lata de refrigerante e começou a entoar a tediosa ladainha sobre

Estranheza Mortal

o conteúdo do produto, suas calorias e seus valores nutritivos. Eve pegou a lata antes que a máquina mudasse de ideia e a sugasse de volta. Virando-se, viu Abigail Johnson sentada no mesmo banco que Tiko usara na véspera.

Sentiu um ponto de tensão incômodo na nuca ao se aproximar da velha senhora.

— Olá, sra. Johnson.

— Oh, tenente Dallas. Estava longe, distraída, e não vi a senhora aí. Colocando de lado a caixa que trazia no colo, Abigail se levantou.

— A senhora está com algum problema?

— Não. Na verdade, não. É que Tiko me perturbou a cabeça desde ontem, falando sobre essa tal recompensa. Achei que ele deveria compreender que fazer o que é correto já é recompensa suficiente, mas refleti melhor e acho que é bom para um menino receber um incentivo por fazer a coisa certa. Afinal, eu o coloco de castigo quando ele faz coisas erradas, permito que ele assista a mais um pouco de TV e preparo seus biscoitos favoritos quando ele faz algo especialmente bom, certo?

— O processo me parece ótimo.

— Pois é. Foi então que entrei em contato com o número que a senhora me deu para perguntar sobre isso. Já estava acertado e me disseram que a senhora tinha providenciado tudo. — Os olhos verdes brilhantes olharam para Eve fixamente. — Só que a recompensa era de *mil dólares*, tenente.

— Nossas primeiras estimativas são de que aquele esquema criminoso gerava uma receita de dez mil dólares por dia. Tiko foi fundamental para desbaratar a quadrilha.

— Não consegui acreditar, essa é a pura verdade de Deus. Tive até que me sentar e me abanar por uns bons dez minutos depois que o sargento Whittles me informou o valor. — Abigail inclinou a cabeça para trás e riu com vontade; o som era claro como o canto dos pássaros. — Então, bem, resolvi lhe preparar uma torta. — Ela entregou a caixa para Eve, que olhou com ar intrigado.

— A senhora me preparou uma torta?

238 » J. D. ROBB «

— Isso mesmo, de limão com merengue. Espero que a senhora goste de torta de limão.

— Seria tola se não gostasse. Obrigada.

— Quando me disseram que a senhora não estava aqui, pensei em deixá-la com alguém para que lhe fosse entregue. Mas tive uma forte sensação de que não teria sobrado nada para quando a senhora voltasse.

— Sua sensação foi acertada.

— Como disseram que a senhora logo estaria de volta, simplesmente me sentei aqui para esperar. Passaram a torta pela segurança, no andar de baixo, para ver se eu não estava trazendo nada de perigoso para cá. É claro que já me disseram que minhas tortas são perigosíssimas para quem precisa manter a cintura, mas a senhora não precisa se preocupar com isso.

Como parecia a coisa certa a fazer, Eve abriu a tampa e olhou lá dentro. O merengue parecia espumoso e leve, com grânulos dourados espalhados por seus picos e vales.

— Uau! Parece uma obra de arte comestível.

— Ora, mas que elogio lindo! Sei que não é muita coisa, mas queria lhe preparar algo como agradecimento pelo que a senhora fez pelo meu menino, pelo meu Tiko. Ele me contou em detalhes o que aconteceu cerca de meia dúzia de vezes. Queria lhe dizer que me parece que alguém como a senhora poderia ter dado um passa-fora ou ligado para o Conselho Tutelar e um monte de outras coisas, mas a senhora não fez nada disso. Eu o ensinei a ter respeito pela lei, e também mostrei o que é certo e o que é errado. Mas a senhora mostrou a ele o porquê das coisas serem assim e colocou um rosto forte na noção de lei, um rosto que ele não vai esquecer. É claro que também não vai esquecer a recompensa, mas é da senhora que ele vai se lembrar em primeiro lugar. E eu também.

— E parece, sra. Johnson, que um monte de meninos na posição de Tiko poderia ter olhado para o outro lado ou, pior que isso, tentado conseguir algum ganho com o que rolava ali. Mas aceito a torta.

— Espero que goste.

— Talvez eu tenha que deixar alguns dos meus homens inconscientes para conseguir prová-la, mas pode acreditar que vou aproveitar.

Eve segurou a caixa com força e colocou um ar de fúria nos olhos quando entrou na sala de ocorrências. Poderia jurar que uma dúzia dos colegas levantou o nariz no mesmo instante e farejou o ar.

— Nem pensem nisso! Só quando o saci cruzar as pernas! Peabody, na minha sala.

Depois de disparar um sorriso presunçoso e perverso para seus colegas tristes, Peabody quase voou atrás de Eve.

— Que tipo de torta é essa?

— O meu tipo predileto.

— Você não pode comer uma torta inteira sozinha. Vai ficar doente.

— Descobriremos isso.

— Mas... Eu lhe trouxe rosquinhas açucaradas.

— E onde elas estão?

A boca de Peabody abriu e fechou logo em seguida com um biquinho, quando ela olhou para outro lado.

— Ahn...

— Exatamente. — Eve colocou a caixa longe do alcance da parceira, sobre o AutoChef. — O que você tem para mim além desse bafo de rosquinhas?

— Não comi todas elas sozinha. Aliás, você que as abandonou, portanto... Tudo bem. — Ela pareceu esvaziar o peito diante do olhar gélido de Eve. — Peguei todos os nomes em duplicidade e comecei a pesquisá-los. Para sua informação, a sra. Tibble está na lista. Ela trabalhou em vários projetos com Ava Anders.

— Acho que podemos tirá-la da lista.

— Sim, mas também temos a mulher do prefeito e uma série de outras figuras proeminentes.

— Não podemos dispensar todas elas. Funcionários e voluntários entram nessa mistura, mas vamos focar nos participantes. As mulheres com quem Ava bancou a caridosa.

— Também temos algumas pessoas com registro criminal e outras que eram ou ainda são acompanhantes licenciadas.

— Mantenha esses nomes no topo da lista. Vamos tentar compreendê-la melhor. Será que ela procuraria alguém com experiência, com tendências homicidas, ou alguém que pudesse passar em branco... alguém que conseguiria passar pelo nosso radar?

Ela caminhou até a janela e olhou para fora.

— Ava certamente não imaginou que pudéssemos chegar até aqui, nem que fôssemos olhar onde estamos olhando. Só que alguém que planeja tudo de forma tão meticulosa quanto ela deve ter considerado todas as possibilidades. Como foi que escolheu o assassino ou a assassina?

— Outra questão seria como convencer uma pessoa a matar outra por sua causa.

— Algumas pessoas preparam tortas. Copie todos os arquivos, envie tudo para o meu computador de casa. E continue trabalhando nisso, Peabody. Se alguém nessa lista funcionou como seu gatilho, aposto que ela tem planos para essa pessoa também. Garanto que ela tem planos.

Eve trabalhou na mesma lista e fez anotações baseadas em todas as conversas que teve naquele dia, conferindo os nomes repetidos que Peabody já cortara. Considerou a logística envolvida e a quantidade de horas de trabalho que seriam necessárias para interrogar centenas de suspeitos em potencial.

Seria como procurar uma agulha num palheiro. Mais cedo ou mais tarde, porém, chegaria lá.

Empurrou a cadeira para trás e girou a cabeça lentamente para os lados e para trás, a fim de desfazer os nós na musculatura da nuca. Seu comunicador apitou, indicando a chegada de uma mensagem; Eve gostou de saber que Nadine já tinha enviado um arquivo.

— Copiar tudo isso e enviar para o meu computador de casa — ordenou ao sistema.

Estranheza Mortal

Em seguida, esfregou os olhos cansados. Estava na hora de ir embora, admitiu. Continuaria a trabalhar de casa. Analisaria tudo mais uma vez e repassaria os detalhes com Roarke.

Desligou o equipamento, pegou sua bolsa e vestiu o casaco. Pegou a caixa da torta e se encaminhava para a porta quando Mira apareceu diante dela.

— Já de saída, Eve?

— Sim, mas ainda tenho algum tempo. Disseram que sua agenda estava totalmente repleta hoje, doutora.

— E estava mesmo. Também estou saindo depois da minha hora. Se você também está de saída, por que não caminhamos juntas e você aproveita para me contar o que tem em mente?

— Isso seria ótimo. Tenho uma teoria — começou Eve.

Ela contou rapidamente a Mira algumas das suas ideias, enquanto ambas desciam pelas passarelas aéreas até o térreo, de onde seguiram de elevador até a garagem.

— Alguém com uma personalidade dominante, um benfeitor ou empregador poderia convencer, pressionar ou bajular algum subordinado ou uma pessoa submissa a executar as suas vontades — afirmou a psiquiatra.

— Executar seria a palavra de ordem — comentou Eve. — Mas acho que o ato de *bajular* seria fraco e passivo demais para convencer alguém a praticar um assassinato.

— A passividade pode ser uma arma, se usada corretamente. Certamente tais métodos têm sido utilizados para ganhos muito variados. Existe de tudo, desde mentir para proteger um erro ou a má conduta de um superior, lhe proporcionar favores sexuais, além de outras atividades, inclusive cometer assassinatos. Para assegurar a continuação da cooperação *depois* do fato consumado, o dominador da dupla precisa dar continuidade ao relacionamento, seja através da oferta e do fornecimento de recompensas, seja através de ameaças de exposição ou danos diversos.

Para poder terminar aquela conversa, Eve saltou no andar de garagem de Mira.

— Estamos investigando primeiro os que têm ficha suja e os acompanhantes licenciados antigos ou ainda em atividade.

— Sim, esses são os lugares mais lógicos por onde começar.

— Quanto à natureza do crime... A pessoa teria que ter uma tendência dentro dela, certo? Ou então estar tão completamente sob o domínio de Ava que não conseguiria escapar da situação.

— Ou absolutamente encantado por ela — acrescentou Mira. — O amor aparece sob as mais diversas formas.

— Sim, o mesmo acontece com gratidão. E com o medo. Preciso descobrir qual dessas opções ela usou. Deixei que ela visse, hoje. Deixei que percebesse que sei de tudo. Talvez tenha sido um erro, mas queria que ela suasse um pouco.

— É uma boa estratégia. Dá ao adversário alguma coisa com o que se preocupar. Pessoas preocupadas cometem mais erros.

— Se eu tivesse um pouco mais com o que trabalhar, apenas o suficiente para arrastá-la até a Central e colocá-la em detenção, acho que conseguiria fazê-la tropeçar. Preciso empurrá-la para fora da sua zona de conforto e isolá-la de... — Percebendo que já estavam em pé ao lado do carro de Mira, e Eve estava praticamente pensando em voz alta, encolheu os ombros. — Sei lá...

— *Se e quando* você conseguir isso, eu gostaria de observar o interrogatório. Acho que seria fascinante.

— Pode deixar que mando avisá-la. Então... Por favor, mande lembranças para o sr. Mira.

— Pode deixar. Eve, não mergulhe direto no trabalho quando você chegar em casa. Tire uma hora de descanso. Recarregue suas baterias. — Em um gesto que todas as vezes a deixava muito envergonhada, Mira se inclinou e beijou o rosto da tenente.

— Bem. Boa noite, doutora.

Planejara mergulhar direto no trabalho; nesse ponto, Mira acertara em cheio. Pior que isso: planejara arrastar Roarke com ela. De que forma ela conseguiria usar o cinzel e o martelo para

Estranheza Mortal

aumentar a brecha na armadura se ficasse sentada durante mais de uma hora sem fazer nada? Entrou na casa com a ideia de deixar para recarregar as baterias mais tarde.

Summerset surgiu do nada diante dela; o gato se sentou e ficou observando.

— Não tenho tempo para você, Bunda Achatada.

— Tempo a senhora não deve ter mesmo, já que chegou tão atrasada. De novo! E parece ter usado seu rosto como saco de pancadas. De novo!

— Isso foi ontem. Ofereci a sua cara para isso, mas a acharam medonha demais.

— Roarke está na piscina, caso tenha interesse no paradeiro do seu marido.

— Tenho interesse, sim. — Pendurou o casaco sobre o pilar do primeiro degrau da escada, colocou a caixa de arquivos no chão e entregou a caixa que trazia na mão para Summerset. — Trouxe a sobremesa.

O mordomo ficou atônito e sem palavras diante do inesperado desse gesto. *Ver a cara dele*, refletiu Eve, enquanto seguia para o elevador, *foi quase tão gratificante quanto insultá-lo*. Enquanto a cabine descia, esfregou a parte de trás da nuca. Talvez pudesse separar alguns minutos para dar um mergulho rápido e alongar alguns dos músculos travados depois de tantas horas trabalhando diante do computador.

Quinze seriam o suficiente. Depois, um belo e suculento hambúrguer enquanto continuava a analisar os novos dados e especular algumas coisas com Roarke. Ele certamente sabia tudo sobre personalidades dominantes.

Ao sair do elevador, sentiu o calor úmido e perfumado da folhagem e das flores brilhantes e exuberantes dos jardins tropicais que rodeavam a área da piscina. Uma melodia suave vinha da cachoeira espumante que descia pela parede do fundo, e Eve ouviu o som lento e rítmico das braçadas do homem que cortava o azul da água.

Ele nadava como um profissional, pensou Eve. Elegante e rápido, parecia... Bem, se ela não poderia ter uma fantasia dessas, quem poderia ter? Parecia um fabuloso deus celta, com aquele corpo esguio, a ondulação dos músculos bem trabalhados, o cabelo preto que lhe escorria pelos ombros. Quando ele desistiu das braçadas e deu um mergulho fundo, ela sorriu. Com uma bunda daquelas, que mulher não gostaria de enterrar os dentes ali?

Talvez pudesse aproveitar por mais de quinze minutos, afinal.

Tirou toda a roupa ali mesmo e foi para a beira da piscina, mergulhando. Quando surgiu de volta na superfície, Roarke se aproximou lentamente pela água e a fitou com aqueles olhos que fizeram o azul forte da piscina parecer pálido.

— Parece que peguei uma sereia.

— Ainda não pegou nada, meu chapa. Quantas voltas você já deu?

— Vinte e duas. Pretendo fazer trinta.

— Vou alcançá-lo.

Ela saiu de lado. Ele a seguiu por algum tempo, o que a fez aumentar a velocidade. Ainda assim, alcançaram a parede da piscina juntos, viraram ali e se lançaram de cabeça. Ela o perdeu de vista depois de algumas voltas, mas logo depois ouviu o estrondo conhecido que lhe indicou que ele fora para o canto onde havia uma gruta e muitos jatos de água que tinham acabado de ser ligados.

Deixou-se perder no ritmo, na água, no esforço e, em algum ponto da décima segunda volta, a sua cabeça conturbada pareceu sair do ar. Quando chegou à trigésima, seus músculos estavam tão relaxados que pareciam feitos de borracha; sua respiração ficara ofegante e sua mente se esvaziara por completo.

Nadou rapidamente por baixo d'água e subiu à tona na gruta, ao lado dele.

— Nossa! *Essa* foi uma boa ideia.

— Tenho várias ideias ótimas.

Estranheza Mortal

Ela deixou cair a cabeça para trás e seus olhos se fecharam. Debaixo da água, seus dedos procuraram os dele e se entrelaçaram com força até ela retomar o fôlego.

— Acho que também estou sentindo uma boa ideia chegando. Ah, sim, aqui está ela.

Ela tornou a mergulhar a cabeça na água e deu uma girada; em seguida, abriu caminho com as mãos até onde ele estava recostado e o colocou por inteiro na boca. A água se agitou ao redor quando ela o agarrou e ergueu seus quadris, sentindo os músculos que admirara tanto se retesarem por causa dela. Em seguida, veio à tona por completo e deixou os lábios percorrerem a barriga dele; depois o peito e a garganta, onde sua boca estava à espera da dela para se fundirem numa só.

— Gostei mais da sua ideia do que da minha.

— Imaginei que sim. — Ela arranhou os dentes de leve sobre a garganta dele. — Mira me disse que eu deveria recarregar minhas baterias. — Jogando a cabeça para trás, ela lhe lançou um olhar de puro desafio. — Pronto, estou aqui. Recarregue-as.

Ele a puxou para debaixo d'água e ambos se envolveram naquele azul pulsante de tirar o fôlego.

Ele se julgara preparado, pensou. Relaxado e confortavelmente excitado, assistindo à sua esposa acabar com as tensões do dia, como ele próprio tinha feito. Imaginara-se a persuadindo para uma bela sessão de amor molhado e preguiçoso no instante em que a vira mergulhar. Ao invés disso, porém, a necessidade em estado bruto que sentia o tinha simplesmente assaltado e o rasgara por dentro, como um animal faminto que queria se banquetear e conquistar.

A sensação o queimou por dentro como febre quando ele devorou sua boca, suas mãos buscando e acariciando. O suspiro que ela deu ao sugar o ar quando eles surgiram mais uma vez na superfície foi como um grito de prazer chocado que só serviu para alimentar as chamas.

As mãos dela cravaram nos ombros dele quando ele mergulhou nos seus seios com a boca. Lábios gananciosos, dentes exigentes. Molhada e quente da água cálida, ela tremeu ao se ver assaltada por aquela boca.

E, mesmo assim, teve força para aceitar.

— Sim.

— Sim! — E a água se fechou sobre eles novamente.

Dentro dos ouvidos de Eve surgiram rugidos provocados pelo movimento da água e do seu próprio sangue. Como uma mulher poderia sobreviver desejando e sendo tão desejada daquele jeito? E como alguém conseguiria sobreviver sem isso? Ele desencadeava tempestades dentro dela; turbilhões de sentimentos, sensações e desejos que pareciam pulsar em direção à dor. Tormentas que se alastravam, rugiam e trovejavam até não sobrar mais nada dela mesma, a não ser um amor afogado e indefeso.

Mãos violentas e impacientes a empurraram de costas contra a parede da piscina. Quando ela agarrou a borda com as mãos, seus gemidos ecoaram no ar pesado, ao mesmo tempo em que os lábios dele subiram e lhe beijaram as coxas, até que sua língua se lançou como uma flecha dentro dela. Ele a puxou mais para cima, deslocando-a para que vários jatos quentes pulsassem sobre e dentro dela — quentes e implacáveis —, enquanto a boca dele trabalhava, em frenesi.

— Não posso. Não aguento. Deus!

O orgasmo foi brutal e feroz; rasgou-a por dentro e lhe roubou a sanidade.

Ele percebeu o arrebatamento, sentiu a força e a maravilha da liberação. E viu, em seus olhos, a entrega total a ele. Só para ele.

— Pegue. Tome tudo — Ele a penetrou em pleno momento de rendição. Erguendo seus quadris, mergulhou com mais força dentro dela. Quando a loucura o envolveu e pareceu chicoteá-lo, ele ouviu a própria voz grossa e ofegante murmurando exigências e pedidos em irlandês, uma língua que ela não conhecia.

Estranheza Mortal

E mais uma vez, enquanto seu corpo se lançava contra o dela, ouviu-a dizer:

— Sim.

Com essa única palavra sussurrada, ele se rendeu e se deixou jorrar dentro dela.

Esparramada na água pulsante, sentindo como se seus membros fossem feitos de cera derretida, Eve não tinha certeza de quem segurava quem. Pensou, vagamente, que um afogamento duplo seria uma possibilidade forte naquele momento. E não pareceu se importar.

— Talvez seja algo nessa água — opinou. — Algum tipo de droga do sexo. Você poderia engarrafá-la, vendê-la e fazer outra fortuna.

— Nem pensar. Vou manter esse segredo só para nós. Não machuquei você? Estou um pouco zonzo.

— Sei cuidar de mim, meu chapa. — Ela deixou cair a cabeça como uma pedra sobre o ombro dele. — Além do mais, a ideia foi minha.

— Uma ideia excelente, por sinal.

— Eu ia começar a trabalhar direto. Tenho uma pilha de listas e arquivos para averiguar e ia cair dentro. Só que a gárgula do saguão me disse que você estava aqui embaixo. Pensei em descer e ficar uns quinze minutos nadando e relaxando.

— Bem, Deus é testemunha de que realmente relaxamos.

— Pois é... Vi você cortando as águas como uma faca. Todo molhado, musculoso e... tão você! — Ela inclinou a cabeça para trás e olhou para ele. — Vi você e isso bastou para me paralisar. Às vezes mal consigo respirar de tanto que o amo.

— Ah, Eve. — A emoção tomou conta dos olhos dele quando ele a beijou muito docemente, em seguida descansando a testa contra a dela.

— Fico pensando que esse furacão vai sossegar. Que, em algum momento, essa força poderosa vai se estabilizar e acalmar. Só que isso não acontece. Mesmo quando as coisas fluem com suavidade e estamos apenas... seguindo em frente, basta eu olhar para você que fico sem fôlego.

— Cada minuto que passo ao seu lado faz com que eu me sinta mais vivo. Nunca soube, até conhecer você, que havia pedaços de mim que ainda não tinham nascido, simplesmente esperavam sua chegada para germinar. Eu me sinto vivo com você, Eve.

Ela suspirou e tocou o rosto dele.

— É melhor sairmos daqui. Estamos começando a sujar a piscina toda com tanta melação sentimental.

Agora era voltar ao assassinato, pensou Eve enquanto vestia o conforto da velha camiseta da Polícia de Nova York e um par de jeans detonados, bem do jeito que gostava. Enquanto eles se vestiam, ela relatou a Roarke a conversa que tivera com Mira.

— Sua preocupação, agora, é que ela decida encontrar um jeito de eliminar esse subordinado. Seu pensamento está nele ou nela — comentou Roarke.

— Ela deve ter arquitetado um plano para ele. Não creio que Ava *espere* que esse indivíduo, ele ou ela, se atreva a traí-la no momento. Mas, certamente, já tem um plano pronto. Então, temos Brigit Plowder, que não me parece uma mulher idiota... nem completamente envolvida e subjugada. O mesmo vale para a mulher de Tibble. Só que Plowder...

— Está pensando nela? Em Brigit Plowder?

— Estou pensando em todos, mas não... ela não me parece uma subordinada mansa ou... Qual é a palavra? Como se diz? *Suplicante.* Sim, é isso que Ava aprecia. Ela gosta de ter pessoas lhe fazendo súplicas. Comprou para si mesma um monte delas com o dinheiro de Anders.

Ela viu os dois de relance no espelho, fez uma pausa e tornou a olhar com mais atenção. Ele vestira basicamente a mesma coisa que ela: jeans e, no caso dele, um suéter azul escuro. Mesmo assim...

— Por que você sempre fica com aparência melhor que a minha?

Ele olhou para o espelho e, sorrindo, colocou-se atrás dela e a envolveu com os braços.

— Não posso concordar com isso. São os olhos de quem vê.

— Você continua afinado depois de toda a nossa brincadeira na água. — Ela virou a cabeça meio de lado e, na percepção de Roarke, avaliou a imagem de ambos como se fosse uma fila de suspeitos colocados lado a lado. — Isso não é justo. De qualquer modo, afaste-se de mim, garotão. Ainda temos muito trabalho pela frente e... Droga, quase esqueci! Preciso ligar para Charles. Tenho que tirar algumas dúvidas com ele.

Para se divertir e irritá-la, ele a apertou com um pouco mais de força.

— Ei!

— Ei para você também. Já que vamos comer enquanto trabalhamos, mais uma vez, você gostaria que eu fosse seu subordinado ou seu suplicante?

— Ha-ha. Você não é subordinado de ninguém e também não saberia suplicar. Existe uma palavra para isso?

— Vou pesquisar. Então... Teremos uma refeição de trabalho e você está planejando comer hambúrguer.

Os olhos dela se estreitaram.

— Que papo é esse? Virou vidente, por acaso?

— Apenas lógica, e um conhecimento íntimo da minha esposa, conforme comprovei ainda há pouco. Você perdeu o almoço, exceto pelas rosquinhas na limusine. Depois, gastou grande quantidade de energia na piscina com várias atividades. Certamente está com fome, o que a leva a querer carne vermelha. Só que um bife não serve, porque você não quer ter o trabalho de cortar nada com faca. Portanto, quer um hambúrguer.

— E o que vou comer de sobremesa?

Ele levantou uma sobrancelha para o reflexo de ambos.

— Bem, nessa você me pegou.

— Sim, peguei você. — Ela se virou e mordeu o lábio dele. — Trouxe torta para casa.

— Sério? Que tipo de torta?

Ela simplesmente sorriu, afastou-se dele, pegou o *tele-link* e ligou para Charles.

Nervoso e distraído, Charles parou na calçada diante de uma casa com revestimento de tijolinhos no West Village e verificou a chamada no visor do tele-link.

— É Dallas — disse ele a Louise.

Preocupado e com ar de incerteza, ela o viu franzir a testa para o visor.

— Não vai responder?

— Ah... não. Mais tarde ligo de volta para ela.

— Deve ser para falar sobre o caso Anders. Charles, se existe algo sobre isso que não contou a ela, alguma informação que está retendo por questões de lealdade ou discrição...

— Não é nada disso. — Ele tornou a colocar o *tele-link* no bolso. — Vamos entrar.

— Na verdade, Charles, não estou com muita vontade de socializar, ainda mais com pessoas novas. — Ela olhou para a casa. — Na boa, acho que precisamos conversar.

Os nervos zumbindo na barriga de Charles se tornaram um rugido ameaçador.

— Vamos conversar.

— As coisas não andam muito...

— Não comece. — Ele pegou as duas mãos dela. — Por favor, não comece agora. Vamos entrar aqui, primeiro. Preciso muito levar você para dentro.

Estranheza Mortal 251

— Tudo bem. — Na barriga de Louise, algo pareceu afundar.
— Tudo bem, então.

Ele a levou até o portão de ferro, por onde entraram e caminharam passando pelo pequeno e bem cuidado jardim da frente. Em seguida, subiram o pequeno lance de escadas até o nível principal da casa de três andares. Quando ele tirou as chaves do bolso, ela o olhou perplexa.

— O que...

— Um minuto. Apenas um minuto. — Ele digitou um código no painel de segurança e abriu a porta.

Desconcertada, entrou.

O piso brilhava, a madeira antiga e rica fornecia uma base excelente para o saguão; dava para a escada resistente com seu gradil brilhante e um aposento espaçoso onde uma lareira acesa fervia em tons de lápis-lazúli.

— Está vazia.

— Sim, por enquanto.

Os passos de Louise ecoaram na madeira quando ela circulou pelo que parecia uma sala de estar, até que ela se virou e viu um trio de janelas altas com detalhes esculpidos.

— É um espaço encantador.

— Há muito mais — avisou ele, preparando-a. — Deixe-me mostrar tudo para você.

— Por quê? — Ela se virou para Charles. — Por que estamos em uma casa linda e vazia no West Village com você se oferecendo como guia para me mostrar tudo?

— Eu a comprei. — Ele não tinha a intenção de lhe contar exatamente dessa forma, mas Louise estava ali, emoldurada por aquelas janelas e olhando para ele com ar sério e seus olhos cinza sombrios e exigentes.

— Você... Você *comprou* esta casa?

— Sim. Duas semanas atrás.

— Duas semanas? Entendo. — Ela sorriu. — Bem, meus parabéns. Não sabia que você planejava se mudar, muito menos comprar uma casa. Não é de admirar que esteja tão distraído ultimamente. Vamos lá, mostre-me o resto. Estes pisos, Charles, são simplesmente lindos. São assim na casa inteira? Puxa e todo esse espaço!

Ela queria se apressar e ver tudo logo, mas ele a agarrou pelo braço.

— Você ficou chateada.

— Não, não, apenas surpresa. É um passo muito grande. Enorme, na verdade.

— Dei mais dois passos importantes. Só ainda não lhe contei.

— Não, não contou. — Apesar dos seus olhos permanecerem no rosto dele, ela recuou um pouco. — Você não me conta quase nada há várias semanas. Então, seria ótimo se fossemos adultos e civilizados em relação a isso, certo? Deixe-me tentar. Existe uma sala de jantar também, certo? Aposto que existe por aqui uma maravilhosa sala de jantar, perfeita para dar festas.

— Eu me aposentei.

Embora ela tivesse se afastado dele para seguir em frente, parou subitamente.

— O quê?

— Entreguei minha licença de trabalho no fim da semana passada.

— Semana passada? Não entendo isso, não entendo você. Abriu mão da sua licença de trabalho e comprou uma casa? O que significa tudo isso, Charles?

— Eu queria... Precisava fazer assim e deixar tudo acertado antes de te contar. Também me candidatei e consegui uma licença para trabalhar em psicologia, com especialização em terapia sexual. Dra. Mira me ajudou muito nisso, e concordou que era um excelente projeto para o futuro.

Louise olhou para ele com algo nos olhos que parecia tristeza.

— Você falou com Mira, mas não comigo. Pediu a ajuda dela, mas não a minha.

— Queria ter certeza de que conseguiria fazer tudo o que pretendia, Louise. Ela concordou em me ajudar com os requerimentos, com os testes e com o processo de seleção. Além do mais, conversar com ela ao longo de todo o processo me ajudou a ter certeza de que isso era algo que eu realmente queria fazer e conseguiria alcançar de verdade.

— E conversar comigo não teria ajudado?

— Não. Sim! É que ela é neutra e objetiva. E, enquanto ela estava me ajudando a resolver cada detalhe, comecei a lidar com a compra deste lugar. O primeiro andar tem um excelente espaço para montar um escritório e várias salas de terapia. E também tem... Ahn... Acho que não estou fazendo isso do jeito certo.

Ele parou, e passou as duas mãos no cabelo. Para um homem que ganhava a vida — e muito bem, por sinal — com base em sutilezas e suavidade, estava tão atrapalhado quanto alguém na primeira noite de sexo.

— Ainda não consegui descobrir como fazer isso. Toda vez que tento trabalhar o processo como um todo, bato em uma parede. Louise...

— Então, deixe-me facilitar as coisas — ofereceu ela. — Você quer mudar a sua vida. Deseja um novo lar, uma nova profissão. Um novo começo. — As lágrimas não vertidas ardiam nos seus olhos, mas ela não poderia permitir que aquilo acabasse em choros e lamentos. — Novos relacionamentos. E não sou parte disso. Tudo bem. Agora, mostre essa sua casa nova, linda e maravilhosa para essa sua nova mulher, seu canalha.

— Quem? Não! — Ele teve que se mover depressa para agarrá-la antes que ela chegasse à porta. — Você não faz parte disso? Pelo amor de Deus, Louise, você é o *centro* disso. Você é a razão de tudo isso aqui.

— Como assim? Como posso ser parte disso tudo se você chegou até aqui sem ao menos me *contar*?

254 » J. D. ROBB «

— O que você diria se eu contasse que resolvi me aposentar por causa de você?

— Isso é ridículo. Nunca tive problema algum em relação ao seu trabalho. É o seu *trabalho*. Já era quando conheci você e quando me apaixonei por você. Droga, Charles.

— Exatamente! Minha atividade profissional nunca incomodou você. Meu trabalho nunca fez a mínima diferença na forma como você se sentia em relação a mim. Mas começou a me chatear. Comecei a me incomodar quando senti que estava deixando de oferecer aos meus clientes o meu... melhor. Porque, Louise, não quero ficar com mais ninguém além de você. Não quero tocar em mais ninguém além de você. Eu precisava, por mim mesmo, estabelecer as bases para uma nova vida e queria acreditar que conseguiria fazer isso. E oferecer tudo isso para você.

— Oferecer... — Os olhos dela se arregalaram. — *Isso?* Esta casa?

— É mais perto da sua clínica do que qualquer um dos nossos apartamentos. Fica num bairro agradável e é... é um lar, Louise. Não apenas um lugar para dormir ou pendurar roupas. É um lugar para vivermos juntos, construirmos alguma coisa juntos.

— Preciso de um segundo. — Ela colocou a mão no peito e a afastou logo em seguida — Você fez isso e mudou toda a sua vida por mim?

— Por nós. Assim espero. Se você não gostar da casa, poderemos encontrar outra. Mira disse que provavelmente seria melhor esperar mais um pouco antes de comprar a casa e consultar você, só que... não fiz isso. — Em sinal de lástima, ergueu as mãos e as deixou cair novamente. — Provavelmente foi um erro comprá-la sem falar com você antes de ir em frente. Mas queria lhe dar alguma coisa. Algo sólido, acho. Simbólico e espetacular também.

— Pensei que você tivesse cansado de mim; achei que não me amava mais e não sabia como me contar. — Ela conseguiu dar uma risada molhada de lágrimas. — Você está despedaçando meu coração há várias semanas, Charles.

Estranheza Mortal

— Louise. — Ele a puxou para junto dele, beijou suas bochechas úmidas e seus lábios. — Deve ter sido por amar tanto você e ficar tão apavorado com a possibilidade de você não gostar das minhas ideias que estraguei as coisas de forma tão completa.

— Eu pretendia ser sofisticada e tranquila quando achei que você queria terminar tudo. Depois iria recolher todas as coisas suas que estão no meu apartamento e colocar fogo nelas. Já tinha planejado tudo.

— E eu estava preparado para mendigar.

Ela inclinou a cabeça para trás, colocou as mãos no rosto dele e sorriu lindamente.

— Amo você, Charles. Você não precisava fazer isso por mim, ou por nós, mas adoro que tenha feito. Adoro o jeito como você estragou tudo. Ah! Mostre o resto da casa! — Ela se afastou e fez uma volta completa com o corpo. — Mostre-me cada centímetro do lugar, para que eu possa começar a planejar como deixar você louco com mil ideias de decoração. Pretendo importunar você de forma tão implacável, falando de detalhes para as janelas e cores das paredes que você vai se perguntar por que desejou, um dia, morar comigo.

— Morar com você? — Ele balançou a cabeça. — Para duas pessoas inteligentes que estão desesperadamente apaixonadas uma pela outra, certamente estamos tendo muita dificuldade para nos fazer entender. — Ele pegou uma caixinha de veludo no bolso e abriu a tampa. O diamante explodiu em meio a muita luz e brilho. — Quer se casar comigo?

— Ah. — Ela olhou para o anel e depois para os olhos dele. — Ah, meu Deus!

Capítulo Quatorze

Depois do hambúrguer devidamente devorado, Eve começou a circular de um lado para outro diante dos telões da parede.

— O que precisamos agora é dividir essas pessoas em categorias e depois fazer referências cruzadas entre elas. Em primeiro lugar, verificamos as pessoas com as quais sabemos que Ava tinha múltiplos contatos. Quanto mais contatos, mais fácil seria estabelecer um relacionamento. Depois, separamos em categorias: funcionários, voluntários e beneficiários.

— Ela pode ter conhecido várias dessas pessoas sem que exista registro algum disso — assinalou Roarke. — Em reuniões privadas, por exemplo. A natureza do trabalho tornaria essa relação ainda mais pessoal e íntima.

— Sim, não posso negar. Então, podemos dividir essas pessoas em categorias, também. Peabody teve um bom começo com os múltiplos contatos e, na lista, apareceram indivíduos com fichas criminais. E temos o ângulo das acompanhantes licenciadas para aprofundar. Precisamos pressionar esses pontos.

Estranheza Mortal

Ela se virou para ele:

— Se você pretendesse que alguém fosse morto...

— Tem certas tarefas que um homem precisa resolver por si mesmo.

Ela bufou com força e coçou a parte de trás do pescoço enquanto ele sorria serenamente.

— *Se você pretendesse* — repetiu — e não quisesse que suas lindas e bem cuidadas mãozinhas se sujassem, preferiria escolher alguém com experiência em comportamentos criminosos, cujo passado de feitos e proezas passadas poderia lhe servir de alavanca caso fosse necessário ou escolheria alguém de ficha limpa?

— Pergunta interessante, já que ambas as possibilidades apresentam vantagens e armadilhas. Isso também dependeria de em que consistiria o comportamento criminoso prévio.

— Sim, vamos criar um subconjunto sobre ataques violentos.

— Alguém que já matou antes ou tem um histórico de violência traria essa experiência ou predileção para a arena. — Ele continuou a desfrutar um cálice do cabernet que tinha selecionado para combinar com os hambúrgueres. — Também poderia ser, é de supor, mais aberto a subornos, pressões ou recompensas. No entanto, esse tipo talvez não fosse tão confiável ou discreto quanto alguém de ficha limpa. Além do mais, a pessoa de ficha limpa poderia repelir a ideia de assassinato ou travar no momento da execução e estragar tudo.

— Talvez ela tenha feito isso.

— Por causa do uso de tranquilizantes em excesso? — Roarke assentiu com a cabeça, pois concordava com Eve sobre esse ponto.

— Isso poderia indicar uma fragilidade de sentimentos, sem dúvida.

— Sim, é preciso muita delicadeza para enrolar uma corda em volta do pescoço de um cara inconsciente para que ele engasgue até a morte.

— Mas ela estaria longe — assinalou Roarke —, onde não teria que vê-lo. A morte aconteceu depois que ela foi embora.

258 » J. D. ROBB «

— Então você está inclinado para a escolha do "ficha limpa".

— Se, no meu hipotético desejo assassino, eu quisesse ver alguém eliminado sem utilizar a rota bem-sucedida de contratar um profissional, certamente tentaria contratar alguém com ficha limpa. Mas o que poderia usar para chegar a essa pessoa? Qual seria o seu ponto de pressão ou de vulnerabilidade? O que poderia lhe oferecer em troca?

— Um acordo de negócios?

Ele apontou a taça para ela.

— Não é uma questão de negócios? Até a chantagem é um negócio.

— Certo, certo. Vamos dividir este primeiro lote. Você levanta as pessoas com ficha limpa, eu analiso os que têm ficha suja e depois dividimos os acompanhantes licenciados.

— Não somos um casal divertido?

— Muito. Vou até pegar nossos chapéus de festa. Procure qualquer mudança significativa na renda mensal deles ou qualquer coisa que pareça ter relação com vícios... jogo, drogas ilegais, sexo e álcool. Procure pagamentos elevados, compras de coisas caras. Eles têm filhos, então pesquise as mensalidades das escolas particulares ou procedimentos médicos dispendiosos. Filhos doentes são uma grande motivação. Estude qualquer mudança nos hábitos de compra e renda obtida nos últimos seis meses. Ela não gostaria de manter essa corda esticada durante muito tempo. Quanto à equipe e funcionários...

— Sei o que procurar, Eve. Não é a primeira vez que vou procurar uma agulha no palheiro.

— Certo, tudo bem. Mas essa vai ser uma longa busca por uma agulha pequena que está em algum lugar num palheiro imenso.

— Sim, já entendi tudo. Agora — disse ele enquanto caminhava em direção ao escritório —, me deixe trabalhar, sim?

Eve se sentou em sua mesa com o café e os arquivos. Passou um momento tamborilando os dedos e olhando para o quadro do

Estranheza Mortal

assassinato que tinha montado. Em seguida, virou-se para o monitor e deu início à primeira de várias varreduras detalhadas.

Aquele era um trabalho tedioso: bunda na cadeira o tempo todo; uma busca que trazia os nós e os pontos duros de volta para a musculatura, não importa o quanto já tivessem sido massageados. Ela sentiu a tensão muscular repuxar suas omoplatas logo na primeira hora de trabalho. Na segunda hora, a dor já se instalara alegremente na base do pescoço.

— Quantas crianças por aí precisam de equipamentos de hóquei? — Perguntou em voz alta, esfregando o pescoço. Até que focou em um nome. — Olhe só isso aqui. — Empolgou-se e, enquanto se levantava e fazia alongamentos, ordenou ao sistema: — Colocar dados do monitor no telão!

Bebe Petrelli — Data de nascimento: 12 de abril de 2019. Endereço atual: Rua 107, número 435, Bronx. Pais: Lisbeth Carmine e Anthony DeSalvo (falecido). Irmãos: Vincente Francis. Casou-se com Luca Petrelli (já falecido) em 10 de junho de 2047. Tiveram dois filhos: Dominick Anthony, nascido a 18 de janeiro de 2048, e Paul Luca, nascido a 01 de julho de 2051.

— Chega, chega de dados genéricos. Mostre a ficha criminal.

Processando...

A pessoa pesquisada foi acusada de posse de substância ilegal em 2042. Conseguiu liberdade condicional. Foi novamente acusada, em 2043, por posse com intenção de distribuir drogas ilegais. A liberdade condicional por falta de antecedentes criminais foi revogada. A acusada foi condenada a três anos e cinco meses de prisão, mas a sentença foi suspensa. Sua licença de acompanhante licenciada foi revogada em seguida. Foi obrigada a prestar serviço comunitário com terapia de reabilitação obrigatória, programa que completou. *Acusada de oferta sexual sem licença, agressão e resistência à prisão em 2045. As acusações de agressão e resistência foram retiradas. Cumpriu um ano de pena na Penitenciária Rikers e concluiu o programa para controle de raiva.*

— Será que funcionou? Computador, informar se o pai da pesquisada era Anthony DeSalvo, membro da famosa família do crime organizado.

Anthony DeSalvo, pai da pesquisada, era o capitão e possível chefe da família DeSalvo. Foi acusado de pertencer à máfia e tinha interesses em drogas ilegais, tráfico de armas e serviços de proteção. Anthony DeSalvo foi estrangulado em 2044. Sua rival, a família Santini, é suspeita de ter ordenado a execução. Uma breve guerra de gangues se seguiu, com ocorrências de várias mortes e/ou desaparecimentos de supostos membros. Nenhuma prisão ou condenação foi feita na ocasião. Analisar arquivos completos?

— Não agora. — Eve andou até a porta do escritório de Roarke. — Tenho uma pista quente.

— Não consegui achar nem a pontinha da agulha. Vamos ver a sua pista.

Ele entrou e ficou em pé ao lado dela diante do quadro, estudando os dados com os polegares enganchados no bolso da frente.

— Ah, sim, a guerra entre os clãs DeSalvo e Santini.

— Conhece algum deles?

— Conheci algumas figuras dessas famílias ao longo dos anos. Aprenderam a manter distância de mim.

O jeito ocasional como ele disse isso e o desprezo em seu tom de voz fizeram Eve se lembrar, mais uma vez, do quanto Roarke poderia ser perigoso. Sim, pensou, era de esperar que até o mais sábio dos sábios do mundo do crime manteria distância dele.

Estranheza Mortal

— De qualquer modo — continuou ele —, eles são apenas peixes miúdos. Não passavam de sujeitos provocadores, exibidos, gananciosos e de cabeça quente. Por isso que continuaram como peixes miúdos. Esta árvore genealógica e suas raízes sangrentas realmente poderiam tornar a sua suspeita um alvo de interesse para Ava Anders. Pelo menos é o que acho. Ela vem de uma família onde os assassinatos fazem parte das suas práticas-padrão de negócios. Já tinha vários problemas com a lei e passara algum tempo na prisão. Como seu marido morreu?

— Boa pergunta. Computador, dar detalhes sobre a morte de Luca Petrelli!

Processando... A causa da morte de Luca Petrelli foi fratura de crânio acompanhada de outras lesões: fratura de mandíbula; nariz quebrado; dedos quebrados nas duas mãos; fratura de uma das pernas, um dos braços e clavícula. Também havia graves lesões faciais e importantes ferimentos internos com hemorragia. O corpo foi encontrado no East River, perto de Hunts Point no dia 12 de junho de 2047.

— O canalha apanhou até a morte — comentou Eve. — Computador, Luca Petrelli era conhecido ou suspeito de ligações com o crime organizado?

Nenhuma conexão conhecida. Houve suspeitas devido ao seu relacionamento com Bebe Petrelli. Mas nada foi encontrado, apesar da fiscalização intensa e de outros métodos investigativos. Luca Petrelli era dono e operador, em sociedade com a esposa, de um restaurante em Hunts Point, no Bronx. Não tinha antecedentes criminais.

— Então ela se casou com um cara limpo — especulou Roarke. — Tiveram um casal de filhos e abriram um restaurante. Não no Queens, onde sua família reivindicava alguns territórios junto aos inimigos, mas no Bronx. Longe disso tudo. Longe deles. Só que alguém espancou o marido dela até a morte.

— E, com dois filhos para criar, dinheiro apertado, um registro criminal sujo e laços de sangue péssimos, ficou difícil fechar as contas no fim do mês. — Eve encostou um quadril na quina da mesa e acariciou, distraída, o espaço entre as orelhas do gato quando o felino cobrou isso dela batendo a cabeça no seu braço. — Ficou difícil seguir em frente. Ela certamente ficaria grata se alguém lhe oferecesse a mão sem questionar nem reprovar o seu passado. Parece que Peabody e eu vamos dar um passeio pelo Bronx amanhã de manhã. Computador, listar Bebe Petrelli como uma pessoa de interesse e copiar todos os dados para o arquivo. Enviar cópia do material à detetive Delia Peabody, para o seu computador de casa.

— Você não vai parar aqui, certo?

— Não, mas essas novas possibilidades certamente me deram um impulso. Acho que está na hora de fazermos uma pausa para comer um pedaço de torta.

— Sempre é um bom momento para torta. — Ele olhou para trás ao ouvir o comunicador interno tocar. — Sim, Summerset?

— A dra. Dimatto e o sr. Monroe estão no portão.

— Deixe-os entrar. Mais uma coisa: vamos oferecer a torta que Eve trouxe para casa e café para os nossos convidados. Na sala de estar.

— Vou providenciar tudo.

— Por que pessoas que aparecem de visita sem avisar merecem ganhar torta? — perguntou Eve.

— Porque somos anfitriões calorosos e acolhedores.

— Não, você que é. Essa torta é *minha*, tecnicamente falando. — Ela olhou para o trabalho sobre a mesa e para o gato, que tinha se espalhado por cima de tudo. — Tudo bem, droga. Precisava mesmo conversar com Charles, de qualquer jeito. Computador, enviar notificação para a detetive Peabody. "Apresente-se ao meu

Estranheza Mortal

escritório caseiro às oito em ponto amanhã de manhã. Não, retificando o horário... Sete e trinta da manhã em ponto. Ordem da tenente Eve Dallas."

Confirmado.

— Rodar as próximas pesquisas e salvar dados. — Eve deu de ombros. — Vou dar mais uma especulada enquanto exercitamos nossa função de anfitriões acolhedores e calorosos. De qualquer forma, Bebe Petrelli estava neste desfile de moda que Ava patrocinou. Também participou de uma série de eventos de um ou dois dias para as mães, e foi a um dos retiros de cinco dias no último verão. Os dois filhos dela participaram, nos últimos três anos, dos acampamentos e das colônias de férias que Ava patrocina.

— Uma conexão sólida. — Roarke concordou quando saíram do escritório.

— No ano passado as duas crianças receberam bolsas de estudo Anders. Eles estudam em escolas particulares agora e a Fundação Anders paga a mensalidade, desde que cumpram as normas acadêmicas e fiquem longe de problemas. Temos muitos motivos e uma série de razões para Bebe Petrelli manter Ava Anders satisfeita. E mais um monte de razões para ela se sentir grata.

— Use sempre as crianças, especialmente as crianças — lembrou Roarke. Essas coisas sempre pareciam arder em sua barriga. — Aqui está o que vou dar aos seus filhos; veja só como seus meninos podem ter uma bela educação e também excelentes oportunidades, desde que você faça um pequeno favor para mim.

— A coisa se encaixa muito bem.

— Sim, realmente se encaixa. E ela certamente perguntaria a si mesma se alguém conseguiria ligá-la ao assassinato de Anders. Como era possível ela ser ligada diretamente a ele? — Roarke passou a mão pelas costas de Eve enquanto desciam a escada. — Ela jamais poderia imaginar que você apareceria em seu caminho. E por mais que tenha planejado tudo de forma perfeita, Ava também nunca imaginou isso.

Eve parou na porta da sala de estar e fez uma careta. Charles e Louise estavam ali, enrolados como dois porquinhos em um cobertor, curtindo um beijo ardente e melado junto da lareira.

Ela colocou as mãos nos bolsos.

— Vocês dois não querem um quarto para ter mais privacidade?

— Onde está a sua recepção calorosa? — murmurou Roarke ao ver o casal se separar. Suas sobrancelhas se ergueram quando eles sorriram um para o outro e depois para seus anfitriões como um casal de gatos com a barriga cheia de creme.

— Desculpem por aparecermos aqui tão tarde — começou Charles. — Recebi a mensagem de que você precisava falar comigo e... como já estávamos na rua...

— Não foi só essa a razão, nem de longe. — Com o rosto corado e muito brilhante, Louise riu e se apoiou em Charles. — Queríamos compartilhar boas notícias e usamos a mensagem que você enviou apenas como desculpa.

— Meus parabéns! — Roarke cruzou a sala para apertar a mão de Charles e beijar o rosto de Louise.

— Ainda não contamos a novidade — reclamou Louise.

— Nem precisam contar. Especialmente com esse diamante imenso que você tem no dedo e que está nos cegando. — Eve ficou exatamente onde estava, analisando os dois. — Quando que tudo isso aconteceu?

— Agora à noite, cerca de duas horas atrás. — Louise estendeu a mão com o diamante cintilante da direção de Eve. — Olhe, olhe, olhe!

Aquela mulher era uma médica, pensou Eve. Uma mulher de espírito duro, mente forte e cabeça no lugar, com uma sólida noção das coisas do mundo. No entanto, estava ali, saltitante como se tivesse molas nos pés por causa de uma pedra. Mesmo assim, Eve se aproximou e deixou que Louise erguesse a mão até o anel quase encostar no seu nariz.

Estranheza Mortal

— É brilhante — disse Eve.

— Muito requintado — atalhou Roarke, cutucando as costelas de Eve com um dedo. — Aprecio joias sem reservas e por nós dois. Ah, Summerset, vamos continuar com a torta — disse ele, quando o mordomo chegou com um carrinho de chá —, só que vamos trocar o café por champanhe. Vamos celebrar o noivado de Charles e Louise.

— Muitas felicidades aos noivos. Vou tratar de tudo imediatamente.

— Sinto como se já tivesse bebido umas duas garrafas, de tão tonta que estou. — Louise abraçou Eve com força. — Estamos pensando em casar no final de maio ou no início de junho. Algo discreto e bonito. Mas estou colocando o carro na frente dos bois. Conte o resto, Charles.

— Vamos nos mudar para uma casa no West Village.

— Oh, Deus, é uma casa *ma-ra-vi-lho-sa*! — completou Louise. Um desses prédios surpreendentes antigos, revestidos de tijolinhos, mas maravilhosamente reformados. E ainda teremos um pátio com jardim na parte de trás. E lareiras nos três andares. Já até reservei um aposento no terceiro andar para funcionar como meu escritório de trabalho. E o primeiro andar será perfeito para todos os clientes de Charles.

Eve abriu a boca, mas logo a fechou e a manteve assim. Só que, pelo visto, algum som de espanto tinha escapado antes de ela tornar a fechar.

— Não *esses* clientes — apressou-se Charles, ao perceber o olhar atônito de Eve. — Essa é a terceira parte da notícia: eu me aposentei e estou prestes a começar uma nova carreira em psicologia. Irei me especializar em terapia sexual.

— Ah, então *era isso* que você estava fazendo na sala da Mira. — Eve deu um soco no ombro dele.

— Sim. Ai! Ela tem sido uma grande ajuda para mim nessa transição. Existe um monte de acompanhantes licenciados que são casados ou vão se casar e gerenciam isso muito bem. Não queria ser um deles.

— Puxa, que ótimo, já que isso é a maior esquisitice. Digo isso porque... — Eve reclamou quando Roarke lhe deu mais uma cutucada — Fico feliz por você não fazer essa esquisitice. Puxa, até parece que você pensaria numa coisa dessas.

— Excelente momento para o champanhe chegar! — saudou Roarke quando Summerset apareceu com a bebida. Ele abriu a garrafa rapidamente e começou a servir a bebida enquanto Louise circulava pela sala.

— Uau, vejam que torta linda! Olhem como ficou bonito o limão contra o merengue branco. — Ela examinou Eve de cima a baixo. — Você ficaria ótima usando um amarelo limão.

— Estou mais interessada em *comer* esse amarelo limão.

— Estou falando novamente do casamento, Dallas. Um vestido de madrinha de casamento, na verdade. Charles e eu queremos que vocês sejam nossos padrinhos. Afinal de contas, nos conhecemos através de vocês.

— Ficaríamos extremamente honrados. — A rápida olhada que Roarke lançou para Eve foi o equivalente a um empurrão. Ele distribuiu as taças de champanhe e ergueu a sua. — Brindemos à felicidade de vocês e à vida que construirão juntos.

— Obrigado. — Charles colocou uma das mãos sobre o braço de Roarke; em seguida se inclinou para beijar Eve, muito suavemente, nos lábios. — Muito obrigado.

— Isso é tão... — Louise piscou para disfarçar as lágrimas. — Tudo! Estou feliz, muito além de feliz. E agora temos champanhe e torta.

— Não derrame essas lágrimas na torta! — alertou Eve, e fez Louise dar uma bela risada.

— Estou tão feliz que você tenha ligado para Charles, tão feliz por você ter dado uma desculpa para a gente vir até aqui. Não consigo pensar em uma maneira melhor para coroar a melhor noite da minha vida.

— Com relação à ligação — começou Eve, e logo se perguntou como que seu cérebro não explodiu ao receber o feixe de laser que Roarke lhe lançou com seus olhos azuis selvagens. — Isso pode esperar.

— Está bem — Charles disse, na mesma hora. — Você queria me perguntar alguma coisa sobre Ava.

A amizade, pensou Eve, sempre acabava atrapalhando os procedimentos policiais.

— Podemos conversar amanhã, numa boa.

— Está tudo bem — insistiu Louise. — Se Charles puder ajudar, queremos que o faça. Sério! — garantiu, olhando para Roarke. — Essa foi a outra razão menos divertida pela qual passamos aqui.

— Pensei muito sobre o que você me disse. Sobre Ava —, começou Charles. — Há tanta coisa na minha cabeça ao mesmo tempo em que tem sido difícil arrumar um espaço para novas reflexões. Mas tenho pensado muito sobre o caso.

— Ahn... Talvez fosse melhor se fôssemos até o meu escritório por alguns minutos.

— Dallas, sei que você não consegue compreender que entendo e aceito o trabalho de Charles... É a atividade que ele já desempenhava antes de me conhecer — acrescentou Louise. — Vejo como algo separado do nosso relacionamento. E entendo. Consigo fazer isso. Não é problema algum para mim. Portanto, se tem alguma pergunta sobre a relação entre o acompanhante licenciado e a cliente dele, pode perguntar na minha frente.

— Conversei com o primeiro marido de Ava. Ela alguma vez conversou com você sobre ele?

Charles sacudiu a cabeça para os lados.

— Não. Só sabia que ela tinha sido casada antes. Faço sempre uma verificação antes de aceitar qualquer cliente em potencial. Por razões de segurança e também para sentir como as pessoas são.

Parece que ela se casou há muito tempo, um casamento curto, se me lembro bem.

— Ele é um trambiqueiro. Pelo menos foi o que me pareceu. Um mulherengo que tem mais dinheiro do que moral, além de ter uma opinião maravilhosa sobre si mesmo. Nem de perto o tipo de homem que eu imaginaria que ela fosse escolher.

— Ela era jovem. Mais jovem — emendou Charles.

— Pois é. Ela saiu do casamento com um bom acordo financeiro, depois que o pegou no flagra com outra mulher. Aliás, uma mulher que ela mesma apresentou ao marido, além de lhe dar amplas oportunidades para ser conquistada pelo ex. Ela nunca tocou nesse assunto?

— Não, nunca.

— Ele também me disse que Ava era muito "entusiasmada" na cama. E fora dela, por falar nisso. Minha tendência é acreditar nele, já que, quando falamos com homens desse tipo, o mais comum é que eles se sintam felizes em dizer que a ex-mulher era péssima de cama. Só que você me contou que ela fazia o gênero tímida e recatada. Daquele tipo que faz tudo com as luzes apagadas.

— Isso mesmo. Níveis de envolvimento sexual, preferências e habilidades, tudo isso pode mudar com o tempo. As inibições podem surgir por um monte de razões.

— E mulheres podem fingir orgasmos e excitação ou a falta de ambos. É algo mais difícil para os homens, já que eles têm entre as pernas a prova física da excitação... Ou da falta dela.

— Ela tem um jeitinho maravilhoso com as palavras — comentou Roarke. — E com as imagens.

— Ela nunca fingiu, com você, Charles? Sei que você já trabalha nessa área há tempo suficiente para descobrir isso. Você saberia. É um bom profissional e certamente saberia.

— Não, nunca fingiu, e, sim, está certa... eu saberia. Há clientes que fingem, ocasionalmente. O meu trabalho é determinar se devo deixar isso passar em branco ou se é melhor questionar os motivos

Estranheza Mortal

269

pelos quais a pessoa não teve um orgasmo ou não conseguiu tê-lo. — Sua testa franziu enquanto ele bebia a champanhe. — Agora que você mencionou isso, eu esperava que ela tivesse problemas nessa área, pelo menos na primeira ou na segunda vez. Por estar nervosa, por ser tímida ou coisas desse tipo. Mas ela respondeu com facilidade.

— Você disse que tem um bom percentual de clientes que chegam através de recomendações e referências. Ela enviou alguém para você?

— Para ser franco, enviou, sim. Acho que enviou duas ou três clientes. Todas de uma noite só. Não me lembro direito dos seus nomes, mas posso procurar na minha agenda.

— Faça isso, por favor. — Ela refletiu um momento, tentando pensar se havia algum detalhe que tivesse deixado passar. — Ok, vamos voltar para a torta. — Deu uma boa garfada, saboreou o doce lentamente e elogiou: — Santo pecado! Isso é de dar orgasmos.

— Um assunto do qual nunca me canso — acompanhou Roarke, dando a primeira mordida. — Ora, mas isso tem realmente um sabor miraculoso. Onde comprou essa torta?

— A avó de um menino a preparou e me deu de presente. Por favor, conversem entre vocês por alguns minutos. Essa torta e eu estamos ocupadíssimas. — Ela se dedicou unicamente a isso por algum tempo: morder a torta e a cobertura de merengue. Até que algum pouco da conversa se intrometeu na sua concentração.

— É uma opção que lhes ofereço — disse Roarke. — Basta que escolham a data e me informem o dia e o lugar preferido.

— Um casamento aqui? — sorriu Louise — Nos jardins? Não sei o que dizer. Que tal, Charles?

Ele sorriu para Louise.

— A escolha é sempre da noiva.

— Então já sei exatamente o que dizer: aceito! É o meu segundo "aceito" maravilhoso desta noite. Sim, muito obrigada.

— Está tudo combinado, então. Apareçam aqui no dia que quiserem para darmos uma olhada na propriedade. Summerset certamente será de grande ajuda para vocês nesse assunto. Temos um lugar especialmente inesquecível para casamentos. — Roarke olhou para Eve. — E também é um lugar que, na minha opinião, traz muita sorte.

— Sim. É um lugar que traz muita sorte — concordou Eve.

Quando o feliz casal foi embora, Eve subiu a escada lado a lado com Roarke.

— Tenho uma pergunta — ela começou. — Organizarmos um casamento aqui significa que terei que fazer coisas?

— Coisas como?

— Circular por aí com organizadores de bufês, floristas e decoradores.

— Acredito que Louise vai querer o controle total disso.

— Graças a Deus!

— Claro que, no papel de dama de honra, você terá certas funções específicas.

— O que, por exemplo? Que funções? Basta aparecer na cerimônia com um vestido espetacular, e provavelmente segurando um buquê de flores maravilhosas, certo?

Ele deu um tapinha no ombro dela quando viraram no corredor e entraram no escritório de Eve.

— Continue achando isso, querida, pelo tempo que for preciso para você se sentir confortável.

Ela fez uma careta e puxou o próprio cabelo com força.

— Isso é como Mavis ter um bebê, não é? Tenho que fazer todas essas coisas porque *eles* planejam todas essas coisas. As quais, quando paramos para pensar no assunto, são unicamente coisas que dizem respeito a *eles*... Mas que também se tornam coisas *minhas* porque, de algum modo e em algum momento, eles transformaram tudo isso em *minhas coisas*.

Estranheza Mortal

— O fato de seguir claramente o seu raciocínio, passo a passo, é prova de que você é a *minha* coisa predileta.

— Não vou mais pensar nisso. Simplesmente não vou. Faz doer a parte de trás dos meus olhos. Computador, exibir a última varredura.

Bufando com força, Eve se largou sobre a cadeira para voltar ao assassinato. Era disso que ela entendia.

Pouco depois de uma da manhã, despertou quando Roarke fez deslizar um braço sob os seus joelhos.

— Droga, cochilei. Foi só por um minuto. Você não precisa... — Mas, quando ele a pegou no colo, ela encolheu os ombros. — Ah, que se dane! Tenho mais duas pessoas suspeitas. Não tão fortes quanto Bebe Petrelli, mas há possibilidades. Hummm... — Sua voz estava pastosa, um sinal de que ela não só tinha caído no sono, como tinha caído feio.

— Preciso interrogar essas figuras e depois rodar o programa de probabilidades — murmurou. — Temos que martelar essa brecha até ela aumentar de tamanho — continuou.

— Muito bem, então. Vou conseguir um martelo bom e grande amanhã bem cedo.

— Faltam centenas de nomes para ser investigados. Quanto mais eu demorar, mais chance ela vai ter de fechar a brecha. Ah, mas ela não vai conseguir fechar a brecha. Não vai mesmo!

— Não vai, não. — Ele a levou até a cama e a deitou. Quando começou a desabotoar sua calça jeans, Eve se sentou e deu um tapa na mão dele.

— Pode deixar que sei fazer isso. Não me venha com ideias.

— Ora, consigo controlar meus instintos quando minha esposa está praticamente em estado de coma de tanto sono. Sou muito heroico!

Ela sorriu, sonolenta, enquanto arriava a calça.

— Então não se esqueça desse heroísmo, porque vou dormir pelada. — Ela arrancou a camiseta e se arrastou para debaixo do edredom. — Vou conseguir pegá-la numa boa — murmurou, enquanto se aconchegava um pouco mais. — A coisa está começando a surgir, dá para sentir, e vou martelar até desvendar tudo.

— Novamente essa história de martelo? — Ele deslizou para junto dela e colocou o braço em torno da sua cintura. — Continue amanhã, tenente. Está na hora de guardar as ferramentas na maleta.

— Aposto que ela dorme como um bebê. Aposto que ela... Merda! — Ela se virou de barriga para cima com tanta rapidez que Roarke teve que estender a mão por puro reflexo para proteger a própria genitália.

— Cuidado aí com as joias da família, faz favor!

— Ele tinha vestígios no sangue de um tranquilizante de venda livre.

— Muita gente toma soníferos regularmente. Na verdade, em noites como essa é de espantar que *eu* não tome.

— Não dei muita importância a isso porque a substância combinava com o que ele tinha no banheiro. Um tranquilizante comum. Mas perguntei a Ben e à governanta, e nenhum deles confirmou que ele usava isso regularmente. E se ela plantou o medicamento lá? E se ela armou um jeito dele tomar o remédio naquela noite, sem saber?

— Enquanto estava em Santa Lúcia?

— Ele tomava vitaminas. Um monte delas, regularmente. Tinha um complexo vitamínico chamado... ah, droga, meu cérebro...

— Está implorando para ser desligado.

— Isso vai ter que esperar. Ele tinha um mecanismo que separava os remédios da semana. Os comprimidos eram dosados a cada dia, para que ele não precisasse lembrar se tinha tomado a vitamina E, mas não a C ou... sei lá! Ela pode ter armado um esquema com base nisso.

— Mas assim ele poderia cair de sono em cima da mesa quando fosse trabalhar ou apagaria em pleno jogo de golfe quando tivesse alcançado o terceiro *green*.

Estranheza Mortal

— Ele só tomava as vitaminas à noite — Ela sorriu no escuro.
— Ele só as tomava à noite porque achava que isso fazia com que a absorção fosse melhor. Isso está em algum lugar nas minhas anotações.

— Tudo bem, então, ela trocou os comprimidos. Como você vai provar isso? E o que vai fazer caso consiga?

— É só mais uma peça para encaixar no lugar. Não me lembro de ter visto nenhum sonífero no banheiro, nem na mesinha de cabeceira. Mas ela me confessou que toma um tranquilizante ou um sonífero de vez em quando.

— Só que ela estava viajando — lembrou Roarke. — Pode ter levado os remédios com ela.

— Sim, vou verificar isso. Mas e se...?

— Eve!

— Que foi?

— Você se lembra do martelo que prometi pegar para você amanhã de manhã?

Ela franziu a testa no escuro.

— Mais ou menos.

— Não me faça ir lá pegá-lo agora mesmo para te dar uma martelada e deixar você desmaiada até de manhã. — Ele beijou a ponta do nariz dela. — Vá dormir!

Ela franziu a testa no escuro por mais um minuto, mas seus olhos começaram a se fechar. Sentiu o braço dele tornar a envolvê-la novamente, puxando-a para junto dele, e sentiu um baque surdo quando Galahad pulou para o pé da cama.

Quando o gato se acomodou em cima dos seus pés, caiu num sono profundo.

Capítulo Quinze

No sonho, ela organizou todos eles. Thomas Anders estava no centro do campo e os outros se espalhavam como raios a partir dele. Ava, Ben, Edmond e Linny Luce, Greta Horowitz, Leopold Walsh, Brigit Plowder e Sasha Bride-West.

Mas algo não estava certo. Ela se remexeu o tempo todo enquanto dormia. Não, não estava certo. Ele não era o sol, não era o centro de tudo. Não para ela. Ele era apenas o veículo, apenas o meio para alcançar um objetivo.

Poderia ser dispensado quando a ocasião chegasse. Era estável e confiável; não havia nada de muito espetacular no velho e previsível Tommy.

Ganhou uma bela bolada.

Dirk Bronson descansava em uma cadeira de piscina atrás de Ava, saboreando uma bebida espumante.

Ela nem olhou para trás.

Foi o dinheiro que serviu de semente. Foi o arremesso inicial. Ele era o rebatedor mais famoso.

Vamos alterar o alinhamento dos personagens.

No sonho, o campo era verde vivo e marrom-claro, cor de barro; as bases brancas brilhavam como placas de mármore. Os jogadores entraram em campo vestindo uniformes pretos como a morte. Brigit estava agachada na base do rebatedor — era quem fazia a recepção para Ava. Sasha, mexendo no cabelo, era o *short stop*. Edmond estava na primeira base, Linny na segunda, e Ben era o *hot corner*, na terceira base, enquanto Leopold e Greta jogavam de *right fielder* e *left fielder*, respectivamente.

Falta um jogador, pensou Eve. Falta um homem para servir de *center fielder*.

Sou sempre o center fielder.

Ava sorriu, preparou-se e lançou numa curva alta e rápida. Na base do rebatedor, Tommy testou seu taco.

Primeira bola.

A multidão, com roupas pretas de luto, aplaudiu de forma educada. Bela jogada! Eve olhou para trás e examinou a plateia. Mesmo no sonho, era estranho ver Mira ali, usando boné e bebendo chá numa xícara de porcelana. Feeney estava no banco, de pijama e espirrando sem parar. *Está na lista de reservas*, ela pensou, *mas o resto da equipe está aqui.* Peabody, McNab, Whitney, até mesmo Tibble. E Roarke, claro, acompanhando tudo que ela observava.

Ava se posicionou e olhou por cima do ombro em direção à terceira base. O arremesso foi perdido, muito baixo e para fora.

Segunda bola.

Ela fez uma reverência para a multidão e para o campo.

Posso continuar fazendo esse jogo durante anos. Bola lenta, bola rápida, bola curva, slider. *Não é uma bola válida até que eu esteja pronta para arremessar a próxima.*

Ela jogou de novo, mais alto e para dentro; Tommy voou da base.

Terceira bola.

Houve murmúrios no banco de reservas e vaias contidas da multidão. Quando Brigit se movimentou em direção ao *mound*, Ben gritou para Eve:

"Estamos jogando no time errado. Você não pode encerrar esse jogo? Não consegue encerrá-lo antes que seja tarde demais?"

"Não sem mais provas", explicou Whitney do banco de reservas. "Não temos o motivo. Precisamos de um motivo plausível. Existem regras".

Roarke sacudiu a cabeça.

"Já existem regras demais, não acha? Afinal de contas, os assassinos não seguem regras".

Brigit correu para trás, deu um tapinha na bochecha de Tommy e se virou para Eve.

Ela vai para o banco de reservas. Precisa de um refresco. Temos que reconhecer que, desse jeito, fica tudo meio entediante e ela já gastou muito tempo nessa partida.

Não consigo impedir, pensou Eve. Só posso encerrar quando tiver certeza.

Uma sombra cruzou o campo, uma forma indistinta que deslizou sobre o gramado. Não, não consigo impedir, pensou Eve novamente. O jogo tem que seguir. Só posso dar tudo por encerrado depois do arremesso.

Sinto muito, disse a Tommy. *Não há nada que eu possa fazer.*

Tudo bem, então.

Ele sorriu gentilmente para ela. *É só um jogo, não é?*

Não mais, pensou Eve, quando a sombra se fundiu com Ava e eles se posicionaram, examinaram e enfrentaram. Bola rápida direto na base.

Ele estava deitado no chão cor de barro; a placa era como uma lápide de mármore e seus olhos estavam vidrados no azul-claro do céu.

No *mound*, Ava ria sem parar e fazia mais reverências para a multidão que agora chorava.

Ele está fora do jogo! Querem ver o replay?

Poderia ter sido um sonho estranho, talvez um sonho idiota, pensou Eve, mas ela reorganizou seu quadro do assassinato na parede do escritório logo de manhã cedo.

Estranheza Mortal 277

Dê mais uma olhada, disse a si mesma. Observe com olhos de quem chegou agora.

Roarke entrou atrás dela e estudou o quadro com a mão pousada no seu ombro.

— Tentando achar novos padrões?

— Foi essa porcaria de sonho. — Ela contara tudo a ele enquanto se vestia. — Veja só, ela está num campo de beisebol onde jogam as pessoas em quem ela mais confia porque já garantiu que ou também confiem nela, ou sejam ligados a ela por meio de Anders. O objetivo dela é tirá-lo do jogo. É o seu objetivo desde o primeiro minuto de jogo, mas as pessoas não percebem isso. Nem *ele* percebe, apesar do arremessador e o rebatedor terem um relacionamento íntimo e pessoal.

— E ela não faz lançamento algum.

— Exatamente, não faz. Pelo menos no começo — corrigiu Eve. — O primeiro foi Bronson; ela aqueceu os músculos com ele e aprendeu o ritmo certo para esse jogo. Pode ser que tenha havido outros antes de Bronson ou entre ele e Anders.

— Mas ela os colocou para fora de campo ou deixou que chegassem à base, mas logo em seguida os eliminou. Sem marcação e sem deixar registros importantes disso.

— Exato. — Ela olhou para ele. — Para um irlandês, até que você saca muito de beisebol.

— Mesmo assim, você me deixou no banco. E ela ficou sem rebatedor.

— Certo, ficou sem rebatedor. Isso encerra o jogo. Quando ela resolver partir para cima de Ben, já vai ser outro jogo, depois de um período de repouso bonito e relaxante. Ela arremessa, treina e consegue. É o centro de tudo. — Eve colocou a ponta dos dedos sobre a foto de Ava. — Ela é sempre o centro. Mas não descansou, simplesmente ficou na sombra. Ninguém vê, ninguém sabe, mas a sombra simplesmente segue em frente. Um simples golpe, nesse caso, e está fora.

— E então a sombra se dissipa novamente para que ela, mais uma vez, continue a ser o centro. Se seguirmos sua metáfora, o arremessador tem uma única função, certo? Conseguir uma bola válida.

— Exato! Esse arremessador não precisa fazer nada, apenas seguir ordens. Não tem que criar estratégias nem se preocupar com corredores de base porque não existe nenhum. Não precisa depender de ninguém que está em campo, não precisa nem mesmo conhecê-los. Siga as ordens, arremesse e desapareça. Nada de entrevistas pós--jogo nem papo de vestiário. Uma jogada e ele sai de campo. Muito inteligente. — Eve teve que admitir. — *Ela* é muito inteligente.

— Você é mais esperta, além de grande jogadora. — Roarke deu um leve puxão no cabelo de Eve. — Ela vai ficar muito irritada quando você entrar em campo para fazer sua jogada de mestre.

— Neste momento, um bom arremesso serviria. Com Bebe Petrelli.

— Ava nunca imaginaria que você pesquisaria a fundo a sua "lista de convocados". E agora chega de analogias de beisebol. — Ele a virou e a beijou com vontade. — Boa sorte com a ex-princesa da Máfia.

Bebe Petrelli morava em uma casa estreita que ficava numa rua tranquila e maltratada do South Bronx. A pintura estava descascada e rachada como pele seca velha colada nos ossos frágeis das casas. Até mesmo as árvores, as poucas que ainda havia por ali, usavam suas raízes antigas para erguer pedaços da calçada e tombavam curvadas sobre a rua. Ao longo do quarteirão, janelas estavam cobertas por tábuas, como cegos de tapa-olhos, enquanto outras se escondiam atrás de jaulas enferrujadas com barras antitumulto.

Estacionar não era problema. Não havia mais que meia dúzia de veículos em todo o quarteirão. A maioria daquelas pessoas, pensou Eve, não poderia arcar com o custo e a manutenção de um carro particular.

— O programa de revitalização ainda não atingiu essa área — comentou Peabody.

— Ou fez um desvio.

Eve analisou a casa da família Petrelli. Parecia ter sido pintada em algum momento na última década — uma vantagem sobre as outras — e todas as janelas estavam intactas. E limpas, observou, olhando por trás das grades. Floreiras vazias transmitiam esperança junto às duas janelas que ladeavam a porta da frente.

— Você disse que os dois filhos dela frequentam uma escola particular graças a uma bolsa dada pela Fundação Anders?

— Isso mesmo. — Já o motivo daquelas floreiras vazias lhe provocarem pena, Eve não sabia explicar.

— E ela mora aqui?

— É esperta — explicou Eve. — É inteligente. Que melhor maneira de manter alguém sob seu domínio? Dê-lhes uma coisa e exija outra. Vamos ver o que Bebe, a filha de Anthony DeSalvo, tem a dizer sobre Ava.

Enquanto caminhavam em direção à porta da frente, Eve viu sombras se movendo nas janelas das casas de ambos os lados. Vizinhos curiosos, percebeu. Ela os adorava quando fazia uma investigação. Eles sempre eram minas ricas à espera de alguém para explorá-las.

Não havia câmeras de segurança por ali, observou. As fechaduras eram decentes, mas ela não viu sensores de presença e nem scanners. Todos se protegiam apenas com fechaduras reforçadas e grades.

Bateu na porta. Bebe atendeu rapidamente, espiando através dos quatro dedos de porta aberta presa por uma correntinha. Eve notou o ar de cautela no único olho castanho que apareceu pela fresta; ela sabia reconhecer policiais.

— Sra. Petrelli, sou a tenente Dallas e esta é a detetive Peabody, somos da Polícia de Nova York. — Eve exibiu o distintivo. — Gostaríamos de entrar e falar com a senhora.

— Sobre o quê?

— Quando entrarmos, eu conto. Se preferir, pode bater a porta na minha cara, mas, nesse caso, voltarei com um mandado de condução coercitiva que vai obrigá-la a ir até a Central de Polícia em Manhattan. Poderemos conversar lá, se achar melhor.

— Preciso estar no meu trabalho em uma hora.

— Então não deve perder mais tempo.

Bebe fechou a porta. Eve ouviu o barulho da corrente. Quando abriu, Bebe estava com ar cansado e ressentido; vestia uma blusa vermelha, calça preta e calçava confortáveis tênis de lona pretos.

— Vocês vão ter que ser rápidas e conversar comigo enquanto eu trabalho aqui.

Com isso, Bebe se virou e caminhou na direção da parte de trás da casa.

Tudo limpo e arrumado, notou Eve, analisando a sala de estar. A mobília era barata e tão prática quanto os tênis de lona; tal como as janelas, porém, estava limpa. Ao se aproximar da cozinha, notou que o ar também tinha cheiro de limpeza, com apenas um toque de café e pão torrado.

Sobre uma mesa de metal pequena havia uma cesta de plástico branca para roupas. Dali de dentro, Bebe pegou uma camisa que dobrou com movimentos rápidos e eficientes.

— Não precisam nem sentar — disparou ela. — Digam logo o que têm a dizer.

— Ava Anders.

As mãos hesitaram por um segundo, mas logo pegaram outra camisa da cesta.

— O que tem ela?

— Vocês se conhecem?

— Meus filhos participam dos acampamentos e programas desportivos da Fundação Anders.

— E você? Já participou dos seminários da sra. Anders, dos fins de semana e dos retiros para mães, certo?

— Isso mesmo.

Estranheza Mortal

— Seus filhos são beneficiários de bolsas de estudo por meio do programa Anders.

— Exato. — Os olhos de Bebe se ergueram ao dizer isso, e um pouco de medo ou raiva transpareceu neles. — Meus meninos fizeram por merecer. — São garotos espertos e bons. Batalham muito para manter a bolsa.

— Você deve estar muito orgulhosa deles, sra. Petrelli. — Peabody ofereceu uma sugestão de sorriso.

— Claro que estou.

— A escola fica muito longe daqui — comentou Eve.

— Eles vão de ônibus. Saltam de uma linha para pegar outra.

— Imagino que isso resulte num dia longo para você e para eles.

— Meus filhos estão recebendo uma boa educação. Vão ser pessoas importantes na vida.

— Você enfrentou alguns momentos difíceis no passado.

Bebe apertou os lábios, desviou os olhos de Eve e lançou-os novamente na roupa.

— O passado é passado.

— Os DeSalvo ainda têm dinheiro e muita influência em determinados círculos. — Eve olhou ao redor da pequena cozinha. — Seus irmãos poderiam ajudar você e seus filhos.

Desta vez Bebe mostrou os dentes e com raiva.

— Meus irmãos não podem chegar nem perto dos meus filhos. Não troco uma palavra com Frank nem com Vinny há muitos anos. Eles fazem o mesmo comigo.

— Por quê?

— Isso é assunto meu. São meus irmãos, não são? Não é crime recusar qualquer tipo de contato com meus próprios irmãos.

— Por que a única filha de Anthony DeSalvo acabou virando uma acompanhante licenciada?

— Foi um jeito de afrontá-lo, já que quer tanto saber. Acabei prejudicando a mim mesma, não foi?

Uma mecha de cabelos grisalhos lhe caiu sobre a testa quando Bebe pegou uma camisa esportiva de jérsei para dobrar.

— Meu pai queria que eu casasse com quem *ele* escolhesse e vivesse do jeito que *ele* planejou. Queria que fosse como a minha mãe e desviasse o olhar. Ela sempre desviou o olhar, não importava a emoção que sentisse. Então fiz o que fiz e meu pai não tem mais uma filha. — Ela encolheu os ombros, mas o movimento brusco e quase espasmódico transmitiu para Eve uma sensação de dor antiga. — Foi então que o mataram. E, agora, não tenho pai.

— Você cumpriu algum tempo de prisão e perdeu sua licença.

— Acha que escondo alguma merda por aqui, com os meus meninos em casa? Acha que continuo nessa merda de vida? — Bebe empurrou o cesto de roupa e abriu os braços. — Vá em frente, vasculhe a casa. Não precisa nem de mandado. Olhe essa porra toda, procure o que quiser.

Eve estudou o rosto corado e os olhos amargos.

— Quer saber o que estou achando, Bebe? Você me parece tão nervosa quanto chateada. E não creio que o motivo disso seja estar escondendo alguma coisa nesta casa.

— Vocês, tiras, estão sempre a fim de foder com a vida das pessoas. Só não aparecem na hora que precisam. O que fizeram de útil quando mataram o meu Luca? Onde estavam no dia em que mataram o meu Luca?

— Não no Bronx — disse Eve, sem alterar o tom de voz. — Quem o matou?

— A porra dos Santini, quem mais? Quando a porra dos DeSalvos mexem com os Santinis, eles também mexem com a família. Mesmo sabendo que Luca e eu não fazíamos mais parte da "família". — Ela apertou as bordas da cesta com força, como se precisasse de apoio. Os nós dos seus dedos ficaram tão brancos quanto o plástico. — Morávamos num lugar decente, levávamos uma vida decente. Ele era um homem honesto. Tivemos filhos, abrimos um negócio. Um restaurante familiar agradável, nada importante. Exceto para nós. Trabalhamos à beça, demos muito duro!

Estranheza Mortal

283

Os dedos de Bebe apertaram e torceram com força uma calcinha, antes de jogá-la de volta na cesta.

— Luca sabia de onde eu tinha vindo e o que tinha feito. Não se importava com isso. O que passou, passou, era o que sempre dizia. Você tem que construir o hoje e pensar no amanhã. E foi o que fizemos. Construímos uma vida decente e trabalhamos duro para isso. Foi então que apareceram e o mataram. Mataram um homem bom, sem razão alguma. Mataram meu marido e incendiaram nossa casa porque nós não aceitamos pagar pela *proteção* que ofereceram. Eles o espancaram até a morte.

Ela parou e apertou os dedos contra os olhos.

— E o que vocês, tiras, fizeram a respeito disso? Nada! O passado não é passado para gente como vocês. Luca foi morto porque se casou com uma DeSalvo, só por causa disso.

Ela começou a dobrar a roupa de novo, mas seus movimentos não eram mais eficientes e as dobras não ficaram tão perfeitas.

— Agora os meus meninos não têm pai, não têm um lugar decente onde crescerem. Isso aqui foi o melhor que consegui, o menos ruim. Não sou mais dona de restaurante, apenas trabalho em um. Alugo um quarto e um banheiro no andar de cima para poder pagar a porra do aluguel e para que alguém venha cuidar dos meus filhos quando tenho que trabalhar no turno da noite. Essa é a vida que levo agora. Mas meus filhos vão ter uma melhor.

— Ava Anders lhe ofereceu uma maneira de dar a eles uma vida melhor.

— Eles ganharam bolsas de estudo.

— Havia muitos outros candidatos para obter essas bolsas — disse Eve. — Um monte de crianças tão bem qualificadas quanto os seus filhos. Mas eles que conseguiram. E foi bolsa integral para os dois.

— Não venha me dizer que eles não mereceram o que conseguiram ganhar! — Ela se virou para Eve como se tivesse um chicote na mão. — Se repetir isso, vai sair dessa casa *agora mesmo*. Pode ir lá pegar a porra do seu mandado, mas antes vai ter que sair da minha casa.

— Ela lhe ofereceu muita coisa — continuou Eve. — Pequenas férias, bebidas à beira da piscina. Ela escolheu você a dedo, Bebe?

— Não sei do que você está falando.

— Ela elogiava seus meninos, se mostrava solidária com você e com suas perdas. Sabia de onde veio e o que tinha feito. Um pequeno favor, apenas um pequeno favor e ela garantiria o futuro dos seus filhos.

— Ela nunca me pediu porra nenhuma. Cai fora da minha casa.

— Onde você estava no dia 18 de março de uma às cinco da manhã?

— O quê? Como assim? No mesmo lugar em que estou toda santa noite. Aqui mesmo. Pareço uma mulher que gosta de festas? Tenho cara de quem passa as noites fazendo gandaias pela cidade?

— Estou falando apenas de uma noite, Bebe. A noite em que Thomas Anders foi assassinado.

Ela ficou mais pálida que um papel, e sua mão se apoiou na mesa para aguentar o peso do corpo.

— Está *louca*? Foi uma prostituta louca e drogada que o matou, vi tudo pelo noticiário. Deve ter sido alguma... — De repente, ela se largou sobre a cadeira. — Deus, por Deus. estão achando que fui eu? Estão desconfiadas de mim por causa do que eu costumava fazer na vida? Porque passei algum tempo presa? Porque tenho sangue da família DeSalvo?

— Acho que foi por causa de tudo isso que Ava escolheu você, Bebe. Acho que foi por isso que ela deu uma boa olhada em você. Se fosse comigo, eu teria exigido outras mordomias. Morar num lugar melhor, mais perto da escola. Mas você foi muito esperta, não quis parecer gananciosa.

— Você acha que eu... E como eu faria para entrar na casa sofisticada deles em Nova York? Como conseguiria entrar lá?

— Ava poderia ajudá-la com isso.

Estranheza Mortal

— Está dizendo com a maior cara de pau, aqui na minha cozinha, que Ava... que a sra. Anders me *contratou* para matar seu marido? Que papo é esse, virei uma assassina de aluguel, agora? Santa Mãe de Deus, cozinho para um restaurante, faço de tudo para colocar comida na boca dos meus filhos e comprar roupas para eles. Se agora estou matando pessoas por encomenda, por que diabos estou aqui, dobrando roupa lavada?

— Fazer um favor para Ava seria uma bela maneira de garantir uma boa educação para os seus filhos — assinalou Peabody. — Um jeito de lhes oferecer uma oportunidade melhor na vida.

— Eles *mereceram* o que conquistaram! Vocês sabem os sapos que tive que engolir para matricular meus meninos no programa? Para aceitar caridade, para contar que eles tinham que se conformar com esmolas? Dom queria *muito* jogar bola, e Paulie sempre quer o que Dom quer. Eu não podia bancar as taxas, os equipamentos, mas engoli tudo e os matriculei. Eles conquistaram o lugar a partir daí — repetiu, endireitando o corpo. — Agora, não tenho mais nada a dizer. Vá pegar seu mandado para me levar, se essa é a maneira que tem que ser. Vou ligar para o Departamento de Assistência Jurídica do Estado. E vocês vão embora daqui porque não tenho mais nada a dizer.

— Tudo isso a deixou muito abalada — disse Peabody quando elas colocaram o pé de volta na calçada.

— Sim, deixou mesmo. Ela relaxou um pouco quando desviamos o assunto para falar da sua família. Continuou agressiva, mas se descontraiu. Um dado interessante.

— E também não gostou de nos ver batendo em sua porta. A maioria das pessoas não gosta — admitiu Peabody. — Mas ela subiu nas tamancas no instante em que sacou quem nós éramos. Consciência pesada, talvez.

— Pode ser. Os meninos são bons incentivos, excelentes botões para apertar quando se quer algo dos pais. Ela levou meio minuto para mostrar que seria capaz de fazer quase qualquer coisa pelos seus filhos. Ava certamente notou isso, considerou o fator. E pode tê-lo usado.

— Ela teria que ir daqui até lá e voltar para casa depois do crime — considerou Peabody. — Sei que você disse que Ava pode tê-la ajudado com isso, mas não imagino Ava deixando uma trilha de bolinhas de pão ao contratar um transporte pessoal para ela.

— Não, nem eu. Ela teve que ir de metrô ou ônibus. Interrogue o vizinho do lado direito e eu pego o da esquerda. Vamos ver o que eles nos contam sobre quem entrou ou saiu daqui. Depois, quero ter uma conversa com a pessoa que aluga o quarto dela.

— Eu só cuido da minha vida — afirmou Cecil Blink no instante em que Eve entrou em sua casa geminada à de Bebe, aquecida demais e com cheiro de mofo. — O que foi que ela aprontou?

Havia um olhar ávido em seu olho, e um cheiro forte de substituto de carne frito empesteava o ar.

— Estamos apenas fazendo algumas perguntas pela vizinhança. Por que o senhor acha que a sra. Petrelli pode ter feito alguma coisa?

— Ela fica muito na dela. É assim que todos descrevem os assassinos em série, não é? — Ele assentiu com a cabeça várias vezes para exibir seu conhecimento sobre o assunto, e uma tempestade fina de caspa caiu do seu couro cabeludo para os ombros do roupão xadrez vermelho. — E ela não troca mais que três palavras quando alguém passa por ela. Não confio em mulheres que ficam de boca fechada o tempo todo. Ela parecia ter um restaurante, antes de espancarem seu marido até o deixarem totalmente quebrado e o jogarem no rio. Foi a Máfia, pode acreditar. Ela tem ligações com eles.

Estranheza Mortal

Ele disse isso com um jeito de quem repassava novidades quentes, e Eve pregou um olhar de muito interesse no rosto.

— Não diga! Sério mesmo?

— Digo sim, e bem alto. Provavelmente ele repassava drogas ilegais no estabelecimento e o mataram. Rivais da Máfia, certamente. É assim que a banda toca.

— Vou investigar isso com cuidado, então. Obrigada. Enquanto isso, notou algum movimento diferente pela vizinhança na madrugada do dia 18 de março, essa última terça-feira? Por volta das quatro da manhã?

— Só cuido da minha vida.

Me engana que eu gosto, pensou Eve.

— Talvez você tenha se sentido inquieto nessa noite, ou se levantou para tomar um copo d'água. Pode ter reparado em alguém andando pela rua. Quem sabe alguém saltou de um táxi...?

— Não posso afirmar com certeza que tenha visto alguém. — Reconhecer isso pareceu desapontá-lo. — Essa vizinha do lado chega em casa tarde, depois da meia-noite, três vezes por semana. *Dizem* que trabalha como cozinheira no Restaurante Fortuna. Não sei porque não frequento restaurantes. Eles cobram os olhos da cara.

— Ela recebe alguma visita?

— Os meninos têm amigos que sempre aparecem. Provavelmente estão planejando aprontar alguma coisa. A mulher que mora na casa dela, Nina Cohen, recebe um monte de amigas tagarelas toda quarta-feira à noite. *Dizem* que se encontram para jogar bridge. Algumas das outras mulheres da vizinhança têm filhos que brincam com os filhos da vizinha de vez em quando. Só que os filhos *dela* não estudam em nenhuma escola por aqui. Acho que as escolas do bairro não são boas o bastante para ela. Eles frequentam uma escola *particular*. *Dizem* que conseguiram bolsas de estudo ou algo do tipo. O mais provável é que seja dinheiro da Máfia, se quer saber o que eu acho.

— Ok. Obrigada pelo seu tempo

288 » J. D. ROBB «

— Vou é passar duas voltas na chave assim que fechar a porta. Uma mulher de boca fechada é uma mulher perigosa.

Incapaz de resistir, Eve lhe exibiu um sorriso leve e saiu.

— Os meninos são bem-comportados — informou Peabody. — Ela mantém a casa limpa. Tanto a vizinha do outro lado quanto seu marido estavam dormindo profundamente na noite e na hora do crime, e o quarto do casal fica na parte de trás da casa. Ela elogiou muito Bebe Petrelli, disse que é uma boa mãe.

— Quando Eve simplesmente assentiu com a cabeça e continuou sentada no carro olhando para a frente, Peabody olhou em volta. — O que vamos fazer agora?

— Dar a ela um pouco mais em que pensar. A menos que ela resolva faltar ao trabalho, deve sair de casa daqui a alguns minutos. — Eve se recostou no banco. — Sabe o que seria um incentivo ainda maior para alguém que parece ser uma mãe tão boa? Você oferece aos filhos dela uma cenoura grande e suculenta, e logo depois ameaça tirar a cenoura. A não ser que...

— Ela consegue que os filhos estudem na escola e frequentem os acampamentos e colônias de férias. Dá a eles um gostinho de como a vida pode ser e depois ameaça com o velho "se você quer manter tudo que conseguiu, tem de fazer um favor para mim. Ninguém vai ficar sabendo".

— Sim, isso poderia funcionar. Existe alguma coisa nela que me deixou intrigada. — Eve estudou as floreiras vazias onde se via apenas esperança e tamborilou com os dedos no volante. — Mas também pode haver outra coisa além, por baixo de tudo. Então o melhor é lhe dar um pouco mais com o que se preocupar.

Não demorou muito tempo e Bebe saiu da casa vestindo um casaco marrom desbotado. Ninguém vai reparar em mim, era a mensagem que a roupa passava. Estou só passando pela rua, só saindo de casa.

Estranheza Mortal

Seu olhar foi direto para a viatura. Ela viu Eve, e sua boca se firmou numa linha afiada e reta. A vizinha a elogiou por ela ser uma boa mãe, mas Eve lhe deu alguns pontos extras quando ela esticou o dedo médio e lhe fez um gesto obsceno. Era preciso muita fibra para fazer aquele gesto na direção de duas policiais que a estavam pressionando por assassinato.

Bebe seguiu pelo quarteirão a passos largos. Dando-lhe alguns metros de vantagem, Eve se afastou do meio-fio com toda a calma do mundo e a acompanhou sem pressa. Eram dois quarteirões e meio até o ponto de ônibus, pensou Eve. Aquele trajeto devia ser um sufoco nos piores momentos do inverno, com chuva e vento. Eve tornou a parar junto da calçada quando Bebe chegou ao ponto e ficou de braços cruzados, olhando para a frente.

Quando o ônibus chegou, quase se arrastando, Bebe entrou nele. Eve tornou a ligar o motor e seguiu atrás do veículo. O ônibus continuou devagar até o ponto seguinte e, depois, até o próximo, arrotando fumaça pelo bairro maltratado e parando em todos os pontos. O bairro foi se modificando, as casas ficaram mais claras, as calçadas menos esburacadas, os veículos agora já estavam em maior número e também mais novos.

— Deve ser difícil — comentou Peabody —, sair do buraco onde a pessoa foi parar e ir trabalhar para outra pessoa em um restaurante parecido com um que ela mesma já teve.

— Um tapa na cara todos os dias. — Ela viu quando Bebe saltou na parada seguinte, lançou-lhe um olhar furioso e seguiu adiante pelo quarteirão até um restaurante pintado de branco com um toldo amarelo forte.

— Peabody, descubra que delegacia cobre esta área. Vamos ver se conseguimos uma dupla de guardas dos nossos amigos do Bronx para experimentar comida italiana.

— Vai manter a pressão nela?

— Vou, sim. Ela é durona, mas vai acabar cedendo.

— Não sei não... Acho que colocar mais dois tiras na cola dela vai irritá-la ainda mais. Daqui a pouco o Serviço de Assistência Legal vai reclamar conosco por estarmos importunando uma cidadã sem mandados.

— Ela não vai recorrer ao Serviço de Assistência Legal, você vai ver. Ela vai entregar os pontos — repetiu Eve. — Aposto vinte paus que ela cede antes do fim do seu turno, ainda esta noite.

— Ainda hoje? Com os genes DeSalvo que ela tem no sangue? — Peabody soltou um riso de descrença. — Bem que estou precisando de vinte paus. Aceito a aposta!

Capítulo Dezesseis

Ao chegar à Central, Eve pegou o dosador de vitaminas de Anders no arquivo de evidências. Colocou-o sobre a mesa, sentou-se e analisou o objeto. Um dosador de comprimidos feito de ouro maciço, refletiu. Nem mesmo Roarke tinha um daqueles, até onde ela sabia. Ele não costumava se encher de remédios para dormir todas as noites.

Se e *quando* esse dia chegasse, ele provavelmente teria um de platina com detalhes em diamante. Ok, Roarke jamais faria isso, pois consideraria algo com muita frescura e pouco viril.

O dosador de vitaminas de Anders era exatamente assim.

Anders tinha mais roupas esportivas do que elegantes. E seu escritório parecia uma caverna austera.

— Foi você que comprou isso para ele, não foi, Ava? Plantou a semente. O pobre coitado tinha que usar o troço, já que fora um presente seu.

O dosador era programável, pensou, virando a caixa de ouro pesado nas mãos e erguendo a tampa habilmente oculta, feita para recarga dos comprimidos. Cada pílula caía no compartimento apropriado. Pelo painel dava para ver quantos comprimidos havia em cada compartimento. Dava para pegar o comprimido pelo número e programar a saída de vários deles em qualquer combinação, segundo a identificação de cada compartimento.

— Você gostava desse tipo de engenhoca, Tommy, e ela sabia disso.

Ligou para a DDE, esperando ser atendida pelo capitão substituto, e se surpreendeu ao ver Feeney na tela.

— Ora, ora, você está vivo!

— Voltei ao campo para terminar a partida. — Ele sorriu. — Me sinto ótimo, novo em folha. Me deram um troço qualquer que levou a gripe embora. Ou pode ter sido a canja de galinha que minha mulher preparou.

— Fico feliz. Estou com um troço aqui... um dosador eletrônico de comprimidos.

— Por que diabos alguém precisaria disso?

— Não faço a menor ideia. Pertencia a Thomas Anders e desconfio que a mulher dele colocou alguns remédios para dormir aqui dentro. Posso mandá-lo para você?

— Claro. Posso pedir para alguém descer aí e pegar.

— Não, eu levo. Quero trocar umas ideias com você. Em cinco minutos estarei aí.

Ela desligou, tornou a fechar o dosador, reiniciou o sistema e colocou a caixa debaixo do braço para levá-la até o andar de cima. Quando chegou na DDE, fugiu das cores e dos sons e foi direto para a sala de Feeney.

A cor saudável estava de volta ao rosto de cão basset que o capitão tinha. Feeney estava sentado à sua mesa.

— Estou com trabalho atrasado até o pescoço — avisou ele — e já tive que distribuir alguns esporros por aqui. É bom estar de volta.

— E passei duas horas hoje de manhã intimidando uma viúva com dois filhos. Adoro esse trabalho.

Ele riu e ergueu as sobrancelhas espetadas ao ver a caixa que ela colocou sobre a mesa.

Estranheza Mortal 293

— Caramba! Um cuspidor de pílulas feito de ouro e com as iniciais gravadas?

— Para o homem que você quer matar e que já tem de tudo.

— Você falou em comprimidos para dormir. Eles não conseguiriam fazer aquele estrago.

— Ele tinha vestígios de tranquilizantes leves, vendidos sem receita, mas ninguém confirmou que ele os tomava regularmente. Ingerir um deles poderia colocá-lo fora do ar o bastante para alguém entrar no quarto, lhe injetar barbitúricos pesados e fazê-lo ingerir algum remédio para disfunção erétil. Ou deixá-lo grogue o suficiente para que pudesse acordar e entender o que estava rolando; os barbitúricos não estavam no programa original do assassino. Nossa querida Ava não deixaria uma ponta solta assim.

— Ela o queria vivo para sofrer tudo.

— Isso mesmo. O assassino era para aparecer ali, amarrá-lo e fechar seu nariz. E, quando a garganta da vítima se fechou, o que ela fez?

— Abriu a boca para tentar sugar um pouco de ar.

— E, quando ele fez isso, o assassino enfiou o remédio para deixá-lo de pau duro. A asfixia o deixou desorientado e foi aí que lhe colocaram o anel peniano. O assassino o deixou ofegando e esperneando enquanto preparava a cena. Se a coisa fosse feita do jeito certo, o que não aconteceu, pareceria que a vítima estava curtindo uma sessão de brincadeiras sexuais, mas que, de repente, a sacanagem escapou ao controle. Aposto que as instruções eram para aliviar um pouco a pressão do cordão no pescoço para simular uma tentativa de reanimá-lo. Teríamos então um marido que aprontou alguma, um acidente trágico e embaraçoso, mas rotineiro, e um parceiro ou parceira misteriosa que fugiu da cena ao ver que a sacanagem deu errado.

— *Voilà.*

— Procuraríamos por ela, é claro, mas não chegaríamos a lugar algum, porque Anders não enganou a mulher nem participou da sacanagem. Mas a cena e as provas nos levariam a pensar isso.

Destruir a reputação de um homem, além de acabar com a sua vida. Era isso que deixava Eve tão incomodada.

— Agora, veja só... acho que o assassino injetou nele o remédio para deixá-lo de pau duro. A substância não foi tomada por via oral. Foi injetada, aposto que foi, logo depois do tranquilizante.

— Você quer que eu descubra se a mulher dele adulterou a caixa de comprimidos?

— Quero. Se você conseguir, abra-a e veja se alguma coisa foi retirada ou adicionada antes da sua morte. Alguns dias antes, provavelmente. A mulher saiu de Nova York no dia 15 de março.

— Deixe-me brincar com ela. — Feeney rubricou o saco de provas e tirou o lacre para pegar a caixa. — Esse troço é pesado. Pode ser programado manualmente ou por comando de voz. Se ela programou manualmente, vai ser mais difícil de provar. Mesmo que tenha feito por comando de voz, um bom advogado vai argumentar que ela era sua esposa. Vai dizer que ela pode ter colocado vitaminas a pedido dele, mesmo tranquilizantes. A vítima não estará aqui para desmenti-lo.

— Um passo de cada vez.

Eve deixou a caixa com Feeney e tornou a descer. Precisava ver se Peabody entrara em contato com a inquilina de Bebe Petrelli. Depois, a partir dos arquivos, elas trabalhariam outras possibilidades. E rodariam alguns programas de probabilidades.

Eve tinha a impressão de que as probabilidades do computador seriam favoráveis a Petrelli, considerando os dados, mas mesmo assim...

Ela parou quando viu Benedict Forrest sentado na sala de ocorrências. A coisa estava de um jeito que Eve nem conseguia coçar a bunda sem dar de cara com algum civil à sua espera.

Ele se levantou assim que a viu.

— Tenente Dallas, preciso falar com a senhora.

Como Eve não se importava de bater mais um bom papo com ele, apontou para a sua porta.

Estranheza Mortal

— Vamos conversar em minha sala. — Ela foi mostrando o caminho, mas reparou que Peabody se virou para ela com um brilho de empolgação no olhar. Isso a fez mandar que Ben continuasse a caminhar.

— Vá na frente. Encontro você em um minuto.

Contornou as mesas e foi até onde Peabody estava.

— O que você descobriu?

— Charles e Louise vão se *casar*.

— Eu já soube. Você já averiguou...

— Sei que sabe, porque Charles me disse que te contou, mas você não me falou nada. Durante toda a manhã estivemos juntas e você não me contou nada!

— Estava com outras coisas na cabeça.

— Mas isso é uma novidade enorme! — Ela quicou na cadeira e fez Eve se perguntar qual era o poder dos casamentos que fazia as mulheres quicarem sentadas. — É *mega-mara*! Ele me disse que desistiu de ser acompanhante licenciado, devolveu a licença, vai abrir um consultório de terapia sexual, o casamento vai acontecer na sua casa daqui a alguns meses e...

— Puxa, Peabody, tenho uma pessoa ligada a um assassinato na minha sala me esperando. Talvez fosse melhor segurarmos essa onda mais uma hora antes de falar sobre a vida de outra pessoa.

— Ah, mas é tão *lindo*. E romântico.

Eve se inclinou.

— Você não pode ficar sentada aí com olhos cintilantes de alegria diante da mesa, detetive. Não na minha sala de ocorrências. A não ser para me dizer que Ava Anders procurou você para lhe fazer uma confissão completa. Além disso, as palavras "doce" e "romântico" também não podem sair da sua boca neste ambiente, a menos que estejam revestidas de ironia e cheias de sarcasmo. Agora, segure a sua onda!

— Estraga-Prazeres.

— *Tenente* Estraga-Prazeres para você, detetive. E quanto a Nina Cohen?

— Até onde ela sabe, Bebe Petrelli nunca sai de casa depois da meia-noite, então ela supõe que não tenha saído. — Peabody olhou para o relógio. — Está chegando a hora em que vou ganhar vinte dólares.

— Não cante vitória antes do tempo — advertiu Eve, seguindo até sua sala.

Ben andava de um lado para outro. Eve percebeu de longe a batida dos seus passos sobre o piso desgastado. Para a frente e para trás, para a frente e para trás. Ela costumava fazer a mesma coisa quando alguma coisa lhe incomodava.

— Desculpe a demora — pediu ela, assim que entrou. — Sente-se.

— A senhora considera Ava suspeita do crime.

Eve fechou a porta depois de entrar. Isso fez sua sala se transformar numa caixa de sapato menor do que já era, mas lhes deu privacidade.

— É hábito meu considerar várias pessoas suspeitas.

— Mas se está perdendo tempo olhando para alguém que não poderia ter ferido meu tio não está procurando a pessoa que fez isso. — Ele enfiou as duas mãos pelo cabelo. — Leopold me disse que a senhora o procurou para fazer perguntas sobre Ava. Ficou um pouco inclinado a achar que a senhora talvez esteja certa e achou que deveria me avisar. Como se ela estivesse planejando me enforcar com meu próprio cinto ou algo assim. Uma loucura!

— Seu tio era um homem rico. Agora ela é uma mulher mais rica do que era quando ele estava vivo.

— Assim como eu. Fiquei mais rico, se a senhora quiser considerar os malditos dólares e centavos envolvidos na tragédia.

— Dólares e centavos são um motivo verdadeiro e comprovado para assassinato.

— Ela nem estava no país. Agora a senhora está vasculhando arquivos de funcionários, voluntários e até de mulheres que têm filhos nos nossos programas. Santo Deus!

Eve encostou no canto da mesa.

— Você me parece muito ansioso em defendê-la.

— Sou a única pessoa da família... a única pessoa próxima que lhe sobrou. — Esfregou a nuca como se a dor morasse ali. — Tio Tommy esperava isso de mim: que cuidasse dela em sua ausência, a sustentasse e também... puxa, que a defendesse.

— Tive a impressão de que você e Ava não eram exatamente próximos. Antes.

— Como eu disse... — Tanto a sua voz quanto seus belos olhos castanhos ficaram gélidos. — Sou a família que lhe restou.

— Só que entre vocês dois existe algo mais: uma bolada de dinheiro deixada na Anders Worldwide. Uma coisa desse tipo aproxima as pessoas.

A frieza se transformou tão rápida e completamente em choque que Eve ficou surpresa por ele não se contorcer de dor e raiva.

— Isso... isso é uma coisa desprezível de se dizer.

— Você é um homem solteiro e saudável. Ela é uma mulher atraente.

— Ela é a *mulher do meu tio*. Sua viúva. Por Deus, é assim que a senhora se obriga a pensar? Sempre torna tudo tão feio e obsceno?

— Um assassinato torna tudo feio e obsceno, sr. Forrest. Você e Ava têm álibis sólidos e convenientes. É curioso que ambos tenham álibis tão perfeitos.

— É curioso que ela estivesse em uma viagem planejada há muito tempo e que eu tenha sorte? Qual é o seu problema? Se quiser me ofender, tudo bem. Mas não vou permitir que faça isso com ela. Muito menos agora, com tudo que ela está enfrentando.

— Ela sabe que você está aqui?

— Não. Até parece que eu contaria isso a ela e pioraria o seu nível de estresse!

— Ótimo. Agora dê uma volta no passado. Passeie por lá e descreva o seu relacionamento com Ava antes do seu tio ser morto. — Eve ergueu a mão antes dele ter chance de falar. — Não tente me enrolar, Ben. Cada mentira que tenho que desatar desperdiça tempo. Você quer que o assassino do seu tio seja capturado e a justiça seja feita?

— Claro que quero. Minha nossa, praticamente não penso em mais nada. Claro que quero.

— Conte-me como era o seu relacionamento com Ava antes de terça-feira de manhã.

— Certo, eu conto. — Ele apertou a mão na têmpora e, em seguida, largou-se na cadeira para visitantes. — Não éramos particularmente próximos. Não tínhamos restrições de nenhum tipo um com o outro. Não exatamente.

— Como assim?

— Nós só... Acho que não temos nada em comum. Exceto o tio Tommy. E talvez nem sempre estivéssemos de acordo sobre a forma como os programas de ajuda eram executados ou manipulados. Mas...

— Não, nada de *mas*. Não tente suavizar coisa alguma. Simplesmente descreva.

Ele soltou um suspiro.

— Talvez parecesse, de um jeito estranho, que concorríamos um com o outro pela atenção dele. Isso soa completamente idiota. Pode-se dizer que eu achava que quanto mais o tempo passava e eles continuavam casados, menos ela me queria por perto. Ou talvez eu é que quisesse estar menos perto dela. Nós simplesmente... Mas ela o amava, é o que importa. Amava tio Tommy. Ela sempre lhe comprava pequenos presentes, planejava uma viagem de golfe ou um fim de semana para ele esquiar, coisas desse tipo.

— Hummm... sei.

— Tudo bem, confesso que me incomodava um pouco quando ela só me contava no último minuto os planos que tinha feito, mas ela sempre culpava Leo. Dizia que tinha pedido para que ele me comunicasse, só que isso não batia. Leo não se esquece de me contar nada. Por isso é que eu e tio Tommy nos encontrávamos com mais frequência no clube ou durante a partida de algum esporte. Eu não frequentava muito a casa dele. Aliás, aquilo lá nem parecia mais ser a casa dele, pelo menos nos últimos dois anos.

— Por que diz isso?

— Toda aquela redecoração! Puxa, a senhora já reparou naquele lugar? Não havia um único refúgio onde um homem pudesse colocar os pés para cima para assistir a um bom filme no telão. Mas ele não se importava — garantiu Ben. — Dizia que ela aceitava as manias dele, e ele aceitava as dela.

Ele ficou em silêncio por um momento, refletindo, mas logo completou:

— Nada disso importa agora. Tudo está diferente.

— Sim, está. Agora me conte uma coisa: se o seu tio tivesse morrido de causas naturais ou num acidente de esqui, por exemplo, você sentiria essa necessidade tão forte de proteger Ava?

— Como posso saber algo assim?

— Você mencionou "tudo que ela passou". Não estava se referindo apenas à morte dele, mas também às circunstâncias do que aconteceu. O escândalo, o constrangimento. Então, pense um minuto e tire esse fator da equação.

— Não sei que diferença faria se...

— Tente imaginar — insistiu Eve.

— Bem, talvez não me sentisse tão protetor se ela não precisasse de mim do jeito que demonstra. O que estou dizendo é que Ava geralmente não é o tipo de mulher que precise de cuidados. — O belo rosto dele se fixou numa expressão dura e teimosa. — As circunstâncias nesse momento são completamente diferentes.

— As circunstâncias são diferentes, sim. Você está se sentindo péssimo e se achando desleal por ter feito pequenas reclamações dela. — Um cara legal, foi como Roarke o descrevera. Eve sabia que algumas pessoas não conseguiam deixar de ser legais, mesmo depois de serem chutadas várias vezes. — Como ela se dava com o sogro?

— Com o sogro? Numa boa, para ser franco. Meu tio costumava brincar que tinha sido muito bom ele ter conhecido Ava antes, senão ela teria se casado com vovô. Mas não entendo em que...

— Estou só especulando. Soube que eles tiveram um pequeno desentendimento pouco antes dele morrer. Isso é verdade?

— Eu não me lembro... Ah, aquilo! Sim, houve um desacordo, provavelmente por culpa minha. Como já expliquei, não gosto, e já não gostava, da forma como ela gerenciava os programas. Eu me queixei ao vovô sobre Ava estourar o orçamento dos programas para o que eu sabia que eram despesas pessoais dela. Ele ficou muito irritado com isso, mas ele e Ava acabaram se entendendo. Tenente, sei que a senhora está fazendo seu trabalho e sei também o quanto é boa nisso. Mas me parece errado, muito errado, a senhora olhar, duvidar e suspeitar de Ava dessa forma. Não quero que a pessoa que realmente matou tio Tommy escape impune.

— Nem eu. Tenho muitas coisas para investigar, olhar e pensar sobre o que fazer, a respeito de um monte de gente. Só peço para colocar seu tio em primeiro lugar. Não conte nada a ninguém sobre essa conversa. — Empurrou a cadeira para trás. Compreendendo o sinal, Ben se levantou.

— Tudo certo, vou deixá-la voltar ao trabalho. Tenente, ninguém que o conhecia de verdade poderia tê-lo ferido. Só pode ter sido um estranho. É a única coisa que faz sentido.

Ela não discordou.

Dois anos, pensou Eve quando tornou a se sentar. Há dois anos o pai de Anders morrera. Há dois anos, Ava redecorara a casa. Há dois anos, ela lançara seus programas de auxílio às mães. Logo depois, contratara Charles. Estava preparando o terreno, matutou Eve. Ela sempre pensava adiante. Mas, Eve se perguntou, quanto tempo mais adiante? Ela pediu ao sistema todas as informações sobre Reginald Thomas Anders.

Leu dados oficiais, biografias, fofocas das colunas sociais, entrevistas. Ele pareceu ter sido um homem de negócios cabeça-dura que

Estranheza Mortal

desfrutava a aposentadoria, mas também curtia atividades de lazer. Sofria de hipertensão e estava em tratamento. Tinha escorregado no chuveiro da casa de fim de semana do seu filho nos Hamptons. Tentou alcançar algum objeto, talvez tenha ficado tonto ou simplesmente perdera o equilíbrio e, de repente, *ooopa*, um crânio fraturado quando sua cabeça atingiu a quina de mármore italiano.

Filho, nora, neto e vários convidados estavam na residência no momento da morte.

E se...? Eve considerou algumas possibilidades, imprimiu a foto da carteira de identidade de Reginald Anders e a colocou, junto dos dados, no seu quadro do assassinato. De volta à mesa, ligou para o investigador do caso, nos Hamptons.

Uma hora mais tarde, com as botas apoiadas sobre a mesa, ainda continuava a estudar o quadro quando Peabody entrou.

— Acho que ela eliminou o velho — disse Eve.

— Sim, eu sei.

— Não, o velho mais velho. Reginald T. Anders. Talvez tenha sido apenas um acidente feliz que a inspirou e deu início ao resto do processo, mas ela é conspiradora. Que também era mesquinha, como disse Leo. O sogro a esculhambou por extrapolar nas despesas pessoais. Ela não gostou disso nem um pouco. Quer saber o que eu acho? Aposto que ela já tinha até mesmo contratado o decorador antes dele se estabacar no box do banheiro, transformando-a na esposa do mandachuva total.

— O quê?

Eve balançou a cabeça para a frente.

— O velho tinha basicamente se aposentado; passara as rédeas para o filho, mas ainda mantinha o controle acionário. Esse parece ser um padrão com os homens da família Anders. Eles repassam os controles, mas mantêm o poder. Com a morte dele, Tommy herdou o controle acionário, e foi nesse momento que ele transferiu um pouco da grana para a esposa devotada. Aposto que ela pediu isso a ele. "Tommy, espero que não seja pedir demais, mas você sabe como eu amava Reggie. Se eu pudesse ter ao menos algumas ações da empresa, só uma recordação do trabalho dele, isso significaria muito para mim." Sim, ela poderia descolar isso dele. Uma fatia pequena da torta só para ter um gostinho, enquanto aguardava pela fatia maior.

— Mas... Se ela queria uma fatia grande, por que não deu em cima direto do velho? Se ela tivesse conseguido se casar com ele, teria cortado o intermediário dos planos.

— Aposto que chegou a considerar essa hipótese — respondeu Eve. — Mas o velho gostava de mulheres muito mais jovens. Mais ou menos uns dez anos mais jovens que Ava, quando ela fisgou Tommy.

— Ecaaa.

— E o *ecaaa* seria a razão número dois. Quando um homem na casa dos oitenta anos se casa com uma mulher muito mais jovem e de repente bate as botas, para quem todo mundo volta os olhos com ar de suspeita?

— Para a mulher mais jovem.

— Foi exatamente isso o que o investigador fez, mas tudo lhe pareceu acidental. Ele pesquisou a fundo a aspirante a atriz de 26 anos de idade que tinha compartilhado a cama do velho por alguns meses. Fez uma boa pesquisa na vida de Tommy e Ben, os principais beneficiários. Sobre Ava, ele não deu mais que uma passada de olhos.

Peabody concordou.

— Se tudo indicava um acidente, ela não apareceria como suspeita.

— Aposto que a festa na casa, naquele dia, foi ideia dela. Isso mesmo, aposto que foi. Uma distração perfeita. Quem vai reparar se a anfitriã ocupada escapa do ambiente por uns dez minutos? Menos ainda se ela já tiver preparado o esquema todo, e pode apostar que ela preparou.

Foi simples, pensou Eve. Rápido e fácil.

— Tudo o que ela precisou fazer foi entrar no quarto dele e tirar a roupa. Tirar a roupa para não aparecer de volta com ela molhada.

Estranheza Mortal 303

O sogrinho está cantando no chuveiro quando ela entra sorrateiramente e lhe dá um empurrão. Depois sai, se seca com a toalha e torna a se vestir. Leva a toalha com ela para seu próprio banheiro. Dá uma ajeitada no cabelo, refaz a maquiagem e se junta de volta aos convidados. Isso tudo não levaria mais de dez minutos.

Ela tirou os pés da mesa, girou o corpo e lançou para Peabody um sorriso duro.

— E adivinhe quem foi a primeira a perceber que o velho estava demorando? "Puxa vida! Onde, diabos, será que Reggie se enfiou? Ele está perdendo toda a diversão. Tommy, seja bonzinho e vá lá em cima avisar seu pai que estou preparando para ele o martini perfeito".

— Quanta frieza.

— E inteligência. Mas ela não podia eliminar o marido do mesmo jeito, nem de forma parecida. As pessoas virariam os olhos para ela. Com certeza! Não... nada de acidentes rotineiros em casa dessa vez, já existem acidentes demais na família Anders. Infelizmente, não posso colocar o incidente da mulher comida pelo tubarão na conta dela.

— Então ela se voltou para o assassinato clássico — disse Peabody. — Um assassinato sensacional e suculento que lançou um grande holofote sobre o marido. Quem é que imaginaria alguma conexão entre um acidente no chuveiro ocorrido há dois anos e o crime sexual de agora? Com exceção de você?

— Era para parecer um caso de pulada de cerca que deu errado. Um acidente, tecnicamente falando, mas... sim, um bem grande e suculento, um evento, um acidente sensacional. Ou na falta disso, um crime sexual. A parceira ficou chateada e não parou no momento mais seguro. De qualquer forma, a coisa funcionou para Ava. Ela tornou Anders o responsável pela própria morte. A casa totalmente vazia dessa vez, a esposa em companhia das amigas a milhares de quilômetros de distância. Ela é muito boa nisso. Agora preciso... Por que você está aqui na minha sala, afinal?

— Ah, me esqueci de avisar, distraída com a cantoria no chuveiro. O pessoal do Bronx deu o retorno. Adoraram o espaguete à bolonhesa e o *manicotti*, respectivamente, degustados enquanto eles lançavam olhares de intimidação para Bebe Petrelli na cozinha aberta. Ela saiu do restaurante no meio do seu turno. A garçonete que os atendeu contou que Bebe confundiu dois pedidos e, em seguida, avisou ao dono do restaurante que estava se sentindo mal. Os policiais mandam avisar que estão dispostos a voltar lá amanhã para experimentar a berinjela recheada e a lasanha.

— Ah, os sacrifícios que os agentes fazem!... Não creio que ainda vá demorar muito tempo. Vamos mantê-los em cima do lance, mas, enquanto isso, preciso rever o resto desses dados sobre o velho, redigir um relatório, atualizar as anotações e levar tudo para Mira analisar. Ainda tenho as entrevistas de Nadine para assistir, quero desenterrar a namoradinha do velho, descobrir o resto dos convidados e tornar a interrogar todo mundo. Puxa, sabe de uma coisa? Tudo era muito mais fácil quando você era minha auxiliar e eu podia simplesmente despejar todo o trabalho pesado em cima você.

— Pois é, uma pena. Mesmo assim você ainda despeja todo o trabalho pesado em cima de mim.

— Não é a mesma coisa. Ei, espere um minuto. Espere! — Eve se lançou da cadeira. — Caramba! Todo mundo, todo mundo *mesmo* tem assessores, administradores e assistentes pessoais.

— Exceto você.

— E Ava. Onde está a assistente de Ava? Analise e reexamine os relatórios e os dados sobre a morte de Reginald Anders; redija algumas anotações sobre a nova teoria que acabamos de discutir. Faça um levantamento da lista de convidados no dia da festa do chuveiro e dê início aos interrogatórios.

— Depois não sou eu quem faz todo o trabalho pesado.

— Caia fora. — Eve estendeu a mão para pegar o *tele-link* e ligou para Leopold. — Quem é que Ava usa como assistente pessoal ou assessor? — perguntou, assim que ele atendeu. — Não sei o nome dele ou dela.

— Porque não existe essa pessoa, oficialmente. Se Ava tivesse algum assistente pessoal, o salário, bem como todos os benefícios, sairiam do meu bolso.

Não seria essa a Ava que Eve conhecia.

— Está dizendo que ela faz todo o trabalho pesado e burocrático sozinha? Faz pessoalmente todos os contatos, lê todos os arquivos e assim por diante?

— Não, estou dizendo que ela convoca voluntários e outros funcionários para isso, normalmente. Sabe como é... para pequenos e rápidos favores. Ela usou várias das mães durante toda a existência do programa, alegando que isso lhes dava uma sensação de orgulho e as treinava para outras oportunidades de emprego. Nunca pagou nada, nem um centavo a uma delas sequer. Apenas alguns presentes antes e depois, claro. — Ele exibiu um sorriso amargo. — Ela gosta muito de presentear.

— Você tem uma lista de nomes? Nomes específicos das pessoas cujos serviços ela utilizou?

— Não há nenhuma lista. É tudo extraoficial, como disse. Provavelmente consigo montar uma lista de cabeça para a senhora. Vou precisar especular aqui na empresa, já que não acompanhava de perto a movimentação de todas as pessoas que faziam algo para ela nem o que, exatamente, elas faziam.

— Eu agradeceria muito.

— Tenente, sei que Ben foi procurá-la. Peço desculpas. Não deveria ter contado nada a ele, apesar da senhora ter me dito que...

— Não foi problema algum.

— Estou com essa coisa toda entalada na garganta, isso é tudo que posso dizer. O troço entrou e ficou preso, ainda mais pela forma como ela continua dramatizando tudo. Trabalho pesado e de escravo? Vai ser função minha a partir de agora, porque ela...

— Leo se obrigou a calar a boca. — Obviamente, ela também está entalada na minha garganta. Vou começar a preparar a lista que a senhora me pediu.

— Obrigada.

Eve apostava que Bebe Petrelli estava naquela lista. Ela seria capaz de jurar que...

— O que foi, agora? — atendeu ela com rispidez, quando o *tele-link* tocou subitamente.

— Dallas, adivinhe quem está aqui? — Foi tudo que Peabody disse, com a ponta da língua de fora.

— Adivinhe quanto tempo vou levar para dar um nó nessa sua língua se você não disser logo?

— Meu Deus! — Peabody dobrou a língua e a enfiou de volta na boca. — Bebe Petrelli. E está chateada!

— Excelente! Reserve uma das salas de interrogatório e a leve para lá.

Eve se recostou na cadeira com vontade. O melhor agora era deixar Bebe fumegar enquanto cozinhava um pouco em banho-maria. Eve olhou para o quadro do assassinato.

— A coisa toda está começando a rachar, Ava. Consegue sentir isso? Consegue sentir o piso se esfarelando debaixo dos seus sapatos elegantes e de grife? Mal consigo esperar para ver você cair pelo buraco que vai se abrir no chão. Na verdade, ainda não entendi o motivo de estar tão ansiosa por isso, mas tudo bem... Preciso tirar meus pequenos prazeres em algum lugar, certo?

Eve esperou mais dez minutos e, em seguida, saiu da sala para ficar frente a frente com Bebe na sala de interrogatório.

— Isso já é sacanagem comigo! É assédio!

Eve encolheu os ombros e se deixou cair na cadeira do outro lado da mesa onde Bebe parecia revoltadíssima.

— Você pode invocar o direito de ter um advogado ou fazer uma queixa contra mim. Só que você não quer fazer nada disso, Bebe.

Estranheza Mortal

Então não vamos perder tempo fingindo o contrário. Você tem o direito de permanecer em silêncio — começou Eve, recitando a lista atualizada dos direitos e deveres de uma pessoa interrogada.

— A senhora está me *acusando* formalmente?

— Não disse nada sobre acusações formais... ainda. Perguntei apenas se você compreendeu seus direitos e obrigações nesse assunto. Entendeu tudo?

— Sim, já entendi tudo, droga. Só não entendo o porquê de ter alguma obrigação nessa história. *Não fiz* nada.

— Ava Anders lhe pediu para fazer alguma coisa?

— Não. — Bebe cruzou os braços apertados na sua cintura.

— Sério? Ela nunca lhe pediu para fazer chamadas para ela no *tele-link* ou, talvez, encomendar alguns *cannolis* para uma festa? Entregar um pacote, cuidar de tarefas pequenas, organizar algum trabalho de escritório?

— Pensei que a senhora estivesse se referindo a... — Seus braços pareceram relaxar um pouco. — Claro que a ajudei algumas vezes. Era um trabalho voluntário. O sr. Anders estava oferecendo muita coisa para os meus meninos e também me dando muito. Por isso retribui feliz um pouco à sra. Anders. Assim eu sentia como se não estivesse recebendo ofertas por pura "caridade".

— Sim, isso te dava certa sensação de orgulho. Então vamos ver... Primeiro ela lhe pediu para fazer algo pequeno; na segunda vez, alguma coisa um pouco maior e, depois, maior ainda. Diria que foi assim que a coisa se desenrolou, Bebe?

— Já confirmei isso. Eu a ajudei, e ficava feliz em ajudar.

— Você confiava nela? Se abria com ela? Vocês deviam ser muito próximas, certo? Ainda mais com esses pequenos favores e as tarefas que cumpria para ela. Isso significava que ela confiava em você para isso. E ambas tinham muito contato em alguns dos retiros nos quais ela te levou. Por acaso contou a ela como foi que perdeu seu marido? Como era difícil, às vezes, conseguir criar os meninos por conta própria? Contou suas esperanças e sonhos para eles?

Os lábios de Bebe tremeram de leve, antes dela conseguir apertá-los com força.

— Por que não deveria fazer isso? Aqueles retiros existiam em parte para trocar experiências, formar uma rede de apoio mútuo. Por que não deveria compartilhar? Não há vergonha nisso.

— E ela era sempre muito solidária, até mesmo íntima, certo? — Para diminuir o espaço entre ela e Bebe, Eve se inclinou. — Ela se abria com você, Bebe? Compartilhava segredos, para que você soubesse que até mesmo uma mulher na posição dela e com os seus recursos tinha uma vida difícil?

— Isso é assunto meu. Não é da sua conta.

— É da minha conta, sim, já que o marido dela está morto. — A rápida mudança de tom na voz de Eve, que saiu do leve, cordial e quase bajulador para duro e cruel, fez Bebe pular de susto. — Tudo isso é da minha conta agora; portanto, não tente me enrolar nem sacanear. Era pagamento na mesma moeda, era assim que ela fazia parecer? Vou fazer isso por você, desde que me faça esse pequeno favor? Consigo imaginar as coisas acontecendo desse jeito.

Inclinando-se para trás, Eve tomou lentamente um gole da garrafa de água que tinha trazido com ela e deixou o líquido lhe escorrer pela garganta.

— Você me conta o que preciso saber e eu providencio para que o caso da morte do seu marido seja reaberto. Além de reaberto, Bebe, ele será entregue à melhor equipe disponível na Divisão de Homicídios do Bronx.

— Eles não se importam comigo, não se preocupam com Luca.

— Vou me certificar de que passem a se importar. Peabody, posso e vou garantir que a Polícia do Bronx se preocupe com Luca Petrelli e levará seus assassinos para a Justiça?

— Sim, senhora, tenente. A senhora pode e vai fazer isso, se depender dessa testemunha. — Peabody se virou e completou: — Bebe, a tenente não blefa quando o assunto é assassinato. A essa altura do campeonato você já deveria ter percebido isso. E, depois

Estranheza Mortal

das visitas que recebeu no restaurante, deveria ter sacado que ela tem muita influência no Bronx.

— Estou te dizendo... Bebe, olhe para mim! Vou me certificar de que reabram o caso de Luca. Vou me assegurar de que se importem. Estou e prometendo isso numa gravação oficial. Agora vamos lá... Quer que o caso seja reaberto?

Lágrimas brilharam e se movimentaram em seus olhos, quase escorrendo. Por fim, elas caíram.

— Quero.

— Ava Anders pediu para você matar Thomas Anders?

— Não. Não. Não. Ela não pediu. Juro pelos meus filhos, ela não fez isso. Só que...

— *Só que...* Esse é o ponto. Esse "só que" é o motivo de você não ter participado do retiro que aconteceu seis semanas atrás. O "só que" é a razão de você não ter comparecido nem servido em nenhum dos seminários ou programas de extensão nos últimos cinco meses. Fale-me a respeito disso.

Bebe enxugou as lágrimas com os dedos trêmulos.

— Eu não podia sair do trabalho. Não podia ficar tanto tempo fora. Meus meninos... Ela era muito boa para mim, consegue entender isso? Ela nos deu uma chance, e agora a senhora quer que eu a exponha e incrimine?

— Ela usou você. No fundo você sabe muito bem disso. Seu pai usou você, seus irmãos usaram você, seus cafetões e seus clientes usaram você. É claro que *sabe muito bem* quando está sendo usada. O que ela te pediu para fazer?

— Ela não pediu. Ela... ela apenas me contou como ele abusava sexualmente dela. Contou que ele trazia mulheres para dentro de casa e queria que ela... que ela participasse de... de um tipo de sexo que lhe provocava nojo.

Quando Peabody lhe ofereceu um copo de água, Bebe aceitou e bebeu tudo de uma só vez.

310 » J. D. ROBB «

— Ela compartilhou esses segredos com você? — perguntou Peabody, suavemente. — Esses detalhes íntimos do seu casamento?

— Ela disse que sabia que eu entenderia, e realmente entendi. Ela me contou que ele ameaçou jogá-la na rua, interromper os programas, cancelar as bolsas de estudo, destruir tudo o que ela criara e colocara em movimento, a menos que ela cedesse. Isso a deixava doente.

— Você devia se sentir terrivelmente triste por ela — continuou Peabody, com ar solidário. — E também chateada com a possibilidade dele arrancar tudo que ela construíra e levar para longe dela. E dos seus meninos também.

— Isso mesmo. Minha nossa! Não sabia o que pensar, mal pude acreditar. Ele parecia um homem tão bom. Mas ela ficou estraçalhada, simplesmente em pedaços. Me disse que descobriu que ele andava abusando de algumas das crianças, as meninas, e ela não podia fazer nada para impedir isso. Ninguém acreditaria nela, mas ele precisava ser impedido de continuar a fazer aquilo.

— Quando isso aconteceu? — quis saber Eve.

— No verão passado. Em julho, mais ou menos. As crianças tinham ido para a colônia de férias e eu estava fazendo alguns trabalhos para ela num domingo, na sua casa.

— Só vocês duas, certo? Ninguém mais lá.

— Sim, isso mesmo. O que nos levou ao tema foi que estava falando com um dos abrigos das mulheres a respeito de uma das mães com filhos no programa; queria saber sobre a obtenção de uma capacitação de trabalho para ela e outras coisas, e, quando ela terminou de me contar tudo, caiu em prantos.

— Conveniente.

A cabeça de Bebe se ergueu subitamente diante do comentário ácido de Eve.

— Não foi nada disso. É só que... ela estava muito chateada e desabafou, colocou tudo para fora. Ele estava longe... o marido dela. Passava muito tempo fora de casa. Havia tanta bondade nela, entende? E agora ele estava ameaçando que, se ela não concordasse com ele, levaria um pé na bunda, junto com todas aquelas crianças... meus filhos. Eu disse alguma coisa sobre ter que existir algum jeito de impedi-lo de continuar com aquilo, para ela poder se proteger e proteger as crianças. Ela disse que a única maneira de impedi-lo, ainda mais sendo ele um homem com todo aquele poder e uma doença mental tão terrível, seria ele estando morto. Ela sabia que isso era horrível de se dizer, mas desejou que ele estivesse morto. Contou que algumas vezes, depois que ele a atacava, ela ficava ali deitada e pensava em como isso poderia ser feito. Como ele poderia sofrer um acidente, e se ela conseguiria alguém em quem pudesse confiar cegamente para ajudá-la. Imaginava que, se ele sofresse um acidente, as crianças ficariam a salvo. Meus filhos estariam seguros.

— Que tipo de acidente ela sugeriu?

— Ela não sugeriu. Não chegou a fazer isso porque a cortei. Eu a impedi de dizer, pois vi algo nos seus olhos que me fez pensar que ela não estava apenas imaginando aquele plano. Sei muito sobre isso; conheço aquele olhar.

Como se estivesse exausta, Bebe cobriu o rosto com as mãos.

— Ela queria aquilo. Por Deus, queria vê-lo morto e pretendia me convencer a ajudá-la a fazer isso. Cortei o papo na mesma hora e disse que ela deveria conversar com algum terapeuta, como sempre nos aconselhavam nos seminários. Sugeri que devia romper com o marido e seguir em frente com sua vida. Ele não seria capaz de acabar com os programas beneficentes depois disso, porque esse gesto pegaria muito mal para a sua imagem. Disse coisas desse tipo e fui embora. Saí dali o mais rápido que pude, apesar dela ter tentado impedir minha saída recuando e dizendo que eu tinha razão, que ela estava passando por um momento péssimo. Então, me fez prometer que não iria contar a ninguém o que ela desabafara comigo. Não seria bom para os programas.

Bebe soltou um longo suspiro.

— Ela nunca mais entrou em contato comigo depois disso; até deixou de pedir para eu fazer trabalho voluntário. Pensei que estivesse envergonhada por causa do que tínhamos conversado. Quando fui a um dos retiros do ano passado, o último que participei, no fim de agosto, ela me evitou. Quando a questionei a respeito disso por achar que éramos amigas, pelo menos um pouco, ela foi muito fria. Gelada, na verdade. Simplesmente me disse que era uma mulher muito ocupada, com um monte de responsabilidades. Avisou que eu deveria me lembrar sempre de tudo que ela fizera para os meus meninos e ser grata por isso. Disse que eu deveria cuidar dos meus filhos e me concentrar em evitar que... que as bolsas de estudo deles fossem suspensas.

— Reparou se ela foi mais simpática com alguém em particular nesse retiro?

— Não, me mantive longe dela. Como a senhora disse, o meu pai me usou. Meus irmãos também. Depois eu me coloquei numa posição tal que muitos homens puderam me usar, assim como os cafetões. Só deixei de permitir que me usassem quando conheci Luca.

Ressentimento e um pouco de raiva voltaram aos seus olhos.

— Saquei tudo naquele momento, ok? Entendi muito bem. Enxerguei, depois disso, que ela estava me usando. Não a culpei tanto, considerando a situação, mas decidi que não iria mais me colocar naquela posição. Por isso que permaneci afastada.

— Foi inteligente da sua parte.

— Isso é o bastante? Era o que a senhora queria ouvir?

— Não foi mau.

— A senhora vai mexer os pauzinhos para obrigá-los a reabrir o caso do assassinato de Luca? Vai fazer isso?

— Já fiz. Hoje de manhã — contou Eve. — Os dois policiais que você sacou de imediato quando apareceram para almoçar no lugar onde você trabalha são muito competentes e vão retomar o caso. Entrarão em contato depois de analisar os arquivos.

— A senhora... Por que fez isso por mim quando eu ainda não tinha te oferecido nada de palpável?

Estranheza Mortal 313

— Porque o seu marido merecia mais do que teve. Porque me parece que você e seus filhos também mereciam coisa melhor. E porque não gosto quando um homem bom é morto por um motivo tolo ou inexistente.

Bebe olhou para Eve por mais alguns instantes. Em seguida, simplesmente deitou a cabeça sobre a mesa e chorou.

— Desligar a gravação! — Levantando-se, Eve fez sinal para Peabody. Quando ela saiu da sala, ouviu a voz de Peabody confortando a mulher, que soluçava muito.

CAPÍTULO DEZESSETE

Eve ligou para Feeney no caminho entre a sala de interrogatório e sua sala de trabalho.

— Por favor, me dê alguma coisa, Feeney.

— Meu Deus, garota, você consegue imaginar o quanto de trabalho tenho empilhado depois de ter ficado fora? Minha pilha de casos pendentes em cima da mesa vai da minha bunda até o meu pescoço. Pode deixar que vou chegar ao seu pedido.

— Você não pode simplesmente abrir o dosador e ver se ela o reprogramou ou recarregou antes de... — Ela parou de falar ao ver o olhar de pedra que ele lhe lançou. Ele tinha um olhar de pedra fantástico, reconheceu Eve. Ela mesma tinha modelado o olhar dela a partir do dele. — Ok, tudo bem. Assim que você tiver chance, então.

— Se você não me pentelhar a paciência a cada segundo, o resultado sairá mais rápido.

Ela desligou.

Tudo ali era circunstancial, lembrou a si mesma. Ainda que Feeney conseguisse provar que o dosador tinha sido reprogramado

Estranheza Mortal   315

e/ou recarregado, tudo era circunstancial. Ela odiava construir um caso com base apenas nisso, e era tudo o que tinha. Impressões, comentários, a declaração de Bebe, avaliações pessoais de personalidade. Não havia um único fragmento de prova sólida.

Ainda.

Caminhou de volta para a Divisão de Homicídios, onde Baxter acabava de fechar a porta do AutoChef.

— Oi, Dallas. O ângulo do namorado/travesti/*cross-dressing* não rendeu nada que se aproveite. Estou falando do caso Custer — completou, ao notar o olhar perplexo de Eve.

— Ah, certo. Desculpe, minha cabeça estava em outro lugar. O que seu instinto diz, Baxter?

— Que o caso está tão gelado quanto a vítima. O garoto e eu podemos continuar o cutucando sempre que conseguirmos encaixar algum tempo das nossas atividades. Mas não quero colocá-lo no arquivo dos inativos, ainda. Por ora, vamos ter que deixá-lo no fundo da pilha e talvez dar uma sacudida de vez em quando para espalhar a poeira.

— Nem todos os casos são fechados.

— Sim, eu sei. Os que ficam em aberto são os que incomodam mais. Fechamos seis outros casos desde que pegamos este, e ele ainda continua incomodando.

Ela se sentiu solidária, mas tinha seu próprio caso para encerrar, e era precisava embaralhar algumas peças e tentar ver tudo por um ângulo diferente. Em seu escritório, pegou duas das mães possíveis que vinham logo a seguir na sua lista, depois de Bebe Petrelli. Focou a atenção na primeira delas, olhou que horas eram, redigiu um relatório sobre a entrevista com Petrelli e acrescentou algumas anotações e especulações.

— Computador, rodar o programa de probabilidades! — ordenou ao sistema. — A partir dos dados e declarações que apresentaram, qual a probabilidade de Ava Anders ser uma tremenda cara de pau cínica e mentirosa?

316 » J. D. ROBB «

Sua pergunta não está devidamente estruturada e não pode ser respondida por uma escala de probabilidade. Por favor, reformule a questão.

— Ora, a pergunta me pareceu bem simples. Tente isto: analisar os dados e as declarações pertinentes ao caso de Thomas A. Anders. A partir dessa análise, rodar o programa de probabilidade de Ava Anders ter mentido para a investigadora primária e/ou para as demais pessoas que relataram conversas sobre ela e com a própria suspeita.

Processando...

Eve se levantou, programou café e olhou para fora da janela.

Tarefa encerrada. As declarações conflitantes oferecidas nas conversas com a suspeita indicam uma probabilidade de 97,3 por cento de que Ava Anders tenha dado declarações falsas. O programa não é capaz de determinar com exatidão quais delas são falsas e quais são factuais.

— Acho que consigo descobrir isso. Executar uma segunda probabilidade. Considerando os dados apresentados e assumindo que as declarações de Bebe Petrelli recém-inseridas no arquivo do caso são factuais, qual é a probabilidade de que Ava Anders tenha organizado, planejado ou esteja envolvida no assassinato de Thomas A. Anders?

Processando...

— Sim, vá mastigando esses dados. Tudo circunstancial, apenas mais fatos circunstanciais. Só que as probabilidades sempre têm algum peso — lembrou Eve, em voz alta. — Quando esse peso

Estranheza Mortal

é suficiente, alguém acaba afundando. Quem mais você abordou com o mesmo papo que jogou sobre Bebe, Ava? Quem mais tinha na mira?

Tarefa encerrada. Considerando as declarações dadas por Babe Petrelli como um relato factual, a probabilidade de que Ava Anders tenha organizado, planejado ou esteja envolvida no assassinato de Thomas A. Anders está na casa dos 50,2 por cento.

— Porra nenhuma! — declarou Eve, irritada, usando uma das frases de descrença típicas de Roarke. — Cinquenta por cento não adiciona peso algum ao caso. É furada. Preciso de outro número. Preciso achar um dos outros peixes que estavam na mira de Ava.

— Dallas. — Peabody deu uma batida rápida no batente da porta. — Pedi para um dos policiais levar Bebe Petrelli para casa. Não quis que ela tivesse que lidar com o estresse do ônibus ou do metrô. Já estava arrasada demais.

— Fez muito bem. — Eve se virou, estendeu a mão e esfregou o indicador e o polegar da mão um no outro, exigindo seu dinheiro.

Peabody enfiou as mãos nos bolsos.

— Não tenho um puto comigo, muito menos vinte paus. Não é recompensa suficiente para você que ela tenha aberto o bico sobre Ava, no fim?

Em resposta, Eve simplesmente continuou a esfregar os dedos da mão estendida.

— Ok, ok, puxa vida! — Ela pegou um minigravador na mesa de Eve. — Isso vai ter que sair do meu fundo Roarke.

— Você tem um fundo para o Roarke? Pretende doar o dinheiro para ele ou tentar comprá-lo?

— Quem me dera poder comprá-lo. Seria um desapontamento para McNab. Temos um acordo. Funciona assim: cada um escolheu uma pessoa e, se algum dia pintar uma chance de... — fez um gesto obsceno com as mãos enquanto erguia as sobrancelhas — com essa pessoa, o outro vai ter que aceitar e entender. Mas a escolha é única e só vale para uma vez. Escolhi Roarke.

— Bem, ele é uma trepada sublime, você aproveitaria bastante. Mas, logo em seguida, eu arrancaria a pele do seu corpo ainda trêmulo, para em seguida tostá-la numa fogueira e forçar você a comer o próprio torresmo.

— Tudo bem, então. Vamos ao que interessa. — Pigarreando, Peabody ligou o gravador. — Eu, detetive Delia Paupérrima Peabody, declaro que devo vinte dólares à tenente Eve Muquirana Dallas. Comprometo-me a subtrair o valor supracitado do meu próximo pagamento, fruto do meu trabalho suado e mal pago como detetive da Polícia de Nova York.

Ela jogou o gravador para o alto. Eve o agarrou com uma das mãos e o colocou dentro do bolso.

— O que é o fundo Roarke, afinal?

— Ah... é que estou reservando um pouco de cada pagamento e o escondendo de mim mesma. Quando chegar a uma quantidade razoável, vou pedir para Roarke investir a grana para mim. Ele se ofereceu para fazer isso. Não será uma trepada sublime, mas pode me render uma boa satisfação.

— Nunca soube dele perder grana em um investimento. Comece a interrogar novamente as pessoas que estavam na casa do velho Anders. Plowder e Bride-West estão na lista. Não as procure agora. Comece com os de fora da cidade. De preferência os que não tinham muita intimidade com Ava. A namoradinha jovem e os empregados que estavam na casa, em especial os temporários e os que foram demitidos ou se demitiram. Aborde as questões por alto, falando apenas que informações adicionais vieram à luz e que é só uma confirmação das declarações, blá-blá-blá. Vou sair em campo daqui a pouco e depois pretendo trabalhar de casa.

— Vai sozinha?

— Na verdade, vou chamar o cara da trepada sublime. Ele poderá ser útil na minha próxima entrevista.

— Ok, mas, se você acabar na cama com ele por questões profissionais, espero ler os detalhes no seu relatório. Todos eles.

— Continue assim e você vai usurpar o título de "tarado doente", atualmente em posse de Jenkinson.

— É uma meta pessoal minha. Dallas, estamos chegando a algum lugar? Sei que sabemos exatamente onde estamos. Mas será que em breve a faremos pagar pelo que fez?

— Ela certamente acha que não. É por isso que estamos chegando a algum lugar. Comece a fazer as entrevistas; quero relatórios completos sobre todas elas.

— Quantos convidados havia na casa?

— Dezesseis convidados e oito empregados.

— Vinte e quatro entrevistas? Isso vai demorar horas.

— Então comece logo. Agora, fora daqui.

Eve pegou o *tele-link* e considerou um bom presságio quando Roarke atendeu pessoalmente.

— Olá, tenente. O que posso fazer por você?

— Quero saber o que você acha de nos encontrarmos em um clube de sexo.

— Que coincidência! Estava pensando sobre o que poderíamos fazer hoje à noite e isso estava no topo da minha lista.

— O lugar se chama Bang She Bang, na rua Spring. Daqui a uma hora funciona para você?

— Posso fazer com que funcione, considerando o incentivo.

Um pensamento súbito e vago fez Eve exibir uma careta.

— Você não é dono desse lugar, é?

Ele ergueu uma sobrancelha.

— Não acredito que seja dono de um estabelecimento com esse nome. Mas posso me tornar em menos de uma hora, se isso ajudar.

Ela apostaria mais que os vinte dólares que Peabody perdera como ele conseguiria muito bem fazer isso.

— Não, obrigada. Vou só vou usar o Poder de Roarke para tirar vantagem, dessa vez.

— Pensei que fosse o Medo de Roarke.

— Depende da situação. Acho que vai espremer mais suco da pessoa que vamos ver do que medo.

— Os dois estão à sua disposição. Então, nos vemos daqui a uma hora, tenente.

Depois que ele desligou, ela fez algumas chamadas, rabiscou novas anotações e sentiu vontade de sentar em cima das mãos para se impedir de perturbar Feeney.

Peabody a chamou assim que saiu da sala.

— Conversei com a namoradinha do Anders pai. O nome dela é Angel Scarlett. Ficou engasgada de emoção quando mencionei o velho. Acho que não vai ganhar prêmio algum como atriz. Sua declaração bate com as afirmações anteriores, mas não é tão exatamente igual a ponto de parecer texto ensaiado.

Peabody girou a cadeira na qual estava sentada de um lado para outro.

— Ela e o velho tinham tirado uma soneca. Ela fez questão de deixar bem claro que isso era eufemismo para uma trepada básica. Depois disso, desceu para dar um mergulho. Estava na piscina com alguns dos outros hóspedes quando o velho caiu no chuveiro, e isso é consistente com as declarações originais.

Peabody olhou para as suas anotações.

— Coquetéis e canapés foram servidos lá fora. Perguntei casualmente sobre a anfitriã e ela respondeu sem pestanejar. Ava estava esvoaçando por algum lugar, como sempre. Você errou quanto ao martini. Gin tônica era a bebida de verão preferida do velho. Ava estava preparando um desses para si mesma e comentou que não tinha visto o velho por ali. Tommy, será que você poderia ir lá em cima dizer ao seu pai que estamos tomando coquetéis aqui embaixo? Minutos depois, ele saiu do terraço, subiu até o quarto do pai e gritou por socorro. Já havia chamado a ambulância e até tirara o corpo do lugar, numa tentativa de reavivá-lo. Isso tudo está nos relatórios. Mas consegui uma novidade.

Estranheza Mortal

— Surpreenda-me.

— Você provavelmente não vai ficar surpresa ao saber que Angel não era, e continua não sendo, a maior fã de Ava. Acha-a fria, esnobe, metida a certinha, e esses foram os elogios. Ela também disse que achou as coisas muito frias entre Ava e o velho naquele fim de semana.

— Por quê?

— Não sabe dizer. Seu "grande urso polar", como o chamava, nunca conversava de negócios com ela e também nunca fofocou sobre a família. Ele não deu a mínima quando ela reclamou da atitude de Ava, então ela fechou a matraca e permaneceu na dela. Mas percebeu que eles não estavam tão chameguentos quanto de costume. Não tomaram o café juntos na piscina na parte da manhã, como era hábito. Angel suspeita que eles tivessem tido um pequeno desentendimento, mas, como não sabia de nada, manteve-se na dela quanto a isso também.

— Redija isso e registre tudo nos arquivos do caso. Pode ser que mais tarde eu encontre alguma ponta solta para puxar.

A viagem até a rua Spring foi um imenso exercício de tédio, mas logo se transformou numa batalha campal devido a uma batida entre uma carrocinha e um táxi, que ficou atravessado na rua depois de bater. Apesar de estar dez carros atrás do drama, Eve notou que as coisas só piorariam, pois o motorista e o vendedor pareciam estar se esmurrando com muito entusiasmo.

Resolveu intervir. Chamou uma patrulhinha e uma dupla de policiais androides. Revoltada, bateu com força a porta da sua viatura, pegou o distintivo e caminhou até o front de batalha. Basicamente, notou que os dois homens estavam apenas rolando sobre os salgadinhos de soja e os pães de cachorro-quente, enquanto se agarravam e tentavam dar socos nas costas um do outro.

— Podem parar com isso! — ordenou. — Sou da Polícia de Nova York e já mandei parar com isso! — Ela deu chutes fortes nas canelas de ambos com o bico da bota. — Parem com a palhaçada ou prendo os dois. E Deus é testemunha: se um de vocês fizer contato direto com a minha pele, ambos vão ter que responder por agressão a uma policial.

Os homens levantaram os rostos ensanguentados para ela e começaram a gritar reclamações e denúncias.

— Fechem a matraca! — ordenou Eve. — Quanto a vocês aqui em volta, vão procurar diversão em outro lugar, porque esse show acabou. Você, taxista, qual é a sua história?

— Estava a caminho de pegar um cliente. — Sua voz era melodiosa, com um ritmo tropical caribenho que contrastava fortemente com a boca sangrando e o olho inchado. — Vi de longe um passageiro fazer sinal para eu parar no outro quarteirão e acelerei. Foi então que esse cara aqui, esse manezão, *empurrou* o próprio carrinho de lanches para o meio da rua. Bem na minha frente!

— Porra nenhuma, não fiz nada disso! Por que faria uma coisa dessas? Destruir minha carroça desse jeito?

— Porque você é louco, cara!

Eve apontou para o taxista e o mandou calar a boca.

— Sua carrocinha está no meio da rua, cara. — O sujeito da carrocinha era um cara invocado, notou Eve, mas só tinha metade do tamanho do taxista. Apesar disso, exibia o ar belicoso de um verdadeiro nova-iorquino, além de muita atitude estampada no nariz sangrando.

— Eu sei, ele está na porra do meio da rua, mas não fui eu que o empurrei. Quem fez isso foram aqueles malditos garotos. Os moleques apareceram, um deles pediu um cachorro com fritas e fiquei prestando atenção nele. Foi então que um dos outros soltou o apoio e o freio do carrinho. Em seguida, vi todos eles empurrando minha carrocinha para fora da calçada. Estavam rindo como hienas. Olhe só o que fizeram com o meu ganha-pão! — Ele abriu os braços enquanto um pouco de sangue lhe escorria do nariz. — Por que fazem essas coisas? Estou tentando ganhar a vida honestamente aqui.

Estranheza Mortal

— Você conseguiria identificá-los?

— Não sei. Talvez. Olhe só para a minha carrocinha. Veja as minhas coisas espalhadas.

— Eu vi os garotos! — O taxista agitou a mão no ar. — Eu os vi voando pela rua em skates aéreos.

— Sim, isso mesmo. — O dono da carrocinha afirmou com a cabeça. — Eles tinham skates aéreos, exatamente. Dois deles estavam na garupa. Não vi para onde foram. Tentei segurar o carrinho e religar o freio, mas o táxi... — Ele empurrou o cabelo para trás. — Puxa, cara. Sinto muito pelo seu táxi.

— Não foi culpa sua. Vi os garotos. Posso ajudar a identificá-los. — O taxista exibiu um sorriso apaziguador com dentes ensanguentados. — Desculpe pela carrocinha, cara.

Eve entregou o controle da situação para os policiais da patrulha e para os androides que estavam de ronda. O taxista e o dono da carrocinha desfrutavam agora de um momento de solidariedade mútua, reparou. Pareciam amigos de infância, e provavelmente beberiam umas antes do dia acabar. Ela é que não ia mais bancar a babá.

Já estava dez minutos atrasada.

Tinham se passado vinte minutos da hora combinada quando conseguiu estacionar, colocou sobre a capota o aviso de "Viatura em serviço" e foi até a calçada. Já tinha avistado seu consultor civil especializado, sua trepada sublime. Ele estava encostado à parede de uma espelunca que remontava aos tempos pós-Guerras Urbanas, toda coberta de pichações e onde se lia "Bang She Bang" no cartaz luminoso. Roarke vestia um terno escuro com riscas brancas finíssimas e casaco leve com as pontas soltas ao vento, enquanto trabalhava em seu tablet.

Seu relógio de pulso provavelmente valia mais do que o edifício no qual ele estava encostado. Naquele bairro, com seus doidões, viciados, trapaceiros, malandros e cobradores de dívidas com traficantes, a vida de um homem corria risco até pelos seus sapatos.

324 » J. D. ROBB «

Vendo de longe, Eve refletiu que Tiko teria esticado seu dedinho discreto na direção de Roarke, considerando-o uma figura suspeita com a mão no bolso, os dedos provavelmente segurando algum objeto perigoso.

Roarke simplesmente ergueu a cabeça, lançou um olhar tranquilo para as figuras suspeitas à sua volta e os manteve sob a sua mira. Eles responderam com um olhar arrogante.

— Ei, você! — Apontou Eve para um dos tipos bizarros que grunhiam encostados em uma porta.

— Vá se foder! — reagiu ele de volta, e ergueu o dedo médio para o caso de Eve não ter entendido a mensagem.

Eve pegou o distintivo e seguiu pela calçada. Um distintivo não significa muito ali. Mas o olhar duro que o acompanhava era assustador.

— Sou uma tenente, ouviu? Você deve dizer: "Vá se foder... senhora tenente!"

Ao lado do tipo bizarro, seu companheiro desdentado caiu na gargalhada, mas tentou abafar o riso.

— Vou dizer o que eu poderia fazer aqui — avisou Eve. — Poderia golpear sua cabeça contra essa parede enquanto chuto seu saco até ele bater na barriga — completou, olhando também para o amigo. — Depois disso, poderia algemar os dois e vistoriar seus bolsos cuidadosamente. Vocês estão carregando drogas ilegais.

— Porra nenhuma, você não pode saber disso. E também não pode nos revistar sem ter provas.

— Estou *vendo* as drogas ilegais. Tenho visão de raios X.

— Sério? — O companheiro sorriu para ela com os olhos arregalados. — Isso é *irado*. Simplesmente o máximo!

— Também acho. Mas não vou fazer nada disso. Não vou revistar nenhum dos dois e também não vou invadir o buraco onde vocês moram para revirar as coisas de cabeça para baixo e deixar tudo do avesso. Também não vou providenciar pessoalmente para que os dois passem os próximos dias em uma jaula. E não vou fazer nada disso porque vocês vão ficar quietinhos aqui até eu voltar. Vão tomar conta da minha viatura como se ela fosse um filho muito amado. Se eu voltar e encontrar o meu veículo oficial da polícia exatamente onde o deixei, e exatamente na condição em que está, vamos nos despedir como amigos. Caso contrário, vou lhes fazer uma visita daqui a pouco. Estamos entendidos?

O primeiro sujeito deu de ombros.

— Não tenho nada melhor para fazer, mesmo.

— Que bom, porque eu tenho. Tomem dez paus agora — disse ela, e entregou o dinheiro. — Trago mais dez quando voltar. Aposto que o seu nome é Zé — ela disse, olhando para o companheiro.

— Não. Clipper Plink.

— Então, foi o que eu disse: seu nome é Clipper Plink.

— Como é que você *adivinha* essas coisas? — Ele a olhou como se ela fosse um ser vindo do Céu. — Você tem superpoderes, dona?

— Isso mesmo.

— Caramba, cara! — Ela ouviu o baixinho com voz esganiçada reclamar, enquanto caminhava em direção a Roarke. — Será que tem alguém mais burro do que você?

Ele gostava de observar o trabalho dela, concluiu Roarke. Aquilo nunca deixava de fasciná-lo e entretê-lo. Foi por isso que se permitiu simplesmente fazer isso, relaxado contra a parede enquanto ela se dirigia à dupla de valentões de rua. Bem, um valentão e meio seria uma descrição mais adequada. Eles não tinham a menor chance contra Eve quando ela vestia seu casaco de couro e bancava a policial durona.

Agora ela vinha lentamente em sua direção com uma leve sugestão de sorriso no rosto. Perguntou:

— Quantos ladrões, assaltantes e cobradores de traficantes você conseguiu afugentar hoje como esse olhar do tipo "Tente isso, mané, e você vai mijar sangue por algum tempo depois que eu for embora"?

— Perdi a conta. Não creio que essa região seja muito segura. Estou aliviado por ter uma policial por perto.

— Conta outra. Até parece que você precisa da polícia.

— Se a tira for você, querida, noite e dia. Mané?

— Aquele seu olhar penetrante tem um "mané" embutido. Não diga que chegou aqui num carrão tão sofisticado quanto o seu terno.

— Tudo bem, não digo. E você, que tal me dizer por que vamos entrar nessa espelunca, uma boate de *strip*, numa noite tão linda que quase me faz acreditar que a primavera poderá voltar?

— Uma das *strippers* também trabalha como acompanhante licenciada. Por acaso, também é uma das mães beneficiadas pelos programas de Ava. Vou lhe contar a história completa mais tarde, mas talvez você me ajude em alguma coisa agora. Preciso conversar com essa mãe antes que ela vá embora. Seu turno termina daqui a uma hora.

— Não devemos perder tempo, então. — Ele abriu a porta para ela.

Eles saíram da noite quase primaveril e entraram no mundo picante e cintilante do sexo à venda.

Ali dentro o cheiro era de suor, sêmen, fumaça vinda de uma variedade de substâncias ilegais e bebidas alcoólicas das mais baratas. Muitas dessas substâncias pouco atraentes estavam espalhadas pelo chão. Homens e mulheres com olhos duros, vidrados, loucos e entediados estavam largados sobre as mesas ou pareciam curvados sobre o balcão de um bar sujo e manchado, sentados em bancos altos sem encosto enquanto dois atendentes, um homem e uma mulher, serviam bebidas e recolhiam copos vazios em bandejas. Ambos estavam nus, exceto pelas tatuagens e piercings estrategicamente localizados; suas peles pulsavam num tom desbotado de vermelho sob a luz fraca e feia do lugar.

Em um palco pequeno e elevado, duas mulheres — seria um absurdo descrevê-las como bailarinas — se agarravam a postes prateados com o corpo curvado, enquanto algo que só surdos poderiam confundir com música explodia das caixas. Cada uma usava um cinto de material cintilante na pelve, onde era possível ver pontas de algumas notas dobradas. Nenhuma das duas, Roarke notou, conseguiu muitas gorjetas por aquela apresentação em particular.

Estranheza Mortal

Caminhou até o bar com Eve. O homem que manejava os comandos das bebidas tinha pele tão branca que parecia reluzir. O tom rosa claro em torno dos seus olhos normalmente indicaria um vício, mas Roarke observou que a cor deles era o mais pálido dos azuis, quase tão claro quanto água.

O albino colocou sobre o balcão, com um estalo forte, uma pequena taça de algo com cor e consistência de óleo de carvão, bem diante de um cliente, antes de se dirigir a eles.

— Se quiserem ficar sentados aqui no bar, têm que pedir pelo menos um drinque. Se forem para a mesa, devem pedir dois.

— Cassie Gordon?

— Se você ficar no bar, deve pedir pelo menos um drinque — repetiu.

Mesmo aqueles olhos pálidos já deveriam ter sacado de longe que ela era uma tira, pensou Roarke. Ele pegou uma nota de dez e cobriu as mãos dela, que já exibira o distintivo.

— Pode ficar com as bebidas para você — disse-lhe Roarke. Tenho muito carinho pelo revestimento do meu estômago.

Eve bateu mais uma vez com o distintivo no balcão.

— Cassie Gordon.

— Temos licença para funcionar. — O albino gesticulou com o dedo e apontou para trás, onde o alvará estava afixado à vista de todos, conforme exigência municipal. — E está atualizado.

— Não pedi para ver sua licença. Cassie Gordon.

O barman pegou a nota que Roarke estendera e a deslizou para o bolso do avental.

— Ela está com um cliente particular. Ainda tem direito a cinco minutos do tempo que lhe foi pago. Vinte minutos depois, ela vai dançar, mas vocês podem falar com ela nesse intervalo. Aguardem até ela acabar. Por mim, tanto faz. Se quiserem esperar numa mesa, vai lhes custar mais dez dólares.

— Cara, eu não iria me sentar junto de uma dessas mesas nem que estivesse usando uma vestimenta antirradiação. Vou lhe dizer o que você vai fazer: mostre-nos um quarto que não seja usado para práticas sexuais e mande Cassie nos encontrar lá. Antes, vá lhe avisar para encurtar a apresentação e descer assim que acabar. Se você não fizer isso, meu parceiro e eu pretendemos tornar sua vida muito infeliz.

— Esse cara não é policial. — O barman apontou com a cabeça na direção de Roarke. — Tiras não se vestem assim.

— Não, não sou — confirmou Roarke, com o que pareceu o mais agradável dos tons, desde que a pessoa não percebesse a ameaça implícita na voz. — É por isso que vou te machucar ainda mais que ela, e curtir mais também. Onde está o proprietário desta espelunca?

— Não pretendo causar problemas. — O barman colocou a mão num ponto sob o bar. Quando Eve já se preparava para sacar a arma, ouviu um leve zumbido, e uma porta atrás do bar se abriu.

— Isso vai servir, ótimo. Vou lhe dar mais dez quando acabarmos aqui. — O tom agradável com um terror sutil de Roarke não se alterou. — A menos que você faça algo para mim ou para minha parceira que me irrite. Se isso acontecer, pegarei os primeiros dez de volta, junto com um pedaço seu.

Eve não disse nada até eles entrarem no cubículo: um quarto pequeno e relativamente limpo, com duas cadeiras, uma mesa pequena e uma parede cheia de monitores que mostravam a boate.

— Sou eu quem tem o distintivo e quem tem de fazer as intimidações e ameaças.

— Por que me chamou para esse encontro romântico se não pretendia deixar que eu me divertisse um pouco?

— Queria assustar o bartender albino numa boate de sexo.

Ele riu e bateu com o dedo na covinha do queixo de Eve.

— Ah, querida, prometo que vou deixar você assustar o próximo.

— Sei, até parece que a cidade está cheia deles. Provavelmente ainda temos alguns minutos. Então, vou fazer um resumo de tudo.

Ela repassou rapidamente as informações sobre Bebe Petrelli, passou para a teoria sobre o Anders pai para Roarke se localizar e terminou com a suposição de Ava poder ter abordado Cassie Gordon.

Estranheza Mortal 329

— Ela cometeu um erro com Petrelli — assinalou Roarke. — Acha que pode ter cometido dois erros?

— Eu não tenho como saber até perguntar. Cassie Gordon é *stripper* há oito anos. Uma mulher que passa oito anos fazendo isso provavelmente sabe avaliar muito bem as pessoas. Ela tem uma filha de dez anos nos programas da Fundação Anders. A menina é patinadora. Não encontrei o pai. A garota não tem bolsa de estudos, mas Ava Anders paga as aulas e os treinos da patinação. Ela tem uma treinadora particular. Oficialmente é a mãe quem paga as aulas da filha. — Eve apontou para os monitores. — Acha que ela ganha grana suficiente num buraco desses para pagar uma treinadora particular?

— Nem em mil danças no pole. Não aqui.

— Ela vai nos contar de onde está recebendo o dinheiro para a treinadora e quais favores prestou a Ava. E vou descobrir se um desses favores foi matá-lo.

— Ali está ela.

Roarke desviou os olhos da expressão feroz de Eve e olhou para uma das telas, onde uma loura alta vestindo um robe verde curto serpenteava entre as mesas calçando sandálias de salto plataforma, altíssimos. Quando ela passou, um dos homens em uma mesa para três estendeu a mão e a enfiou debaixo do seu robe.

A loura lhe deu uma bofetada tão forte com as costas da mão que o derrubou da cadeira, mas não perdeu o ritmo.

— Ora, ora... Ali está mais uma mulher que sabe cuidar de si mesma. — Ele sorriu para Eve. — Esse tipo de mulher nunca deixa de me atrair.

Capítulo Dezoito

Seria certamente interessante, na opinião de Roarke, compartilhar um espaço pequeno com as personalidades exuberantes de duas mulheres tão diferentes. Cassie Gordon irrompeu no quarto. Parecia uma amazona vestida de forma provocante, os olhos irritados no mesmo tom castanho-escuro de suas sandálias. Seus olhos se fixaram em Eve, e sua boca larga e generosa ensaiou um sorriso.

— Você tem dez minutos. Vou trabalhar daqui a vinte. Se eu não dançar, não vou receber o pagamento. Portanto... a menos que os planos da Polícia de Nova York sejam os de recompensar minha...

O seu olhar se arrastou até Roarke e parou ali, hipnotizado. A irritação deu uma reviravolta e se transformou num ar de prazer; os lábios se realinharam num sorriso cativante.

— Ora... Olá, Policial Incrível. Veio aqui para me maltratar e revistar dos pés à cabeça? Tomara que sim.

Roarke não teve tempo de decidir se era uma diversão ou um insulto ser confundido com um policial, porque Eve passou na sua frente e encarou Cassie.

Estranheza Mortal 331

— Você vai falar comigo.

— Preferia falar e fazer muitas e muitas outras coisas com ele. — Mas ela encolheu os ombros, deixou-se cair em uma cadeira e cruzou as pernas longas e nuas.

— Qual é o lance?

— Começaremos com o seu paradeiro entre uma e cinco da manhã no dia 18 de março, a última terça-feira.

— Estava em casa. — Lançou rapidamente o cabelo para trás e deu para Roarke o que ele considerou uma expressão do tipo "comendo com os olhos". — Na minha cama grande e solitária.

— Corte a putaria, Cassie, ou vamos ter essa conversa na Central.

— Por que tanta bronca? A essa hora da noite sempre estou em casa. Trabalho só durante o dia.

— Um monte de gente em sua profissão faz horas extras. Você conhecia Thomas Anders?

— Não pessoalmente, mas sei quem é... ou era — corrigiu. — A minha filhinha está no programa de esportes Anders. Ela é patinadora. É uma campeã. Quanto a Anders? Nunca coloquei a mão naquele material.

— Nunca foi à casa dele?

— Está de sacanagem comigo? — Cassie jogou a cabeça para trás e riu. — Ela está brincando comigo? — perguntou a Roarke.

— Não está, não. Por que achou a pergunta tão divertida?

— Tiro a roupa e vendo o corpo para ganhar dinheiro. Não sou o tipo de hóspede que os Anders recebem regularmente para jantar.

— Mas a sra. Anders, na verdade, já recebeu você muito bem — continuou Roarke. — Em retiros, spas e hotéis.

— Isso é diferente. Essas coisas eram para as mães das crianças que participavam dos programas. Sou uma mãe espetacular — retrucou, apontando para os próprios seios parcialmente escondidos. — Ninguém pode negar.

— Ninguém nega — disse Roarke com voz suave, já que Eve parecia estar lhe dando incentivo para continuar. — Mas você se dava bem com Ava Anders em termos sociais?

332 » J. D. ROBB «

O som que ela fez foi de deboche misturado com a expressão divertida do Bronx.

— Se quiser chamar assim.

— Como você chamaria?

— O mesmo tipo de acordo que acabei de concluir no andar de cima.

— Vocês trepavam, Cassie? — perguntou Eve.

— Não literalmente. Não tenho problema em transar com mulheres se o pagamento for justo, mas não creio que essa seja a praia dela. — Um encolher de ombros deslocou o robe, e seu seio direito saltou timidamente. — Ela queria alguma coisa que lhe dei e fui devidamente paga por isso. É assim que encaro o que aconteceu.

— O que ela queria?

— Acho que consegui o convite para participar dos retiros para que ela pudesse mostrar o quanto é... Como é mesmo a palavra? Democrática. Tudo isso é papo furado, logicamente. Mas minha filhinha? É uma verdadeira joia, e é por isso que aceito as enrolações e qualquer migalha que me atiram, desde que seja pelo bem dela.

— Que migalhas Ava atirava para você?

— Escute, preciso vestir minha roupa de cena. É a última apresentação do meu turno e não posso me dar ao luxo de...

— Você será recompensada. — Roarke permaneceu relaxado e respondeu à expressão dura e fixa de sua mulher com o mais suave dos olhares, enquanto Cassie analisava os dois.

—Posso ganhar quinhentos paus na última apresentação da noite.

— Fale sobre a enrolação — insistiu Eve.

— Você vai ser compensada — repetiu Roarke. — Responda à tenente, deixe de se fazer de difícil e você receberá os quinhentos dólares.

O olhar duro dela se apertou de estranheza.

— Você não é policial.

— Algo pelo que dou graças aos céus todos os dias. Você pode responder à pergunta que a policial lhe fez e faturar os quinhentos

Estranheza Mortal

paus ou... bem, você acabará respondendo a tudo num ambiente bem menos confortável sem receber nada. E, como ainda terá tempo de se apresentar depois que sairmos, conseguirá mais quinhentinhos extras no bolso sem esforço.

— Você não é policial e também não é burro. — Ela sacudiu os ombros novamente, só que, dessa vez, Cassie puxou o robe de leve e encobriu os seios por completo. Ou quase. — Ok, funciona assim: levo a minha filha até a pista de gelo no parque. Faço isso desde que Grace tinha três anos. Até eu consigo enxergar que ela tem talento para a coisa, além de adorar patinar. Não posso pagar por horas de pista o ano todo, nem perto disso, então ela só consegue patinar no inverno. O resto... bons patins, boas aulas e treinamento estão fora do meu mundo. Inscrevi o nome dela para o programa da Fundação Anders e ela entrou. Caramba, foi como se eu tivesse dado o mundo inteiro de presente para ela! Eu seria capaz de fazer qualquer coisa para ter certeza de que ela manteria isso.

— Qualquer coisa que Ava pedisse?

— Sabe como é, se aquela vaca queria saber como rolavam as coisas entre mim e os meus clientes, não era eu que cortaria esse barato, nem zombaria dela. Se ela queria ver como a coisa funcionava no submundo, eu não tinha nada a perder. Quando ela me cobrava tempo de trabalho voluntário, eu fazia algumas tarefas para ela. Minha filha tem sempre bons patins, roupas apropriadas para o esporte, tempo de pista ilimitado. Se em troca disso ela quer fingir que seu velho tem interesse nas sujeiras que eu faço, o problema não é meu.

— Fingir?

Sorrindo, Cassie correu uma ponta do dedo para cima e para baixo na frente do robe.

— Sei quando estou sendo usada. Aquelas *conversinhas* indecentes serviram apenas para os interesses *dela*. Talvez ela quisesse arrancar alguma coisa do maridão, isso não faz mal a ninguém, certo? Só que agora ele está morto, entende? E morreu durante uma bela sessão de putaria. Ela que apagou o velho?

— Ela estava fora do país quando ele morreu.

— Sorte dela, eu acho.

— Você não gosta nem um pouco dela — comentou Roarke.

— Nem um pouco é bondade sua. — Cassie deixou o polegar e o indicador a poucos milímetros de distância um do outro, mas logo fechou o espaço com força. — É ela quem manda no pedaço. Vem com aquele papo de que "todos somos parte da grande e feliz família Anders", mas espera que todo mundo se curve e limpe o chão até a bunda aparecer. Tudo bem... Se posso fazer um belo boquete num gordo no andar de cima, também posso abaixar a cabeça e limpar o chão. Sou recompensada.

— Ela compartilhava com você informações sobre a vida sexual dela?

— Ela me disse que seu marido gostava de putarias e coisas estranhas, e que ela não gostava, mas a coisa era mais sutil que isso. Ela estava testando o terreno comigo. Meio que esperava que ela me contratasse para trepar com ele, para ela poder assistir e eu ganhar algumas vantagens. A verdade é que acho que ela não gostava de mim, assim como eu também não gostava dela. Nós duas sabíamos disso. Sabíamos que estávamos enfiando o pé na merda.

— O que você teve que fazer por ela para arrumar uma treinadora particular para a sua filha?

— Eu pago a treinadora. — Cassie bateu com o polegar entre os seios. — Sou eu que pago.

— Você não ganha grana suficiente aqui para bancar uma treinadora particular.

— Recebo muitas gorjetas!

— Que barulho é esse? — Eve inclinou a cabeça. — Ah, sim... o som de quinhentos dólares escorrendo pelo ralo.

— Merda. — Cassie se levantou com um salto e olhou fixamente para Eve. — Isso tudo tem a ver com o assassinato, certo? Isso é coisa grande. *Você* é coisa grande. Deus sabe que sim — disse ela, olhando para Roarke. — Preciso de alguma garantia de que vocês não vão me obrigar a abrir o bico para depois me enquadrar por algum delito menor.

— Se você está fazendo hora extra ilegalmente fora daqui, não estou interessada em te enquadrar por isso.

Cassie levou alguns instantes para olhar e analisar. Em seguida, aparentemente satisfeita com o que leu no rosto de Eve, assentiu com a cabeça.

— Faço um pouco de trabalho particular. Não estou licenciada para atender clientes particulares. Trepo com o pai da treinadora de graça todas as semanas. É uma espécie de troca e ganho desconto nas aulas. Para ser franca, ele é um cara legal. Não pode sair muito de casa porque se explodiu, cerca de trinta anos atrás. É deficiente, tem um monte de cicatrizes. Mesmo que Ava Anders se oferecesse para pagar a treinadora, eu manteria as coisas como estão, porque está funcionando muito bem. Mas ganho parte do fornecimento do resto das coisas para a minha filha. Se você tem alguma desconfiança em termos policiais de que eu andava trepando com Anders e estraguei tudo deliberadamente para parecer que ele bateu as botas, está redondamente enganada — garantiu a Eve. — Fico sempre em casa, todas as noites. Nunca deixo minha filha sozinha. Nunca! Pode perguntar a qualquer um da área. Se quer desconfiar de alguém, deve dar uma boa olhada na mulher dele. Certifique-se bem de que não era *ela* quem estava lá.

— Por que diz isso?

— Aquela vaca é corajosa. Também é fria e má.

Eles tinham acabado a conversa. Roarke conhecia muito bem o ritmo de Eve para saber que ela já tinha riscado Cassie da lista de suspeitos. Mas estava curioso.

— Por que trabalha aqui? Poderia ganhar muito mais dinheiro se fosse para um lugar com mais classe.

— Não danço merda nenhuma — afirmou ela, com ar alegre. — Lugares com mais classe exigem *strippers* perfeitas. Eu só tenho isso. — Abriu o robe, revelando um corpo cheio de curvas que já mostrava algum desgaste. — É bom, mas não excelente. Se for procurar algum lugar mais sofisticado — continuou ela, tornando a amarrar o robe com ar distraído —, vão querer que eu coloque no lugar tudo que está despencando. Aqui eles não se preocupam com isso, desde que você não falte nos turnos e aceite sua cota de boquetes e mãos amigas no andar de cima.

"Aqui, posso trabalhar só durante o dia para poder estar em casa à noite com a minha filha. Não existem muitos lugares por aí que me ofereçam essas vantagens. E nunca trabalho nos fins de semana, porque sempre fico com ela. É uma troca, mas vale a pena. Minha filha vale a pena. Vocês um dia vão vê-la ganhar a medalha de ouro nos Jogos Olímpicos. Ela é uma campeã nata."

— Gracie Gordon, vou me lembrar desse nome. Obrigada pelo seu tempo. — Eve deu um passo em direção à porta; Roarke pescou um maço de dinheiro do bolso e pegou algumas notas.

— Puta merda, você carrega toda essa grana no bolso? — Um ar de choque genuíno invadiu o rosto de Cassie. — Neste bairro?

— Carrego o que quiser. Aqui estão cinco notas de cem dólares e uma extra. É para a campeã.

Cassie olhou para as seis centenas de dólares em sua mão.

— Você é um cara legal, Olhos Azuis. — Ela ergueu a cabeça e olhou longamente para eles. — Um cara legal em todos os sentidos. Quando quiser uma transa explosiva grátis, basta me procurar.

— Seria, sem dúvida, uma explosão memorável — riu Roarke. — Só que minha esposa aqui é extremamente ciumenta e territorial. — Ele sorriu para Eve, que mantinha o olhar gélido.

— Ela? Você? Puxa, isso é um balde de água fria.

— Todo santo dia — resmungou Eve, e saiu.

Continuou caminhando sem parar até sair da boate e se ver de volta ao ar relativamente fresco da rua. Pôs as mãos nos quadris e girou o corpo para ele.

— Tinha de vir com aquele papo de "minha esposa"?

O sorriso dele permaneceu no lugar e até se ampliou.

— Tinha, sim. Senti uma necessidade desesperada de proteger você. Aquela mulher tinha planos especiais para mim.

— Também tenho um plano especial para você, daqueles que vão te impedir de sair do chuveiro.

— Olha só, agora você me deixou excitado. — Estendendo a mão, ele brincou com a gola do casaco de Eve. — O que tem em mente?

— Você deu a ela seiscentos dólares. Cacete!

— Pois é. Parece que você vai ter de pagar o jantar hoje à noite.

Ela fez um som abafado, uma espécie de resmungo rouco quando colocou as mãos no cabelo e os puxou com força. Não é de admirar que ela tenha dores de cabeça, ele refletiu.

— Escute aqui, Rei do Mundo... Você não tem nada que ficar distribuindo centenas de dólares para uma *stripper* que também é suspeita de um crime.

— Não é esse o Poder de Roarke que você buscava? — respondeu ele. — E não lhe dei os seiscentos dólares pelo seu sorriso fulgurante. *Além do mais...* — continuou ele, dando-lhe um cutucão de leve —, ela deixou de ser considerada uma suspeita importante no instante em que você a viu esbofetear aquele degenerado bêbado na boate.

Antes de ela ter chance de negar, o sujeito com voz rouca encostado na porta ao lado gritou:

— Ei, polícia. Você vai tirar essa carroça da rua ou pretende deixá-lo aí a noite inteira?

Ela simplesmente virou a cabeça e o pulverizou com um olhar tão duro que ele se calou.

— Se ela consegue ganhar seiscentos dólares em seis reboladas fazendo *pole dance* nessa espelunca decadente, *eu vou subir lá* para dançar também segurando o pole.

338 » J. D. ROBB «

— Por mais que adorasse presenciar essa cena, que na verdade acaba de ficar entalhada na minha mente, sou forçado a concordar com você. É muito dinheiro. Só que ela não fatura tanta grana ali. Também não ganha uma merreca. Falou em quinhentos, concordei com o preço. Os últimos cem dólares foram para a criança, e sei que ela vai entregar o dinheiro à filha. Admiro e respeito uma mulher que faz o necessário, seja lá o que for, para proteger um filho.

Eve soltou um suspiro que foi como uma lufada de vento que abranda a força ao bater nas velas de um barco. Ele tinha se lembrado de sua mãe, é claro, Eve percebeu. De tudo que ela tinha sacrificado e sofrido. E de como morrera.

— Mesmo assim — insistiu Eve, porque não conseguiu pensar em mais nada. — Por que acha que eu a tirei da lista de suspeitos quando ela bateu naquele idiota e o derrubou da cadeira?

— Porque você viu, como eu também vi, uma mulher objetiva que lida com as coisas de forma simples. Ela poderia ter matado Anders se as razões para isso fossem fortes o bastante, mas nunca o teria deixado ali para sufocar até a morte.

— Você deveria ser policial.

— Só está dizendo isso para se vingar do meu comentário sobre a "minha esposa". Com isso, vamos considerar que estamos quites.

Ela pensou na proposta.

— Tudo bem, só que não vou poder pagar o jantar porque estou dura, quebrada e sem grana. Podemos jantar de graça em casa. Por favor, entregue ao Debi e ao seu amigo Loide os outros dez que prometi. Pode ser?

Quando ele se juntou a ela na viatura, ela exibiu um sorriso.

— Aposto que não lhes deu nem uma gorjetinha.

— Na verdade, dei sim. Assim, se eles virem essa viatura modelo "carroça" aqui pela vizinhança, vão se lembrar das notas de dez dólares e da sua considerável ira. Agora, me diga uma coisa: por que está sem grana desse jeito?

Estranheza Mortal

— O quê? Ah... Sei lá! Porque as pessoas vivem querendo dinheiro meu para um monte de coisas. Você pede para a criatura lhe comprar uma Pepsi e ela logo estende a mão para você lhe dar a grana. Malditos.

— Quantas porcarias de latas de Pepsi você bebe por dia?

— Não sei exatamente. Além disso... ahn... você sabe como é, sempre pinta alguma despesa. Tenho informantes para pagar.

— Pagamento de informações é despesa coberta pelo orçamento departamental.

Seus lábios se curvaram.

— É verdade, mas, quando eu receber o reembolso disso, já estarei aposentada e curtindo aulas de hula em Maui. O que é isso, um tribunal de inquisição?

— Não entendo o motivo... e sim, vou usar a palavra; portanto, aguente... o motivo da minha esposa andar por aí sem um tostão no bolso. Faça a porra de uma retirada da sua conta no caixa eletrônico ou me peça um pouco de grana para passar algum tempo.

— Pedir a você um pouco de... — Felizmente o sinal de trânsito ficou vermelho, forçando-a a parar. Era ligeiramente mais seguro ela se virar de lado e olhar fixamente para ele com o carro parado. — Nem por um cacete eu lhe pediria algum dinheiro.

— Mas você acabou de me pedir dez paus para pagar o seu bandidinho de rua.

— Isso é diferente.

— Diferente em quê?

— É diferente porque... A grana não era para mim, era para ele. Vou fazer um vale para te pagar isso de volta.

— Possivelmente enquanto estivermos fazendo aulas de hula e provavelmente comendo poi havaiano. Não aja como idiota.

— Se você me chamar mais uma vez de idiota, tudo o que conseguirá comer será poi, porque é como um mingau e você vai estar sem a maioria dos dentes.

— Não te chamei um idiota, disse apenas para você não agir como idiota — retrucou ele. — E, se você não colocar essa porra de viatura para andar, teremos um tumulto público para debelar.

Eve notou que as explosões que aconteciam dentro da sua cabeça haviam bloqueado o som das buzinas. Acelerou e se sentiu fumegando pelos ouvidos durante alguns quarteirões, mas voltou a se manifestar no próximo sinal vermelho.

— Tenho cuidado muito bem de mim mesma ao longo de toda a minha vida e não preciso da "mesadinha do papai". Eu me viro muito bem!

— Ah, estou vendo isso, já que está andando por aí com os bolsos vazios.

— Tenho um cartão, não tenho?

O olhar que ele deu a ela teria murchado pedra.

— As coisas devem ter mudado muito desde que eu aplicava golpes nas ruas. Nunca aceitei dinheiro de plástico.

Nessa ele a pegou.

— Tudo bem, nos últimos dias fiquei sem dinheiro para acabar o mês. E daí? Não sei por que está tão chateado com isso.

— Não sabe, mesmo. Obviamente não sabe.

O fato de ele não acrescentar mais nada a essa declaração e permanecer mudo o resto do caminho, enquanto ela costurava pelas ruas rumo ao centro da cidade, mostrava que ele não estava simplesmente chateado, mas que atravessara o limite do "furioso".

Eve não entendia, não entendia nada, não entendia *mesmo*. Como eles tinham ido da situação perfeitamente aceitável de implicarem um com o outro para aquele momento de fúria concentrada?

Agora ele estava sentado ao lado dela, ignorando-a enquanto trabalhava novamente no seu tablet. Provavelmente xeretando a conta bancária dela para ver o quanto ela era idiota, em sua opinião de zilionário. Censurando-a e a perturbando só porque ficou meio sem grana antes de receber o próximo salário.

Foi isso mesmo, e daí?

Estranheza Mortal

Repetiu isso para si mesma, matutou sobre o assunto e ficou de cara amarrada pelo resto do caminho. Quando parou na frente da casa e ele saiu pela porta do carona, ela ficou em pé ao lado do carro que estava entre eles.

— Escute...

— Não, você é que vai me escutar, Eve. Vamos entrar para você poder ouvir o que tenho a dizer.

Como ele se afastou, ela teve pouca escolha, a não ser segui-lo.

Não preciso disso agora, pensou. *A última coisa que preciso hoje é de algum nó conjugal para desatar quando tenho tanto trabalho a fazer.*

Ela sempre tinha trabalho, uma vozinha lembrou, no fundo da sua mente, fazendo-a se sentir culpada.

Assim que entrou em casa, Roarke simplesmente ergueu um dedo. Eve observou, com surpresa e inveja, a forma como Summerset deslizou suavemente para longe do saguão sem pronunciar uma única palavra. Aproveitando que o caminho estava livre sem esforço da sua parte, Eve subiu a escada correndo, logo atrás de Roarke.

Ela imaginou que ele fosse direto para um dos escritórios ou para o quarto. Em vez disso, ele entrou em uma das salas de estar, um ambiente bonito e tranquilo. Uma profusão de plantas floridas enfeitava o trio de janelas da sala. Dois sofás pequenos e aconchegantes com listras suaves estavam um em frente ao outro, diante de uma refinada mesinha de centro feita de um material brilhante. Após se desvencilhar do casaco que vestia, Roarke o lançou sobre uma das lindas poltronas com revestimento de tecido elegante.

— Vou tomar um drinque para enfrentar isso — anunciou ele.

Ela não se surpreendeu ao ver a adega refrigerada que se abriu como um painel quando ele se aproximou. Depois de pegar uma garrafa e tirar a rolha, ele pegou duas taças em outro painel e serviu a bebida.

— Por que não se senta? — convidou ele.

— Sinto que estou prestes a levar um esporro dado por um pai irritado porque gastei todo o meu dinheiro comprando chocolates. Não gosto disso, Roarke.

— Não sou seu pai e não dou a mínima para com o que você gasta o seu dinheiro. Pronto, está melhor assim?

— Não.

— Poxa, que pena. Vou me sentar, beber este vinho e continuar a resistir ao impulso de bater com a sua cabeça contra a superfície sólida mais próxima.

Ele se sentou e tomou um gole do vinho, mas Eve continuou em pé.

— Você não pode estar assim tão revoltado só porque fiquei sem grana antes do próximo pagamento.

— Engano seu.

Ela teria preferido o calor e uma boa explosão quente vinda dele. Sabia que ele estava ciente disso e teve *certeza absoluta* quando ele lhe lançou um olhar gélido.

— Caramba, qual a importância disso? Tive algumas despesas inesperadas. Precisei dar grana a um informante na semana passada e depois... sei lá... gastei em outros lugares. Apareceu aquele garoto e...

— Acabei de dizer que não me importo com a forma como você gasta o seu dinheiro. O que me incomoda é você preferir andar por aí sem um puto no bolso a me pedir um pouco de dinheiro. Ou pegar alguma grana você mesma, já que sabe a combinação dos cofres da casa.

— Não vou entrar em um de seus cofres para...

— Pronto, aí está o problema. — Ele pousou a taça na mesa com um gesto tão cuidadoso e deliberado que Eve percebeu que ele mal resistira a jogar a taça longe. — Você não quer entrar nos *meus* cofres. Não consegue enxergar o quanto isso é um insulto para mim? Para nós?

Para dar a si mesma alguns instantes, ela tirou o casaco e o jogou sobre o dele. Em seguida se sentou e pegou o vinho. Analisou a bebida por um bom tempo.

— Acha que isso seria fácil para mim porque, já que somos casados, deveria ser muito tranquilo, sob a minha ótica, surrupiar uma grana dali para...

— Aí está você novamente. De que forma, cacete, isso seria caracterizado como "surrupiar"?

— Jesus! — Apesar da sua cabeça latejar, ela tomou um bom gole de vinho. — Porque é assim que eu sentiria. Você sabe quanto tempo levei para me acostumar a viver aqui... bem, *quase* me acostumei? Quanto tempo precisei para sentir, *sentir de verdade*, que esta é a minha casa? Não a sua casa, nem mesmo a nossa, isso era fácil. Mas minha? O seu dinheiro estava na coluna de desvantagens, para mim. Me apaixonei por você *apesar* disso. Se isso faz de mim uma idiota, que se dane.

— Vim do nada e construí isto. Tenho orgulho disso e entendo o seu orgulho. Sei também que o dinheiro significa muito pouco ou nada para você. Então, me explique por que, afinal de contas, você não pode pegar um pouco do que significa tão pouco, em vez de circular por aí com o bolso na reserva quando isso é ridiculamente desnecessário?

Ele não estava tão revoltado agora, ela notou com alívio. Perplexo, talvez um pouco magoado, mas não furioso.

— Não pensei nisso. Não percebi que estava com tão pouca grana até pegar aqueles dez dólares. Ando com um monte de outras coisas na cabeça, para piorar... Tudo isso é verdade, mas também é um jeito de escapar pela tangente.

Ela tomou mais um gole para aliviar o aperto na garganta.

— Não consigo. Sinto muito... sinto de verdade que isso magoe ou te deixe chateado. Não consigo estender a mão para pedir coisa alguma a você, muito menos dinheiro. Simplesmente não dá. Portanto, isso vai ter que continuar chateando, insultando ou sei lá mais o quê. Simplesmente não consigo fazê-lo, Roarke.

Ele pegou o copo de novo e não disse nada por alguns momentos enquanto continuava sentado, bebendo.

— E conseguiria se estivéssemos mais equilibrados em termos de dinheiro, como você diz?

— Não. O problema não é o quanto de dinheiro, é o todo da situação.

Ele procurou o rosto dela.

— Isso é teimosia, falta de visão e intransigência tola. Mas tudo bem...

— Tudo bem, então? — Estupefata, ela o encarou longamente. — Tudo certo? É isso aí?

— Essas podem ser três das suas características que ficam na minha coluna de desvantagens — disse ele, com um leve sorriso. — Mas me apaixonei por você apesar delas. — Ele pegou no bolso o monte de notas presas por um clipe e ergueu seu dedo, silenciando-a com o mesmo jeito eficaz que usara com Summerset. Colocou cinquenta dólares sobre a mesinha de centro. — Você vai me fazer o favor de aceitar isso como um empréstimo para que não saia daqui com nada além da cabeça dura e a bunda travada e cheia de atitude. Portanto, você me deve sessenta no dia do seu pagamento, contando com os dez que já dei.

— Ok. — Ela pegou a nota de cinquenta e a enfiou no bolso. — Chegamos a um meio-termo, então?

— Creio que sim.

— Ótimo. — Ela tomou mais um gole de vinho e olhou em volta. — Puxa... essa aqui é uma sala legal.

— É, sim. Acabou de ser redecorada. Ficou bom, em minha opinião

— Redecorada? Sério? Quando?

— Logo após as festas de fim de ano. — Ele sorria abertamente agora. — Tenho certeza de que mencionei algo a respeito com você sobre isso, caso você quisesse dar alguma sugestão sobre as cores, tecidos e assim por diante.

— Ah, sei. Acho que me lembro vagamente de algo a respeito. Você provavelmente se deu melhor sem mim.

— Nunca me dei melhor sem você. Nunca me darei.

Estranheza Mortal

Ela suspirou e sentiu o amor profundo que sentia por ele.

— Talvez a gente pudesse jantar aqui esta noite — propôs ela.

— Isso é mais uma espécie de meio-termo?

— Estava encarando mais como uma espécie de juros sobre os sessenta paus.

Ele riu e retrucou:

— Bem, então saiba que cobro taxas muito elevadas. Vai ter que preparar a refeição para cobrir esses juros.

— Isso não será problema. — Ela se levantou. — Para manter o espírito, escolho o prato principal: pizza. — Olhou em volta mais uma vez. — Onde, diabos, está o AutoChef daqui?

Eles se sentaram juntos em um dos sofás pequenos, e o clima tenso se desfez quando partilharam pizza e vinho. Ao longo da refeição o foco da conversa passou a ser assassinato, agradando a ambos.

— Foi então que Feeney ficou com o dosador de comprimidos — contou Eve. — Se soubesse que ia demorar tanto a me dar retorno, teria trazido o troço para você examinar.

— Se o aparelho foi adulterado, Feeney vai descobrir em breve. Em qualquer caso, mesmo que tenha sido, não vai provar que foi ela que o fez. Ele mesmo poderia ter reprogramado o dosador. Isso não vai funcionar no tribunal.

— Mas vai ter algum peso. Mesmo os pequenos pesos somam. O importante é caracterizar a oportunidade. Por outro lado, ela não pode provar que ele tomava soníferos de forma rotineira. Aliás, nem mesmo que consumia algum. Há apenas a palavra de Ava de que ele tinha amantes e as trazia para casa. Falei com três das antigas mulheres ou namoradas de Anders. Cada uma delas o descreveu como um tipo de amante tímido e doce, não muito aventureiro. E muito afável. Todas afirmaram o mesmo.

— Mais peso, certamente. Mas Ava plantou sementes quando insinuou que essa foi uma mudança relativamente recente.

— Um cara vai de doce, tímido e gentil na cama para um pervertido descontrolado que molesta menores? Ela vai ter muita dificuldade para convencer um júri disso. As puladas de cerca dela com Charles estão bem documentadas, mas não existe prova alguma de que Anders a traía. Isso vai trabalhar contra ela em vez de cobrir seu traseiro, conforme ela planejou. Tenho a declaração de Bebe Petrelli. Teria se encaixado muito bem, para mim, se Cassie Gordon tivesse contado algo na mesma linha. Só me resta imaginar que Ava percebeu que ela não conseguiria usar Cassie Gordon, certamente não dessa forma. Portanto, existe pelo menos mais uma pessoa nessa lista. A pessoa que Ava manipulou bem o suficiente, a ponto de convencê-la a matar por ela.

— Você já tem a candidata?

— Sim, mas vamos deixar essas possibilidades para amanhã. Preciso espalhar mais o campo de probabilidades. Talvez não seja uma repetição da mesma história, a abordagem da mãe dedicada. Ou de uma pessoa com manchas ou segredos. Pode ser que ela tenha escolhido alguém limpo, como você sugeriu, e então afastou essa pessoa do grupo. Pode ter feito dela um animalzinho de estimação. São tantos nomes, *tantos*! — ela reclamou. — Vamos levar semanas para analisar todos eles. Estou correndo atrás do meu próprio rabo. Isso me irrita.

— Vou te dar uma mãozinha nisso. Você certamente vai eliminar da lista qualquer pessoa que tenha um marido, esposa ou more com alguém, certo? Ela não correria riscos. Jamais se arriscaria à possibilidade da pessoa escolhida contar algo ao companheiro. Mães solteiras seriam a melhor aposta. Alguém sem familiares próximos, exceto pelas crianças, e também sem amigos, para aumentar a segurança. Alguém inteligente o suficiente para seguir as instruções, mas também suficientemente fraca ou assustada para seguir ordens ao pé da letra.

— Puxa, você deveria ser policial.

Ele simplesmente suspirou.

— Por que quer começar outra briga quando acabamos de fazer as pazes?

— É preciso uma sessão de sexo para fazermos as pazes de verdade.

— Beleza, eu topo.

— Não agora, garotão. — Ela o afastou com um empurrão de leve. — Trabalho primeiro, sexo de reconciliação mais tarde. — Levantando-se, Eve se perguntou se mais tarde iria se arrepender de dispensar a última fatia de pizza. — Preciso dar mais uma olhada séria no arquivo sobre a morte do velho. O sogro. Desmontar tudo e descobrir os pontos fracos. As pessoas não cometem assassinatos perfeitos, e ela certamente não conseguiria essa façanha pensando nos mínimos detalhes duas vezes. Se eu puder encontrar os pontos fracos lá, eles podem me levar aos pontos fracos aqui. Ou vice-versa.

— Acho que vou precisar daquele martelo novamente.

Ela sorriu.

— Sexo, sexo, sexo. Você só pensa *naquilo*!

— Minha mente é de mão única. — Ele se levantou, puxou-a para junto de si e lhe deu um beijo tão ardente que os olhos de Eve reviraram. — Estou só cobrando minha primeira parcela — explicou ele.

Ela olhou de volta para a sala enquanto eles saíam juntos.

— Redecorar, redecorar... Quanto tempo você levou para planejar a redecoração dessa sala?

— Para ser franco, tempo nenhum. Sou dono da empresa que fez o trabalho.

— Claro que é. Quanto tempo levaria esse planejamento para pessoas normais?

— Depende do tamanho do projeto, das exigências do cliente e de quanto dinheiro ele estaria disposto a gastar com a equipe de decoração.

— Aposto que seu pessoal conseguiria descobrir com facilidade que empresa Ava escolheu e quando ela fez a primeira consulta.

— Sim, aposto que conseguiriam. Vou fazer uma ligação. — Ele deu uma tapinha amigável na bunda de Eve. — Vou para o seu escritório em seguida. Quero me livrar desse terno.

Ela saiu da sala, mas logo se virou e recuou.

— Roarke? — chamou.

— Que foi? — respondeu ele, olhando para trás.

— Eu teria me apaixonado mesmo que você tivesse duas vezes o dinheiro que tem, o que é praticamente impossível. Estou só comentando...

— Eu teria me apaixonado por você mesmo que sua cabeça fosse duas vezes mais dura, mas isso também é praticamente impossível. Estou só comentando...

— Estamos numa boa, então — decretou ela, seguindo para o seu escritório.

Capítulo Dezenove

Quando ele entrou, ela estava sentada à sua mesa de trabalho com a jaqueta jogada sobre o encosto da poltrona reclinável. A jaqueta, ele sabia, iria incomodá-la enquanto trabalhava. E quanto ao coldre com a arma que ainda estava preso ao corpo? Seu peso não a incomodava mais que o peso dos próprios braços.

Um vapor suave subia da caneca sobre a mesa. Café, deduziu. Café tinha um peso quase idêntico ao da arma, em se tratando da composição essencial de Eve.

Ela ainda não tinha se deixado levar até à beira da exaustão naquele caso. Ele já a vira se dedicar, trabalhar, se preocupar e lutar com um caso até seu sistema simplesmente entrar em colapso por pura negligência. Mas, dessa vez, ele percebeu, era diferente. Ela estava energizada.

— É uma competição.

Ela olhou por cima e franziu a testa.

— O quê?

— Você está tão envolvida e determinada como sempre. Tornou a justiça para a vítima um desafio pessoal, como sempre faz. Só que não está sofrendo dessa vez.

— Sofrendo? Eu não sofro.

— Ah, mas sofre muito, querida Eve. Um assassinato enfurece você, até mesmo insulta, e as vítimas a assombram. Todas. Mas esse caso, especificamente, se transformou num desafio à sua capacidade, mais que todos os outros. Sua principal suspeita desafia você. E sua atitude em relação a ela, algo que me parece desagrado em nível pessoal, faz com que o desafio suba mais um degrau. Nem que a vaca tussa você vai se permitir deixar de vencê-la e enquadrá-la.

— Talvez. Qualquer coisa que funcione eu topo. Qualquer coisa que me faça encerrar o caso. Ah, veja só... a lista do eficiente Leopold acabou de chegar. Tenho aqui tudo que pedi a ele. A lista de mães que Ava aproveitava para fazer seu trabalho pesado. Pelo menos as mães das quais ele tinha algum registro ou vieram à sua lembrança. Vamos separar a lista entre nós, se estiver a fim de me ajudar.

— Transfira a minha parte para o meu computador.

— Ok. Vamos dividir os nomes por ordem alfabética. Devemos procurar por... Eu não gosto dela — confirmou Eve, de repente. — Não gostei dela praticamente desde o primeiro momento. Não gostei dela ao olhar para o monitor do sistema de segurança e ver a forma como ela entrou em casa naquela primeira manhã.

— Com seu cabelo impecável e a roupa que combinava com o resto — lembrou Roarke.

— Isso mesmo. Foi... — Eve estalou os dedos. — O problema é que isso arrasa com a nossa objetividade, então deixei a primeira imagem de lado. Só que a impressão continuou a voltar regularmente. Levei algum tempo... Bem, não muito tempo na verdade, para descobrir o porquê.

Estranheza Mortal

Como ele percebeu que havia algo por trás dessa afirmação, sentou-se na quina da mesa.

— Muito bem. Diga-me o porquê.

— Não fique irritado com o que vou dizer.

Ele inclinou a cabeça.

— Por que ficaria?

— Ela me faz lembrar Magdelana.

Ele não disse nada por um momento, simplesmente analisou a expressão de Eve. Em seguida se levantou e foi até o quadro do assassinato para estudar a foto de Ava.

— Não é apenas o jeitão classudo e o cabelo louro — explicou Eve.

— Não — disse ele em voz baixa. — Sei que não se trata apenas disso. — Pensou em Magdelana, a mulher por quem ele uma vez tinha se apaixonado. A mulher que o traiu e quando reapareceu em sua vida fizera de tudo ao seu alcance para ferir Eve e destruir seu casamento.

— Não apenas isso — repetiu. — As duas usam as pessoas, não é verdade? São manipuladoras com uma alma completamente egoísta envolta num verniz de sofisticação e estilo. As duas são do mesmo tipo, você tem toda razão.

— Pois é.

Ao ouvir o alívio em sua voz, Roarke olhou para Eve.

— Achou que eu ficaria irritado ou chateado com a comparação?

— Talvez um pouco dos dois, e talvez ainda mais se eu tivesse dito que, por ela me lembrar da Magdavaca, vou sentir uma satisfação extra, um prazer grande e quase orgástico quando a derrotar.

— Sei como é. Vingança por substituição.

— Ava merece a prisão pelos próprios méritos ou pela falta deles. Mas concordo; talvez role aí algum elemento de vingança por substituição.

Ele se inclinou e beijou o topo da cabeça de Eve.

— Qualquer coisa que funcione está bom para mim. E já que você mencionou isso, confesso que também vou desfrutar de um pouco de satisfação e prazer. Obrigado por isso.

352 » J. D. ROBB «

— Isso é vergonhoso, mesquinho e provavelmente inadequado.

— O que vai tornar tudo mais orgástico. Mande os arquivos para mim. Vou só me servir de um pouco do seu café e começar a pesquisa.

Qualquer coisa que funcione, pensou Eve mais uma vez quando ele entrou na cozinha. O que realmente funcionava eram eles dois.

Ela ordenou que seu computador copiasse e enviasse para a máquina de Roarke todos os arquivos a partir da letra N. Em seguida, abriu a sua parte dos arquivos e começou uma verificação rápida.

Havia uma abundância de pequenos escravos e serviçais para escolher, refletiu. Um campo vasto e bom de pessoas vulneráveis, necessitadas e gratas. A vaca só precisava circular as vítimas como um abutre até aparecer...

— Ei, espere aí... Uau, olha só!

Com o café na mão, Roarke voltou.

— Isso foi muito rápido.

— Espere, espere, espere um minuto. — Colocando o cabelo para trás com firmeza, Eve se levantou da cadeira. — Computador, exibir no telão os dados de Suzanne Custer.

— Quem poderá ser essa pessoa? — perguntou Roarke.

— Espere, espere um pouquinho. Computador, exibir na segunda tela os dados de Ned Custer.

Roarke esperou, analisou as duas fotos e os dados básicos de identificação.

— Marido e mulher, e ele foi assassinado — reparou Roarke. — Recentemente.

— É o caso de Baxter. — Ela se jogou de volta na cadeira. — Não guardei a porra do arquivo do caso. Preciso do arquivo completo.

— Chegue para lá — ordenou Roarke. — Levante-se daí e me dê um momento.

— Nada de hackear o computador de Baxter. Vou ligar para ele e...

— Posso pegar o que você quer muito mais depressa. Nem seria hackear, de tão fácil que é. E você tem autorização para acessar o arquivo, afinal de contas. — Ele deu um empurrão leve no ombro dela. — Deixe-me sentar nessa cadeira só um minutinho.

— Tudo bem, tudo bem. — Em todo caso, isso lhe daria algum tempo para circular pelo ambiente e pensar. Ela olhou para a mulher na tela. Um rosto bonito e discreto, mas com ar de cansaço. Um casal de filhos, salário de mãe profissional, marido mulherengo e com mão pesada.

— Coincidência porra nenhuma!

— Calada! — murmurou Roarke. — Só mais minuto aqui. Ah, conseguimos. Do que você precisa?

— Copie esses dados e coloque tudo no telão. Vamos investigar. — Ela sentiu que era aquilo, sentiu lá no fundo. Só que... — Quero a sua opinião aqui sem que eu te dê qualquer dica.

Ele leu, junto com ela, sobre a morte rápida e desagradável do tal Ned Custer; assassinado por uma pessoa desconhecida. Final ruim de um encontro sexual barato, garganta cortada por trás e castração em seguida; não foram encontrados traços de DNA do assassino; sem testemunhas. Nenhum rastro.

— A esposa tem um álibi imbatível, pelo que vejo.

— Sólido. A DDE analisou as ligações que ela recebeu e confirmou a fonte. Ela estava em seu apartamento quando ele foi degolado e capado. Não tinha namorados, nem parentes ou amigos. Baxter e Trueheart foram muito meticulosos, mas não descobriram nada.

— Ela é uma das mães de Ava.

— Exato.

— *Pacto Sinistro.*

— Hein? — Eve quase deslocou o pescoço ao virar a cabeça para ele. — Que pacto? Não houve pacto algum.

— Nunca mostrei esse filme para você, não é? — Friamente, ele continuou a estudar a tela e a ler os dados. — É uma boa história.

Meados do século vinte, um filme do Hitchcock. Você já assistiu a vários filmes dele e gostou.

— Sim, sim, e daí?

— Para resumir a história, dois homens que são completamente estranhos um ao outro se conhecem em um trem. As conversas os levam a uma constatação: cada um deles deseja se livrar de um determinado indivíduo em sua vida. E descobrem que isso poderia ser feito sem a polícia suspeitar de nada se cada um matasse o desafeto do outro. Muito inteligente, já que não existia ligação verdadeira de tipo algum entre os dois homens. Acho que o filme foi baseado num livro.

— Dois estranhos que se encontram — repetiu Eve.

— No filme, o homem que queria a própria esposa morta não matou o desafeto do outro, um sujeito instável que queria que o pai morresse. Mas a esposa do primeiro foi devidamente despachada e o sujeito instável pressionou o viúvo para concluir o acordo. É uma trama sinuosa e complexa. Você precisa ver esse filme.

— A troca foi o que fez minha cabeça encaixar as peças — disse Eve a ele. — A possibilidade que surgiu. Você mata o meu marido, eu mato o seu. Nós teremos álibis fortes, quem suspeitaria de uma de nós pela morte do marido da outra? Por que Baxter desconfiaria de Ava Anders no assassinato desse cara? Ela sequer o conhecia e, mesmo que você descubra que Suzanne Custer participa de um programa de ajuda a mães, isso não parece suspeito. Não significa nada.

— A não ser que você analise o assassinato de Tommy Anders, por puro acaso, e pesquise a fundo a ponto de descobrir esses dados. E comece a se questionar...

— O programa de probabilidades vai dar um resultado baixo. — Já irritada com isso, Eve silvou baixinho. — Vai ser baixo até eu informar mais dados. E quanto a você, acredita na hipótese?

— A pessoa de personalidade mais forte, a mais poderosa, arquiteta o plano e arrasta a mais fraca para ele. Faz sua parte do trato

Estranheza Mortal

antes para adicionar pressão e um sentido de obrigação. Até mesmo ameaça. Quando o mais fraco segue o plano original, a coisa não é tão limpa e arrumadinha como fora previsto. Sim, acredito.

— Sempre é mais fácil forçar a barra em cima de alguém mais fraco. Vamos trazer Suzanne Custer para depor; vamos trabalhar com ela. — Sem parar de caminhar, Eve passou várias vezes e olhou para o quadro do assassinato. — Se fizermos um bom trabalho com ela e a pressionarmos o suficiente, ela vai entregar Ava. Só que preciso de mais material. A bola está no seu campo.

Ele se afastou da mesa.

— Ainda quer que eu pesquise os outros nomes?

— Vou colocar alguém nisso. Acho que essa é nossa aposta mais segura, tenho uma sensação gostosa a respeito disso.

— Guarde-a para mim, ouviu?

— Rá! Preciso de tudo o que você puder levantar sobre Suzanne Custer. Baxter tem um arquivo sólido sobre o caso. Basta olharmos para os dados por um ângulo diferente agora. Suzanne não matou o marido. Matou o marido de Ava.

— Certamente houve contato entre as duas — assinalou Roarke — para confirmar a primeira morte e armar o cenário para a segunda.

— Onde será que Custer conseguiu a arma do crime, a droga, o produto para provocar ereção? Também houve um lugar onde encontrar as coisas. Ava deve ter dado a Suzanne a senha e a planta da casa. — Enquanto ela falava, Eve rabiscou nomes, conexões e perguntas. — Eles trocavam a senha a cada dez dias, deve ter havido um jeito de Ava repassar a nova senha para Suzanne. Ao mesmo tempo, vamos investigar Ava. Ela não terá um álibi tão perfeito para a noite do assassinato de Ned Custer. Ela se encaixa na cena do crime — acrescentou Eve. — Tem a altura certa para o ângulo do corte. Sabemos que tem a personalidade adequada para ter planejado tudo sem deixar vestígios; e também tem a personalidade certa para usar outra pessoa e conseguir o que queria.

— Baxter deve ter pedido à DDE para verificar todos os *tele-links* de Suzanne Custer, rastrear seus computadores de casa em busca de mensagens antes do assassinato do marido e também, suponho, uma semana depois, mais ou menos — lembrou Roarke.

— Sim, mas não no período anterior à morte de Anders. — Eve colocou o dedo sobre o nome de Thomas Anders em suas anotações. — Nada. Ela não era suspeita da morte do seu marido, pelo menos não com um álibi tão forte. A gente sempre olha, verifica e confirma, mas Baxter não sentiu nada estranho. Porque não havia nada para sentir. Vamos trazer os contatos de volta agora. Todos eles, inclusive os de Anders. Vamos levantar tudo que possa ter acontecido com eles antes do assassinato de Ned Custer.

Ela tamborilou com os dedos na mesa.

— Sendo um babaca como Custer era, aposto que ele tinha sempre remédios para provocar ereção por perto. Quanto aos tranquilizantes... Onde a mãe de dois filhos conseguiria obter isso? Porque foram ideia dela mesma. Essa parte não estava nos planos de Ava.

— É um trauma terrível quando seu marido é assassinado dessa forma — comentou Roarke. — Aposto que um médico solidário prescreveria calmantes para a viúva. Ela guardou todos em vez de distribuí-los por aí.

— Boa. Muito boa lembrança. Um médico não vai querer nos dar essa informação, não sem um mandado, mas podemos começar a analisar as finanças dela, ver se ela pagou por alguma consulta médica ou fez uma compra na farmácia entre os dois assassinatos. Num dia próximo do segundo assassinato. Sim, bem perto, aposto. Ela começou a amarelar conforme o dia fatídico foi chegando.

Eve pegou o *tele-link* e ligou para a casa de Baxter. Quando a ligação caiu na caixa postal, ela transferiu a ligação para o celular dele.

Música foi a primeira coisa que ouviu; algo baixo e suave; um blues que soava a preliminares sexuais. O rosto de Baxter surgiu na tela, com pouca iluminação de fundo.

Estranheza Mortal

— É melhor que isso seja muito bom, Dallas.

— Reunião no meu escritório de casa amanhã às oito da manhã em ponto.

— Estou de folga até segunda-feira. Tenho que...

— Não está mais. Avise ao seu garoto também.

— Dá um tempo, Dallas. Estou com o campo livre e uma morenaça quente pronta para ser analisada.

— Então é melhor ir analisá-la depressa, porque quero você aqui em casa às oito da manhã. Não está a fim de encerrar o caso Custer, Baxter?

A irritação desapareceu.

— Descobriu alguma coisa?

— Mais quente do que qualquer morenaça que você tenha com campo livre. Oito em ponto. Se você tiver mais alguma anotação pessoal que não esteja nos arquivos, traga-as.

— Ei, me dê pelo menos uma dica, cacete!

— *Pacto Sinistro*. Procure o filme. — Ela desligou, ligou para Peabody e depois para Feeney.

— Parece que vamos precisar do nosso bufê policial padrão para o café da manhã — decidiu Roarke. — Um especial de sábado.

— Você não tem que alimentá-los. Quero que Mira venha também — refletiu Eve. — Gostaria que ela traçasse os perfis das suspeitas. — Olhou para seu relógio de pulso. — Acho que ainda não é tão tarde, é?

— Depois que você interromper a noite dos Mira, me envie o arquivo. Vou dar uma olhada nas finanças.

Ela franziu a testa para ele.

— O arquivo ainda está aberto. Tudo bem, você poderia analisar tudo. Vou ordenar uma pesquisa completa nos aparelhos eletrônicos recolhidos. Quando estiver nos dados financeiros, veja se aparece alguma coisa sobre Suzanne Custer ter comprado brinquedinhos sexuais.

358 » J. D. ROBB «

Depois de copiar e enviar o arquivo, Eve olhou para o *tele-link*. Não era tão tarde, afinal, lembrou a si mesma. Mas estava com brinquedinhos sexuais na cabeça, e isso a levou a pensar que os Miras poderiam estar curtindo uma noite especial a dois.

— Caramba, até parece que estou doidona.

Eve preferiu evitar o drama e mandou uma mensagem direto para a caixa postal.

— Dra. Mira, não quero perturbar a sua noite. Tenho algo sobre o caso Anders, uma forte possibilidade de ligação com um caso de homicídio anterior que continua em aberto. Sei que amanhã é sábado... — pelo menos sabia agora que Roarke dissera — mas tenho uma reunião com a equipe em meu escritório de casa amanhã às oito horas e...

— Eve? — atendeu a psiquiatra.

— Ah, olá, doutora. — Havia música ali também. Não era música de fundo de vídeo pornô, graças a Deus, mas o clima indicava a Eve uma noite íntima em casa. — Desculpe incomodá-la quando a senhora está... descansando. É que marquei um encontro e gostaria que a senhora participasse dele. Na verdade, é uma reunião no meu escritório aqui de casa na parte da manhã, se a sua agenda estiver...

— A que horas?

— Oito.

— Consigo ir, sim. Estarei aí. Quer que eu estude algum arquivo nesse meio-tempo?

— Preferia que a senhora viesse sem saber de nada.

— Tudo bem. — Mira desviou o rosto, sorriu e enviou um olhar caloroso para fora da tela. — Dennis está te mandando um abraço. Vejo você amanhã de manhã.

— Obrigada.

Eve se afastou do *tele-link* e pressionou os dedos sobre os olhos.

— Eles vão fazer o que eu estou pensando — murmurou. — Se não agora, em breve. Preferia não saber disso.

Estranheza Mortal

Para apagar a imagem e o pensamento da cabeça, voltou para o arquivo de Baxter e continuou a cavar informações.

Algum momento mais tarde, o gato surgiu e pulou sobre a mesa. Quando não conseguiu nada além de um "não deite em cima das minhas coisas", saltou de volta para o chão e caminhou lentamente rumo aos domínios de Roarke.

Ela abriu um novo arquivo, listou as correlações, as conexões reais e possíveis e as linhas de tempo. Usando a parte traseira do seu quadro de assassinatos, organizou fotos, anotações e relatórios. Afastou-se um pouco e estudou tudo.

Ela podia ver o cenário completo e verdadeiro. Os passos, os estágios, os movimentos, os erros. Só que isso não era suficiente, admitiu. Não para uma prisão, nem para uma condenação. Mas isso tudo viria.

Uma chave e uma fechadura, era assim que ela via as coisas, agora. O caso Anders era a fechadura, o caso Custer era a chave. Uma vez que ela as encaixasse girasse lentamente, a porta, sem sombra de dúvidas, iria se abrir. Então ela esticaria a mão e agarraria Ava pela garganta.

Virou-se e foi até o escritório de Roarke. Ele estava sentado à sua mesa com o gato estendido no colo.

— Encontrou alguma coisa?

— As finanças de Suzanne Custer não lhe permitem muito espaço para manobras. Pelo que pude ver, o marido é que movimentava a conta até morrer. A maioria dos saques e débitos foram feitos no nome dele. Vi várias compras feitas num sex-shop específico chamado Just Sex nos últimos seis meses antes da sua morte prematura. Não foi surpresa encontrar itens pelos quais talvez você tenha interesse...

— Espero que esteja falando de interesse profissional.

Ele simplesmente sorriu.

— Pensando nisso, fui em frente e me diverti um pouco. Fiz uma pesquisa nos arquivos do vendedor e...

— Invadiu o computador da loja?

— Por que esse tom de desaprovação? Explorei o terreno. Você certamente fará a mesma coisa por meios legais e tediosos, mas gosto de satisfazer minha curiosidade.

Ele não disse mais nada, simplesmente pegou a garrafa de água sobre a mesa e bebeu alguns goles. Seus olhos riram para ela por trás da garrafa.

— Merda! Isso mesmo, vou conseguir os dados por meios estritamente legais, mas o que você achou?

— Várias aquisições de um produto que é comercializado sob uma marca deliciosamente curiosa e pouco sutil: "Pau Duro." O líquido vem em uma garrafa de formato fálico.

— Número um confere.

— Também achei compras de vários estimulantes e brinquedinhos sexuais. Anéis penianos, consolos, preservativos texturizados, vibradores.

— Número dois confere.

— Não achei nada sobre os cordões, sinto muito.

— Mas os vendem lá. Fizemos a verificação do tipo de produto e o tipo de cordão, e eles vendem. Será que Suzanne não fez uma visitinha à loja?

— Não há registro disso. Mas também aceitam pagamento em dinheiro. No entanto, ela visitou uma clínica médica duas semanas antes da morte de Anders. Consultou-se com um tal de dr. Yin, segundo os registros.

— Registros que você descobriu invadindo o sistema da clínica.

— Descobri explorando — disse ele, suavemente. — E ela fez uma compra no cartão de débito na farmácia ao lado da clínica, oferecendo uma receita para uma caixa de seringas de pressão caseiras e uma forma líquida de lotrominafina... um barbitúrico usado para induzir o sono e ajudar pessoas com problemas nervosos.

— Número três confere com distinção, luzes vermelhas e sininhos de alegria. Preciso obter todos esses dados através dos canais legais e enfileirar tudo. É com isso que vou derrubá-la.

Estranheza Mortal

— O que você vai fazer?

— Nunca é muito tarde da noite para ligar para uma promotora de justiça, certo? — perguntou ela, correndo de volta para a sua mesa. — Vou ligar agora mesmo para Reo, entrar direto no assunto e dar a largada na papelada necessária na obtenção dos mandados de busca para os lugares que você acabou de me informar.

— Depois dela ter recebido tudo embrulhado para presente e envolto numa fita — disse Roarke para o gato. — Esses policiais são assim mesmo.

Ele ouviu Eve conversando com Cher Reo para em seguida convencer a promotora de voz suave e cabeça dura. Resolveu se ocupar ao longo dos minutos seguintes estudando e analisando as últimas semanas na vida financeira de Suzanne Custer.

— Caia fora, vá para outro lugar — disse Roarke para Galahad, pegando o corpo mole do gato e o colocando suavemente no chão. Em seguida, foi até o escritório de Eve e viu que ela estava sentada à sua mesa, preparando mais anotações.

— Ela vai aceitar os pedidos de mandado. Reclamou muito, mas aceitou.

— Reclamou? Talvez porque você tenha entrado em contato com ela quase à meia-noite.

— Sim, basicamente o motivo foi esse. Você pode imaginá-las assim — Eve ergueu as duas mãos com os dedos abertos, apontou uma para a outra e entrelaçou os dedos. — Elas são como dentes de uma engrenagem. Basta ver o quadro de longe. É uma máquina quase perfeita, para manter a imagem da engrenagem. Limpa e eficiente. O problema foram os operadores. Ela cometeu um erro grave ao tentar escolher a pessoa perfeita para operar a máquina.

Ele se encostou novamente à mesa.

— Por que a escolha dessa pessoa foi um erro?

— Olhe só para ela. — Eve fez um gesto em direção à tela. — Veja os dados do seu passado, observe o seu rosto. Ava olhou e enxergou uma mulher fraca, extremamente manipulável e fácil de intimidar só porque ela aceitava um marido safado e uma relação abusiva. Enxergou uma mulher comum para quem ninguém vai olhar duas vezes. Uma mulher que *deve* muito a ela.

— E o que você vê?

— Isso, tudo isso. Mas também vejo uma mulher que separa um tempo e passa por muitas dificuldades em busca de algo melhor para seus filhos, algo que os torne felizes. Uma mulher que, de acordo com as declarações dos vizinhos, colhidas por Baxter, mantém os filhos e ela mesma na linha e longe de problemas. Ela nunca cruzou o limite da contravenção antes. Quando você obriga uma pessoa desse tipo a ultrapassar as fronteiras da lei ou a seduz para que faça isso, mais cedo ou mais tarde ela olha para trás e se arrepende. Vou fazer com que se arrependa mais cedo.

— Pode começar a fazer isso daqui a menos de oito horas.

— Por que... Ah.

— Não há nada mais que você possa fazer agora à noite.

— Não, sei que não há. — Salvou os arquivos, copiou o que a interessava e desligou o computador. — Provavelmente é melhor deixar essas ideias cozinhando em fogo brando.

Ele tomou a mão dela e a puxou para junto de si quando Eve olhou mais uma vez para o quadro do assassinato.

— Vai interessá-la saber que Suzanne Custer ficou melhor com o marido morto, em termos financeiros, do que quando ele estava vivo.

— Seguro de vida, uma pensão decente.

— Mais que isso. Em uma análise rápida das suas finanças nos últimos 12 meses, vi que ele gastava cerca de 46% de todo o rendimento familiar em suas necessidades pessoais, desejos e caprichos. Deixava os outros 54% para cobrir as despesas de habitação, alimentação, assistência médica, vestuário, transporte, material escolar para as crianças e assim por diante. Ela recebeu o seguro de vida dele e, na condição de mãe profissional viúva e recebendo pensão pela morte do marido, mantém quase a mesma renda de antes. Cerca de 8% menos.

Estranheza Mortal

— E 46% menos escorrendo pelo ralo. Então ela ficou, na verdade, com... Por que tenho que fazer contas à meia-noite?

— Ficou com 38% de lucro, usando essa tabela e tomando um ano como exemplo.

— Bom o suficiente para mim. Não são os megamilhões que Ava faturou, mas é uma quantia considerável. É... proporcional, se analisarmos bem. Esse será outro botão para apertar com força quando levarmos Suzanne Custer para interrogatório. Obrigada.

Ela refletiu sobre isso enquanto se despia.

— Alguns dos seminários que Anders oferecia eram sobre orçamento doméstico e planejamento financeiro. Quanto você aposta que Ava conversou com Suzanne sobre essa sua situação e como poderia torná-la muito mais interessante?

— A estratégia básica seria listar todas as vantagens. E desprezar todas as desvantagens do *status quo*. Imagino que alguns desses seminários abordavam as vantagens de ser proativo, ter autonomia e capacitação, fazer escolhas difíceis para melhorar sua situação familiar. Toda e qualquer coisa desse tipo poderia ser distorcida por uma mulher inteligente para seduzir, como você disse, alguém vulnerável.

— Tantas especulações psicológicas — refletiu Eve —, e tão poucas evidências sólidas.

— Deixe tudo em fogo brando até amanhã de manhã — lembrou Roarke. — E por falar em sedução. — Ele segurou seus quadris. — Acho que ainda precisamos terminar de fazer as pazes.

— Ah, sim. Acho que poderia encaixar isso na minha agenda agora. — Apoiando as mãos nos ombros dele, ela deu um impulso no corpo com a base dos pés, pulou e envolveu a cintura dele com as pernas. — Estávamos muito putos um com o outro?

— Putíssimos.

— A briga não me pareceu tão ruim, analisando agora.

— Foi uma verdadeira batalha campal que praticamente abalou as bases do nosso casamento.

— Sei... Até parece!

— Mas foi, sim. — Ele lhe deu um aperto na sua bunda antes de se jogar na cama com ela. Depois, riu e a beijou de leve. — Um dia é sempre bom quando termina assim.

Ela colocou uma mão no rosto dele e o acariciou.

— Atualmente todos os dias são bons para mim, mesmo os que parecem ruins.

Todos bons, pensou ela, *com ele*. Quando sua boca se elevou para encontrar a dele, ambos mergulharam no momento.

Dessa vez seria lento e fácil, tranquilo e doce. E com muita cara de "casamento", observou Eve, com cada um antecipando os movimentos do outro. Uma elevação, uma descida, um giro, um deslizar. A emoção... sim, seria todas as vezes e para sempre uma emoção forte... a sensação dele, o gosto dele. Mas com uma espécie de conforto que permeava tudo, como uma fita de veludo que envolvia uma lâmina de prata.

A pulsação de Eve acelerou, e seus músculos, tensos depois de um dia muito longo, relaxaram.

Ele a sentiu se entregando de forma fluida e lenta. Era como uma rendição para si mesma. Isso aqueceu o sangue dele e acalmou seu coração, mesmo quando as batidas se aceleraram e se tornaram mais fortes e urgentes. Ele a tomou bem ali, sob a linha do maxilar, onde a pele era tão surpreendentemente doce. O prazer deslizou através dele enquanto as mãos dela o acariciavam, agarravam e pareciam sussurrar sobre sua pele.

Foi ela quem o recebeu, se abriu e também tomou, guiando-o para o calor. E depois o apertou com força de tal modo que cada estocada lenta e pulsada parecia bombear energia através de ambos.

Tudo foi lento, maravilhosamente lento, arrancando aos poucos o prazer de ambos, cada gota. Ela o olhou no fundo dos olhos, os dedos trançados com os dele agora, presos um ao outro enquanto se seguravam e seguiam o ritmo torturante. Ela se segurou, até

Estranheza Mortal

mesmo quando a respiração ficou mais descompassada e sua cabeça se lançou para trás.

Ele apertou os lábios contra a curva da sua garganta. Lambeu a pulsação louca bem ali, ao longo do ponto doce sob o queixo dela. Sua boca se fundiu com a dela, e nessa ligação final ele se permitiu gozar.

Capítulo Vinte

Eve aprontou tudo bem cedo na manhã seguinte, depois de reunir os dados que já tinha acumulado e organizado. Por algum tempo, resolveu deixar de lado os resultados das *explorações* de Roarke. Os mandados conseguiriam aquelas informações legalmente em breve.

Decidiu não dizer nada sobre a mesa de buffet e as cadeiras extras que, de algum modo, tinham misteriosamente encontrado o caminho até o seu escritório. De que adiantaria reclamar? Repassou as anotações e deu uma última olhada nos seus quadros do assassinato.

Baxter a surpreendeu entrando na sala pouco antes das oito.

— Acho que a morenaça não era tão quente, afinal — brincou Eve.

— Era de queimar os dedos. Deixei-a quentinha e aconchegada no... Ei! Isso tudo é comida? Cacete!

Eve o observou ir como uma bala até a mesa do buffet e levantar a primeira bandeja sobre o aquecedor.

— Uau, isso é bacon! — Pegou uma fatia e deu uma mordida.

— Sirva-se à vontade — disse Eve, secamente.

Estranheza Mortal

— Vou mesmo. — Sem demonstrar vergonha nem comedimento, Baxter pegou um prato. — Enquanto eu como você pode me dizer por que me trouxe aqui para comer bacon e... ei! Ovos de galinhas de verdade às oito da manhã de um sábado!

— Vai saber de tudo quando a equipe chegar.

— Temos uma equipe agora? — Ele circulou diante das bandejas aquecidas e começou a empilhar comida no prato enquanto dividia o olhar entre Eve e as ofertas do buffet. Pareceu a Eve que ele tentava decidir no cara ou coroa o que o interessava mais.

— Sim, temos uma equipe agora. Onde está Trueheart?

— A caminho. E Peabody?

— Chegando. Chamei Feeney e Mira e... o civil também vai participar — avisou ela quando Roarke entrou.

— Olá, Baxter.

— Bacon de primeira! Obrigado.

— O prazer é meu. — Roarke se serviu de uma caneca de café, ergueu as sobrancelhas para Eve e perguntou: — Vai uma, tenente?

— Sim, sim, por que não? Vamos ver se conseguimos trabalhar um pouco entre uma refeição e outra.

— Eba, café da manhã! — Peabody entrou no aposento quase pulando, pouco à frente de McNab.

— Eu te disse para não alimentar os cãezinhos — sussurrou Eve, encarando Roarke.

— Mas eles são tão fofos. — Roarke lhe entregou o café.

— Desculpem, cheguei atrasado? — Trueheart entrou apressado. — É que perdi o... Uau! — Seu rosto de jovem herói ficou brilhante como uma vela de aniversário ao ver a mesa.

— Pegue um pouco de porco, garoto — sugeriu Baxter, olhando para ele. — Alimentos para a equipe. Olá, Feeney! Olá, dra. Mira.

— Bom dia. Vejam só, isso não é lindo? — Mira lançou um sorriso para Eve e um ainda maior para Roarke. — Quanta consideração de sua parte!

— Não coma o bacon todo, McNab! — gritou Feeney, empurrando-o para fora do caminho e conquistando uma fatia para si mesmo.

— Tem presunto também — informou McNab, com a boca cheia.

— Quando todos vocês acabarem de encher a cara de comida, talvez possam me ouvir.

— Não tenho problemas para ouvir enquanto encho a pança de comida — declarou Feeney, olhando ao redor. — E vocês?

— Tudo bem, droga, então encham os pratos e se sentem em algum lugar por aí. — Policiais e comida, pensou Eve. Colocá-los na mesma sala era um convite para o caos. — Esta é uma reunião oficial da equipe, e não um buffet do tipo "coma tudo que aguentar".

— Pronto, aqui está, tenente. — Roarke lhe entregou um prato de bacon com ovos. — Você não vai se sentir tão irritada se aproveitar um pouco desse café da manhã.

— Isso é culpa sua.

— É verdade, eu confesso. — Ele sorriu sem um pingo de remorso. — Vá em frente, então, coloque alguma comida para dentro.

Ela fez isso, acompanhando todos os outros.

— Alguns de vocês, abutres... desculpe — disse Eve, dirigindo-se a Mira —, não quis ofendê-la, doutora.

Mira deu uma bela mordida numa omelete cremosa.

— Não me senti ofendida.

— Alguns de vocês devem estar cientes de que o detetive Devorador de Bacon, aqui presente, e também o seu auxiliar, o policial Biscoito Amanteigado, pegaram um caso de homicídio há dois meses. Baxter, faça um resumo do caso.

— Ned Custer — começou ele, e apresentou os fatos básicos.

Quando terminou, Eve se virou e colocou os dados da carteira de identidade de Suzanne Custer no telão.

Estranheza Mortal

— O álibi da viúva se mantém firme e forte — disse ela. — As ligações que ela fez pelo *tele-link* foram originadas do seu apartamento, e as análises feitas pela DDE confirmaram que foram realizadas naquele momento, e não retransmissões de uma gravação. Suzanne Custer não cortou a garganta do seu marido. Ela não só não estava no lugar, como também não tem os requisitos físicos para aplicar o golpe mortal.

— Ela é muito baixa e seu corpo é muito delicado — confirmou Baxter, entre duas garfadas.

— Uma investigação extensa e aprofundada foi efetuada pelo nosso investigador principal guloso aqui presente e pelo seu auxiliar. Não foi identificada nenhuma amante, nem parente ou amigo que pudesse ter matado Custer no lugar da esposa — continuou Eve. — A investigação também não encontrou nenhum pagamento ou outra ferramenta de troca que possa ter sido usada pela esposa para contratar o assassino. A viúva, no entanto, se beneficiou financeiramente da morte de Custer e, como a vítima tinha uma história documentada de abuso contra a mulher, adultério, além de manter o fluxo de dinheiro para a família sob forte vigilância, a viúva também se beneficiou em níveis emocionais, físicos e práticos.

— Dallas, não podemos prendê-la. — Baxter ergueu as mãos, e uma delas segurava um pedaço de presunto grelhado na ponta de um garfo. — Fizemos uma busca aprofundada em cada possibilidade e ângulo que pudesse ligá-la ao assassinato.

— A esposa saiu limpa todas as vezes. — Trueheart se mexeu na cadeira quando Eve desviou o olhar para ele. — Quando Baxter e eu fomos informá-la da morte do marido, ela não ficou muito surpresa por ver tiras batendo em sua porta. Pareceu mais cansada e resignada. Avisou que não teria dinheiro para pagar a fiança dele. Quando lhe contamos que ele estava morto, ela ficou branca como papel. Essa reação não me pareceu falsa, devo acrescentar. Foi verdadeira.

— Provavelmente foi verdadeira, sim. Vamos passar para o caso Thomas Anders. Peabody e eu pegamos o assassinato dele para investigar.

Baxter foi se servir de mais café enquanto Eve apresentava os fatos principais do caso.

— Está procurando uma conexão entre os dois casos? — perguntou. — Porque ambas as vítimas parecem ter sido mortas por uma acompanhante licenciada ou algum outro parceiro sexual, certo?

— Essa é uma conexão interessante, não é? E um dos erros que foram cometidos. Ava Anders. — Eve ordenou que os dados de Ava aparecessem lado a lado com os de Suzanne, no telão. — Ela também tem um álibi perfeito para o momento em que o marido foi assassinado. Apesar de ter mais amigos e certamente mais influência e recursos que Suzanne, nenhuma evidência nos leva a suspeitar da contratação de um assassino de aluguel. Seu círculo de amigos não se encaixa no cenário. Ela também lucrou financeiramente com o crime e, quando raspamos a superfície das suas alegações sobre ter um casamento feliz e encontramos várias mentiras e manipulações por baixo do pano, vimos que ela também lucrou em vários outros níveis.

Ela se virou para estudar o quadro.

— Essas mulheres têm muito em comum sob a superfície. E estão conectadas. Outro erro. Os dois filhos de Suzanne Custer fazem parte dos programas desportivos da Fundação Anders. Ela participou de vários seminários de Ava e dos retiros para as mães. Também fez trabalhos voluntários para a sua benfeitora.

— Ah! — Isso foi tudo que Feeney disse, mas Eve olhou para ele e percebeu que a ficha tinha caído.

— Acha que Ava Anders teve a ideia de se livrar do marido depois do que aconteceu com Ned Custer? — As sobrancelhas de Baxter se juntaram enquanto ele olhava fixamente para o quadro.

— A pequena Suzanne teve um golpe de sorte, porque eu também

Estranheza Mortal

não posso ter? Talvez ela tenha convencido alguma acompanhante licenciada a fazer esse favor e pagou através dos programas beneficentes da empresa, e então...

— Foi mais simples que isso — declarou Feeney, enquanto apreciava uma garfada de fritada de batata. — Quanto mais simples, melhor.

Baxter franziu a testa.

— Mas então... Caramba!

Ele finalmente entendeu e Eve notou quando aconteceu. A descoberta foi forte o bastante para fazê-lo se esquecer do café e do bacon.

— Pode me dar uma mãozinha aqui? — pediu ela a Roarke.

Juntos, eles viraram o quadro do assassinato e a parte de trás ficou de frente para todos.

— Ava Anders foi de Bebe Petrelli para Cassie Gordon. Não serviram para o que ela queria, mas ela testou o terreno com ambas. Ava Anders foi para Charles Monroe. Um acompanhante licenciado profissional de reputação impecável. E o usou para construir a alegação de que seu marido gostava de pular a cerca, mas ela não. Disse que o amava muito apesar disso. De Ava, vamos para Brigit Plowder e Sasha Bride-West. Álibis dela. Amigas muito íntimas.

Enquanto descrevia cada personagem, Eve batia na respectiva foto para reforçar a ligação.

— De Ava, seguimos para Edmond e Linny Luce. Amigos da vítima que, por sua vez, confirmaram que ali havia um casamento confortável e feliz. Só que não gostam de Ava. Por baixo do verniz social, não gostam nem um pouco dela. Ava não contava com isso. Não contava com qualquer conexão real que fosse feita entre ela, senhora da casa e rainha da caridade, com as mulheres menos afortunadas nos programas que supervisionava.

Nesse instante, Eve colocou o dedo sobre a foto de Ned Custer.

— Ela certamente também não contava que qualquer ligação fosse descoberta entre o assassinato de um mulherengo imbecil de baixa renda e a morte do marido dela, um famoso filantropo. Foram assassinatos cometidos com meses de intervalo entre um e outro, com *modus operandi* diferentes e em bairros distantes um do outro.

— Isso poderia dar certo — disse Peabody, quase prendendo a respiração. — Isso realmente poderia funcionar.

— Funcionou — corrigiu Eve. — Dois homens estão mortos.

— Acha que elas *trocaram* os assassinatos uma com a outra! Puta merda! — exclamou Baxter.

— *Sei* que fizeram isso. Ava planejou tudo durante muito tempo. Por pelo menos dois anos, já que acredito que também é responsável pela morte do sogro. Provavelmente planeja há mais tempo ainda. Quando o sogro saiu de cena — Eve bateu na foto de Reginald Anders —, muito mais entrou em jogo. Mais dinheiro, mais poder, mais controle. A pele falsa que ela usava, podem acreditar, começou a apertar demais seu corpo. A cada dia ela era obrigada a olhar para o cara com quem tinha se casado, bancar a esposa contente, ouvir o blá-blá-blá interminável dele sobre seus esportes, seus negócios e seus programas. Planejar os assassinatos a ajudou a passar por tudo isso. Era uma luz no fim do túnel.

— Isso mesmo — concordou Mira, quando Eve se virou para ela. — Para uma personalidade orientada para a meta específica, uma pessoa que enxerga o panorama geral, o planejamento sempre é uma parte da recompensa. Para alguém que é hábil em desempenhar papéis difíceis a longo prazo, certamente haveria uma satisfação considerável no sucesso desse plano. Mas você está falando de anos, Eve. Qualquer ator desse tipo, por mais amoral e condescendente que seja consigo mesmo, exigiria momentos de folga para respirar.

— O marido viajava muito e sua mulher o incentivava. Costumava receber amigos durante as viagens da vítima e sempre deixava de fora o sobrinho do marido e seus amigos mais próximos. Eram festas *dela*, feitas *do seu jeito*. E havia Charles. Ele acrescentava veracidade à farsa, ajudava na formação do quadro, mas não vamos esquecer a liberação fornecida pelo sexo de qualidade, especialmente quando

Estranheza Mortal

você está no comando. A cliente tem o poder quando está com um acompanhante licenciado.

— Se Ava matou Custer, deve tê-lo vigiado e perseguido — sugeriu McNab. — A esposa dele não poderia saber qual boate o marido visitaria a cada noite. E a assassina não pode ter cometido o crime por impulso de momento. O cenário teve que ser planejado.

— Exatamente! Vamos investigar mais uma vez os locais que ele costumava frequentar, mostrar a foto de Ava e também a foto dela com o cabelo ruivo que já pedi para Yancy produzir. Ela escolheu o lugar, só pode ter sido assim. Uma mulher desse tipo não deixaria nada por conta do acaso.

— Concordo — disse Mira.

— Vamos encontrar uma conexão entre ela e o apartamento barato onde ele morreu. Mostrar a foto dela por lá. Ela não vai ter álibi para a noite do assassinato de Custer, mas precisamos ter certeza disso. Ela comprou a peruca e as roupas. Vamos descobrir onde. Vamos repassar os arquivos do caso da morte do sogro e encontrar seus erros. E vamos prendê-la. Vamos enrolá-la e dar mil nós; vamos derrubá-la com duas acusações de assassinato e uma de conspiração para cometer assassinato.

— Suzanne Custer — murmurou Baxter.

— Sim, é a agulha no palheiro *e também* a agulha que vai puxar toda a linha. Ela confia em você.

— Sim. — Baxter suspirou. — Confia mesmo.

— Vamos usar isso. Precisamos desmontá-la juntos, Baxter, você e eu. Vamos quebrá-la com facilidade porque ela não é durona como Ava.

— Ela ficou nervosa. — Trueheart voltou a atenção para Baxter. — Quando voltamos a conversar alguns dias após o assassinato, ela pareceu agitada e nervosa. Não quis falar com a gente. Você que acabou a convencendo.

— Sim, exato — confirmou Baxter. — Isso devia ter me servido de alerta, mas não havia nada para podermos acusá-la. Nada. Então coloquei a culpa do comportamento dela no seu nervosismo por toda a situação. Ela me enganou, porra.

— Agora poderemos pegá-la — lembrou Eve. — Dra. Mira, a senhora pode nos dar um perfil genérico da personalidade de Suzanne Custer?

— A partir da visão geral do Detetive Baxter, eu diria que ela é uma mulher que aceita ou espera a própria vitimização. Ela aceitou, e certamente conviveu, com o comportamento abjeto do marido. Embora pareça que tentou dar mais aos filhos, não conseguiu tirar proveito dos programas oferecidos para as mulheres que são vítimas de abuso. É possível que não veja a si mesma como tal. Não controla, nem busca, o controle. Neste ponto, até um estudo mais aprofundado, minha opinião é que ela teme e procura a aprovação dos que exercem autoridade sobre ela.

— Uma mulher que faz o que mandam.

— É o que parece — confirmou Mira —, a partir dos dados que tenho neste momento. Gostaria de analisar seu passado e sua infância.

— Agradeceria muito se a senhora fizer isso o mais rápido possível. Feeney e McNab, preciso de uma pesquisa sobre as compras de eletrônicos que ela pode ter feito. Procurem a peruca e os disfarces de Ava. Cavem fundo. Ela pode ter comprado os acessórios um ou dois anos atrás. Droga, pode ter essas roupas há mais de uma década. Procurem toda e qualquer comunicação entre ela e Suzanne Custer que possa estar em seus *tele-links*, e em todos os da casa dos Anders. Também tenho mandados para verificar os dispositivos de comunicação que pertençam a Plowder e a Bride-West.

— Vou cair dentro — disse Feeney e continuou comendo.

— Trueheart, você vai com o Peabody. Verifique as compras de Suzanne em uma loja obscena chamada Just Sex. O marido dela fazia muitas compras lá; se ela precisasse de alguma coisa para a sua tarefa, as probabilidades são grandes de que teria ido nesse sex-shop. Consigam os exames médicos dela na clínica. Ela se consultou com o dr. Yin; peguem também as receitas entregues na

Estranheza Mortal

farmácia. Liguem para as autoridades de trânsito. Ela teve que sair do seu apartamento para ir até a casa dos Anders e voltar para casa. Como é mãe de dois filhos, aposto que usa o metrô regularmente e tem cartão de usuária.

— Tenente. — Trueheart ergueu a mão como um colegial e tornou a abaixá-la quando levou uma cotovelada de Baxter. — Não creio que ela tenha deixado as crianças sozinhas. Não acredito que tenha saído e deixado os filhos sem supervisão. Não é o tipo de mãe que faz isso.

— Ok. Então vamos descobrir se ela tem uma babá ou onde seus filhos estavam na noite do crime. Se o civil tiver tempo...

— O civil provavelmente pode separar alguns minutos do seu tempo aqui e ali — concordou Roarke.

— Um controle remoto foi usado para derrubar o sistema de segurança da casa de Anders. Um aparelho ilegal com tecnologia de ponta e comando remoto. De onde ele veio e onde uma das nossas assassinas o conseguiram? Ainda não tenho pista quente nessa área. Você pode descobrir.

— Não é tão divertido como uma visita a uma loja de obscenidades — avaliou Roarke —, mas o mercado negro tem algum apelo.

— Boa sorte — desejou-lhe Feeney. — Pode ter sido qualquer aparelho entre dezenas de tipos, marcas e versões, isso considerando só os últimos dois anos. Também pode ter sido uma fabricação caseira, aí você não descobriria.

Roarke sorriu para ele e disse:

— A dificuldade torna tudo mais divertido, não é?

— Vamos sair e nos divertir, então. — terminou Eve. — Baxter, você vem comigo.

— Eu não desconfiaria dela — comentou Baxter, olhando com ar soturno pela janela do carro. — Ela me enrolou desde o começo.

— Você não desconfiou porque não foi ela quem matou o marido.

— Foi o mesmo que matá-lo, e nem desconfiei. O garoto sacou. Quando voltamos lá e a encontramos nervosa, ele sentiu o cheiro de culpa no ar. E estraguei tudo, mandei que tirasse a ideia da cabeça. Não vi, não percebi, não ouvi, não fiz nada.

— Então acho que é melhor você entregar seu distintivo. Ouvi dizer que segurança particular é uma boa opção para policiais fracassados.

— Repetindo uma frase que você usa muito: vá enxugar gelo! — reclamou, mas isso não o ajudou a esfriar sua cabeça — Ela é fraca, Dallas. Mira vai lhe dar o perfil dela, ou sei lá o quê, mas tudo se resume nisso: é uma figura suave, um pouco ferida e muito cansada. Assustada como um ratinho, se quer saber. Agora, mesmo com tudo que você descobriu, estou tentando imaginá-la entrando naquela casa, injetando tranquilizantes em Anders e preparando o cenário para parecer ato de uma prostituta psicótica, mas não consigo.

— Você gosta dela. Sente pena dela.

Um ar de irritação lhe surgiu no rosto.

— Gosto de muitas pessoas e sinto pena de algumas. Isso não me impede de enxergar uma assassina dura e fria quando ela está na minha frente.

— Você está levando a coisa para o lado pessoal, Baxter.

— Estou mesmo! — Havia raiva agora quando ele se virou para Eve. — E não me venha com o papo furado de objetividade. Você não seria uma tira tão absurdamente boa se não considerasse cada caso como um insulto pessoal.

Eve lhe deu um minuto para esfriar a cabeça.

— Quer que eu te diga que você estragou tudo? Que deixou de enxergar o óbvio? Que não viu o que deveria ter visto? Nada me deixaria mais feliz do que esculachar um espertinho comedor de bacon como você. Só que não posso fazer isso. Você não estragou nada. Não deixou de ver o que estava em campo, e não pôde enxergar porque não estava lá.

— Você enxergou Ava Anders de longe.

— Não gostei daquela cara de vaca dela. Confesso que um pouco disso foi pessoal. Eu não teria visto o quadro todo se você não tivesse *enchido* o meu saco sobre o caso Custer. Portanto, remarque sua festinha de autopiedade, Baxter. Não temos tempo para isso agora.

— Já que vamos usar nossos pontos fortes ao conversar com ela, você pode ser a policial má.

— E você será o policial com um fraco pela viuvinha trágica.

— Sim. — Ele bufou com força. — Isso mesmo. Me sinto atraído por ela, então vou deixar para comprar mais tarde os chapéus e balões para minha festa de autopiedade.

— Não se esqueça do bolo. — Eve procurou um lugar para estacionar quando se aproximou do endereço de Suzanne. — Ela vai se assustar ao me ver com você em vez de Trueheart. Vai se apavorar por ter que ir até a Central. Se ela pensou que algo desse tipo poderia acontecer, também pode ter pensado em chamar advogados. Você precisa tranquilizá-la com relação a isso. "É apenas rotina, estamos confirmando as informações."

— Sei como bancar o policial bonzinho, Dallas. — Ele saltou do carro e esperou por Eve na calçada. — Preciso assumir a liderança no papo com ela, pelo menos no início, a fim de mantê-la firme e fazê-la pensar que estou um pouco irritado por você estar insistindo na rotina oficial.

— Sei como bancar a policial má — replicou Eve.

O prédio era uma construção pós-Guerras Urbanas, sujo e miserável. Uma das estruturas que surgiram dos escombros sem a intenção de durar tanto tempo. Suas paredes de concreto cinza estavam escurecidas pela idade e pela ação do clima, marcadas com pichações sem graça e de obscenidades com erros ortográficos.

Entraram por um saguão estreito e muito frio, subiram a escada de metal enferrujado até o terceiro andar. Tudo ali ecoava, reparou

Eve. Seus pés sobre os degraus, os sons que vazavam das portas e das paredes por onde passavam, os ruídos da rua.

Nem o calor do início de primavera expulsava dali a atmosfera fria.

Baxter se posicionou diante da porta e bateu. O som exagerado de crianças assistindo à tevê aumentou do lado de dentro. Alguma coisa naqueles desenhos animados esquisitos e um pouco assustadores que passavam durante as manhãs na tela do televisor fazia com que as crianças se agitassem e gritassem, Eve imaginou.

Quem inventava essas coisas?

Uma voz feminina muito aguda chamou a mamãe com tanta clareza que era como se a porta fosse de papel.

As trancas fizeram muito barulho e a porta gemeu e rangeu ao se abrir.

A mulher que surgiu tinha sido bonita no passado, analisou Eve ao se ver, pessoalmente, diante de Suzanne Custer. Talvez pudesse voltar a ser bonita se conseguisse uma nutrição decente, um sono razoável e uma pausa no estresse. Como Eve não via nenhum desses elementos no seu futuro próximo, percebeu que os dias de beleza de Suzanne terminaram para sempre.

Ela parecia exausta, pálida, magra demais, como se a carne sob sua pele tivesse sido dissolvida. Seu cabelo sem vida e quebradiço fora puxado para trás, deixando seu rosto cansado indefeso. Um garotinho pequeno de olhos redondos veio se colocar ao seu lado.

— Olá, detetive Baxter.

— Olá, sra. Custer. E aí, Todd? — Baxter deu um sorriso e apontou para o menino com o dedo.

— Estamos assistindo desenho.

— Sim, eu ouvi. Oi, Maizie!

A menininha tinha um ano ou dois a mais que seu irmão e exibia a beleza suave que uma vez fora da sua mãe. Ela enviou para Baxter um grande e radiante sorriso.

— Sinto muito. — Suzanne ajeitou o cabelo e estendeu a mão para envolver o braço em volta dos ombros do seu filho. — Estamos meio desorganizados hoje. Eu estava... limpando a mesa do café da manhã, antes de levar as crianças para o treino. Essa visita é... Vocês têm alguma... Será que poderiam voltar mais tarde?

— Infelizmente não, sra. Custer. — Eve afastou Baxter para o lado e sentiu o olhar irritado que ele lançou. — Temos uma série de coisas para esclarecer e vamos ter que lidar com isso na Central.

— Na Central? Mas...

— Sinto muito, sra. Custer. — A voz de Baxter parecia um creme quente sobre o ar silencioso de desculpas. — Esta é a minha tenente. Como não consegui encerrar o caso da morte do seu marido em tempo aceitável, a tenente Dallas precisa rever algumas questões processuais.

— Na Central — repetiu Eve, marcando bem as palavras.

— Mas meus filhos...

— Eu não...

— Tenente, por favor! — Baxter interrompeu Eve e se lançou, solícito, na direção de Suzanne. — Posso conseguir que sejam levados para o treino, ou podemos levá-los conosco e alguém cuidará deles até terminarmos tudo. Faremos o que a senhora preferir.

— Não sei. Eu...

— Não posso perder o treino. — Com os desenhos da tevê subitamente esquecidos, Maizie deu um pulo. — Não posso, mamãe. Por favor!

— Por que não me deixa cuidar do transporte das crianças? — sugeriu Baxter. — Vou pedir a dois guardas que fiquem com elas. Então, quando tivermos acabado, poderemos levar a senhora até o campo para encontrá-los. Pode ser assim, tenente?

Eve simplesmente encolheu os ombros, como se não desse a mínima.

— Faça isso rápido, então — retrucou. — Você já perdeu tempo demais e gastou muitos recursos do departamento nesse caso. Vou esperar lá fora.

— Desculpe por isso — Eve ouviu Baxter dizer depois que ela se afastou. — A tenente é uma defensora implacável dos procedimentos. Vou agilizar isso ao máximo.

Ao voltar para a rua, Eve ligou para Peabody.

— Status?

— Estou chafurdando na lama. Não fazia ideia de que existiam tantos dispositivos concebidos para serem inseridos em orifícios do corpo. Muitos são vendidos numa grande variedade de cores, e há embalagens para festas. Ah, e você pode escolher qualquer produto grátis até quarenta dólares quando aplica um piercing em algum lugar do corpo.

— Caramba, imperdível!

— É tentador, sim. McNab adoraria um piercing, mas já que estou de serviço...

— Isso mesmo. Continue tagarelando, Peabody, e vou lhe dar belos piercings para os pulsos assim que voltarmos à Central.

— Temos uma balconista que reconheceu Suzanne Custer — avisou Peabody, depressa. — Viu de cara que ela era. Disse que lembrou porque Suzanne parecia uma estranha no ninho quando entrou na loja; comprou vários produtos que correspondem aos que foram usados no crime Anders. A balconista não se recusou a nada e nos informou tudo porque está flertando com Trueheart.

— Trueheart está flertando com a balconista de um sex-shop? Deus, o que Baxter fez com essa criança?

— Não, não, *ela* é que está flertando. Ele já ficou em todos os tons de vermelho, mas pelo menos isso deu certo para nós.

— Peabody sorriu. — Foi muito bonitinho, e ela verificou tudo que precisávamos; já estamos analisando a lista. Suzanne não comprou o cordão aqui, mas perguntou sobre o produto. Eles estavam com o conjunto de cordões aveludados pretos em falta. É um item muito popular, conforme descobrimos ao fazer a pesquisa inicial.

— Verifique as lojas mais próximas da sua localização atual. E, se me aparecer aqui com algum piercing, é melhor que não esteja em local visível.

— Ai! — reagiu Peabody quando Eve desligou.

Quando Suzanne chegou à Central, Eve a deixou suando e esquentando a cadeira da sala de interrogatório por quinze minutos, mas a vigiou pela parede da sala de observação, que era espelhada.

— Ela está apavorada — disse Baxter.

— Ótimo. Provavelmente, não vai demorar muito para quebrá-la. Você entra na frente e pede desculpas em nome da tenente malvada. — Ela olhou para trás quando Mira entrou.

— Ela me parece desgastada. Arrasada. — Com o rosto impassível, Mira se aproximou do vidro. — Culpa pode ser uma arma boa para lidar com ela. Seus filhos são uma área vulnerável. Ela vai ter mais medo de você — disse para Eve. — A mulher competente, capaz e poderosa. Tudo que ela não é. Uma figura de autoridade. Como suspeito que Ava Anders seja para ela. Essa é uma mulher acostumada à violência. Recorrer a isso não vai assustá-la em demasia. Nem ameaças físicas, já que também está acostumada a tudo isso. Do mesmo modo, está acostumada a se sentir isolada, sem ter qualquer tipo de suporte. Nesse caso, são as ofertas de amizade, compreensão e apoio que irão atraí-la. Seus filhos são sua única realização pessoal. Ela aceitaria sacrificar muita coisa por eles.

— Preciso fazer com que entregue Ava.

— Ela vai ter que acreditar que você é mais poderosa e perigosa do que Ava.

— Sou as duas coisas, então ela vai ceder. Entre lá — ordenou a Baxter.

— A amizade que Ava lhe proporcionou — continuou Mira depois que Baxter saiu —, o apoio e a barganha oferecida, se de fato ocorreram, vão pesar para o lado de Ava. O poder que Ava tem sobre ela neste momento é avassalador.

— Sei como lidar com ela. — Como Mira não disse nada, Eve observou quando Baxter entrou na sala de interrogatório e o ouviu falar com um jeito tranquilizador com Suzanne. — Sei o que é ser espancada regularmente, ser isolada e pressionada até acreditar que essa é a única forma de viver. E sei até onde uma pessoa pode ir para interromper o processo.

— Ela não é nada como você, Eve. E as circunstâncias dela também são diferentes.

— Sim, mas sei como interpretá-la. Baxter tem pena dela. Homens decentes tendem a se compadecer de mulheres como ela.

— Mas você não sente pena.

— Não, eu não. Ela podia ter caído fora. A qualquer momento. Podia ter feito as malas, arrumado os filhos e ter ido embora. — Ao analisar Suzanne através do vidro, Eve não sentiu um único pingo de simpatia ou pena. — A senhora disse que ela seria capaz de sacrificar tudo pelos filhos, mas o que ela lhes deu, na verdade? Que tipo de vida mostrou às crianças ao deixá-las ver, todos os dias, que era tão fraca que permitia que o pai delas a espancasse regularmente? Que entrasse e saísse de casa quando lhe dava na telha? Que gastasse seu dinheiro em lixos obscenos em vez de alimentos? Não se compensa isso com programas esportivos, dra. Mira. Aquela mulher tirou a vida de um estranho, a vida de um homem bom, o homem que ofereceu esperança para os seus filhos. Ela fez isso em vez de virar as costas à vida que levava e ir embora.

"Então, tudo bem, acho que sinto algo por ela, doutora. Sinto nojo. Não terei remorso em afastá-la da sociedade. Só quero ter certeza de que vou afastar Ava Anders junto com ela."

— Eve. — Mira colocou a mão no braço de Eve quando ela se preparou para entrar na sala. — Existe uma diferença entre ser fraca e ser diabólica.

— Eu sei, mas as duas coisas muitas vezes se sobrepõem.

Estranheza Mortal

Eve entrou na sala de interrogatório.

— Ligar gravador. Tenente Eve Dallas e detetive David Baxter em entrevista com Suzanne Custer sobre o caso do assassinato de Ned Custer, processo número HC-20913, bem como todo e qualquer evento ou crime relacionado com o mesmo. Detetive, você já leu para a sra. Custer a lista dos seus direitos?

— Não, tenente.

— Faça isso agora para ficar registrado.

Ele suspirou.

— Sim, senhora. Trata-se de uma formalidade, sra. Custer. A senhora tem o direito de permanecer em silêncio...

O medo fez os olhos de Suzanne se arregalarem e acelerou sua respiração quando Baxter recitou a lista de deveres e obrigações da interrogada. Eve se sentou à mesa e se deixou recostar na cadeira com força.

— Você entende seus direitos e obrigações? — perguntou Eve, com aquele ar de poucos amigos.

— Entendi, mas...

— Tem uma coisa que me intriga nesse caso, Suzanne. Parece muito conveniente você estar sentadinha em casa tentando se comunicar pelo *tele-link* com o saco de bosta que era o seu marido no instante exato em que uma puta não identificada cortava a garganta dele. O que queria com essa ligação? Pedir a ele para trazer um litro de leite de soja quando voltasse para casa?

— Não. Ele estava atrasado. Só queria...

— Ele estava *sempre* atrasado, não estava? Você reclamava com ele pelo *tele-link* todas as vezes que ele chegava tarde em casa?

— Não, mas... Ele prometeu. Prometeu que não faria mais isso. Eu disse que ia abandoná-lo se ele não parasse.

— Você *nunca* iria abandoná-lo. — Eve permitiu que um pouco do seu desgosto lhe transparecesse na voz. — Não tem peito para isso. E agora não precisa. Ele se foi para sempre e você tem um seguro de vida alto e uma pensão.

— Por favor, tenente, alivie um pouco a barra dela.

Ela queimou Baxter com o olhar e replicou:

— Você já aliviou o bastante. Suzanne, você conheceu algum otário como o nosso detetive aqui para fazer isso por você? Se juntou com algum carinha simpático que não lhe dava porrada o tempo todo e sentia pena de você? E ele lhe ofereceu isso? — Eve pegou uma foto da cena do crime e a jogou sobre a mesa. — Para você poder ficar livre?

— Não. — Suzanne fechou os olhos em vez de olhar para a foto. — Eu não queria outro homem. Só queria que o meu marido fosse um bom marido, um homem decente e um bom pai. Meus filhos merecem um bom lar e um bom pai.

— Com o dinheiro que você está recebendo agora poderá tirá-los daquela ratoeira. Para onde vai levá-los, Suzanne?

— Ainda não sei. Pensei em ir para o sul, talvez para o Arkansas, para perto da minha irmã. Sair desta cidade, ir para longe daqui. Não consegui pensar sobre isso ainda. Quero outro lugar, um novo começo. Não há nada de errado nisso. — Ela olhou com ar de súplica para Baxter. — Não há nada de errado em querer um novo começo com meus filhos.

— Claro que não — concordou Eve. — A vida tem sido dura com você aqui. Muito difícil durante muito tempo. Seria bom para as crianças sair da cidade, ir para um lugar com muito verde. A Fundação Anders tem programas esportivos em todo o país.

Ela estremeceu ao ouvir o nome de Anders e desviou o olhar.

— Se eu pudesse colocá-los em uma boa escola no sul, em algum lugar... As escolas lá também têm times. Eles oferecem esportes.

— Mas você vai desistir das vantagens? — quis saber Eve. — Os equipamentos grátis, as colônias de férias, os programas para as mães, os retiros? Isso tudo tem sido um bom negócio para você, não é? — Eve abriu um arquivo. — Você curtiu algumas férias muito agradáveis aqui, à custa do casal Anders, não foi?

— Foram seminários e... grupos de apoio.

Estranheza Mortal

— Isso mesmo. Thomas Anders ofereceu a você e a seus filhos coisas fantásticas. Uma pena o que aconteceu com ele, né? — Eve jogou outra foto sobre a mesa, onde se via Thomas Anders morto em sua cama.

Suzanne afastou a cadeira para trás, deixou cair a cabeça entre os joelhos e sentiu ânsias de vômito.

— Ei, ei, por Deus, tenente! — reclamou Baxter, colocando a mão nas costas de Suzanne. — Acalme-se, vá com calma. Deixe-me pegar um pouco de água para ela.

— Deixe-a vomitar as tripas. — Eve se ergueu da cadeira, lançou-se sobre Suzanne e lhe puxou a cabeça para trás, segurando-a pelo cabelo até seus olhos se encontrarem. — Fazer aquilo a deixou com vontade de vomitar também? Será que embrulhou seu estômago ter que reunir coragem para despir o lindo pijama dele e lhe amarrar as mãos e os pés? Será que suas mãos tremeram como agora quando você enrolou o cordão de veludo em volta do pescoço dele? Ele não reagiu, não dificultou as coisas porque você cuidou disso, não foi? Deixou-o completamente apagado para não ter que ver o desespero em seus olhos quando ele engasgasse ao ser estrangulado.

— Não! — Os olhos dela reviraram como um animal quando sente a armadilha estalar e lhe esmagar a pata. — Não quero mais ficar aqui. Não sei do que a senhora está falando.

— Para piorar, você ainda estragou tudo. Não amarrou o cordão bem apertado e ele levou um tempão para morrer. Você não fez do jeito que ela mandou. Ela foi muito específica, mas você não conseguiu ser bem-sucedida. Não da forma como ela conseguiu com Ned. Foi rápida, limpa, direta. Você ficou confusa e foi fraca. Pelo visto, ela vai escapar numa boa e você vai passar o resto da vida numa jaula. Uma jaula fora do planeta. Nunca mais verá seus filhos.

— Não sei do que a senhora está falando. Detetive Baxter, por favor, faça-a parar.

— Pelo amor de Deus, Dallas, deixe-a respirar. Suzanne... Suzanne! — Baxter se sentou na beirada da mesa, pegou a mão trêmula de Suzanne e a olhou fixamente. — Sabemos que tudo foi ideia de Ava. Tudo! Sabemos que foi ela quem planejou cada passo. Se você nos contar tudo exatamente como aconteceu, talvez possamos ajudá-la.

— Não, não. Vocês estão tentando me enganar. Estão tentando me obrigar a dizer coisas. Ela me disse que vocês iriam...

— Ela disse que iríamos forçar a barra com você? — Eve terminou. — Estava certa. Só que ela disse que iríamos forçar a barra por causa do assassinato de Ned, e você é inocente desse crime. Nada para se preocupar em relação a isso. Ela só não esperava pelo que está acontecendo, não é? Nenhuma de vocês esperava. Eu *sei* o que você fez.

Eve empurrou Baxter para o lado e colou o próprio rosto no de Suzanne.

— Sei que você matou Thomas A. Anders. O homem que bancou os equipamentos que seus filhos estão usando neste exato momento. Você é egoísta, uma vaca sem coração.

— Isso é loucura. Eu nem o conhecia. Uma pessoa não mata alguém que nem conhece.

— Foi isso o que ela disse, não foi? Eles nunca vão suspeitar. Estava errada outra vez, entende? Erros dela, foram todos erros dela, mas vou fazer você pagar por cada um deles. Vou colocar você numa gaiola, Suzanne. Olhe para mim!

Com um puxão violento, ela sacudiu a cadeira de Suzanne e a arrastou para o lado.

— Vou enjaular você, e ela não vai poder me impedir. Nem vai tentar porque você é inútil para ela agora. Ela vai chorar diante das câmeras e gargalhar atrás de portas fechadas porque você é muito burra para ajudar a si mesma. Quanto aos seus filhos? Serão criados por pessoas estranhas.

— Não. Por favor. Pelo amor de Deus!

— Tenente, dê um tempo. Dê-lhe um segundo. Suzanne... Você precisa nos contar tudo. Se você cooperar, posso ajudá-la. Vou falar

Estranheza Mortal

com a procuradora. — Baxter estendeu a mão e apertou a dela com força. — Talvez ela tenha pressionado você ou até ameaçado. Pode ter chantageado você. Talvez você tenha sentido que não tinha escolha nem saída.

— Estou empilhando provas contra ela neste exato momento. — Eve interrompeu. — Quando tiver recolhido material suficiente, ela também vai estar aqui. É ela quem vai acabar entregando você. E, se ela fizer isso antes, é ela quem vai receber o acordo que preparamos. Por mim, tanto você quanto ela podiam passar o resto das suas vidas miseráveis em uma gaiola fora do planeta. Eu lhe dou um minuto para pensar. Um minuto para me fazer mudar de ideia. Depois disso, vou embora. Você será fichada e acusada de assassinato em primeiro grau, e seus filhos já eram!

— Por favor, não, por favor! Vocês não entendem.

— Não, *você* não entende, sua desculpa fraca e patética de gente, seu arremedo de ser humano. *Eu sei* o que você fez. Sei *como* você fez. Sei *por que* você fez. E você tem uma única chance de colocar tudo para fora do seu jeito ou vou pessoalmente jogar você dentro dessa gaiola e passar a chave.

— Tenente, por favor, tenente, dê uma chance a ela. Dê-lhe um minuto. Por favor, nos ajude a entender, Suzanne — pediu Baxter. — Quero entender tudo para poder ajudá-la.

— Não achei que tudo aquilo poderia acontecer de verdade! — Suzanne explodiu. — Não pensei que fosse real. E, de repente, era. Não sabia mais o que fazer. Ela me disse que eu *tinha* que fazer aquilo.

— Desembucha — Eve estalou a língua. — Quem foi que disse que você tinha que fazer aquilo?

Suzanne fechou os olhos novamente.

— Ava. Ava me disse que eu tinha que matar o marido dela porque ela já tinha matado o meu. Exatamente como tínhamos combinado. — Suzanne deitou a cabeça sobre a mesa. — Estou muito cansada. Estou tão cansada de tudo isso!

Capítulo Vinte e Um

Eve saiu e foi ligar para Cher Reo; também queria dar a Baxter alguns momentos para que ele ajudasse Suzanne a se recompor. Lançou um olhar para Mira assim que saiu da sala de observação. Mira saiu atrás dela, parou diante de uma máquina de venda automática e pediu três garrafas de água e uma Pepsi para Eve.

Depois de terminar a conversa, Eve colocou o *tele-link* de volta no bolso e aceitou a bebida.

— Obrigada, doutora. A promotora está disposta a negociar para podermos pescar o peixe maior. Ava é muito maior. É um peixe imenso e forte, daqueles que se debatem e jogam água para todo lado.

— E Suzanne não é nada nem ninguém, comparativamente. Ela matou, Eve, não há como contestar isso. Mas foi usada.

— A escolha estava lá o tempo todo; e ela escolheu matar. — Eve bebeu um gole. — Tudo bem, estou disposta a negociar também.

— Vou assistir ao resto. Quando ela acionar o direito de solicitar um advogado, haverá necessidade de uma avaliação psiquiátrica.

— Ela pode ter a cabeça examinada por um pelotão de médicos, mas só depois que eu conseguir minha confissão. E, sim, estou plenamente consciente de que também a estou usando. Não tenho problema algum com isso.

— Nem deveria ter, só que...

— Ela é fraca — interrompeu Eve. — Isso é o que a senhora está vendo, doutora, e tem pena dela. Continue assim. Vejo apenas Thomas Aurelious Anders.

Com um aceno de cabeça, Mira voltou para a sala de observação. Eve entrou na sala de interrogatório.

— Tenente Dallas dando continuidade ao interrogatório — declarou ela para o gravador. — O trato é o seguinte, Suzanne... Você está me ouvindo?

— Sim, estou ouvindo.

— A promotora vai retirar as acusações de homicídio em primeiro grau e vai trocar por uma acusação de conspiração para cometer assassinato e uma acusação de homicídio em segundo grau. Isso fará com que você fique presa aqui mesmo, com o privilégio de receber visitas dos seus filhos.

Lágrimas escorreram com mais força, como se os olhos de Suzanne fossem torneiras abertas.

— Quantos anos?

— De 15 a 20.

— Quinze... Ah, Deus, meu Deus. Eles serão adultos quando eu sair.

— Você poderá pedir liberdade condicional por bom comportamento em sete anos — avisou Baxter.

— Se não cooperar com a polícia e for a julgamento, as acusações voltarão ao ponto em que estão agora. Com uma probabilidade grande de você cumprir duas penas de prisão perpétua, que correrão juntas. Em um presídio fora do planeta. — Eve se sentou. — A escolha é sua.

— Meus filhos! Eu... tenho uma irmã. Meus filhos poderão morar com ela?

— Vou cuidar para que isso aconteça. Pessoalmente — assentiu Baxter. — Vou conversar com a sua irmã e com o Conselho Tutelar.

— Eles ficarão melhor com ela. Eu deveria ter fugido com meus filhos e ido para perto dela anos atrás. — Ela limpou as lágrimas com os lenços de papel que Baxter lhe entregou. — Tudo seria diferente se eu tivesse feito isso. Mas não fiz. Já que Ned era o pai deles, achei que as crianças deveriam ficar com o pai. Pensei que, por ser esposa dele, deveria cuidar da casa. Achei que, se eu fizesse isso bem, tudo daria certo. Mas não consegui fazer, e tudo só piorou sem parar. Foi então que...

— Você conheceu Ava Anders — incentivou Eve.

— Isso mesmo. — Suzanne fechou os olhos por um momento e respirou fundo várias vezes. — Ela era tão boa para nós, para todo mundo. Ela me fez achar que eu poderia fazer mais. Ser melhor. Ned não se envolvia com o programa, mas também não reclamava. Era bom ter as crianças longe do pé dele, costumava dizer. Mas, às vezes, só às vezes, ele veria algum treino ou um jogo. Era bom. Ele até nos levava para comer pizza depois, de vez em quando. O dia era melhor quando ele fazia isso. E, na última vez... depois da última vez que ele me bateu, prometeu que nunca mais faria isso. E cumpriu a promessa por algum tempo. Não me bateu por semanas, ficava mais tempo em casa... Pensei... achei que tudo ia dar certo. Só que, logo depois, ele começou a chegar tarde em casa novamente, cheirando a sexo.

— Você conversou com Ava sobre isso? — perguntou Baxter.

— O quê? Não... Foi antes, já tínhamos conversado sobre isso meses antes. Pouco antes das crianças recomeçarem as aulas. Quando eles foram para uma colônia de férias e fui para um retiro, no final de agosto. Nossa, Ned ficou muito irritado por eu ter ido, mas achei bom fazer isso. Nem que fosse para ficar algum tempo longe dele. Já tínhamos conversado antes... eu e Ava.

Tomando o copo de água, ela tomou um gole, fez uma pausa e tornou a beber.

Estranheza Mortal

391

— Ela era muito boa para mim. Vinha se sentar comigo à noite e conversávamos, falávamos sobre muitas coisas. Ela entendia como era difícil a minha vida com Ned porque seu marido também a espancava. Ela nunca tinha contado isso para ninguém, além de mim. Ele a machucava muito e a obrigava a fazer coisas. E também fazia sexo com jovens... meninas que ainda eram muito novinhas para serem machucadas daquele jeito.

— Todo mundo achava que ele era um homem muito bom. — Lágrimas escorriam dos olhos de Suzanne e empapavam os lenços de papel quando ela tentava enxugá-las. — Mas ele era um monstro!

— Foi isso que ela te contou?

— Ava tinha medo dele. Sei como é isso. Nós chorávamos juntas. Ela não conseguia mais aguentar o que ele fazia com ela e, pior, o que fazia com as crianças. Ela me disse que ele e Ned eram parecidos. Um dia, Ned iria ferir meus filhos. Um dia, ele poderia... com Maizie.

Ela fechou os olhos e estremeceu.

— Ele nunca... nunca tocou em Maizie desse jeito, mas às vezes batia nas crianças. Quando se comportavam mal ou quando ele tinha bebido muito. Eu pensava... O que eu faria se ele tentasse fazer com Maizie o que o sr. Anders faz com as meninas? Disse... acho que disse... que o mataria se ele tocasse na nossa filhinha desse jeito.

Sua voz estremeceu, começou a vacilar e falhar quando continuou:

— Seria muito tarde se esse momento chegasse, foi o que Ava me avisou, como se tivesse medo de que já fosse tarde demais para ela. Foi quando disse que iria me ajudar. Poderíamos ajudar uma à outra. Não precisaríamos mais viver daquele jeito, nem deixar as crianças em risco.

Suzanne estendeu a mão para pegar a água gelada, mas simplesmente esfregou o copo sobre a testa.

— Ela me disse que seria tudo como nos seminários e nos grupos de apoio, onde falávamos sobre a pessoa ser proativa, sobre ser forte.

Sobre tomar atitudes para fazer a diferença. Ela impediria Ned e eu impediria o sr. Anders. Ninguém jamais saberia.

— Impedir? — questionou Eve.

Com os ombros curvados, Suzanne olhou para a mesa.

— Matar. Iríamos matá-los. Ninguém saberia... Como poderiam saber, uma vez que cada uma das duas seria inocente do crime ligado a nós? Ela faria primeiro, para demonstrar boa fé. Teríamos que esperar alguns meses e precisaríamos ter muito cuidado ao entrarmos em contato uma com a outra nesse meio-tempo. Em seguida, ela impediria Ned.

Ela soltou um suspiro e olhou para Eve novamente.

— Ela dizia "impedir", não "matar". Mas sabia o que ela queria dizer, claro que sabia. Parecia a coisa certa quando ela falava desse jeito. Ela impediria Ned antes dele machucar meus filhos, iria impedi-lo de continuar me machucando. Então esperaríamos novamente, mais uns dois ou três meses, e eu impediria o sr. Anders.

— Ela te contou como você deveria "impedi-lo"?

Suzanne assentiu. Seus olhos continuaram a se inundar, mas pareciam vazios por trás das lágrimas. Derrotados, pensou Eve. Destruídos.

— Ela disse que imaginava ter descoberto uma maneira, um jeito que faria tudo parecer como se tivesse sido um acidente. E assim, quando o encontrassem, todos saberiam o tipo de homem que ele era. Ela sabia que eu era uma mulher forte, no fundo; uma mulher boa; e também uma boa mãe e amiga. Ela sabia que a salvaria, assim como ela salvaria a mim e aos meus filhos. Demos a nossa palavra de honra uma à outra. Gravamos tudo.

— *Gravaram?*

— Ela tinha um gravador. Cada uma registrou sua intenção, sua promessa. Eu disse meu nome e afirmei, em nome das vidas dos meus filhos, que mataria o monstro Thomas A. Anders. Disse que iria matá-lo com minhas próprias mãos e de uma forma simbólica e justa. Ela disse a mesma coisa, com exceção do nome de Ned, e jurou pela vida de todas as crianças do mundo.

Estranheza Mortal

— Que dramática!

Pequenas manchas de cor floresceram nas bochechas brancas de Suzanne.

— Aquilo *significava* alguma coisa. Era importante. Eu me senti importante. Nunca tinha me sentido assim antes.

— O que ela fez com a gravação?

— Disse que as guardaria num cofre de um banco. Por segurança, entende? Depois que impedíssemos Ned e o sr. Anders, destruiríamos juntas as gravações. Não nos falamos muito depois disso. Pelo menos durante algum tempo. Ela é uma mulher muito ocupada. E, quando voltei para casa e tudo continuava do mesmo jeito em minha vida, pensei: "nada daquilo foi real... foi só uma espécie de sessão de desabafo." Talvez quisesse pensar assim.

Ela inclinou a cabeça para trás e puxou o cabelo que lhe tinha caído no rosto.

— Não sei o que aconteceu depois, deixei de pensar no assunto. E esqueci completamente o ocorrido. Pelo menos na maior parte dos dias. Foi então que as coisas ficaram um pouco melhor com Ned, por algum tempo. Vi Ava nos escritórios da fundação um dia, e disse a ela que as coisas tinham melhorado. Ela sorriu para mim e disse que tudo ficaria ainda melhor. — Com um soluço sufocado, Suzanne apertou uma das mãos sobre a boca. — Juro que não pensei, nem lembrei mais sobre o que tínhamos conversado naquela noite. Não pensei em mais nada disso, mas Ned começou a passar muito tempo na rua novamente e voltamos a brigar. Disse a mim mesma que iria abandoná-lo dessa vez; convenci a mim mesma que estava mais forte agora. Por causa de Ava.

Sua respiração veio em dois arquejos curtos.

— Eu me senti mais forte por causa de Ava e pelo que ela me dera. Como me fez sentir sobre mim mesma. Foi então que o detetive Baxter veio com policial Trueheart; e disseram que Ned estava morto. Disseram que tinha ido para um quarto de hotel com uma acompanhante licenciada e estava morto. Nem pensei em Ava e no que tinha sido conversado naquela noite, em agosto. Achei que tudo acontecera apenas como me contaram. Pensei que ele tivesse escolhido o tipo errado de mulher.

— Quando Ava entrou em contato com você depois disso?

— Alguns dias depois. — Suzanne apertou os dedos sobre os olhos. — Foi aí que meu mundo começou a desmoronar. As crianças estavam na escola e eu ia ao mercado. Sempre faço mercado na segunda-feira de manhã e caminhava para lá quando ela apareceu do meu lado e disse: "Continue a andar, Suzanne. Não pare e não diga nada por enquanto." Caminhamos mais uns três quarteirões, acho, então atravessamos a rua e andamos por mais duas ou três quadras. Ela estava de carro e entramos no veículo. Quando perguntei para onde estávamos indo, ela me disse que íamos para algum lugar onde pudéssemos conversar. Respondi que tinha que fazer compras no mercado, mas ela deu partida no carro. E começou a me contar.

Quando Suzanne começou a respirar com dificuldade, Baxter empurrou mais água em sua direção.

— O que ela disse, Suzanne?

— Que tinha cumprido a parte do acordo que tínhamos feito, e perguntou como eu me sentia agora que estava livre. Não consegui nem falar durante mais de um minuto. Ela estava diferente... ahn... não sei como explicar. Riu um pouco, mas foi diferente de antes. Aquilo me assustou. Ela me assustou. Comecei a chorar.

Qual a novidade?, pensou Eve. *Você é uma mulher fraca, chorosa, um ser humano inútil e patético.*

— Comecei a dizer que não tinha falado aquilo a sério em nenhum momento. Não tinha levado nada a sério. Mas era tarde demais, ela me disse. Era tarde demais para pensar duas vezes e sentir arrependimentos. O que estava feito, estava feito. Agora era a minha vez. E continuou dirigindo, sem ao menos olhar para mim. E então me contou como tinha matado Ned.

Eve esperou enquanto Suzanne bebia e enxugava mais algumas lágrimas inúteis.

Estranheza Mortal

— Preciso saber dos detalhes.

— Oh, Deus. — Chorando, Suzanne cobriu o rosto mais uma vez. — Oh, Deus, não posso...

Com ar brutal e frio no rosto, na voz e nas maneiras, Eve empurrou as mãos de Suzanne para baixo.

— Você vai me contar tudo. Tem uma coisa sobre a qual Ava estava certa: é tarde demais. Dê-me os detalhes.

Olhando para Eve e tremendo, Suzanne começou.

— Ela... ela o acompanhou de longe durante algumas noites. Seguiu-o pelas boates, observou-o beber, viu-o pegar mulheres. Estava o estudando, foi o que me disse; aprendeu seus hábitos e rotinas... analisou seu território. Ela usou essa palavra, "território". Então, alugou quartos em um ou dois daqueles lugares que ele usava para transar e mapeou seus movimentos. Preparação, disse ela. A preparação era fundamental. Ela me contou que assumiu a aparência de uma prostituta porque era disso que ele gostava. Era disso que a maioria dos homens gostava. Por favor, posso beber mais um pouco de água?

Baxter se levantou e encheu o copo mais uma vez.

— Ela o caçou — incentivou Eve.

— Sim. Acho que sim. Ela me disse que o abordou quando ele estava bebendo e lhe disse que ele parecia ser um cara que sabia como fazer a festa. Ela ficou sentada ali com ele por algum tempo, não muito, segundo me disse, porque não queria que ninguém prestasse atenção nela. Depois, colocou a mão entre as pernas dele e o acariciou. Ela disse que ele a seguiu como um cãozinho idiota. Foi disso que ela o chamou.

A água no copo que Baxter trouxera espirrou e transbordou um pouco sobre a borda quando Suzanne o levantou para beber.

— Eles foram para um dos lugares que ela mapeara. Quando chegaram no andar de cima, ele agarrou os seios dela, e ela o deixou fazer isso... ela o deixou tocá-la. Só que lhe disse que precisava ir ao banheiro antes. Quando entrou no banheiro, ela vestiu um guarda-pó como aqueles que os médicos usam, selou as mãos e pegou a faca. Então, pediu a Ned que se virasse de costas para ela. "Vire-se e feche os olhos", ela lhe disse. "Tenho uma bela surpresa para você." Sinto muito, eu... derramei água em cima da mesa.

— Acabe de contar — ordenou Eve.

— Deus! — Como se tentasse se manter no lugar, Suzanne cruzou os braços e os apertou com força contra o peito. — Ela disse que ele fez o que ela mandou, como um bom menino; ela saiu do banheiro e usou a faca. Contou que ele fez alguns ruídos engraçados e arranhou a garganta com as mãos como se tivesse uma coceira. Quando seus olhos se arregalaram, ele tentou falar. Ela descreveu a forma como o sangue simplesmente pareceu jorrar. Contou como ele já estava caído ali quando... Deus, quando ela cortou... cortou seu pênis fora. Um sím... sím... símbolo, segundo ela. Depois, guardou tudo de volta na bolsa que tinha levado; quando se certificou de que ele estava morto e bem morto, desceu pela escada de incêndio. Caminhou por muitos e muitos quarteirões. Disse que se sentia como se pudesse voar, mas seguiu caminhando até onde tinha deixado o carro.

— O que ela fez com a bolsa, Suzanne? — perguntou Eve. — Ela contou?

— A bolsa?

— Sim, com a faca dentro.

— Estou enjoada.

— O que ela fez com a bolsa?

Suzanne recuou e se encolheu na cadeira.

— Jogou em um reciclador de lixo.

— Onde?

— Não sei. Quando caminhava de volta para o carro.

— Onde estava o carro?

— Não sei. A vários quarteirões de distância. Bem ao norte, acho que ela disse. A muitos quarteirões de distância de onde ela matou Ned, porque os policiais não procurariam uma prostituta comum tão longe. Ela voltou para casa, tomou um longo banho com uma taça de conhaque e depois dormiu como um bebê.

Com o rosto expressando dor, Suzanne olhou para Eve.

— Eu não dormi. Acho que nunca mais tive uma hora de sono verdadeiro desde aquele dia. De repente ela parou o carro. Num estacionamento fora da Turnpike. Estávamos em Nova Jersey agora. Não me lembro de como chegamos lá. Eu já não estava mais chorando. Fiquei enjoada. Isso a deixou louca, mas não pude evitar. Ela me deixou abrir a porta e vomitei no estacionamento. Estou muito cansada agora — completou.

— Dallas — tentou Baxter. — Talvez a gente devesse...

Eve simplesmente sacudiu a cabeça para cortá-lo.

— O que Ava fez depois que você vomitou?

— Saiu dali com o carro, voltou pela estrada por onde passam os caminhões grandes e me disse o que aconteceria em seguida. O que eu teria que fazer. Expliquei que não conseguiria, mas ela me avisou que, se eu não fizesse aquilo, ela faria comigo o mesmo que tinha feito com Ned, e depois repetiria com meus filhos também. Meus filhos! E avisou que ninguém acreditaria em mim se eu contasse a alguma pessoa. Quem eu pensava que era? Eu não era ninguém, enquanto ela era uma mulher muito importante e respeitada. Me prenderiam se eu tentasse contar tudo, a menos que ela me matasse antes disso. Ela conhecia a escola que meus filhos frequentavam, onde jogavam e onde dormiam. E me disse que era melhor não esquecer isso.

Agora havia um tom quase sonhador na voz de Suzanne, como se relembrar tudo aquilo a tivesse colocado em transe.

— Eu estava em uma situação melhor, ela me garantiu. Será que não conseguia enxergar o quanto estava melhor agora? O que ela tinha feito para mim? Ela me disse que eu tinha que esperar. Uns dois meses seria o ideal. Ficou de me conseguir um controle remoto e uma senha. Ela explicaria exatamente o que eu tinha que fazer, quando e como. E me deu um *tele-link* que eu não deveria usar para nada. Ela me contataria por ele quando chegasse a hora. E ficaria de olho em mim. E nos meus filhos. Ela determinou o que eu iria fazer e como seria fácil. Se eu estragasse tudo, ela pegaria a gravação e a enviaria para a polícia. Ou talvez eu simplesmente sofresse um trágico acidente um dia qualquer, eu e as crianças. Ela me disse que eu deveria ser grata por tudo. Ela tinha me dado uma nova chance, um novo começo. Agora eu tinha que pagar por isso. Teria que manter minha parte do acordo.

— Conte qual era o plano.

— Teria que ser feito bem tarde. Depois da meia-noite, mas antes de uma da manhã. Eu usaria o controle remoto para burlar o sistema de segurança e a senha para entrar. E também... teria que me selar por completo, antes de colocar o pé dentro da casa. Devia seguir em linha reta até a escada e ir direto para o quarto. A porta estaria fechada, mas ele estaria dormindo de frente para a porta. Teria tomado alguns comprimidos para dormir, porque ela trocaria suas vitaminas noturnas. Eu teria que... Teria que arriar seu pijama e usar o cordão de veludo que ela me mandou comprar para prender seus pulsos e tornozelos. Também teria que lhe aplicar uma dose de substância para lhe provocar ereção e depois... oh, Deus... prender os anéis penianos, aplicar um pouco de loção lubrificante e espalhar os brinquedos sexuais. Talvez ele acordasse um pouco, mas isso seria bom. Eu veria como ia ser bom. Isso tornaria as coisas melhores para todos. Só então eu devia colocar a corda em torno do seu pescoço e apertar com força. Depois, tinha que ficar alerta e observar até ter certeza de que ele estava morto.

Ela bebeu mais um pouco d'água, três pequenos goles.

— Era para eu tirar a corda depois, deixando-a ao lado dele. Depois eu desceria, passaria pela cozinha e recolheria os discos da segurança. Isso mostraria à polícia que eu já tinha estado lá antes e que foi tudo um acidente; iria parecer que a culpa era toda dele. Depois eu deveria sair, ligar o sistema de segurança novamente e caminhar até o metrô da Quinta Avenida.

Estranheza Mortal

— E quanto ao *tele-link* e aos discos?

— Ela entraria em contato comigo às duas da manhã. Eu deveria ter terminado tudo a essa altura, mas não acabei a tempo. Não consegui... Ela me ligou e ficou furiosíssima. Então eu fiz. Fiz o que ela me disse, só que não podia suportar a ideia de que ele sentiria tudo e usei a medicação que tinha conseguido com o médico para me ajudar a dormir. Também não aguentei assisti-lo morrer, e fugi dali.

— Onde estão o *tele-link*, os discos e o controle remoto?

— Era para eu colocá-los em um reciclador de lixo da Quinta Avenida, mas me esqueci desse detalhe. Nem me lembro de ter entrado no metrô, mas certamente o fiz, porque quando dei por mim estava em casa. Não me lembrei dos objetos até o dia seguinte, depois dos meus filhos chegarem em casa, vindos da escola. Eles tinham dormido na casa de uns amiguinhos na noite anterior, porque eu não poderia deixá-los sozinhos. Acho que sempre soube que faria o que ela me disse. Mas tive medo de jogar as coisas num reciclador perto de casa. E também tive medo de mantê-los comigo. Eu não sabia o que fazer. Enfiei a bolsa no armário porque não consegui *raciocinar*.

— Você ainda tem essas coisas?

— Pretendia levá-las até o parque hoje, onde as crianças treinam. Ia jogá-las num reciclador de lá. Mas vocês apareceram.

Eve fez sinal para Baxter, que se levantou e saiu da sala.

— O detetive Baxter deixou a sala de interrogatório — declarou Eve para o gravador. — Ela entrou em contato com você novamente, Suzanne?

— Não ligou mais desde aquela madrugada. É como um sonho. Eu estava caminhando meio sem rumo depois do que fiz e ela me ligou pelo *tele-link*. Perguntou: "E então...?" Respondi que tinha feito o combinado e ela disse: "Boa menina". Apenas isso... "boa menina", como se eu tivesse terminado minhas tarefas da escola. Eu o matei. Sei que ele era um monstro, mas acho que ela também é um.

— Você acha?

— O que vai acontecer agora? A senhora pode me dizer o que vai acontecer agora?

— Vamos repassar todos os detalhes. Que tipo de veículo ela dirigia?

— Um carro preto.

— Especifique melhor.

— Era preto e brilhante. Caro. Não entendo de marcas de carros. Nunca tive um carro.

— Quando estava andando com ela, no dia em que ia para o mercado, você viu alguém que conhecesse?

— Não conheço muitas pessoas. Ned não gostava disso...

— Pode parar! — reagiu Eve bruscamente, e Suzanne aprumou o corpo com o susto. — Você conhece seus vizinhos, pelo menos de vista; conhece as pessoas que trabalham no mercado, os amigos de seus filhos, seus pais.

— Acho que sim. Não me lembro. Fiquei tão surpresa ao vê-la, e Ned tinha acabado de...

— Ninguém falou com você?

— Só Ava. Estava muito fria, e olhei o tempo todo para baixo, como se deve fazer.

Como se deve fazer, pensou Eve.

— O carro estava na rua ou em um estacionamento?

— Em um estacionamento. Desses que são pagos.

— Que caminho vocês fizeram?

— Ah, ahn... Sei que fomos para oeste porque passamos à direita pelo mercado, atravessamos a rua depois de alguns quarteirões e seguimos para o norte. Acho que entramos na Sétima. Talvez. Não tenho certeza.

— Que estacionamento ela usou?

— Não sei, isso não sei. Todos eles são parecidos, não é? Eu estava enjoada.

— Quanto tempo esteve fora? Não, não me venha com essa merda de "não sei", Suzanne. A que horas você saiu para o mercado?

— Umas nove e meia.

— E a que horas chegou em casa?

— Quase meio-dia. Tive que pegar o ônibus. Ela me deixou no ponto em frente ao túnel e me pagou a passagem de ônibus. Tive que pegá-lo para voltar.

— Quanto tempo o ônibus demorou para chegar?

— Foi rápido, só alguns minutos. Tive sorte. Desci e caminhei de volta até o mercado. O sr. Isaacs disse que achou que eu não apareceria naquele dia.

— Sr. Isaacs?

— Ele gerencia o mercado, e sempre vou lá às segundas-feiras antes das dez. Ele comentou que eu parecia muito cansada, que devia descansar um pouco e me deu balinhas para as crianças. Eu me esqueci disso. Ele mandou balas para as crianças. É um homem bom. Ele e a esposa são os donos do mercado, acho. Fui para casa, tirei isso tudo da cabeça e pensei: "Nada disso está acontecendo. Não é real." Então tornei a vomitar porque era real. Preciso contar tudo aos meus filhos. Não sei como.

— Quando foi ao retiro e prepararam o acordo, onde é que você estava?

— Na suíte de Ava. Ela me disse para subir após a última palestra, mas sem contar para ninguém. As pessoas ficam com ciúmes. Ela queria apenas relaxar com uma amiga. — Lágrimas jorraram novamente. Eve se perguntou como é que aquela mulher ainda podia ter lágrimas. — Ela disse que éramos amigas.

— Vocês tomaram drinques. Foi ela que pediu?

— Havia uma garrafa de vinho e um prato bonito de frutas e queijo. Tudo estava muito lindo.

— Alguém ligou ou passou por lá enquanto vocês estiveram juntas?

— Não. Ela colocou o aviso de "favor não incomodar" na porta e silenciou os *tele-links*. "Assim poderemos relaxar melhor" foi o que disse.

Eve pressionou um pouco mais, e logo chegou à conclusão de que Suzanne ficara seca de informações e lágrimas. Por ora.

— Você vai ser fichada e ficará na detenção. O tribunal vai indicar um advogado para cuidar do seu caso. Você conseguiu o melhor acordo possível sob essas condições. Não espere mais que isso.

Ela se levantou quando Baxter voltou.

— Detetive Baxter reentrando na sala de interrogatório.

Quando ela foi em sua direção, ele falou em voz baixa:

— Consegui o mandado de busca. Quer que eu vá até lá?

— Não. Acompanhe-a enquanto ela estiver sendo fichada. Ela não tem mais nada a contar por agora.

— Entrei em contato com a irmã enquanto esperava o mandado ser emitido. Ela ficou confusa e chocada, como era de se esperar. Vai se preparar para vir pegar as crianças. O Conselho Tutelar autorizou.

— Você andou mexendo alguns pauzinhos.

— As crianças vão sofrer muito. Nada disso é culpa delas.

— Faça companhia para ela — repetiu Eve. — Vou mandar Peabody e Trueheart revistarem a casa. Preciso de umas duas horas para organizar tudo que nos foi dito. Temos que manter a detenção fora do radar da mídia.

Com um aceno de cabeça, Baxter foi até Suzanne.

— Você precisa vir comigo agora.

Eve esperou até Suzanne passar pela porta.

— Fim da entrevista — declarou para o gravador. — Em seguida passou as mãos pelos cabelos. — Deus. Meu Deus!

Quando saiu, Mira estava à sua espera.

— Não quero ouvir sobre o trauma emocional dela, nem sobre o temor que ela tem de figuras de autoridade, nem do seu maldito remorso. Thomas Anders morreu pela mão dela.

— Sim, morreu. Isso não a torna menos digna de pena. Um ano ou vinte anos no presídio, a vida de Suzanne Custer basicamente acabou. Foi encerrada no minuto em que entrou no radar de Ava Anders.

— Diga-me o seguinte, doutora: em termos médicos, Suzanne Custer sabia exatamente o que fazia quando colocou a corda em

Estranheza Mortal

torno do pescoço de Thomas Anders? Ela estava legalmente, mentalmente, e vou mais adiante, moralmente consciente do que era certo e errado?

— Sim, sabia o que fazia e estava consciente. É culpada pelos seus atos criminosos e deve pagar pelo que fez. Existem circunstâncias atenuantes que eu ou qualquer psiquiatra poderá rotular como "capacidade diminuída"? Sim, existem. Mas ela matou Thomas Anders plenamente consciente da ação que praticava.

— Isso me basta.

— Eve... Você está muito zangada.

— Acertou na mosca, estou mesmo! Desculpe, não temos tempo agora para passar um pente fino na minha própria psique. Tenho trabalho a fazer. — Ela se virou e, pegando o comunicador, afastou-se a passos largos.

Em sua sala, programou café no AutoChef antes de se sentar à mesa para começar os cálculos sobre os estacionamentos mais prováveis entre os que Ava poderia ter usado. E também o local para onde levara Suzanne. Fragmentos soltos, pensou. Pequenos pedaços e detalhes. Enquanto o computador trabalhava, redigiu o relatório sobre a entrevista, fez anotações e acrescentou dados às suas linhas de tempo.

Quando o computador cuspiu os locais mais prováveis, ela estudou o mapa, calculou as distâncias, os lugares e os comparou com a sua percepção de Ava.

— Acho que descobrimos os lugares. Isso mesmo, acho que é isso — murmurou. E resmungou, mandando alguém entrar ao ouvir uma batida na porta.

— Olá, Tenente.

Ela mal olhou para Roarke e comentou:

— Ela não foi para muito longe, afastou-se apenas o suficiente. Mas não é tão tremendamente inteligente quanto acha que é. E não conhece as pessoas tão bem quanto imagina.

— Tenho certeza de que você está certa. — Ele se sentou na quina da mesa. — Tem um momento?

— Não tenho muitos, não. Suzanne soltou a língua. Puxa, foi como apertar um botão de liberação de um dique ou barragem, sei lá, e ver tudo escorrer. Ava mirava os fracos, os menorzinhos da ninhada, pode-se dizer. Mas calculou mal. Foi isso que tornou Suzanne fácil de manipular.

— E esse foi seu grande erro de cálculo — concordou ele, com um aceno. — Porque você é muito boa em manipulação.

— Ela contava com o poder da sua personalidade e hierarquia social para pressionar Suzanne e obrigá-la a fazer o seu trabalho. Mas avaliou mal a sua parceira. *Muito* mal. Quer saber a minha opinião? Ela realmente acreditava que Suzanne se sentiria lisonjeada e feliz por se enturmar com ela. Achava que Suzanne ficaria grata por ter se livrado do marido péssimo, para então fazer exatamente o que lhe foi ordenado. Ava tinha planos de contingência, com certeza; ela sempre tem um plano B, C ou D, mas não viu, no meio do rolo, que Suzanne é uma incompetente, um tremendo fracasso.

— Isso é duro de dizer.

— Ela merece dureza. — A ira se agitou dentro dela. — A qualquer momento, em qualquer ponto do caminho, porra, ela poderia ter parado. Lá atrás, em agosto, quando Ava propôs o plano, ela poderia ter tirado o corpo fora. Quando Ava contou a ela como tinha matado seu marido, ela poderia ter parado. Em qualquer momento ao longo dos últimos dois meses ela poderia ter parado. Na hora que já estava dentro da casa com Anders, ela poderia ter parado. E agora vem com uma de "puxa, sinto muito... buááá, estou enjoada"? Ah, qual é? Vá se foder.

— Será que ela deixou você tão furiosa pelo que fez ou por ter sido fraca o bastante para fazê-lo?

— As duas coisas. Estou feliz por fazer parte do grupo de pessoas que vai fazê-la pagar por isso. Que vai fazer com que as duas paguem. Ava conseguiu o que queria, mas teve que forçar muito a barra. E usou o tipo errado de manipulação, no final. Mais esperto, muito mais esperto teria sido apelar para o lado fraco de Suzanne.

Estranheza Mortal

"Por favor me ajude. Você é a única pessoa em quem confio, a única em quem posso confiar. Fiz isso por você, assim como tinha prometido. Por favor, não vire as costas para mim agora". Em vez disso, estava tão energizada com o assassinato que jogou pesado, bateu com força e rachou sua ferramenta. Tudo que precisei fazer foi lhe dar alguns bons sustos para ela abrir o bico.

Ela se afastou da mesa, atravessou a sala e foi olhar pela janela. Roarke lhe deu o momento de silêncio que precisava para pôr os próprios pensamentos em ordem.

— O que incomoda você nisso, Eve? Debaixo dessa raiva?

— É pessoal. Consigo lidar com isso, mas a forma como tudo isso é pessoal me corrói por dentro. Mira já está me cutucando sutilmente por esse motivo, e isso é irritante.

— Porque ela sabe que você olha para Suzanne e pensa em si mesma. Na menina que você foi. Maltratada, presa e indefesa. E na escolha que fez para se salvar.

Eve olhou para trás.

— Estou deixando transparecer? Isso também é irritante.

— Está transparecendo para mim e para Mira. Mas você usa muito bem a sua armadura, tenente.

— Ela não era uma criança, Roarke. Não era indefesa, ou não precisava ser. Escolheu matar, preferiu obedecer a uma pressão para matar em vez de lidar com o problema.

Isso, conforme ele sabia, desgastaria Eve. Pela inutilidade de tudo aquilo.

— Foi isso, então, que a deixou tão irritada. Ela entregou os pontos e aceitou, apesar de haver opções. Tirou a vida de um homem que nem conhecia porque alguém lhe disse para fazer isso. Seu marido está morto porque ela ficou com ele, em vez de ir embora. E agora os filhos ficaram, para todos os efeitos, órfãos.

— Ela me disse que achou que seus filhos deveriam ter um pai. Que era responsabilidade dela ficar.

— Ah.

406 » J. D. ROBB «

Ao colocar isso para fora, Eve verificou que alguns dos nós em sua barriga tinham afrouxado.

— Sim, eu me lembrei da sua mãe, Roarke. Em como ela também teria pensado exatamente isso. E em como ela morreu por causa disso. Mas porra, Roarke, sua mãe era muito mais jovem, e não consigo acreditar que ela tivesse aguentado durante tantos anos. Não consigo olhar para você e acreditar nisso. Não é possível pensar na família que você descobriu recentemente e acreditar nisso. Ela teria agarrado você e teria dado o fora, se tivesse mais uma chance.

— Também penso nisso. Sim, confesso que às vezes penso no assunto. É nisso que acredito também. Mas, que Deus seja minha testemunha, não sei se é um conforto ou uma maldição acreditar nisso.

— É conforto para mim —, disse ela, ao ver que os olhos dele tinham ficado mais carinhosos.

— Então será para mim também. Obrigado.

— Suzanne Custer se sentou e fez um acordo enquanto degustava queijos e vinhos. Uma parte dela sabia que tudo aquilo era real, por mais que negue, por mais que não consiga enfrentar a verdade, agora. Ela concordou com os termos propostos por Ava. Não tentou recuar até depois da garganta do próprio marido ter sido cortada. Não procurou Ava na manhã seguinte, nem na semana seguinte para avisar: "Estou fora, não posso fazer isso". Deixou o barco correr. Ned Custer era um bom filho da puta e merecia ter o saco chutado até ficar roxo; merecia passar algum tempo na cadeia por maus-tratos e violência doméstica, mas não merecia ter a garganta cortada e o pau decepado. Mas a mulher que afirma que ela queria que seus filhos tivessem um pai fez um acordo para acontecer exatamente isso. Por isso não sinto pena dela. Nem por um cacete vou sentir pena.

Roarke se levantou, foi até onde ela estava, colocou as mãos nos seus ombros e pousou os lábios na testa.

— É inútil ficar com raiva de si mesma só porque você tem sentimentos. Reconheço uma fina borda de compaixão em torno do seu nojo.

Estranheza Mortal

— Ela não merece a minha compaixão. — Eve suspirou. — Também não merece que eu passe mais tempo me punindo pelo que possa estar sentindo. Preciso entrar em campo e trabalhar.

Ele fez uma massagem rápida nos ombros dela.

— Vim até aqui porque fiz o meu trabalho muito bem e de forma rápida; agora você está me jogando para escanteio.

— Você identificou a origem do controle remoto? Já?

— Já, sim. Vou tomar um café.

— Mas como foi que conseguiu...?

— Você vai me trazer um café ou não?

— Vá à merda. — Mas ela programou o café. — Despeje o material.

— Supondo que você não esteja se referindo ao café, pois despejá-lo não nos serviria de nada. Acabei de chegar de um bate-papo com um velho... ahn... conhecido. Por acaso ele é especialista em produtos eletrônicos não exatamente legais, no sentido mais estrito da palavra.

— Ele vende bloqueadores de sinal ilegais e aparelhos para invadir sistemas no mercado negro, certo?

— Para ser preciso a respeito dele, isso mesmo. Ele fabrica os aparelhos e geralmente os fornece a clientes específicos com uma bela margem de lucro. É muito bom no que faz. Na verdade, é o melhor em Nova York. — Ele esperou um momento significativo. — No momento.

— Sim... Agora que você não está mais nesse mercado.

— Nossa, você é muito inteligente! Comecei a procurar pelo topo da cadeia porque supus que Ava gostaria de alguém talentoso, eficiente, confiável e com reputação de ser discreto. Afinal, ela procurou Charles, que tinha exatamente essas qualidades em sua antiga profissão. Admito que não esperava acertar logo de cara, mas foi exatamente o que aconteceu.

— E esse cara, esse "conhecido", projetou e vendeu o controle remoto para Ava?

— Há três meses ele recebeu uma encomenda no seu lugar legítimo de fazer negócios.

— Na sua loja de fachada.

— Você é muito minuciosa com detalhes. A encomenda era o pedido de um dispositivo muito especialmente concebido. Continha as especificações do sistema de segurança que o tal dispositivo deveria desarmar. Ele me disse que ficou impressionado com a pesquisa profunda que o potencial cliente tinha feito. E também — Roarke acrescentou com um sorriso, — com a quantidade considerável de dinheiro que recebeu como entrada pelo serviço. O segundo pagamento seria feito na entrega, e a parcela final seria enviada *se* e *quando* o cliente considerasse o dispositivo satisfatório.

— É assim que ele normalmente faz negócios?

— Aí eu já estaria entregando o ouro. — Roarke acariciou com o polegar a covinha do queixo de Eve. — Mas posso afirmar que esse acordo foi um pouco incomum. O valor oferecido foi bem maior que o habitual. Sendo assim, ele aceitou o trabalho.

— Ele nunca a viu, então. Nunca teve contato direto com ela.

— Não. Ele projetou o dispositivo conforme as instruções deixadas em uma caixa postal, onde também estava o segundo pagamento.

— Um profissional dessa área poderia ser agarrado desse jeito — Eve comentou.

— Não esse cara, pelo menos não com tanta facilidade. Ele tem um bom faro para policiais e para armadilhas. Mas também faz questão de saber com quem está lidando. Então mandou um subalterno vigiar a caixa postal.

Os lábios de Eve abriram um sorriso.

— Acho que vou gostar desse cara.

— Na verdade, tenho certeza de que gostaria dele. De qualquer modo, a mulher que pegou a encomenda na caixa não corresponde à descrição de Ava, mas entregou o pacote, juntamente com algumas roupas lavadas a seco, na casa da família Anders. O terceiro pagamento foi feito, conforme prometido. Meu conhecido não pensou mais no assunto até ser informado sobre o assassinato de Thomas

Estranheza Mortal

Anders. Isso o colocou numa situação muito complicada, como você pode imaginar.

— É... Uma acusação de cumplicidade por omissão e instigação ao crime pode ser complicada. Ele vai depor?

— Isso vai depender de várias questões. Imunidade, anonimato. Afinal, esse profissional tem um negócio para proteger. Também deseja receber um pagamento razoável.

— Vou tentar arranjar tudo isso. Pode ser que não precisemos dele, mas vou convocá-lo para o jogo. — Eve pegou o café da mão dele e tomou alguns goles. — Até que você é um cara útil.

— E sempre pronto para ser usado.

— Mandei Peabody sair em outra missão. Que tal pegar uma carona comigo até Nova Jersey?

— Está me convidando para eu ser usado além das fronteiras do estado? Como eu poderia resistir?

Capítulo Vinte e Dois

— Isso mesmo, por aqui costumam aparecer traficantes de drogas, vândalos, ladrões de carros, estupradores e assaltantes. — O segurança de Nova Jersey tinha o nome VINCE bordado em maiúsculo no bolso da camisa e encolheu os ombros ao declarar isso. — Mas só trabalho nos horários diurnos. Vantagens de ser veterano.

— É nos horários diurnos que tenho interesse — informou Eve. — Um dia específico, cerca de dois meses atrás.

— Temos câmeras de segurança que cobrem todos os estacionamentos, o terreno em volta, as máquinas de venda automática. Não é permitido usá-las nos banheiros; por isso, é lá que acontecem mais coisas. — Ele coçou o nariz e girou o corpo no seu banquinho de espaldar elevado. — Mas fazemos buscas em todos os banheiros a cada 72 horas. Não achamos nada ali nos últimos dois meses.

— Você se lembra de tudo que aconteceu aqui nos últimos dois meses, Vince?

Estranheza Mortal   **411**

— Claro. Em junho vai fazer doze anos que trabalho aqui.

— Duas mulheres em um carro preto último modelo. Uma delas estava no banco do carona quando abriu a porta e vomitou no estacionamento.

Ele abriu um sorriso rápido e azedo.

— Caramba, dona Nova York! A senhora imagina quantas pessoas acabam vomitando no estacionamento, nos banheiros, em toda parte por aqui?

— Aposto que não há muitas dessas pessoas vomitando entre dez e onze da manhã num dia útil e em época de aulas. — Ela pegou uma foto. — Esta aqui é a vomitadora.

Ele pegou a foto, coçou a bunda e depois a cabeça.

— Ela não me traz nada à memória. Parece uma pessoa qualquer como as que passam por aqui.

— Que tal esta?

Vince se coçou mais enquanto analisava a foto de Ava.

— Ela se parece com alguém famosa. Era ela que estava dirigindo, certo? Um Mercedes espetacular, novinho, preto, com duas portas.

— Você se lembra disso tudo?

— Lembro sim, agora que vi a foto. Essa louraça não me pareceu o tipo de gente que passa algum tempo numa paragem de estrada, e elas nunca saem do carro para usar o banheiro. As mulheres raramente fazem uma visita ao banheiro num lugar como este; seguram a vontade até encontrar uma área de descanso que tenha restaurantes. Isso mesmo... Quando a outra abriu a porta e esticou a cabeça, eu pensei: "Lá vai o café da manhã." Lembro, porque imaginei que as duas iriam ao banheiro em seguida para a que passou mal se lavar. Só que a loura passou pelo estacionamento de caminhões logo ali e tornou a estacionar. Chamei a manutenção para avisar que havia uma limpeza a fazer e peguei um pouco de café. Não notei por quanto tempo elas ficaram, nem quando foram embora.

De volta ao carro, Roarke esticou as pernas.

— Vai deixar passar essa oportunidade de ir ao banheiro?

— Haha. Tudo bem, posso colocá-la aqui com Suzanne, bem na área de serviços Alexander Hamilton, na saída da Turnpike. Por falar nisso, quem foi Alexander Hamilton e por que existe uma área de descanso junto à Turnpike em homenagem a ele?

— Ah...

— Deixa pra lá. Existe um modelo de Mercedes sedan novinho, preto, duas portas, registrado em nome de Ava Anders. Esta pequena conversa com Vince nos confirma o dia. A hora vou confirmar em breve. Aposto que esse Mercedes preto bonitão está registrado no scanner de pedágio eletrônico da estrada. Não posso confirmar o que foi conversado entre elas, mas as evidências colocam Ava aqui, na companhia de Suzanne. Como é que vai explicar o encontro?

— Ela vai ter alguma explicação. Hamilton foi um dos pais fundadores dos Estados Unidos e também o primeiro Secretário do Tesouro do país.

— Quem? Ahn?

— Você perguntou — disse Roarke, embolsando o tablet novamente. — Para onde vamos agora?

Eve franziu a testa um momento.

— É isso que você estava fazendo, mexendo nesse troço o tempo todo? Brincando de jogo de perguntas?

— Entre outras coisas. Há mais alguma informação que você queira saber?

— Muitas e muitas. Agora vamos ao mercado levantar mais algumas dessas informações. — Ela atendeu o *tele-link* do painel quando esse tocou. — Dallas falando.

— Achamos tudo. A bolsa estava no armário — informou Peabody —, direitinho como ela disse. Temos um *tele-link* descartável, vários discos de segurança e um controle remoto eletrônico muito sofisticado, juntamente com um pijama masculino leve, seringas de pressão e remédios.

Estranheza Mortal 413

— Traga tudo e registre cada item. Quero essa cadeia de provas intocada. Mande Feeney e McNab começarem a trabalhar no conteúdo. Estou em trabalho de campo e ainda preciso passar em dois lugares.

— As coisas estão se esfarelando em torno de Ava — comentou Roarke.

— Ela vai contratar um advogado famoso e dissimulado. Provavelmente vai contratar um *bando* de advogados famosos e dissimulados. O tipo de gente que consegue que muitas das evidências fiquem fora dos autos ou que sejam rejeitadas com base em dúvida razoável. Ainda não recolhi material suficiente. Posso colocá-la com Suzanne em Nova Jersey alguns dias depois do assassinato de Custer, mas isso não prova nada. O que Peabody acabou de achar prova apenas que Suzanne estava na casa dos Anders, e praticamente bate o martelo sobre o fato de que ela o matou. Mas já tínhamos a confissão disso. Ela já está atrás das grades. Seu "conhecido" poderá testemunhar que o dispositivo foi levado até a residência dos Anders. Mas não pode colocá-lo nas mãos de Ava. Tenho as mentiras dela, a sua ligação com um acompanhante licenciado, e tenho a morte do seu sogro; vou convencer os policiais locais a reabrir esse caso. Temos um *tele-link* descartável. Só que a bateria dele vai estar mortinha da silva e, quando uma bateria desses aparelhos vagabundos morre, apaga todas as transmissões. Preciso de mais evidências.

O gordinho e alegre sr. Isaacs lhe forneceu mais algumas.

— Logo depois que o seu marido foi morto, não foi? Sim, lembro muito bem. Que coisa terrível! Ela vem aqui todas as segundas-feiras por volta de nove e meia da manhã, a pobre sra. Custer. Só que, nesse dia em especial, pouco depois de ouvir que seu marido estava morto, eu a vi passar direto pela calçada com sua sacola de compras.

— Ela estava sozinha?

— Não. Cheguei a ir até a porta para chamá-la, achando que ela até tinha se esquecido do lugar para onde ia. Devia estar transtornada com a morte do marido. Foi então que vi que estava com alguém. Uma senhora muito elegante e sofisticada, vestindo um belo casaco com pele na gola — acrescentou Isaacs, escovando os dedos para cima e para baixo no avental para demonstrar classe. — Um casaco comprido preto com pele marrom na gola. Muito bonita e agradável de se ver. Acho que já vi essa senhora sofisticada por aqui antes, mas não com aquele casaco.

— Você viu a mulher antes desse dia?

— Sim, uma ou duas vezes. Conheço minha vizinhança, conheço muito bem o meu povo.

— É esta mulher aqui? — Eve mostrou uma foto de Ava.

— Sim, sim! Esta é a mulher com quem a pobre sra. Custer estava naquela manhã. Que cabelo lindo ela tem! Lembro perfeitamente. Era um dia muito ensolarado, e a luz do sol parecia saltar para fora do seu cabelo. Ela usava óculos escuros. Como eu disse, foi um dia lindo e ela é uma mulher muito marcante. Tenho certeza de que é a mesma mulher. Elas passaram direto pela loja. A sra. Custer me pareceu muito triste e cansada. Voltou sozinha umas duas horas depois. Talvez um pouco mais, estávamos ocupados. Pensei: "Pobrezinha da sra. Custer, ela andou chorando." Dei algumas balas para ela levar para as crianças.

Eve visitou o estacionamento em seguida, um lugar pequeno e caro, de dois andares.

— Esse tipo de estacionamento pequeno não terá os discos de segurança de dois meses atrás — avisou Roarke, olhando para Eve. — E os registros não incluirão o número da licença, a marca ou o modelo. Vamos ter só a hora de entrada e saída, a quantia paga e a vaga onde o carro estacionou.

— Mas eles devem ter o registro da placa, da marca e do modelo no caso de ter sido sob reserva. Duvido muito que Ava aceitasse ficar circulando por aí em busca de uma vaga. Ainda mais alguém que

Estranheza Mortal 415

planeja e pesquisa. Ela certamente reservou essa vaga. O scanner lê o número de reserva na entrada, mas, para isso, você precisa ter o código da reserva na etiqueta.

— Ora, ora, acho que está certa sobre isso.

— Ela deve ter feito exatamente a mesma coisa para a caça e a cilada de Ned Custer. Pensou unicamente na própria conveniência e nunca imaginou seriamente que conseguiríamos chegar até aqui. Posso provar que o veículo dela esteve aqui, e posso provar que esteve lá, o que adiciona peso à investigação. Você acaba de receber uma nova atribuição.

— Vou conversar com proprietários de estacionamentos. Com a placa do carro, acharei o resto com facilidade.

— Mais canais. Quero uma cadeia de evidências perfeita. Vamos pelo caminho mais longo. Eu dirijo. Você começa a pesquisa.

Eve se isolou por vinte minutos assim que voltou à Central. Fechou a porta e deixou o mundo lá fora e, sentada com os pés para cima e os olhos fechados, transportou-se através das etapas, dos estágios e das rotas.

Com um olho no relógio, ligou mais uma vez para a governanta.

— Sra. Horowitz, aqui é a tenente Dallas. Tenho mais algumas perguntas.

— Claro, tenente.

— A sra. Anders toma parte em uma série de atividades... Bailes, festas e assim por diante. Ela alguma vez participou de bailes a fantasia, com pessoas mascaradas, fantasiadas e esse tipo de coisa?

— Há uma festa à fantasia beneficente que acontece em outubro todos os anos.

— Onde que ela guarda as perucas que usa?

— Todas as peças de roupa que ela usa ou adquire são mantidas em armazenamento no terceiro andar da casa.

— Ela tem alguma peruca ruiva?

— Acredito que tenha algumas, sim, em muitos tons de ruivo e estilos variados. Não tenho estado na área de armazenamento da casa há algum tempo.

— Obrigada.

Eve encerrou a ligação e logo em seguida chamou a procuradora Reo. Depois, convocou a equipe.

Na sala de conferências, Eve caminhava de um lado para outro enquanto Baxter tomava café com ar pensativo e Roarke passava o tempo trabalhando no tablet. Peabody, sem novos piercings visíveis, parecia levar um belo papo com Trueheart. A DDE ainda estava para chegar. Cher Reo entrou em seguida, uma loura bonita com o sotaque do sul e as garras de aves de rapina quando estava no tribunal.

— Olá, pessoal — cumprimentou ela, acenando com a cabeça para Eve. — Vamos ouvir a apresentação.

— Ainda não chegou todo mundo. Ah, olá, Feeney! — Eve lançou um olhar meio atravessado para o capitão que entrou correndo acompanhado por McNab. — Vocês estão atrasados.

— Quer rapidez ou eficiência?

— Quero algo útil. Status de todos. DDE primeiro.

Feeney pegou suas anotações.

— O dosador de pílulas da vítima foi aberto e reprogramado na manhã em que Ava Anders viajou para Santa Lúcia. Não havia impressões dela dentro do aparelho, nem fora. Quanto aos *tele-links* dos escritórios da Anders Worldwide, não achamos ligação alguma de ou para Suzanne Custer nos últimos seis meses. Mesma coisa para os *tele-links* pessoais e domésticos aos quais tivemos acesso. Os discos de segurança recuperados do apartamento de Custer não mostram nenhuma atividade incomum. O controle remoto encontrado no apartamento de Suzanne Custer é extremamente sofisticado. Foi projetado por encomenda e tem um sistema personalizado para funcionar especificamente com o sistema da residência dos Anders. Foi usado apenas duas vezes. Uma delas

Estranheza Mortal

aconteceu seis semanas atrás e outra na madrugada do assassinato de Thomas Anders.

— Ava testou antes de entregá-lo à assassina.

— Sim, é a minha opinião. O *tele-link* descartável está mais morto que uma pedra. Esses modelos mais simples não guardam as transmissões feitas durante mais de 24 horas. *Quando* guardam. Esse, então, é lixo dos mais baratos.

— Está me dizendo que não conseguiu nada útil?

— Não disse que fiquei no zero a zero. — Ele esticou as pernas e as cruzou na altura dos tornozelos. — Cada byte eletrônico deixa uma marca. Uma mancha, por assim dizer. Se a seguirmos, podemos refiná-la. Temos o que poderíamos chamar de "ecos". Tudo bem que o *tele-link* é um lixo, mas lixos também podem ser manipulados e analisados. Precisamos processar esses ecos, afiná-los e classificá-los. Algo está lá. Dê-nos mais um ou dois dias e vamos descobrir o que é.

— Ótimo. Peabody?

— Os brinquedos sexuais correspondem aos da cena do crime Anders e foram comprados por Suzanne Custer ou por Ned Custer. Todos eles, com exceção dos cordões, foram obtidos por ela na Just Sex. Ela comprou os cordões na Bondage Baby e pagou em dinheiro vivo. Suzanne Custer também obteve, através de receita médica, uma substância chamada lotrominafina, a medicação encontrada em Thomas Anders; também obteve seis seringas de pressão. Quatro delas foram encontradas no saco recuperado do apartamento Custer, bem como a caixa parcialmente usada do tranquilizante. Ela está bem enrolada.

— E mesmo assim vamos acusá-la apenas de assassinato em segundo grau — comentou Reo.

— Vai valer a pena — disse Eve. — No interrogatório, Suzanne Custer afirmou que as duas entraram em um acordo para matar os maridos uma da outra por sugestão de Ava Anders. Segundo alega, Ava gravou a sua promessa.

418   » J. D. ROBB «

— Isso é burrice — reagiu McNab. — Quem se incriminaria desse jeito com uma gravação?

— Se Ava gravou o que disse, já apagou a gravação há muito tempo. Mas aposto que guardou a declaração de Suzanne num lugar especial para ter garantia extra e poder incriminá-la.

McNab assentiu.

— Então não é tão idiota.

— Três dias depois do assassinato de Ned Custer, Ava Anders apareceu de surpresa para Suzanne Custer no seu caminho habitual para o mercado, numa segunda-feira de manhã. Suzanne e Ava foram vistas caminhando juntas, e foram identificadas na manhã de hoje por Jerome Isaacs, dono do mercado. — Eve apontou um dedo para McNab antes que ele pudesse falar.

— Sim, ela parece idiota, mas estamos lidando com uma mulher que nunca acreditou que teríamos algum motivo para ligá-la a Suzanne Custer. E, se o fizéssemos, ela poderia simplesmente afirmar que passou por ali para desejar pêsames e oferecer conforto à viúva. Então, continuando... — prosseguiu Eve. — Suzanne Custer afirmou que, nesse encontro, Ava lhe contou que tinha matado Ned Custer e lhe descreveu todos os detalhes do crime. Depois, avisou que logo chegaria o momento de concluir o trato entre elas. De acordo com a declaração de Suzanne, Ava fez ameaças e tentou coagi-la a cumprir o acordo durante a viagem de carro até Nova Jersey, onde ela parou o carro em uma área de descanso para motoristas. O segurança do local identificou Ava Anders e o seu veículo, corroborando a afirmação de Suzanne Custer. Foi nesse dia que Ava deu a Suzanne o *tele-link* descartável e descreveu a forma como Thomas Anders deveria ser eliminado.

— Temos aqui um monte de "ela disse isso" e "ela disse aquilo", Dallas — comentou Reo.

— Sim, é verdade. Por isso que precisamos fazer com que tudo que Suzanne Custer declarou se sustente. Além do mais, Suzanne Custer não se livrou do *tele-link*, conforme Ava lhe instruíra; nem

Estranheza Mortal

419

do controle remoto e dos discos de segurança. Ava Anders também mentiu para Suzanne sobre as inclinações sexuais do marido.

— Prove isso — exigiu Reo.

— Isso é função sua, promotora. O certo é que ela disse a uma mulher chamada Bebe Petrelli que Thomas Anders tinha sérios desvios sexuais e era pedófilo. Repetiu a mesma narrativa para uma tal de Cassie Gordon. Não temos evidência de que tais desvios sejam reais. Na verdade, há evidências de peso de que não eram. Ava, por sua vez, contratou um acompanhante licenciado durante vários meses. Não há evidência de que Thomas Anders tenha usado os serviços de acompanhantes licenciadas ou estivesse envolvido em casos extraconjugais, como Ava afirma. Deixemos que *ela* prove essas afirmações — acrescentou Eve. — Depois de receber a notícia de que seu marido estava morto — continuou a tenente —, Ava pediu um saboroso café da manhã, comeu tudo, se vestiu e arrumou de forma meticulosa. Não acordou as amigas. Alugou um jatinho executivo para voltar para casa sozinha.

— Não gosto dela. — Reo examinou as unhas. — Não gosto dessa Ava Anders nem um pouco.

— Entre na fila. Vamos voltar dois meses atrás. Ned Custer foi visto pela última vez com uma mulher alta e ruiva, descrita como uma profissional do sexo. Ela foi com a vítima da boate onde estavam para um buraco alugado e não saiu do lugar pela porta da frente. Ava disse a Suzanne que, depois de cortar a garganta de Ned Custer e capá-lo, saiu pela escada de incêndio. Ela é dona de várias perucas ruivas.

— Consigam-me alguma evidência física irrefutável — insistiu Reo. — Temos um bom caso baseado em circunstâncias, mas...

— O veículo registrado no nome de Ava Anders estava estacionado oito quarteirões ao norte e um a leste do local do assassinato de Ned Custer — informou Roarke, sem erguer os olhos do tablet.

— O veículo tinha uma vaga de estacionamento reservada para ser usada durante duas semanas. Essa vaga foi utilizada três vezes, a última na noite do crime, com entrada registrada às 22h12 e saída às 2h08 da manhã.

— Ok, isso é interessante. — Algo se acendeu nos olhos de Reo. — Como podemos provar que ela dirigiu o carro até lá?

— Porque ela dirigiu *mesmo*, cacete! — explodiu Eve. — Porque, naquela noite e nas dez noites anteriores, Thomas Anders estava fora da cidade. Ela podia ir e vir como quisesse. Analise a linha do tempo. Ela matou o sogro e foi aí que tudo teve início.

— A morte de Reginald Anders foi considerada acidental. — Reo simplesmente jogou a mão para cima. — Não me arranque a cabeça fora, Dallas, essa é a verdade estabelecida pela investigação. Se conseguir reabrir o caso, estou inclinada a concordar que ela matou o sogro, já que realmente não gosto dela. Só que, até esse momento, temos apenas um velho que escorregou no chuveiro.

— Não vamos deixar as coisas por isso mesmo. Ava contratou um decorador de interiores uma semana antes de Reginald Anders levar o "tombo". Pouco depois disso, segundo nos foi relatado, ela e o velho tiveram uma conversa particular na sala dele, ocasião em que ele reclamou por ela estar fazendo despesas pessoais e colocando tudo na conta do orçamento dos programas esportivos. Ela não saiu feliz do encontro. Segundo a governanta, as conversas com o decorador foram retomadas duas semanas depois da morte do sogro, embora ela já tivesse contratado os serviços.

"Você pode dizer que algumas esposas fazem coisas assim, como mudar a porra da decoração da casa, por exemplo — continuou Eve, antecipando-se ao questionamento de Reo. — Mas por que ela faria isso? Todas as declarações que conseguimos a respeito do seu casamento descrevem Thomas Anders como indulgente. Ele não teria dado a mínima para uma despesa extra."

— Então por que ela esperou para contar a ele? — perguntou Reo. — Uma pergunta irritante, eu sei, mas os advogados de defesa, geralmente, são irritantes.

Estranheza Mortal

— Esse foi um presente de congratulações que ela deu a si mesma. Ava só mencionou o assunto depois de matar o velho. Só depois de tirá-lo do caminho. Semanas mais tarde, ela contratou Charles Monroe, depois de comentar com uma de suas amigas, sem mais nem menos, que ela e o marido eram sexualmente incompatíveis. Em seguida, acelerou o programa de retiros com as mães e começou a planejar tudo. Foi quando se aproximou de Bebe Petrelli, cuja família tem ligações com o crime organizado. Ela sugeriu que Petrelli poderia arrumar um jeito de acabar com Anders, que Ava garantia ser um pervertido. Não funcionou. Então ela se aproximou de Cassie Gordon, uma acompanhante licenciada que também estava no programa de mães de crianças que praticavam esportes, e lhe perguntou detalhes sobre diversas sacanagens. Até que, finalmente, descobriu a sua otária ideal: Suzanne Custer.

— Suzanne foi a isca perfeita — apontou Baxter.

— Detetive Yancy executou uma composição gráfica de Ava com o estilo e a cor do cabelo da mulher que testemunhas relataram ter visto com Ned Custer — acrescentou Eve. — Encontraremos alguém que a tenha visto e possa confirmar que ela esteve na boate e no apartamento.

— Faça isso, porque eu adoraria derrubá-la. — Reo fechou seu bloco de anotações. — Você me consegue uma confissão?

— É o plano. Precisamos tirá-la de casa para entrarmos e pegarmos a peruca ruiva sem ela saber. Feeney, preciso que me consiga um *tele-link* descartável exatamente igual ao que foi usado. Temos as declarações que ela fez gravadas. Quero ouvir a voz de Ava saindo desse *tele-link*. Baxter, converse outra vez com Suzanne e se certifique de que ela tem certeza sobre o que Ava disse na madrugada em que Anders foi assassinado. Peabody, me arrume dois policiais com roupas leves e muito usadas. Roarke, veja se o seu "conhecido" pode descer até aqui. Ele não vai precisar declarar coisa alguma. Reo lhe dará imunidade e vou autorizar o pagamento que ele pediu.

— Para que ou quem eu vou dar imunidade? — Quis saber a promotora.

422   » J. D. ROBB «

— Já vamos chegar lá. Quero Bebe Petrelli e Cassie Gordon na Central, e também o vigia noturno do motel. Trueheart, você foi o escolhido: vai buscar Ava e levá-la até a Central.

Ele piscou com força, como se algo tivesse sido soprado nos seus olhos.

— A senhora vai *me* enviar?

— Você não vai deixá-la preocupada. É muito jovem e bonito; além do mais, vai se desculpar várias vezes pelo incômodo. Se ela clamar por um advogado, tudo bem, mas acho que não vai fazer isso. Não assim, logo de cara. Pegue outro policial e o leve com você. Um bem jovem, com cara de novato. Vou lhe dizer quando ir e como lidar com ela. Por que está rindo? — perguntou a Roarke.

— Estou imaginando o show interessante que você está montando.

— Isso mesmo. Agora, vamos ensaiar as músicas e a dança.

Não era muito difícil para Trueheart parecer tímido e conciliador. Mesmo com tempero *à la* Baxter, ele mantinha uma espécie de natureza doce e cara de quem estava sempre disposto a ajudar. Jovem, de ar suave e, para alguém descuidado ou pouco observador, não muito inteligente. O que Ava viu parados diante dela eram dois policiais muito bonitos, novos, meio desajeitados e que pareciam ligeiramente constrangidos com a tarefa do momento.

— Sinto muito, dona — Trueheart exibiu uma expressão de desconforto. — Sei que isso é muito inconveniente, ainda mais num momento tão difícil para a senhora, mas a minha tenente...

— Sim, é muito inconveniente e o momento é terrível. Não vejo por que deva ir até a Central. Por que a tenente não veio até aqui?

— Ahn... Pois é, senhora, mas ela foi participar de um encontro com o comandante e o secretário de segurança sobre... ahn... os problemas com a mídia em relação ao caso.

— Ela deve estar levando uma bela chamada dos seus superiores. — explicou o segundo policial, fazendo sua primeira fala do texto previamente ensaiado.

— Não diga isso! — Trueheart franziu a testa com ar de censura. — Acredito que o secretário Tibble também gostaria de pedir desculpas à senhora pessoalmente sobre os problemas com a mídia. É por isso que fomos enviados aqui para transportá-la até a Central.

— Meu jovem, entendo que vocês estão apenas cumprindo ordens, mas certamente não podem esperar que eu seja colocada na parte de trás de uma viatura da polícia e aguente mais uma humilhação depois de tudo que já ocorreu.

— Ah, bem, hum... — Trueheart olhou para seu companheiro, que simplesmente deu de ombros, impotente. — Se a senhora quiser chamar um táxi, acho... não sei. Talvez eu pudesse ligar e perguntar...

— Bobagem, isso é tudo um disparate. Vou levar o meu próprio carro. Sou livre para ir e vir como quiser, não sou? E não estou sendo presa, certo?

— Por Deus, não, senhora. Quero dizer, sim, senhora, para a primeira pergunta. Podemos segui-la. Tenho certeza de que não haverá problema e posso providenciar uma autorização de estacionamento na área de visitantes VIP. Assim ficaria tudo bem?

— Acho que é o mínimo que vocês podem fazer, obrigada. Agora vou ter que lhes pedir para me esperar lá fora enquanto eu...

— Você não fez a declaração. — O segundo policial disse a sua segunda fala. Trueheart corou e mudou o peso do corpo de um lado para o outro.

— Não sei se deveríamos...

— Meu sargento me deu um esporro... desculpe o palavrão, madame... pelo que aconteceu ontem. Não quero estragar as coisas de novo.

— Está bem, está bem. Lamento terrivelmente, sra. Anders, mas acho que precisamos ler a informação padronizada sobre os seus direitos e deveres antes de irmos, já que a senhora vai conversar com a tenente sobre a investigação. Mera formalidade, entende? — acrescentou Trueheart com um sorriso sincero e nervoso. — Tudo bem para a senhora?

— Bem, bem, tudo bem. — Ava abanou a mão para baixo. — Apresse-se, por favor. Não quero uma viatura da polícia estacionada na porta da minha casa a tarde toda.

— Sim, senhora. Bem... A senhora tem o direito de permanecer em silêncio. — Para completar a imagem, Trueheart tirou do bolso um pequeno cartão com a declaração impressa e o leu com intensa concentração. Torceu para não parecer exagerado. — Hum. A senhora entendeu os seus...

— Tenho cara de idiota? — ralhou Ava. — Claro que entendi. Agora, xô, xô... Vou sair em poucos minutos.

— Sim, senhora. Obrigado, dona... — Depois que ela bateu a porta na cara dele, Trueheart caminhou de volta até a viatura com o seu companheiro. — Dallas é simplesmente genial — afirmou em seguida, pegando o comunicador. — Aqui fala Trueheart, tenente.

N a Central, Eve se abastecia de café.
— Trueheart vai segui-la até aqui. Quero que os peritos invadam o carro dela assim que ela estacionar o veículo e subir até aqui.

— Parece que você leu a mente dela — maravilhou-se Peabody. — Você sabia que ela viria no próprio carro!

— Ela não recusaria uma oportunidade de ver o secretário de segurança rastejar diante dela depois de me dar uma esculhambação. E não entraria por vontade própria numa patrulhinha a menos que estivesse algemada e fosse obrigada. De qualquer modo, se tivesse deixado o carro em casa, os peritos poderiam recolher amostras lá, pois o mandado que Reo nos conseguiu permite isso. Quero que tudo funcione como um relógio. Todos nos seus lugares.

— Enquanto repassava os detalhes em sua cabeça mais uma vez, Eve se virou para sua parceira. — Preciso falar com ela cara a cara, olho no olho, Peabody. Você me entende?

— Claro. E sei qual é a minha deixa exata para entrar na sala. Temos dois homens a postos para entrar na casa dela também, executar o mandado e trazer as perucas. Vai ser um golpe de mestre, não é? Isso é quase tão suculento e gratificante quanto arrebentar a porta dela com o aríete e entrar atirando. Sem o potencial perigo de vítimas. Vai ser pura... *psique!*

— Vamos torcê-la e esmagá-la. Se a torcermos direito, ela vai acabar explodindo de ódio. — Eve olhou fixamente para o quadro de assassinatos. As etapas, as fases, os fragmentos e pontas soltas. Estava na hora de amarrar tudo.

— Tenente. — Roarke a estudava atentamente da porta.

— Vou dar uma olhada no material — avisou Peabody, e saiu de fininho.

— Ela está a caminho. E vem trazendo o carro.

— Você cantou essa pedra. Seu diversificado elenco de personagens parece estar todo no lugar. Sabe que está se arriscando a bater de frente com os advogados espertos e poderosos dela, depois desse plano que arquitetou, certo?

— Sim. Ela é inteligente o suficiente para pedir por um advogado, mas aposto que é tão arrogante que não vai exigir logo de cara. No final, vai fazer isso. Vou deixá-la gritando feito uma louca e exigindo a presença de um advogado. — Pela primeira vez, Eve admitiu para si mesma, o som disso seria como música para os seus ouvidos. — Antes de chegar lá, no entanto, vai se sentir abalada, e ficará agitada o bastante para sentir *a necessidade* de me colocar em meu devido lugar.

— Como Magdelana tentou.

Não havia como negar a imagem.

— Para eventual decepção de Magdelana, como vimos... e um lábio inchado. Não estou exatamente torcendo para que a coisa chegue nesse ponto, se isso o preocupa. — Quando ele se aproximou, nivelou aqueles fantásticos olhos azuis com os dela e acariciou com o polegar a covinha rasa no seu queixo. Ela suspirou, mas depois deu de ombros. — Ok, talvez eu torça um pouco por isso. Não estou chateada com você pelo que aconteceu naquele caso, nem com o que houve com ela.

Ele se inclinou e a beijou muito suavemente.

— Não estou *muito* chateada, pelo menos — consertou Eve. — Você não enxergou o que Magdelana era, pelo menos até o que ela fez ser esfregado na sua cara. Deve ser alguma fraqueza masculina quando um cara se interessa por certo tipo de mulher. Thomas Anders não enxergou o que Ava era durante muitos anos. Vivia com ela e não a enxergava. Não via o que ela realmente era. Não fiquei revoltada com ele por causa disso. Ele a amava. Fiquei revoltada por ela ter usado o que tinha nas mãos... por ter usado o próprio marido. Por ter usado e abusado de alguém que caiu no seu colo, e não sentir o menor peso na consciência por isso. Por tê-lo usado para brincar e obter lucro. Ela o matou por isso: pela brincadeira e pelo lucro.

— Você imagina que, se eu não tivesse certas coisas esfregadas na minha cara, também não teria visto, certo? Supõe que, se algumas das circunstâncias tivessem sido diferentes, Maggie teria, eventualmente, me vencido e me matado, não é?

— Por que compartilhar a maior parte do universo conhecido, se pode ter tudo apenas para si?

— Tem razão. E, sim, ela poderia ter tentado me matar em algum momento. Felizmente, sou casado com a policial mais implacável de toda a cidade e estou bem protegido.

— Felizmente você sabe cuidar de si mesmo. Thomas Anders não sabia — Ela se virou para o quadro na parede e viu a foto da carteira de identidade de Thomas Anders, onde ele aparecia quase sorrindo, descontraído.

Estranheza Mortal

— Isso me afeta — continuou Eve. — Alguns dos meus casos me afetam mais, e esse me afetou porque ele era um homem bom que amava sua esposa e usava o próprio dinheiro e posição social para fazer coisas boas. Ele está morto, várias vidas estão arruinadas ou, na melhor das hipóteses, modificadas para sempre; tudo porque ela queria todos os louros. Por isso, vou esmagá-la como a aranha nojenta que ela é.

— Tenente. — Peabody enfiou a cabeça na fresta da porta entreaberta. — Ela acabou de estacionar na garagem.

— Hora do show! — disse Roarke.

Capítulo Vinte e Três

Na cabeça de Roarke, as instalações da polícia costumavam ser barulhentas, confusas e lotadas. Um prédio com as dimensões da Central era pior: parecia se torcer e redobrar de tamanho, avolumava-se, agitava-se e tornava a se acalmar em labirintos que serpenteavam e por onde tiras, suspeitos, vítimas, advogados, técnicos e peritos, todos se esbarravam e tornavam a submergir em meio ao constante barulho e ao incessante movimento.

Mesmo assim, em meio àquele caos, a coreografia que Eve encenara se movimentava aparentemente sem problemas. Como muitos dos atores do espetáculo não estavam cientes da importância exata do seu papel, suas ações e reações pareciam tão fluidas e naturais como água da chuva.

Ele observava tudo nas telas da sala de observação, ao lado de Feeney e da própria diretora da peça. Viu quando Trueheart e seu companheiro fardado — ambos parecendo tão íntegros e inofensivos quanto uma torta de maçã — escoltavam Ava até o elevador, mas logo tornavam a sair e seguiam para outro andar.

Estranheza Mortal

— Por aqui vai ser mais rápido e menos lotado — explicou Trueheart a ela, com seu tom de voz educado. — É melhor seguirmos pelas passarelas aéreas a partir daqui, sra. Anders.

À medida que eles subiam, outros desciam. Mais adiante, um homem de camiseta manchada e suja que Roarke teria identificado como um policial disfarçado mesmo que estivesse a seis quarteirões de distância gritou e apontou para Ava.

— Ei, ei! Foi aquela mulher ali! Ela que vi saindo com Ned Custer.

Ava se esquivou do sujeito e quase se encostou no rosto simpático de Trueheart.

— Desculpe — pediu ele. — Recebemos todo tipo de gente por aqui.

Ele a conduziu para fora da passarela, através de um corredor curto, enquanto uma policial feminina acompanhava Bebe Petrelli para o andar de baixo. A reação das duas civis ao cruzarem uma com a outra, Roarke reparou, não teve preço. Houve um ar de choque nos dois rostos, sendo que o de Petrelli se cobriu com uma expressão de angústia e o de Ava assumiu um tom de fúria enquanto a policial empurrava rapidamente Petrelli para um corredor à esquerda, para longe dali.

Pequenas fissuras se abriram na máscara de Ava, ele observou. Continuaram em frente até a passarela seguinte. Dessa vez foi Baxter que apareceu, levando Cassie Gordon pelo braço. O olhar de Cassie se ergueu e focou em Ava.

— Ora, ei! Como vai, Ava? — A diversão afiada e mortal coloriu a voz de Cassie. — O que está fazendo aqui?

Ava olhou para trás e analisou Cassie dos pés à cabeça.

— Desculpe, mas... Conheço você?

— Claro que conhece, mas para você devo ser apenas mais uma no meio do povão. Como estão as coisas?

— Vai ter que me desculpar — disse ela, dirigindo-se a Trueheart. — Vivo pressionada pelo horário e tenho muitos compromissos, podemos acabar logo com isso?

— Sim, senhora, estamos quase lá. Por aqui. — Deliberadamente, ele a levou por dentro da Divisão de Homicídios, onde o vigia noturno do motel estava sentado num banco, ladeado por dois policiais. Ele olhou para Ava quando ela veio andando em sua direção. As fissuras na máscara de Ava pareceram se abrir mais com o rubor que lhe inundou o rosto.

— Bem aqui. — Trueheart abriu a porta da Sala de Entrevistas A. — Vou conferir para ver se a tenente já sabe que a senhora está aqui. Posso te oferecer algo para beber? Café, talvez?

— Prefiro algo doce e frio. Ginger ale em um copo.

— Sim, senhora.

Na sala de observação, Eve enganchou os polegares nos bolsos da frente. — Ela está preparando a cara de blefe. Sabe que estamos assistindo a tudo. Qualquer pessoa com cérebro de ameba, e cérebro ela certamente tem, sabe como uma sala de interrogatório funciona.

— Ela me parece um pouco assustada.

— Sim, só que está mais irritada que assustada. É nisso que vai se segurar. Muito bem, está na hora de darmos algumas porradas verbais nela.

— Quer que eu beije sua cabeça? — perguntou Roarke.

— Quer que eu mencione o seu pijama ridículo? — rebateu Eve.

— Isso foi golpe baixo. Mas você me deixa orgulhoso. Vá arrancar as escamas do seu peixe.

Eve não quis manter Ava esperando por muito tempo. Preferiu mantê-la com a raiva no máximo e curtindo suas arestas de medo. Entrou na sala de interrogatório demonstrando muita atitude e carregando nos braços um monte de arquivos.

— Olá, sra. Anders.

— Olá, tenente. Já aturei o bastante da sua incompetência e falta de sensibilidade. Exijo falar com o seu chefe.

— Chegaremos lá. Gravar! Aqui fala a tenente Eve Dallas, numa entrevista com Ava Anders; essa conversa se refere ao caso número HA-32003, que trata da morte de Thomas A. Anders e de todos

Estranheza Mortal

431

os eventos e crimes relacionados a ele. — Eve se largou com força sobre a cadeira. — Temos muitas coisas para esclarecer, Ava.

— Por favor, me chame de sra. Anders. O que eu gostaria de discutir e esclarecer é a forma como você e o seu departamento lidaram com os meios de comunicação.

Eve simplesmente sorriu.

— Temos tido alguns dias muito interessantes, especialmente para mim. E para você? — Diante do olhar pétreo de Ava, o sorriso de Eve se alargou. — Não costumo pegar muitos casos com tantas sutilezas e estranhezas quanto este, mas sou obrigada a reconhecer: você quase conseguiu. Aposto que até agora está se perguntando como que vou conseguir prender você por assassinato.

— Que coisa horrorosa para me dizer! Palavras caluniosas, devo acrescentar! Não matei Tommy. Amava meu marido. Estava fora do país quando ele morreu e você sabe muito bem disso.

— Economize os olhos brilhantes e a voz embargada pelas lágrimas. Conheço o seu tipo. — Eve se inclinou para frente. — Reconheci o que você era desde o primeiro momento em que a vi. Não passa de um arremedo de ser humano; é baixa, gananciosa, nojenta e arrogante. Mas certamente tem miolos, Ava, isso eu reconheço. E também tem paciência. Então, o que nos interessa agora é a forma como vamos lidar com tudo isso. Permita que eu te dê algo sobre o que refletir: Suzanne Custer.

— Esse nome deveria significar alguma coisa para mim?

— Pense com cuidado. Pense sobre o fato de que, quando a trouxermos para depor, vamos te dar uma chance de negociar e delatar. Ela vai ter a oportunidade de lidar conosco e negociar um trato. Pessoalmente, acho que vai se agarrar a isso como uma tábua de salvação.

— Tenente Dallas, não faço ideia do que você está tentando conseguir aqui, a menos que seja gerar mais frenesi da mídia do que já vimos. De certo modo, você está me culpando por isso e por ter sido repreendida pelo mau uso da mídia. Já ficou estabelecido, sem sombra de dúvida, que eu estava em Santa Lúcia quando meu Tommy foi morto.

— Você não estava em Santa Lúcia quando a garganta de Ned Custer foi cortada.

— Não conheço ninguém com esse nome. O que essa pessoa tem a ver comigo?

— Vai negar que conhece Suzanne Custer?

— Conheço muitas pessoas, um número realmente grande. — Ela fez uma pausa e exibiu uma careta enquanto analisava o nome. — Suzanne? Sim, claro. Conheço ligeiramente. Ela é uma das nossas mães.

— Trata-se da mesma Suzanne Custer cujo marido foi assassinado em uma muvuca para sexo barato em Alphabet City, alguns meses atrás.

— Que coisa horrível. — Ava levou uma das mãos à garganta, com ar de pavor. — Pobre Suzanne. Procuro não acompanhar reportagens sobre a violência. Estou terrivelmente triste por receber a notícia, mas não sei o que isso tem a ver comigo ou com o meu Tommy.

— O que faz a gente se perguntar o que Suzanne diria se estivesse aqui.

Peabody entrou com uma peruca vermelha dentro de um saco plástico de evidências. Assentiu com a cabeça para Eve e tornou a sair, discretamente.

— Veja só isso! Que bonita! — Eve ergueu o saco no ar. — Isso te parece familiar?

— Suponho que seja uma das minhas perucas, já que tenho uma parecida. Ou tinha. Participo de festas de gala a fantasia, de vez em quando. Só gostaria de saber como foi que uma peça que me pertence chegou ao seu poder.

— Através do cumprimento de um mandado de busca legalmente emitido. Permita-me mencionar Ned Custer novamente, Ava... um sujeito que pegava mulheres em boates e as levava para

Estranheza Mortal

antros de sexo. Vou te dar mais uma dica aqui. Você é uma mulher atraente. Alta e bem-feita de corpo. — Abrindo o arquivo, pegou a foto que o artista da polícia tinha preparado. Ela estava escura e um pouco desfocada, como Eve ordenara.

— Você me parece muito bonita aqui, mesmo no papel de uma ruiva barata numa foto tirada por uma câmera de segurança de baixa qualidade. Mas talvez não seja uma boa foto para emoldurar — acrescentou quando Ava analisou a foto. — Só que uma imagem sempre conta uma história. Aqui está uma história que gosto: você pegou Custer na boate, levou-o para o quarto, cortou sua garganta, decepou o pau dele e vazou dali rapidinho. Por quê? Nessa você tem que me ajudar. Como foi que uma mulher como você foi visitar um buraco pobre desses em companhia de um cara baixo como Ned Custer e acabou o matando?

— Nisso não posso ajudá-la, porque *não existe* um motivo. Isso é insano.

— Talvez as coisas não tenham ocorrido do jeito que você imaginou. Ele não era um cara suave de se lidar como Charles Monroe. Talvez você estivesse tentando sentir o gostinho, já que seu marido, segundo você declarou, tinha essas inclinações devassas. Me ajude a decifrar isso. Eu te peguei, Ava. — Eve bateu na foto. — Tenho você na boate e no apartamento barato com Custer. Pode me ajudar e ajudar a si mesma, ou deixo Suzanne continuar a história a partir desse ponto.

— Não é o que você pensa. Nem um pouco como você pensa.

Trueheart entrou com um copo de plástico cheio de gelo e ginger ale.

— Com licença. Lamento ter demorado tanto, sra. Anders.

Eve esperou até Trueheart sair, enquanto Ava tomava um gole.

Sim, reflita bastante, Eve pensou consigo mesma. *Pense em como fazer a próxima jogada. Aposto que já sabe qual carta tirar da manga.*

— Suzanne... Eu senti pena dela. Queria ajudá-la.

434   » J. D. ROBB «

— Ajudá-la eliminando o marido de merda? Caramba, que mulher não gostaria de ter uma amigona como você?

— Por Deus, não. — Ava apertou a mão contra o coração. Em vez da aliança de casamento, um anel com um imenso rubi cor de sangue cintilou. — Eu me interessei por ela, mas foi frustrante quando ela se recusou a ajudar a si mesma. Sei que foi tolice da minha parte, sei disso, mas, para provar o meu ponto de vista, armei uma espécie de intervenção entre ela e o marido.

— Que tipo de intervenção seria essa? O tipo que envolve castração?

— Não seja tão horrível e rude! Eu queria *ajudar*. Por que iria projetar os programas para as mães desprotegidas se não quisesse realmente ajudar essas mulheres?

— E o que você fez para ajudar?

— Fui até a boate que ele frequentava e o atraí... podemos dizer que o atraí... até aquele horrível quarto de hotel. Suzanne já estava lá. Era uma maneira de pegá-lo no flagra, com as calças na mão, por assim dizer; obrigá-lo a enfrentar e reconhecer o que estava fazendo. Saí logo que ela chegou para dar privacidade.

Ela apertou os dedos contra os olhos.

— Não falei mais com Suzanne desde aquela noite. Ela não entrou em contato comigo e não retornou minhas poucas tentativas de alcançá-la. Suponho que as coisas não funcionaram como esperávamos. Mas não fazia ideia... Se ela o matou, tenente, se foi isso que aconteceu, só pode ter sido em legítima defesa. É a única explicação!

— Deixe-me só resumir tudo isso. Você se vestiu como uma prostituta, foi até a boate e depois até o quarto com Ned Custer? Tudo isso como uma espécie de favor à esposa dele?

Ava ergueu o queixo.

— Não aprecio suas insinuações nem a sua atitude.

— Puxa, peço mil fodidos perdões.

— Tenente, é muito fácil se envolver com a vida dessas mulheres, é comum eu me *compadecer* delas. Suzanne estava desesperada para salvar seu casamento e sua família. Estava certa de que, se ele fosse pego no flagra desse jeito, concordaria em procurar um terapeuta familiar. Somos muito proativas na Fundação Anders. Tommy e eu acreditávamos no *envolvimento*. Cometi um erro terrível. E agora um homem está morto. — Ela cobriu o rosto com as mãos.

— Ok, vamos esclarecer melhor, só para ficar registrado. Você afirma que se encontrou com Ned Custer nessa boate, na noite de 20 de janeiro deste ano, e foi com ele para um quarto de má fama.

— Sim, sim, para me encontrar com Suzanne. Ele ficou com raiva, é claro, mas ela me pediu para ir embora. Pediu que os deixasse sozinhos para poderem conversar. Nunca deveria ter saído dali. Entendo isso agora. — Como se fizesse um apelo para ser compreendida, Ava estendeu as mãos para Eve. — Como eu poderia saber que ela o mataria? Ela me disse que queria salvar seu casamento, como poderia imaginar que ela o mataria?

— Essa é difícil. Você realmente não poderia adivinhar.

— Eu me sinto péssima com essa notícia. Estou quase passando mal. Mas Suzanne, meu Deus, ela deve ter se sentido...

Desta vez foi Baxter que entrou em cena, trazendo um monte de sacolas com mais evidências. Ele murmurou quando se inclinou para Eve:

— Suzanne Custer está a caminho.

— Obrigada. Olhe só, veja o que conseguimos agora! Um controle remoto obtido no mercado negro. Olha, veja só esses discos de segurança retirados da sua casa na noite do crime! — Eve olhou para o *tele-link* descartável. — Isso aqui é uma merda de aparelho, da pior qualidade. Ora, ora... Também temos seringas de pressão, remédios para disfunção erétil, tranquilizantes. Tudo isso confiscado no apartamento de Suzanne Custer.

— Meu Deus, meu Deus, esse aí é... é o dispositivo que foi utilizado para invadir o nosso sistema de segurança? — A voz de Ava se transformou num sussurro tenso. — Quando Tommy... Suzanne? Oh, meu Deus, Suzanne matou Tommy?

— Pode apostar que matou.

— Mas, mas *por quê*? Por quê? Seus filhos estavam no programa. Tommy e eu... Não. Não. Não! — Com as mãos pressionando as têmporas, Ava balançou a cabeça de um lado para o outro no que Eve considerou um momento de atuação exagerada.

— Não pode ter sido por causa do que aconteceu com o marido dela. Não pode ter sido por causa do que fiz naquela noite! Por favor, não por causa disso!

— Sim, foi exatamente por causa disso.

— Como conseguirei me perdoar um dia? — Ela chorou, com soluços fortes e raiva de si mesma. — É culpa minha. Foi tudo culpa minha. Oh, Tommy. Tommy!

— Você precisa de um minuto para se recompor, Ava? — Eve estendeu o braço e deu um tapinha consolador sobre a mão da mulher. — Isso é difícil de enfrentar, me desculpe. Fui muito dura com você no início da entrevista. Tive que entender o motivo.

— Não importa, nada disso importa agora. Foi minha culpa. Se não tivesse concordado com aquela ideia tola de atrair o marido de Suzanne... Se nunca tivesse ido até aquele quarto horrível com ele, provavelmente Tommy ainda estaria vivo.

— Você está certa nesse ponto. Mas o lance é o seguinte... Está me ouvindo, Ava? Consegue se recompor por um minuto? Por favor?

— Sim. Sinto muito. Vou tentar, vou tentar. É que tudo isso é um choque muito grande.

— Vou te dar mais uma informação chocante: Suzanne Custer nunca esteve nesse quarto com você e o marido dela.

— É claro que esteve. Eu a vi lá. Falei com ela.

— Suzanne estava em seu apartamento, muitos quarteirões longe dali, deixando mensagens no *tele-link* do marido enquanto você cortava a garganta dele. Quando você saiu do banheiro segurando uma faca serrilhada com lâmina de 15 centímetros e passou a faca pela garganta dele, Suzanne estava em casa andando de um lado para outro, tentando falar com ele. Enquanto isso, você o apreciava sangrando e lhe cortava o pau fora, para, em seguida, escapar pela

Estranheza Mortal

janela. Depois disso, você *praticamente voou* dez quarteirões até o estacionamento onde deixou seu Mercedes, registro de Nova York, placa A-AVA, na vaga que você mesma tinha reservado.

Foi uma sensação gostosa, Eve percebeu. Realmente lhe provocou um arrepio gostoso assistir à transformação no rosto de Ava.

— Tenho a hora de entrada e a da saída. A saída aconteceu 21 minutos após a hora da morte. Tem mais um detalhe. Você selou suas mãos, pés e roupas, mas não sabia que as janelas desses buracos são sujas, os peitoris largam crostas nojentas que se agarram nas pontas das solas, até mesmo nos sapatos de grife como os seus. Estamos analisando todos os seus sapatos nesse exato momento, Ava, e garanto que vamos encontrar muito material neles.

Eve deu de ombros e completou.

— Isso não é mais tão importante, já que você admitiu, na gravação, que estava lá.

— Eu te expliquei o porquê de estar naquele lugar, e o homem estava vivo quando saí. Que motivo eu teria para matá-lo? E ainda por cima... mutilá-lo. Nem sequer o conhecia.

— Você mesma já respondeu a essa pergunta. Se Ned Custer não estivesse morto, Tommy estaria vivo. Está vendo isso aqui? — Eve bateu no *tele-link*. — Um pedaço de merda, como eu disse. A maioria das pessoas acha que esses materiais descartáveis de baixa qualidade não guardam o histórico de transmissões feitas e recebidas. Mas sabe aqueles nerds da DDE? Eles são verdadeiros mágicos.

Eve se inclinou para a frente e sorriu abertamente.

— *Boa menina.* Você se lembra de ter dito isso para Suzanne quando estava junto às areias amenas de Santa Lúcia, quando ela relatou que tinha completado o trabalho? Quer ouvir por si mesma? — Eve apertou um botão no *tele-link*, e a voz de Ava surgiu com clareza.

Boa menina.

— Eles ainda vão limpar o som um pouco mais para tirar as interferências, mas eu queria que você ouvisse assim mesmo, do jeito que conseguimos resgatar. Simpática essa sua atitude de dar a Suzanne uma palmadinha na cabeça.

— Isso é ridículo, e você é patética, tenente. É óbvio que Suzanne matou o marido dela e o meu também. Ela deve estar terrivelmente doente da cabeça. Quanto a esse *tele-link*, saiba que falei com ela muitas vezes ao longo dos últimos meses.

— De Santa Lúcia? Eles conseguem triangular os sinais muito bem para descobrir a origem.

— Não me lembro. Posso ter ligado.

Mais arrepios de prazer, sentiu Eve, ao ver que a pulsação na garganta de Ava palpitava.

— Vejamos a declaração anterior: você não falou nem teve contato com Suzanne Custer desde a noite em que o marido dela foi assassinado.

— Posso estar enganada sobre isso.

— Não, você *mentiu* sobre isso. Foram as mentiras que fizeram você tropeçar. Era um plano bastante inteligente, isso eu reconheço. Mas você não conseguiu manter a simplicidade dele. Teve que elaborar e bancar a esposa estoica, leal e amorosa; teve que pintar seu marido como uma pessoa muito pior do que ele foi. Teve que obrigá-lo a pagar por todos esses anos em que você se fingiu de esposa amorosa. Ele nunca contratou acompanhantes licenciadas, nunca fez nem exigiu de você atos sujos ou doentios.

— Você não pode provar ou refutar o que acontece entre as pessoas na privacidade do seu quarto.

— Eu sei, essa era a sua ideia sobre as mentiras. Nada mau. Mas posso provar que ninguém que o conhecia ou fazia negócios com ele pode confirmar a sua afirmação. Posso provar que você substituiu as vitaminas que ele tomava antes de dormir por comprimidos para dormir, e fez isso na manhã em que viajou para Santa Lúcia. Posso provar que conspirou com Suzanne Custer e tramou um esquema em que cada uma concordava em matar o marido da outra. Posso provar que você se aproximou de pelo

Estranheza Mortal

menos duas outras mulheres, insinuando a ideia para elas antes de resolver acertar tudo com Suzanne.

— Isso não significa nada, nada disso prova...

— Ainda não acabei — avisou Eve. — Posso provar que seu sogro, cujo assassinato também foi ato seu, e vou provar isso mais tarde, estava irritado pela forma como você alocava gastos pessoais nos recursos destinados aos programas da Anders Worldwide.

— Ridículo. — Seu corpo deu um salto com o susto. — Insano.

— Continue achando isso — convidou Eve. — O assassinato de Reginald Anders abriu a porta para os seus planos de longo prazo. Posso provar que não só você conversou e entrou em contato com Suzanne Custer depois do assassinato de Ned Custer, mas dirigiu até um estacionamento a alguns quarteirões perto da casa dela, mais uma vez usando uma vaga reservada. Depois a encontrou na rua, onde foram vistas por testemunhas. Você vestia casaco preto com gola de pele marrom. Também temos tudo isso em nossa lista de evidências. E posso provar que você a levou até uma área de descanso para motoristas na saída da Turnpike, onde também foram vistas por testemunhas.

— Ela estava me chantageando.

— Ora, por favor!

— Depois de matar o próprio marido, ela começou a me chantagear. Disse que chamaria a polícia, que diria que eu estava tendo um caso com o marido dela, e que sabia que ele iria me encontrar naquela noite. Fiquei apavorada. Fui procurá-la naquele dia do lado de fora do prédio onde mora para lhe dar o último pagamento. Dirigi para fora da cidade até essa área de descanso e entreguei dinheiro. Disse a ela que aquele teria que ser o último, mas ela ficou com raiva. Deve ser por isso que matou Tommy.

— Quanto ela sugou de você? Responda depressa — apressou Eve, quando ela hesitou. — Quanto?

— Duzentos mil dólares.

440 » J. D. ROBB «

— Puxa, você devia ter exagerado menos nesse chute. Isso é grana demais para ela esconder e dinheiro demais para você tirar da conta sem deixar rastros no extrato.

— Vendi algumas joias.

— Não, Ava, não. — Com um suspiro, Eve se inclinou. — Agora você está me decepcionando. Eu te dei mais crédito. Podemos verificar tudo isso, sabia? Em primeiro lugar, voltando atrás um pouco, Suzanne não tem miolos nem peito para chantagear ninguém. Voltando mais atrás... não só ela não estava no quarto quando Ned bateu as botas, como também é baixa demais para ter executado o golpe mortal. Isso é questão básica de ciência forense, e os jurados são muito ligados nisso. Apanhei você numa boa com essa. Testemunhas, provas periciais, sua própria declaração que afirma que você estava lá.

— Ela não apareceu. Não foi lá, conforme combinara comigo, e ele me atacou.

— Quem atacou você? Vamos ser bem específicos, já que estamos rodando por uma estrada tão sinuosa.

Ava pegou seu copo outra vez e bebeu.

— O marido de Suzanne.

— Ned Custer atacou você?

— Isso mesmo. Ele queria sexo e eu te disse que Suzanne estava chegando. Ele ficou furioso e me atacou. Eu estava apavorada; você precisa entender. Ele ia me estuprar; então, peguei a faca.

— Pegou onde?

— Peguei no...

— Rápido, responda rápido! — Eve estalou os dedos e fez Ava se sacudir de susto novamente. — Onde conseguiu a faca?

— Dele. Ele tinha uma faca. Ele me ameaçou com ela e lutamos. Eu o ataquei para proteger minha vida.

— Você matou Ned Custer, então.

— Sim, sim, mas foi em legítima defesa. Ele era um homem louco, ficou agitando a faca e gritando. Rasgou minhas roupas, fiquei apavorada.

Estranheza Mortal 441

— Vou aceitar a sua admissão de culpa, mas não o motivo. O júri também não aceitará. Ciência forense básica mais uma vez, Ava. Você rasgou a garganta dele por trás.

— Estávamos lutando.

— Foi um corte reto e limpo. Não houve feridas defensivas nele, nem no quarto. Você fez um trabalho muito bom.

— Quero um advogado. Agora!

— Certo. Enquanto cuidamos disso — propôs Eve, começando a recolher os sacos com evidências e os arquivos —, vou ter uma pequena conversa com Suzanne. Ela já deve estar aqui.

— Foi tudo ideia dela.

— Sinto muito, Ava, você invocou o seu direito a ter um advogado ao seu lado. Não posso mais tomar qualquer outra declaração de você até ele chegar, porque...

— Foda-se o advogado. Não quero mais a porra de um advogado. Preciso da sua ajuda, tenente. Você não é funcionária pública? Não é o seu dever ajudar alguém em apuros? Não é para isso que eu *pago* o seu salário?

— Já me disseram isso. Só para ficar registrado, então... Você renuncia novamente ao seu direito de ter um advogado?

— Sim, sim, sim. Foi tudo ideia dela. Eu estava chateada com Tommy por alguma coisa boba e tinha bebido. Ela veio ao meu quarto, durante o retiro, e começamos a conversar.

A respiração de Ava começou a acelerar. Eve imaginou seus pensamentos acelerando mais ainda.

— Ela disse que nós estaríamos melhores sem nossos maridos. Eu estava meio alta e concordei. Em seguida, ela arquitetou essa ideia sobre cada uma matar o marido da outra. Era loucura, ou pelo menos acreditei que fosse. Nós falamos, falamos muito, traçamos os planos e rimos com tudo aquilo. Era só uma *piada*. Eu estava muito bêbada, me sentia deprimida e ridícula, e isso me fez rir e especular sobre como poderíamos colocar o plano em prática.

"Só que, em seguida, algumas semanas depois, ela veio até mim e avisou que a hora tinha chegado. Fiquei horrorizada, é claro. Disse que ela só podia estar fora das suas faculdades mentais para achar que eu faria uma coisa dessas. Só podia estar fora de si para acreditar que eu realmente queria que meu Tommy fosse morto. Ela estava... feroz. Se não fizesse o que tínhamos acordado, ela *mataria* Tommy. Não sei quando nem como, mas iria matá-lo. E falava sério. Quanto mais eu argumentava, implorava e protestava, mais implacável ela se tornava. Fiz isso para salvar o meu marido; para salvar a sua vida."

— Você está raspando o fundo do tacho agora com essa história mirabolante. Mesmo assim, obrigada pela frase "eu fiz isso". E a confissão do seu plano inicial.

— O plano dela! Dela! Foi o plano dela.

— Ela não conseguiria planejar nem mesmo como sair do próprio apartamento. Olhe para isso aqui. — Eve bateu nos sacos de provas. — Você não disse a ela para se livrar de todas essas coisas? Mas não, ela levou para casa e guardou tudo no armário. Você escolheu uma idiota como parceira de crime, Ava, ou como bode expiatório, dependendo do ponto de vista. Mas fez muita merda. Os maridos de vocês duas mortos em assassinatos estranhos e relacionados com sexo? Não sou eu a idiota aqui. Você foi muito burra e não conseguiu colocar as coisas em prática; ficou muito empolgada na hora de fazer afirmações bombásticas, só para ser colocada sob os holofotes da mídia. É o seu velho treinamento da área de Relações Públicas. Qualquer história é uma boa história. Cagou em tudo desde o início, desde a morte do seu sogro.

— Você nunca vai provar isso. Nada disso! Tudo que você tem é especulação.

— Ora, mas tenho muito mais que isso. Sem falar no pequeno detalhe das suas confissões.

—- Você distorceu minhas palavras. Me enganou, colocou palavras na minha boca. E não me avisou sobre meus direitos e deveres antes dessa entrevista.

Estranheza Mortal

— O policial Trueheart fez isso e registrou o momento quando foi buscá-la em sua casa. Isso cobriu nossa retaguarda, Ava. — Eve exibiu um largo sorriso. — Ah, e pode não ter reconhecido o cara que estava conversando com Roarke ali fora. Mas ele é o tipo de empresário que toma precauções. Você mandou uma das suas voluntárias para pegar o controle remoto com ele, mas tenho uma testemunha sólida que seguiu todo o caminho da sua voluntária até a sua casa, onde a encomenda foi entregue. Essa é apenas a cereja do meu bolo. Mas sabe qual é o lado bom do seu caso? Você vai conseguir horas e mais horas de mídia por causa dos crimes.

Eve sacudiu a cabeça, pegou seus arquivos, bolsas e sentenciou:

— Você é uma assassina burra e digna de pena!

Ava veio como uma onda, empurrando a mesa para o lado. A máscara firme que tinha usado durante anos estava em pedaços agora, Eve notou.

— Burra? Vamos ver quem é a burra no final, sua *vaca*! Ninguém vai acreditar em nada disso. Tenho amigos, amigos poderosos! Eles vão devorar você e sua ridícula *entrevista*. Vão fazer tudo isso em pedaços.

— Minha cara, você não tem amigo nenhum. Teve! Também teve um homem bom e decente que amava você.

— O que você sabe sobre isso? O que pode saber? Dezesseis anos da minha vida foram investidos em um homem que era obcecado com golfe, resultados de lutas de boxe e crianças que nem eram dele. Conquistei tudo que eu tenho.

— Casar não é conquistar.

— Você se casou com o dinheiro. Quem é você para falar?

— Eu me casei com um homem. *O cara!* Você nunca vai conseguir isso. Seu tipo não é capaz disso. Abram a porta.

Quando a porta foi aberta, Eve entregou os arquivos e os sacos de provas para o policial que apareceu e depois voltou.

— Ava Anders, você está presa pelo assassinato de Ned Custer, e por conspiração para assassinar Thomas A. Anders. Outras acusações incluem...

— Traga-me a porra de um advogado. Chame a promotora aqui. Agora mesmo, porra! Ele vai aceitar um acordo para conseguir o meu testemunho contra aquela imbecil.

— Você pode ter o advogado, mas a procuradora já fez um acordo com Suzanne Custer esta manhã. — Eve sorriu. — Te peguei.

Eve percebeu o que vinha em seguida. Por Deus, tinha rezado por aquele momento ao longo de toda a entrevista. Torceu tanto por aquilo que manteve o policial na porta e todos os que assistiam na sala de observação, conforme tinha ordenado, para que eles vissem o momento em que Ava se lançou contra ela.

Ela desviou a tempo do ataque cruel daquelas unhas lindas, compridas e afiadas, mas ainda recebeu alguns arranhões sob o queixo e levou um empurrão forte que a fez bater contra a parede.

O resto ficaria ainda melhor na gravação. Eve pisou no peito do pé de Ava com força, deu-lhe uma cotovelada na barriga e, em seguida, terminou a luta com um soco curto de direita.

Estudou a mulher esparramada e inconsciente aos seus pés.

— Acho que vamos ter que acrescentar mais acusações quando você acordar. Vamos embora. — Eve passou por cima de Ava e se dirigiu ao guarda. — Você e outro policial, levem-na lá para baixo para ela ser fichada assim que recuperar a consciência. Ela quer um advogado; providenciem para que entre em contato com um.

— Sim, senhora. Tenente, a senhora está sangrando um pouco.

— Estou, sim. — Eve passou os dedos sobre as marcas de unhas. — Ossos do ofício. Fim da entrevista!

Reo foi a primeira pessoa que ela viu ao sair na sala de observação.

— Está bom o suficiente para você? — perguntou-lhe Eve.

— Bom demais, com material de sobra. Vou fazer com que os advogados dela chorem como bebês. Agora a diversão é toda minha; você já teve a sua.

— Deu para perceber?

— Para aqueles que conhecem e gostam de você, sim. Você deveria tê-la nocauteado antes de ela arranhar você.

Estranheza Mortal 445

Eve inclinou a cabeça e deu tapinhas logo abaixo das marcas.

— O júri vai adorar assistir a essa cena, se chegarmos a esse ponto. Enrole-a e a amarre com firmeza, Reo. Quero ter um momentinho só para mim agora, quando vou imaginá-la apodrecendo em uma gaiola de concreto fora do planeta.

— Faço de tudo por uma amiga — retrucou Reo. — É melhor começar a trabalhar.

— Peabody, cuide da papelada toda, por favor.

— Claro! Foi tão divertido de assistir que redigir esse relatório será um preço justo a pagar pela entrada.

Ela se dirigiu para a saída, mas Baxter deu um passo, parou no meio do caminho e lhe estendeu a mão. Um pouco perplexa, ela aceitou o cumprimento e balançou a mão dele com força.

— Hoje foi um bom dia — disse ele, e Eve concordou.

— Sim, foi um bom dia. Você está novamente de folga até segunda-feira.

— Vou acompanhar os procedimentos antes de sair.

Ela cortou para a sua sala, a fim de tomar um revigorante café. Pensando em Tibble e, o mais importante, na esposa do secretário, decidiu que procuraria o comandante, lhe faria um relatório oral e deixaria as notícias por conta dele. Só por garantia.

— Sente-se — ordenou Roarke, entrando com um pequeno kit de primeiros socorros.

— Olha só, enfermeiro Tesudo...

— Vamos brincar de enfermeiro Tesudo e paciente Sexy mais tarde. Agora, sente-se para que eu possa cuidar desses arranhões. Gatas de rua sujas como essa têm germes desagradáveis.

— Ela é muito desagradável. — Eve se sentou e inclinou a cabeça para trás. — Eu deveria ter dado um soco na cara dela antes. Se eu levasse um esporro por nocauteá-la, seria merecido.

— Não penso assim.

— O pisão que lhe dei foi pelos filhos de Suzanne, a cotovelada na barriga foi por mim mesma. O nocaute foi por Tommy Anders.

Enquanto limpava e medicava os arranhões, Roarke encontrou os olhos dela.

— Ela mereceu cada um desses golpes, e o resto você vai providenciar para que ela também receba. Você a amarrou bem.

— Sim, foi satisfatório. Mas gostei de como ela se manteve o tempo todo se enrolando cada vez mais e mudando a história. E todos os arrepios que senti foram difíceis de resistir. Ela é boa de planejamento, mas foi péssima na hora de fazer decolar os planos. Vai ser muito difícil o trabalho dos advogados, já que ela apresentou tantas declarações conflitantes em uma única entrevista. Além disso, não vai ser capaz de bancar uma equipe de advogados caros, agora.

— Ah, é?

— Não poderá usar dinheiro algum obtido pela morte do marido, já que conspirou para assassiná-lo. Isso vai cortar a grana dela. E, se eu conseguir acusá-la pela morte do sogro nos Hamptons, ela também vai perder o que conseguiu pela morte dele. Terá muito menos grana para gastar em advogados caros e poderosos. Que bom!

— Que bom! — Ele se inclinou e roçou os lábios nos dela. — Você está muito cansada. — Ele colocou o kit de primeiros socorros sobre a mesa. — Tem planos para voltar para casa por agora?

— Sim, assim que entrar em contato com o comandante Whitney e relatar tudo a ele. Acho que também vou dar a Nadine algumas dicas para um furo de reportagem. Depois, talvez você possa me levar para comer um bife alto e suculento.

— Talvez possa.

— Roarke.

— Eve.

Isso a fez sorrir, mas seus olhos ficaram sérios ao olhar para ele.

— Aquilo que ela disse sobre eu me casar por dinheiro?

— Você respondeu isso; muito bem, por sinal.

— Pois é... mas sabemos que algumas pessoas pensam exatamente isso.

— Eve...

Estranheza Mortal **447**

— Algumas pessoas pensam isso, às vezes; outras pessoas parecem *ter certeza* disso o tempo todo. Você e eu, nós sabemos que a coisa é diferente.

— Sabemos, sim. — Ele a puxou para junto dele e dessa vez o beijo foi longo, profundo e um pouco sombrio. — Sabemos muito bem que você se casou comigo só pelo sexo.

— Bem, isso mesmo. Por isso que não me importo quando algumas pessoas pensam que foi pelo dinheiro, porque assim a coisa fica menos pessoal. Obrigada pelos primeiros socorros.

— Eu diria "de nada, conte sempre comigo para isso", mas você já sabe que é assim.

Ela sorriu e se sentou para entrar em contato com o comandante.

Roarke se instalou na cadeira de visitantes da sala dela. Pegou o tablet e se divertiu enquanto verificava os últimos resultados das ações da Anders Worldwide. E pensou que aquele poderia ser um momento bastante apropriado para ele comprar as ações que antes pertenciam a Ava Anders.

E colocá-las em nome de Eve Dallas.

Impresso no Brasil pelo
Sistema Cameron da Divisão Gráfica da
DISTRIBUIDORA RECORD DE SERVIÇOS DE IMPRENSA S.A.
Rua Argentina, 171 – Rio de Janeiro, RJ – 20921-380 – Tel.: (21)2585-2000